关幼波

实用中医肝病学

徐春军 孙凤霞 ◎ 主编

全国百佳图书出版单位

中国中医药出版社

·北京·

图书在版编目（CIP）数据

关幼波实用中医肝病学 / 徐春军，孙凤霞主编 . —北京：
中国中医药出版社，2023.12
ISBN 978-7-5132-8550-6

Ⅰ .①关…　Ⅱ .①徐…②孙…　Ⅲ .①肝病（中医）—
中医治疗法　Ⅳ .① R256.4

中国国家版本馆 CIP 数据核字（2023）第 212125 号

中国中医药出版社出版

北京经济技术开发区科创十三街 31 号院二区 8 号楼
邮政编码　100176
传真　010-64405721
山东临沂新华印刷物流集团有限责任公司印刷
各地新华书店经销

开本 787×1092　1/16　印张 33.75　字数 771 千字
2023 年 12 月第 1 版　2023 年 12 月第 1 次印刷
书号　ISBN 978-7-5132-8550-6

定价　167.00 元
网址　www.cptcm.com

服 务 热 线　010-64405510
购 书 热 线　010-89535836
维 权 打 假　010-64405753

微信服务号　**zgzyycbs**
微商城网址　**https://kdt.im/LIdUGr**
官方微博　**http://e.weibo.com/cptcm**
天猫旗舰店网址　**https://zgzyycbs.tmall.com**

如有印装质量问题请与本社出版部联系（010-64405510）

《关幼波实用中医肝病学》编委会

主　　编　徐春军　孙凤霞

副 主 编　李晓玲　王　琮　戚团结

编写人员　（按姓氏笔画排序）

王　琮　左瑞菊　刘　尧　闫　语

孙凤霞　孙宁宁　李　丽　李　杰

李柄邑　李晓玲　宋银芳　张秋香

张莹雪　张燕洁　陈　欢　武　璇

郑鑫卓　赵诚仪　徐春军　郭雨菲

曹思琦　戚团结　商子梦　隋京利

主　　审　（按姓氏笔画排序）

卢秉久　池晓玲　李秀惠　赵文霞

黄象安

徐 序

关幼波先生，幼承家学。其父关月波，尤擅内、妇、儿，又通时令病。幼波先生刻苦磨炼，躬心敬业，侍诊左右，尽得其传，又为京城一代名医。

关老勤求古训，博采众方，不时向汪逢春、施今墨、康乃安、赵瑞麟、刘奉五等大医名家求学问道，并向"能者"学习西医学知识，取长补短。其虚心好学之风，传为佳话。"人才自古要养成，放使干霄战风雨"，这正可谓关老习医的写照。

北京中医医院之建立，关老乃为勋臣。初创之际，关老立于由"博"返"约"，深钻肝病辨治，旁通危急重症，被誉为肝病大师、疑难杂症之克星。

关老在中医界颇具影响。20世纪80年代初，我院（现安徽中医药大学第一附属医院）抓住机遇和北京中医医院进行友好交往，在此期间按照组织的安排，我先后两次专程去北京登门拜访关老，两院的互建带来了多方位的影响，随后关老两次前来我院指导专科建设，受益匪浅。关老是我的前辈，在接待时，他的慈祥面容，至今让我难以忘怀。岁月流逝，真情仍在，两院友谊永留长存。

今年是关老110周年诞辰，有识弟子用心整理关老的学术思想及临床经验，将关老肝病相关内容单独成书——《关幼波实用中医肝病学》。这是对关老肝病学术成就的集成总结。此举是符合时代对中医药要求的，对关老的学术和经验的整理是非常适时的，可直接为后学者研究中医肝病提供一本有价值的参考书籍。对其整理成书，即将付梓，故乐之为序，并以此给我留下永恒的纪念。

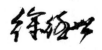

2023 年 8 月

杨 序

在过去漫长的岁月里，中医药担负着保护华夏儿女身体健康的重要任务，是长期以来我们的祖先同疾病作斗争的智慧结晶与宝贵经验总结。中医药经验通过口口相传、文字记录及师徒相授等方式得以传承。可以说，正是因为几千年来中医药经验的不断传承，才使得中医药文化成为中国传统文化的重要组成部分，也使中医中药具备了系统的理论体系、独特的诊疗方法和显著的临床疗效等特征。

在中医传承的过程中，我们既要勤求古训，学经典用经典，夯实中医思维；也要博采众方，学取古代及近现代中医名家之所长，积累临证经验。中医的临证经验，往往需要经过长期临床实践才能有所积累，经过实践验证的心得体悟，甚是难得。如同关幼波教授这般临床有所建树的医家，其临证经验更是尤为珍贵。

关幼波教授出身于中医世家，独立行医近70年，在中医内科、妇科、儿科以及外科方面都有较深的造诣。行医的同时，关幼波教授将从父亲那里得到的医术启蒙和教导，无私地做出分享，对他人倾囊相授，毫不藏私。

现将他的诸多临证经验编辑成册出版，将他毕生的经验分享于众人，想来如果关幼波教授在世，他也一定是非常乐意的。

关幼波教授是我们现代中医公认的、学习和敬仰的典范，今年正值关老诞辰110周年，能为关老师的新书作序是我的荣幸。

杨宇

2023 年 8 月 15 日

刘 序

　　关幼波教授是当代德高望重的中医大家，为我们国家中医药事业的发展和进步做出了巨大贡献。他老人家医德高尚，学贯古今，循古而不泥古，发扬而不离宗，被誉为"名医达儒"。关幼波教授悬壶济世六十余载，救治患者无数，疗效卓著，遍涉中医内、外、妇、儿多个专业，尤擅肝病及内科杂病，被誉为"肝病大师""疑难杂症的克星"。

　　关幼波教授弟子无数，桃李满天下，其中不乏当代著名中医学者，他们继承和发展了关氏学术思想，围绕关幼波教授的各种学说理论、临证经验以及养生理念，从不同角度、不同层面进行发掘整理，并进一步发展创新，形成了影响较大的关氏中医学术思想流派。

　　本书由关幼波教授的学生和门人组织编写，较为全面系统地总结了关幼波教授治疗中医肝病、内科杂病的学术思想和临床经验，并结合西医学的最新进展，既详细阐述了每种疾病的中西医病因病机、治则治法，又体现了关老对每种疾病的认识，治疗该病的临床经验和学术思想，是不可多得的理论与实践相结合、内容丰富、实用的医学书籍，较为全面地反映了关老学术思想及临证用药特点。本书在关老110周年诞辰之际面世了，这是继承和发扬关老学术思想的又一力作，以此作为对关老的缅怀，希望该书在给广大读者带来切合临床实用医学知识的同时，在传承中医名医名家学术思想以及弘扬中医文化上也能做出积极贡献。是为序。

刘君永

2023 年 8 月

编写说明

关幼波教授自幼师承家学，潜修医术，一生悬壶济世、医海征帆，循古而不泥古，发扬而不离宗，不求名利，力求精准辨证，治病求本，以救死扶伤为己任，至精至诚。不论对肝胆疾病，还是疑难杂病以及危急重症，多能化险为夷，以其独到的见解和宝贵的经验，让世人折服。

本书本着传承关幼波教授学术思想的理念，在关幼波教授相关著作的基础上，对肝胆疾病部分做了系统的归纳整理，编写了《关幼波实用中医肝病学》。此书分为上篇、中篇及下篇，从不同层面对关幼波教授的临床思路进行了阐述。

上篇主要阐述了中医肝病学基础及关幼波教授的学术思想，作为阅读的引导。关幼波教授重视气血在辨证施治中的地位和作用，提出了"审证必求因，当在气血寻"的观点，提倡以阴阳为总纲，下设气血、表里、寒热、虚实八纲，合为十纲；同时他在处方用药中十分注重化痰祛瘀法的运用，丰富和发展了"痰瘀"学说；在各类疾病的施治中，关幼波教授十分强调顾护中州的思想，尤其是在肝病的治疗中，更是提出了"调理肝脾肾，中州要当先"的观点。

中篇主要介绍了关幼波教授治疗肝脏临床常见病，如病毒性肝炎、药物性肝损伤等的辨证论治。本篇讲述了关幼波教授对于各类疾病的认识及辨治思路，还介绍了其常用的基本方药和加减法，并附相关医案来进一步阐述。

下篇主要介绍了关幼波教授治疗肝脏疾病常见症状以及其他中医内科杂病，如胁痛、黄疸、眩晕等的辨治思路以及临床用药经验，并附医案进一步阐述关幼波教授的临证思路，以供临床参考。

本书有以下特点：一是内容可靠实用，临床经验及验案均来自临床真实案例，具有参考价值；二是中西医结合，辨证与辨病相结合，全面、具体；三是系统介绍关幼波教授六十余年积累形成的治疗肝病的理论体系和丰富的临床实践经验。

因年代久远，为保留关幼波教授论述及医案原貌，书中对部分指标、术语按原样保留，并于"附录一"中对这些术语指标进行简要介绍，不便之处还请各位读者海涵。

关老学术思想博大精深，临床经验丰富独特，限于编者的水平，本书还不能全面反映关幼波教授的学术思想和临床经验，不足之处还望同道批评指正。

《关幼波实用中医肝病学》编委会

2023 年 8 月

目　录

上篇　中医肝病学基础

中篇 中医常见肝病的辨证论治

下篇　关幼波临证辑要

附 录

上 篇

中医肝病学基础

第一章　中医肝病学发展简史

中医学源远流长，早在夏、商、西周时期，人们便展开了对生命机体的探索。在属于夏纪年的考古发掘中发现了卜骨的存在，证实了巫教的盛行；殷墟出土的甲骨文中记载了许多关于疾病的卜辞，说明此时的医药卫生活动皆在巫卜的统治之下；而后西周逐渐削弱了巫卜的作用，到了西周末年，医药认知已经从巫卜中逐渐分离开来。此时期的医疗诊治虽受巫卜的影响，但人们对于人体生命与疾病的认知开始发芽，是后续中医学发展重要的启蒙。

一、春秋战国时期

春秋战国时期古代哲学飞速发展，形成了"百家争鸣"的盛况。哲学思想理论渗透到医学当中，加速了医巫的分化，推动了医学理论的形成，催生了许多名医与著作的问世。如医和提出阴、阳、风、雨、晦、明的"六气"致病学说；医缓为晋景公诊治，留下了"病入膏肓"的典故；扁鹊熟用"望色、听声、写影、切脉"四诊技术，精通内、外、妇、儿各科。此时期问世的《黄帝内经》虽非最早的中医著作，但其意义深远，确立了以阴阳五行、脏腑经络、气血津液为核心的中医理论体系，标志着中医理论体系的初步形成，为后世中医学发展奠定了坚实的基础。《黄帝内经》提出了肝胆脏腑及其经络的基础属性。《素问·阴阳应象大论》曰："东方生风，风生木，木生酸，酸生肝，肝生筋，筋生心，肝主目……在味为酸，在志为怒。"《素问·六节藏象论》云："肝者，罢极之本，魂之居也，其华在爪，其充在筋，以生血气，其味酸，其色苍，此为阳中之少阳，通于春气。"这些论述归纳了肝脏的基本功能。《黄帝内经》中提到了肝病的症状。如《素问·脏气法时论》"肝病者，两胁下痛引少腹，令人善怒"，描述了肝病患者，两胁下疼痛、牵引小腹、多怒的症状。《素问·至真要大论》"诸风掉眩，皆属于肝"，指出了肝病症状表现为"风"的特点，具有动摇不定的特性。《素问·刺热》"肝热病者，小便先黄，腹痛多卧，身热。热争则狂言及惊，胁满痛，手足躁，不得安卧"描述了肝热病有小便黄、胁痛的症状，还有惊厥、狂言、躁动等热急生风的表现。《黄帝内经》中还提出了一些肝胆的病名，如臌胀、黄疸、肝胀、肝痹等，此外也提及了肝病的治则。如《素问·脏气法时论》曰："肝苦急，急食甘以缓之……肝欲散，急食辛以散之……肝色青，宜食甘，粳米牛肉枣葵皆甘。"除外疾病的诊治，适应天地四时阴阳之变化以预防疾病的发生也是《黄帝内经》的核心内容。如《素问·四气调神大论》曰："春三月，此谓发陈，天地俱生，万物以荣，夜卧早起，广步于庭……此春气之应，养生之道也，逆之则伤肝，夏为寒变，奉长者少。"总之，《黄帝内经》详细讲述了肝胆及其经络的生理病理特点，为后世医家的发挥创新提供了充足的理论依据。《难经·四十二难》"肝重二斤四两，左三叶，右四叶，凡七叶，主藏魂"，具体提出了肝脏的形态结构。《难经》在《黄帝内经》的理论基础上，发展了肝触诊、既病防变、补脾以御肝邪之说。

二、秦汉至南北朝时期

秦汉是中医学发展中承前启后的时期。先秦时期出现的辨证论治思想，经无数医家的努力，逐步建立了辨证论治的基本规范，确立了四诊、八纲、脏腑、经络等辨证论治的基本理论。东汉时期张仲景以《黄帝内经》理论为基础，贯穿八纲、脏腑与经络，创作了讨论急性外感热病与内伤杂病的专著《伤寒杂病论》。书中阐述了伤寒热病从太阳到厥阴整个传变过程的诊治，另外提出了肝病的治疗原则。如《金匮要略·脏腑经络先后病脉证第一》中指出"见肝之病，知肝传脾，当先实脾""夫肝之病，补用酸，助用焦苦，益用甘味之药调之""肝虚则用此法，实则不在用之"，提出了肝病虚实治法的不同。在《金匮要略》中，仲景单设《黄疸病脉证并治》一篇，细分谷疸、女劳疸、酒疸与黑疸，详细记载了黄疸的临床表现、治则及治法。仲景在《黄帝内经》与《难经》学术思想的启迪下，紧密结合临床实践，创建性地对肝胆急慢性病证，提出辨证论治与分类论治的方法，创制出大量卓有成效的方药，对肝胆病学的形成和发展做出了贡献。东汉时期华佗精通内外科，《中藏经》中记载了华佗的学术经验，书中提到以虚实寒热辨治肝病及其对应的症状与脉法。

魏晋南北朝时期国家社会动荡，战争连绵，各民族文化交融，这一时期医家临证经验充足，治法丰富多样，内、外、妇、儿科方面均有很大进步，此时期问世的医方书籍近200种。晋代葛洪对黄疸病有较为详细的描述。《肘后备急方》中写到"肤黄病，初唯觉四体沉沉不快，须臾见眼中黄，渐至面黄及举身皆黄，急令溺白纸，纸即如柏染者，此热毒已入内，急治之"，生动形象地阐述了黄疸病的全身表现与发黄的变化。其表现符合急性黄疸肝炎的前驱症状。

三、隋唐时期

隋唐时期是我国封建社会的鼎盛时期，政治、经济、文化与科技水平飞速发展，中央也大力支持医药学的发展，并形成了较为完善的医学教育体系。隋代巢元方所著《诸病源候论》，专立"肝病候""胆病候""黄病诸候"，论述肝胆生理、虚实、脉象、治则与调摄等，并对黄疸病论述尤详。书中"天行病变发黄"，说明古人已经意识到黄疸病具有一定传染性，并单分"黄病诸候"共二十八论，如"黄病候""急黄候""黄汗候"等，详细阐述了黄疸的证候表现，对后世研究黄疸的病因与分类，做出了突出的贡献。唐代孙思邈所著《备急千金要方》中对肝胆病证，专列"肝脏"，论述肝虚实寒热证治、筋病证治、目病证治等，并专列"黄疸证治"，将黄疸归入"伤寒"篇章。黄疸的临床表现有：一身面目悉黄如橘，小便如浓煮黄柏液，或赤少不利，振寒、发热、渴、呕、心中懊恼、自利或大便时闭、好卧不欲动，发黄已久变作桃皮色、心下有坚、呕逆、不下饮食、体尽黄，额上黑，腹满而喘、大便黑、溏泄。与孙思邈不同的是，王焘所著《外台秘要》将黄疸归入"温病"篇章。对于黄疸病，此时期医家认识到了其病因的多样性（寒热）、传染性、流行性，对黄疸的认知达到了新的高度。综观此期，对于肝胆病证的辨证与分类较详，极大地丰富了肝胆病的防治内容，推动了后世肝胆病学的发展。

四、宋金元时期

两宋极其重视医药事业，颁布了大量的医药卫生诏令，完善了医药卫生法律，大力开展医学人才的培养，使得宋代医学水平较前有了较大的发展。北宋时期，解剖学取得了重要突破。宋仁宗庆历年间，广西地方政府处死欧希范等五十六名反叛者，并进行解剖，绘成《欧希范五脏图》，虽然书已亡佚，但通过《存真图》中的记载可窥探一二，"肺之下，则有心肝胆脾"，"肝则有独片者、有二片者、有三片者，肾则有一在肝之右微下，一在脾之左微上，脾则有在心之左"。这些论述描绘了肝脏成片状的形态，并指出脾在左、肝在右、左肾较右肾略高。北宋太医院汇编的《圣济总录》将已知的疾病分为六十六门，每门下又分若干病证。《圣济总录》在肝脏门下分"肝虚""肝实""肝胀""肝着""肝风筋脉抽掣疼痛""肝病筋急"等，胆门下分"胆虚""胆实""胆瘅"等。元代朱丹溪创立了"阳有余阴不足"论，所著《格致余论》首次提到"司疏泄者肝也"，明确指出肝脏具有疏通、条畅全身气血津液的作用，反映了肝脏主动、主升之特点。另外，朱丹溪提出了"相火论"，认为"人非此火不能有生""肝肾之阴，悉具相火""相火惟有裨补造化"，指出肝肾之相火在生理上具有重要作用，相火妄动便可"煎熬真阴，阴虚则病，阴绝则死"，为"元气之贼"，对人体有较大损害。

宋金元时期，人们对肝胆病的认识又有了新的突破，极大丰富了病证的防治内容，对中医学术起到了推动作用。

五、明清时期

明清有关内科杂病的论著十分丰富。李中梓《医宗必读》主张肝肾同源，精血互化，肝虚补肾，补肾即补肝，为肝虚补肾法奠定了理论依据，且为后世所宗。张景岳所著《景岳全书》是一部大型综合性医学专著，博采诸家之说，医论精深，对补法尤具创见。《景岳全书》对肝胆虚损、胁痛、臌胀、眩晕、中风等，都有精深的论述，特别是针对黄疸提出了阳黄、阴黄、表邪发黄、胆黄的分类方法，并论其成因、病机与症脉并治，丰富了肝胆病学的内涵。清代医家对肝病的认识和治疗日趋成熟。叶天士在前代医家的基础上总结出"阳化内风"理论，用于肝病的治疗，胁痛治以"辛温通络，甘缓理虚，温柔通补，辛泄宣瘀"；对于积聚提出"久病病邪入络"之说，提倡使用"辛温入血络"之药和虫类"蠕动之物"治疗。温病学说的兴起是清代最大的医学成就之一。对于热病伤损肝阴、肝风内动所致的病证，有了更深入的研究。吴鞠通所著《温病条辨》以二甲复脉汤治热深入下焦，手指蠕动，急防痉厥；小定风珠、大定风珠等，治邪热伤阴，肝阴亏损，肝风内动所致诸证。这些处方皆有显著疗效，其对肝胆经脉病证的论治有了进一步的深化与发挥。清代王旭高根据肝气、肝风内动和肝火的特点，提出了"治肝三十法"，每法中理法方药皆具，既治肝胆本病，亦治经脉病证，是治疗肝胆疾病的重要专著。

明清时期，肝胆病学理论得到了进一步的深化和发展，其中"乙癸同源论""治肝三十法""热病伤肝"等学说丰富了肝胆病防治内容，具有理论指导作用，对肝痈、臌胀、肝气、肝风、肝火等论治尤为深入，为肝胆学术的形成积累了宝贵的资料。

六、近现代

西方医学传入中国后为中医学提供了更加精准的解剖知识和现代化的检验检查手段。我国中医学者吸取西方科技的成就，通过中西医结合的手段，对肝病有了更深入的认识，肝病的诊断和治疗不断进步，如根据肝病的病因将肝病分为病毒性肝炎、酒精性肝病、药物性肝损伤、自身免疫性肝病、非酒精性脂肪性肝病、先天代谢性肝病等。临床治疗首先强调明确病因，针对病因进行治疗，显著提高了治疗肝病的临床疗效。实践证明，中西医结合的治疗方法进一步提升了治疗肝病的疗效和患者的生存质量。20世纪50年代至90年代，传染性肝炎是我国公共卫生领域最为突出的问题之一，以关幼波为代表的老一代中医肝病专家刻苦钻研，呕心沥血，在十分艰苦的条件下带领医务工作者展开临床和科研攻关，在治疗传染性肝炎方面取得了重大进展，中医药在保肝、抗炎、退黄、改善症状方面显示出了良好疗效。关幼波教授提出的"痰瘀理论""气血辨证""中州理论""治黄三法"等理论方法影响深远。20世纪90年代后，国家大力支持病毒性肝炎的防治工作，中医药对乙型肝炎的治疗也取得了较大成就。病因病机方面，有学者提出从湿热、痰瘀、疫毒等方面着手的认知；药物方面，多采用清热化湿解毒、活血化瘀利痰、益气温阳滋阴等治法；单药方面，对五味子、大黄、山豆根、垂盆草、熊胆粉等药物有了较为深入的研究。1991年，中华中医药学会内科分会肝病专业委员会钱英教授（关幼波弟子）组织中医肝病界专家制定了《病毒性肝炎中医辨证标准（试行）》。该标准进一步规范统一了中医对病毒性肝炎的辨证论治，也标志着中医对病毒性肝炎辨证认识的进一步提升。2017年，中华中医药学会肝胆病分会主任委员、佑安医院李秀惠教授（钱英教授弟子）组织专家对该标准进行了修订，并以指南的形式进行发布，名称为《病毒性肝炎中医辨证标准》。该标准融汇了过去近 30 年间中医对病毒性肝炎认识的进步，对中医辨证论治病毒性肝炎起到了关键的指导作用。进入 21 世纪，随着口服核苷类及其他抗病毒药物的广泛应用，慢性乙肝患者经过抗病毒治疗显著控制了疾病进展，肝硬化患者经过长期的抗病毒联合中药抗纤维化治疗，病情得到了有效控制，中医药在肝病诊治中循证医学的证据越来越多，相关的中医药诊疗指南和专家共识相继问世，为规范中医药治疗肝病提供了有力保障。

第二章　肝胆的中医藏象学说

"藏象"二字首见于《素问·六节藏象论》："帝曰：藏象何如？岐伯曰：心者，生之本，神之变也，其华在面，其充在血脉，为阳中之太阳，通于夏气。"藏象是指藏于人体内部的脏腑与表现在外的生理病理征象。藏象学说是研究人体各个脏腑的生理功能、病理变化及其相互关系的学说，是中医学理论体系的重要组成部分之一。

中医藏象学说的核心为脏腑。《素问·五脏别论》对脏腑的定义与分类进行了阐述，按功能之不同分为五脏、六腑与奇恒之腑。"所谓五脏者，藏精气而不泻也。""六腑者，传化物而不藏。""藏而不泻，名曰奇恒之腑。"五脏包括心、肺、脾、肝、肾，功能上多强调贮藏精微物质。六腑包括胆、胃、小肠、大肠、膀胱、三焦，功能上多强调传化水谷。奇恒之腑包括脑、髓、骨、脉、胆、女子胞。"奇"者异也，"恒"者常也。奇恒之腑形态上异于正常的五脏六腑，而在生理功能上多强调贮藏精气，与五脏相同。

第一节　肝胆的生理功能

一、肝

肝居于上腹，横膈之下，大部分位于右季肋部。肝五行属木，为阴中之少阳，归足厥阴经。肝为刚脏，主升发，喜条达而恶抑郁。它的主要生理功能是主疏泄、藏血。此外，肝脏为魂之居，在体合筋，其华在爪，在窍为目，在志为怒，在液为泪，在时为春。

（一）主疏泄

肝主疏泄是指肝具有疏通条达全身气血津液的作用，最早朱丹溪在《格致余论》提出："司疏泄者肝也。"肝属木，木性曲直，喜条达而恶抑郁，在时为春，主生发，故疏泄不利，则气血逆乱而影响脏腑经络正常运行而致病。肝主疏泄主要体现在以下几个方面。

1.调畅气血运行　机体的正常活动离不开气血津液的运行，阴液的运行也同样离不开气机的运转。气机是指人体脏腑经络中气的活动形式，以升、降、出、入四方面为主。肝气的生理特点是主升、主动。故肝的疏泄功能影响着周身气机的协调平衡。疏泄功能正常，则气机调畅，气为血帅，气行则血运而不滞。肝的疏泄功能失常，可见疏泄太过或不足。疏泄太过则肝气逆乱，横逆可犯脾胃之土，上逆可直达颠顶，甚则血随气逆。疏泄不足则肝气郁滞，升发不利，气机不得调畅，甚则血随气停，滞而成瘀。

2. 调畅情志活动　人的精神活动是大脑对内外变化的反射，在中医学理论体系中，除了与心有密切关系之外，与肝亦有着密切的联系。气血是脏腑功能运转的基础，肝气疏泄功能正常，气机调畅，血行布散，气血平和，则心情舒畅。若肝疏泄功能失职，疏泄太过，肝气上逆，可见情志亢奋，急躁易怒；若疏泄不及，肝气郁滞，可见情志抑郁，多疑善虑。脏腑功能影响人的情志，反之，外界事物的刺激也会影响脏腑的功能变化。若肝受到不良情绪的刺激，常常会影响其疏泄功能，致使气血失调，加重自身的不良情绪，或出现其他病症。

3. 保证纳化正常　《素问·灵兰秘典论》有"脾胃者，仓廪之官"，纳入运化是脾胃中土的核心职能。胃喜降，脾喜升，二者一纳一化，一降一升，维持着消化系统的运转。脾土之外，肝木也与消化功能息息相关。肝主疏泄，调畅气机，可协助脾胃气机升降的运作，是保证纳化功能正常的重要条件。若肝病疏泄不利，则气机升降失职，横逆克土，影响脾胃功能。若木乘脾土，导致脾失运化，可见腹胀、腹痛、腹泻等症状；若木乘胃土，导致胃失受纳，可见纳呆恶心、嗳气反酸等症状。

4. 促进胆汁泌排　《东医宝鉴》云："肝之余气泄于胆，聚而成精。"胆汁由肝之精气变化生成而来，贮藏于胆，排泄进入小肠参与食物的消化。故胆汁的分泌排泄与肝之疏泄息息相关。肝气畅达，疏泄正常，则胆汁化生正常，排出通畅。若肝气郁结，疏泄失职，胆汁泌排障碍，不仅会影响食物的消化，也会导致胆汁郁积，或进而形成结石。若肝气亢逆，疏泄太过，气逆上冲挟持胆汁上溢，则可出现口苦、泛吐苦水等症状。

5. 维持水道通畅　《素问·灵兰秘典论》云："三焦者，决渎之官，水道出焉。"三焦为六腑之一，主全身水道之通利。水为阴，无阳不动，气行则津布。肝主疏泄，司气之运动，故与水液代谢密切相关。若肝失疏泄，气机不畅，亦可影响三焦功能，致使水道不利，阴液滞留，出现水肿与腹胀等症状，滋生痰饮水湿等病理产物。

6. 调节排精行经　肝气的疏泄功能影响着男子的排精、女子的月经来潮。肝气疏泄正常，则气机调畅，精液排泄通畅。若肝失疏泄，气机郁结，则排精不畅，可见精瘀；若肝火亢盛，疏泄太过，精室被扰，则可见梦遗等症状。《临证指南医案·调经》有"女子以肝为先天"，故对女子而言，肝的疏泄功能更为重要。若肝失疏泄，气机郁结，气血运行不利，则可致月经后期、月经量少、痛经等症状；若肝气亢逆，或肝火亢盛，疏泄太过，血随气逆，循于经外，则可致月经先期、月经量多、崩漏等症状。

（二）主藏血

肝主藏血是指肝具有贮藏血液和调节血量的功能。中医理论体系中，血液来自先天之本肾精的转化，或后天之本脾土对水谷精微的转化。《临证指南医案》中提到"肝体阴而用阳"，说明肝本身为阴脏，但发挥阳性（即升与动）的功能，临床中肝病也多表现为肝阴血不足、阳气有余之征象。木需水之滋养，故需要大量的阴血以涵养肝木。肝藏血则肝体充实，外可制约收敛肝阳，防止肝气的窜逆，是疏泄功能正常发挥的物质基础。只有贮藏充足的血液，肝才可根据机体功能的需求调节血液的供给。《素问·五脏生成》言"故人卧血归于肝，肝受血而能视，足受血而能步，掌受血而能握，指受血而能摄"，说明人在安静休息的时候，四周的血液多回流藏于肝脏，当人进行活动时，肝中的血液便循行各处，以供机体之需。另外，对于女子而言，肝脏贮藏充足的血液是保证月经来潮正常的重要条件。《素问·上古天真论》云"任脉通，太冲脉盛，月事以时下"，任脉为"阴脉之海"，冲脉为"血海"，二脉阴血充足，月事方能按时而下，这与肝血的充足与否息息相关。若肝藏血不足，则无余血以供养冲任二脉，会导致月经不调等症状。

（三）其他生理功能

1. 肝藏魂 《说文解字》云"魂，阳气也，从鬼云声"，《灵枢·本神》云"肝藏血，血舍魂"，《四圣心源》云"盖阳气方升，未能化神，先化其魂，阳气全升，则魂变而为神"，可见魂是阳气的初始状态，受肝血的化生与涵养。肝藏魂指肝主意识、思维活动以及梦幻活动，属神志活动的范畴。肝主疏泄与藏血。若气机顺畅，藏血充足，魂有所舍，人体的神志活动方可正常。若肝血亏虚，血不养魂，则可见失眠、多梦、梦游等症状；若肝火亢盛，火迫魂游，则可见狂乱烦躁、夜寐不安等症状。

2. 在体合筋，其华在爪 《素问·六节藏象论》云"肝者，罢极之本"，肝主筋，筋附于骨节，受肝血之濡养而行收缩弛张之职。肝血充足，筋得其养，则全身肌肉关节运动自如。若肝血亏虚，筋脉失养，则可见肢体麻木、手足震颤、运动能力减退等症状；若热灼肝阴耗血，筋脉失养，则可见四肢抽搐、牙关紧闭，甚则角弓反张。"爪为筋之余"，爪甲同样依赖肝血的滋养。肝血充足，则爪甲坚韧，红润光泽；肝血不足，则爪甲薄软枯槁，甚则变形、脆裂。

3. 在窍为目 《素问·五脏生成》曰："肝受血而能视。"《灵枢·脉度》曰："肝气通于目，肝和则目能辨五色矣。"肝气调和，肝血充足，则目光有神，视物清楚，辨色分明。若肝阴不足，则两目干涩；肝血不足，则视物不明或夜盲；若肝经风热，则目赤肿痛；若肝火上炎，则目赤生翳；若肝风内动，则目睛上吊、两目斜视。

4. 在志为怒 《灵枢·本神》曰："肝气虚则恐，实则怒。"肝脏气血失调可引起情绪变化。若肝气亢盛，或肝阳偏亢时，则常可表现出情绪易激，容易发怒；若肝气虚、肝血不足，则易致郁怒之变。反过来而言，若怒而无制，则易伤肝，导致肝气疏泄失调，肝血耗伤。

5. 在液为泪 泪由肝之气血化生而来，起着濡润眼球、保护眼睛的作用。肝脏功能失调常可导致泪液的分泌、排泄异常。若肝血亏虚，肝阴不足，则可见两目干涩；若肝经风热或肝经湿热，则可见目眵增多、迎风流泪等症状。

6. 在时为春　春季象征着万物始发，生机益然，反映于人体为少阳之气的生发。肝喜条达而恶抑郁，主疏泄，性升发，故与春相应，平脉为弦。春季，肝气应时而旺，故应保持心情豁达开朗，减少暴怒忧郁等不良情绪的发生，以顺应春气的升发和肝气的畅达之性。若平素肝气偏旺，肝阳偏亢，在春季则易于发病，可见眩晕头痛、烦躁易怒、情志抑郁、胁肋胀痛、胃脘痞闷、嗳气泛恶、腹痛腹泻等症状。

二、胆

胆位于胁下，附于肝，与肝相连，同属木，归足少阳经，与足厥阴肝经互为表里。胆为腑，但只贮藏胆汁而不接受水谷糟粕，故也为奇恒之腑。《灵枢·本输》曰"胆者，中精之腑"，可见胆内藏精汁，以助运化。此外，《素问·灵兰秘典论》云"胆者，中正之官，决断出焉"，可见胆主决断，其与情志活动密切相关。

（一）藏胆汁助运化

胆汁为肝之余气所化。胆汁随着肝气疏泄进行分泌，辅助脾胃的运化吸收。若肝郁气滞致使胆汁分泌不利，便可影响脾胃运化功能，出现腹胀、纳差、胁痛等症状；若肝气上逆致使胆汁上冲，多见口苦、呕吐绿水等症状。

（二）主决断

胆与人的精神活动也有着密切关系。胆主决断是指在精神意识思维活动过程中，胆具有判断事物、做出决定的作用，尤其是在面临突发事件或意外情况时，胆可以调控气血正常运行以减轻或免除不良影响，保证脏腑功能相互协调。《辨证录·怔忡门》云"夫胆属少阳，心之母也，母虚则子亦虚……胆气一虚，而脏腑之气皆无所遵从，而心尤无主，故怦怦而不安者"，故胆气不足，则多见惊恐慌乱、遇事不决、难以入睡，甚则恐如人将捕之状。若胆气过盛化火，则多见口苦、心烦易怒、胁痛等症状。

第二节　肝与其他脏腑的关系

一、肝与心

肝与心的关系主要表现在血与情志方面。心主血脉，肝主藏血，二者相互配合调节血液运行。因此，心肝血不足往往互相影响。心血不足，母需子济，肝血上调以救心母，故肝血易亏；肝血不足，无以供养心母，则心血易亏。正如《外经微言》所言："欲补心液之不枯，必肝血之常足。"故补血时需同时注意心、肝二脏，子母双补则事半功倍。情志方面，心藏神，肝藏魂并主疏泄，心肝共同维持精神活动。血为精神活动的基础，气血充足则心神有养，肝魂可居，气机舒畅，精神饱满。

二、肝与肺

肝与肺的关系主要表现在气机升降方面。《素问·刺禁论》曰："肝生于左，肺藏于右。"肝应东方之春，善疏泄调理气机，气升（生）于左；肺应西方之秋，主一身之气，位高为华盖，气降于右。二者一升一降，相辅相成，共同调节机体气机的运行。若肝失疏泄，气机窜逆，上侮肺金，肺失清肃，可见咳嗽、胁痛等；若肺气不足或肺失肃降，则无以制肝木，可致肝失疏泄。

三、肝与脾

肝与脾的关系主要表现在血与消化方面。脾主运化生血，肝主藏血，二者共同调节血液的生成与贮藏。消化方面，脾为土脏，运化水谷，为后天之本，气血生化之源；肝为木脏，主疏泄，善调气机，可助脾胃升降之运转。若肝病气机不畅，木乘脾土，则脾失健运，即"知肝传脾"之意；若脾失健运，后天生化不足，则易致肝血不足。

四、肝与肾

肝与肾的关系主要表现在精血方面。肝藏血，肾藏精，二者可相互转化。肝血充盛，方可化精填补先天；肾精盈满，如水泉涌流，方可化血滋润肝木。二者同源互滋，关系密切，病变时相互影响，衰则同衰，易致精血亏虚，出现腰府不利、头晕目眩、男子少精、女子闭经等症状。

五、肝与胆

胆附于肝，经络相连，互为表里。肝之余气化生精汁贮藏于胆。肝木气机条达，则胆汁排泄通畅，共助脾胃运化。肝疏泄失职，会影响胆汁的排泄；反之，胆汁的排泄异常，亦会影响肝木气机。故肝胆的症状往往同时出现，如口苦、黄疸、胁胀痛等。此外，二者与情志息息相关。肝为将军，出谋略；胆为中正，出决断。正如《类经》所言："肝气虽强，非胆不断，肝胆相济，勇敢乃成。"肝胆相互配合，共同调节精神活动。

第三节　中西医对肝的认识异同

一、解剖学比较

在西医学理论中，肝脏是人体最大的消化腺，大部分位于右季肋区和腹上区，小部分位于左季肋区，分为左、右两叶，重约 1350g。中医解剖学发展很早，《黄帝内经》《难经》是世界上最早的人体解剖学著作，也是最早的人体肝脏解剖学。如《灵枢·五色》有"阙……直下者肝也"，《灵枢·本脏》有"肝小则脏安，无胁下之病；肝大则逼胃迫咽，迫咽则苦膈中，且胁下痛"，《难经·四十一难》有"肝独有两叶"等。这些论述简述了肝的位置、毗邻与分叶。《难经·四十二难》中对心、肝、脾、肺、肾等器官外形与重量有详细的记载，"肝重二斤四两，左三叶，右四叶，凡七叶，主藏魂"。北宋吴简的《欧希范五脏图》绘制了人体解剖图，虽书已亡佚，但杨介的《存真图》中记载了吴简的一段话，"肺之下，则有心肝胆脾""肝则有独片者、有二片者、有三片者，肾则有一在肝之右微下，一在脾之左微上，脾则有在心之左"。王清任在《医林改错》中记载："肝四叶，胆附于肝右边第二气门。"综上可见，中医里讲的肝脏形态、位置与西医所讲的肝脏存在一定相关性，并非凭空捏造，说明古人对于肝脏功能的理解，是在解剖基础之上，并在古代哲学思想指导下创造的。

二、功能比较

在西医理论中，肝脏是体内以代谢功能为主的器官，具有合成蛋白质、合成凝血因子、解毒、参与糖代谢、分泌胆汁等作用。传统中医理论认为肝主疏泄、主藏血。肝主疏泄包含了条达气机、调畅情志、促进运化与通利水道四个方面，其中调畅气机与情志之功能，与西医对肝脏的认识有异。在促进消化方面，中西医都认为肝可分泌胆汁辅助消化。其次，中医认为肝气疏泄可帮助脾胃气机升降条达以助纳化。有现代研究表明，肝失疏泄时胃蠕动功能减退、排空延迟，肝主疏泄功能与胃肠自主神经相关。在通利水道方面，中西医都认为肝脏可影响水液代谢，可导致肿胀、腹水等症状。肝藏血包含了贮藏血液与调节血流量两个方面。西医认为"肝脏为人体一大贮血库，整个肝脏系统可储存全身血容量的 50%"，"人体静卧时 25% 血液贮存在肝脏"。对此中西医看法基本一致。

第三章 中医肝病的辨证

第一节 病因

病因是疾病发生发展过程中的必要因素，中医病因学受古代传统哲学影响，形成了一套独有的理论体系。《素问·调经论》云："夫邪之生也，或生于阴，或生于阳。其生于阳者，得之风雨寒暑；其生于阴者，得之饮食居处，阴阳喜怒。"《黄帝内经》根据内外来由，将病邪分为阴阳两部。《金匮要略·脏腑经络先后病脉证》云："千般疢难，不越三条。一者，经络受邪入脏腑，为内所因也。二者，四肢九窍，血脉相传，壅塞不通，为外皮肤所中也。三者，房室、金刃、虫兽所伤。以此详之，病由都尽。"张仲景根据受邪部分及方式三分病因。南宋时期，陈言在前人基础上提出"三因学说"，认为：六淫邪气从外至内，为外因；人之情感发自脏腑，外达机体，为内因；饮食劳倦、跌打损伤、疰忤附着等异于常理的因素，为不内外因。

一、外因

（一）六淫

风、寒、暑、湿、燥、火六气为自然界中正常的气候变化，而当人体正气不足，或气候变化异常（太过与不及）之时，六气便为致病因素，称为六淫。关老认为，肝炎发病，六淫中与湿、热关系最为密切。急性肝炎与黄疸病通常以湿热为本；慢性肝炎多因湿热未清，邪气缠绵导致一系列病理变化。

1. 风 风为春令主气，四季均可致病。风性特点：①风为阳邪，其性开泄，易袭阳位，故多侵袭人体头面部、肌表部等阳性部位，易致发热、恶风、汗出、头晕、头痛等症状。②风性主动，故临床症状多有颤动摇晃的特点，如口眼歪斜、四肢抽搐、震颤等。③善行数变。风邪善于游走，故病位变化不定，传变较快，如风疹之来，周身走窜、皮疹散发不定。

2. 寒 寒为冬令主气，多见于冬。寒性特点：①寒为阴邪，易伤阳气。若寒袭肌表，卫阳被遏，可见恶寒、无汗之表证；若寒中阴经，损伤脏阳，可见四肢厥逆、脘腹冷痛、下利清谷之里证。②寒性凝滞、收引，主痛。寒邪客体，易凝滞经络，收缩气机血脉，使气血运行不畅，"不通则痛"。如寒客于心可见胸痛，客于腹可见腹痛，客于筋节可见拘挛作痛等。

3. 暑　暑为夏令主气，多见于夏。暑性特点：①暑为阳邪，其性炎热，耗气伤津。暑为夏季火热之气所化，侵犯机体初多见一派大实大热之象，如壮热面红、口渴喜凉饮、大汗出等，若治疗不及时，体内气液随汗外出而大量消耗，中后期可见乏力、气短懒言、小便短赤、晕厥等症状。②暑多夹湿。暑季炎热，气候潮湿，所以外感暑邪同时易感湿邪，多见四肢倦怠、胸闷恶心、大便溏泄等症状。

4. 湿　湿为长夏之主气，除与季节相关，也与生活工作环境息息相关。湿性特点：①湿为阴邪，其性重浊，阻滞气机，易伤阳气。湿蒙清窍，清阳不升，可见头晕、头昏沉如裹。湿困脾胃，中土湿腻，升降失常，影响纳运，故可见纳差、纳呆、脘腹胀满、大便黏滞不爽、四肢困乏等。②湿性趋下，易袭阴位，故多侵袭人体下半部等阴性部位，易致泄泻、妇女带下病、阴囊潮湿、下肢浮肿等症状。③湿性黏滞，表现在两个方面：一是指症状具有黏滞性；二是指病程长，多缠绵难愈，反复发作。

5. 燥　燥为秋令主气，多见于秋。燥性特点：燥性干涩，易伤津液，出现各种干燥相关的症状，如口鼻干燥、皮肤脱屑皲裂、干咳无痰、大便干结等。

6. 火　火常与温热互称，一般认为温为热之渐，火为热之极，程度上有一定不同。火性特点：①火为阳邪，其性炎上，多侵袭人体头面部，出现头痛、咽喉肿痛、口舌生疮糜烂、面红目赤等症状。②耗伤津液。火邪炎热，消灼阴液，故火热之邪致病除热象外，多兼津液耗损症状，如口干口渴、舌干少津、小便短赤、大便干燥难下等症状。③生风动血。火邪侵犯肝经，致使肝阴受损，肝气无以制约，筋节无以所养，则肝气窜逆化生内风，可见高热神昏谵语、颈项强直、角弓反张、四肢抽搐等症状。火邪侵及血脉，灼伤脉络，迫血妄行，则可见吐血、衄血、咯血、崩漏、尿血、皮肤红斑紫斑等。

（二）疫疠

疫疠，又称"疫病""瘟病""时疫"等，是自然界中一种具有强烈传染性的毒邪。《素问·刺法论》曰："五疫之至，皆相染易，无问大小，病状相似。"可见，古人很早就意识到了疫气与六气致病的不同。疫疠可通过多种途径传染，如口鼻、饮食、蚊虫叮咬等。肝病中的病毒性肝炎（肝瘟）、急性重症肝炎（瘟黄）等便属疫疠。

二、内因

（一）七情

七情主要为喜、怒、忧、思、悲、恐、惊七种情志，是人精神意识对外界事物的反应。如果情志反应过度，超过人体正常调节范围，便会引起脏腑功能失调。其中与肝病关系最密切的情志为怒与忧。

《素问·举痛论》云："怒则气逆，甚则呕血及飧泄，故气上矣。"《素问·生气通天论》云："大怒则形气绝，而血菀于上，使人薄厥。"怒则气上，怒属肝，过度愤怒则肝气疏泄太过致使肝气窜逆，气行上逆迫血而冲，故多见头痛头晕、面红耳赤、胁胀痛满，甚可呕血、昏厥；横逆乘土则多见呕吐、腹痛等症状。若人忧愁不断，常常太息，则肝气疏泄不利致使肝气郁结，木郁克土，脾胃之气亦不得顺畅，故多见胸闷胁胀痛、常常叹息、呃逆纳差、腹泻便溏等症状。

（二）饮食

饮食是人体精微物质的后天来源，是维持生命活动的基本条件。若饮食不节、过多过少都会造成疾病。一般来说，饮食过少多会导致气血衰少，正气不足。一则影响身体正常发育；二则正气衰败，无力抗邪易患疾病。饮食过多则易损伤脾胃，致使脾胃升降气机失常，产生痰、湿、热等病理产物，蓄积于体内则气血运行更加不畅，产生瘀血，病理产物相互交织，甚则产生痞块，如肝着（脂肪肝）。此外，过度饮酒可致使酒热蓄于肝脾，亦会影响气机的顺畅，产生病理产物从而加重病情，如酒疸（酒精性肝病）。

（三）劳逸

劳逸是人体生命活动的基本表现形式。劳逸适度能助使阴阳平和，形神俱荣；反之过度劳累与贪图安逸会影响气血、经络及脏腑等的生理功能。如《素问·宣明五气》云："久行伤筋。"过度行走可致使筋节受损，出现肢体无力或疼痛，亦可从肝脏辨治。

（四）内邪

体内脏腑因各种原因出现失调，从而内生风、寒、湿、燥、火五邪。内邪与外感邪气相对应，有着相似的致病特点。如肝阴受损，肝阳亢旺，肝气鼓动而无制，浮阳不潜，久则化风内动，可见头晕目眩、口舌歪斜、半身不遂、肢体震颤等症。如肝郁气滞日久，机体阳气郁滞化火，可见头痛、烦躁、面红目赤、耳鸣如潮、吐血衄血等炎上之表现。

（五）痰饮瘀血

除内生五邪外，机体气血津液代谢失调会产生病理产物，常见的为痰饮和瘀血。痰饮的产生与水液代谢障碍相关，与肺、脾、肾及三焦关系密切。痰饮可停留在身体各个部位引起病变，如《金匮要略·痰饮咳嗽病脉证并治》中提到的"饮后水流在胁下，咳唾引痛，谓之悬饮"。

瘀血是体内血液停滞而形成的病理产物，可由气虚、气滞、血寒、血热、痰浊、外伤等因素导致。若瘀血阻于肝，肝脏及其经络气机不畅，可见两胁刺痛，固定不移，甚

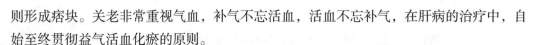

则形成癥块。关老非常重视气血，补气不忘活血，活血不忘补气，在肝病的治疗中，自始至终贯彻益气活血化瘀的原则。

痰饮与瘀血关系密切，二者互为因果，互相转化。痰阻脉络，血行不畅，可致瘀血；瘀血日久，阻碍气机、水道，可致痰饮。最终，痰瘀互结，形成癥瘕痞块。关老重视痰瘀的病因病机，不仅在肝病治疗中应用活血化痰法，对一些慢性疾病或疑难重症也多从痰瘀论治。

第二节　病机

病机是疾病发生、发展与转归的机制，是一段病变过程的高度总结概括。《黄帝内经》奠定了中医肝病病机理论的基础，如《素问·至真要大论》中讲到"诸风掉眩，皆属于肝"，此后肝病病机被不断完善。

一、基本病机

（一）邪正盛衰

邪指邪气，是致病因素。正为正气，是人体抵御邪气的能力。在整个疾病过程中，邪正盛衰不断变化，影响着疾病的走向，是对转归预后的俯瞰。一般来说，在二者交战过程中，若正气旺盛能积极并持续对抗邪气，邪气日渐衰弱，疾病好转或痊愈，即正盛邪退；若正气虚弱不足，抗邪无力，疾病会不断进展加重，或致死，即正虚邪盛；疾病后期，若正气耗伤而余邪未尽，则病情缠绵难愈，表现为慢性迁延性，此时正气不能逐邪，邪气亦不能深入，即正虚邪恋。

（二）阴阳失调

阴阳是八纲之统领。疾病变化过程中，阴阳消长而失去相对的平衡，在外表现为表里寒热虚实的症状。阴阳偏盛的情况中，若阳盛阴不衰，则多表现为实、热，如发热、烦躁、大便干燥、小便短赤、舌红苔黄、脉数等症状；若阴盛阳不衰，则多表现为实、寒，如肢冷、腹痛、身重、苔白、脉紧等。当阴或阳过盛至极时，则会导致阴阳二气脱离，产生格拒，表现为寒热真假的复杂症状，是疾病发展至严重阶段的表现。

阴阳偏虚的情况中，若阳衰不制阴，则多表现为虚、寒，如畏寒、面白、舌淡、脉迟缓等；若阴衰不制阳，则多表现为虚、热，如五心烦热、盗汗、舌红少苔、脉细等。阴阳过衰，则会导致亡阴、亡阳，过汗、失血或吐泻过度等是其常见因素，表现为虚热、虚寒之征象，是疾病严重之表现。此外，由于阴阳二者关系密切，常常相互影响，故阴阳一方的虚损也可能会引起另一方的虚弱，即阴损及阳与阳损及阴。

二、脏腑病机

脏腑病机是以脏腑阴阳气血变化为核心阐述病理变化的理论。脏腑的生理功能根植于自身的阴阳气血，故内外因素影响会使得阴阳气血失调从而导致脏腑功能的失常。各个脏腑的阴阳气血侧重皆有不同，通过紧密配合共同维持着机体功能运作，故任何一脏腑的病变都可能导致其他脏腑发生病变。

（一）肝脏病机

肝脏与气血阴阳的关系均密切，其生理特点为肝气、肝阳常有余，肝阴、肝血常不足，故主要病机特点为肝体失调与气血失调。

1. 肝体失调　肝体阴而用阳，主藏血，又喜肾水之滋养，体阴却具将军之刚猛，喜条达恶抑郁，主升主动。故肝体阴血充足与否是肝气能否条达的基本因素。从病理来说，肝体之阴血易亏虚，肝阳之气机易郁易亢。

2. 气血失调　肝主疏泄，调畅全身气机，又主藏血，调节全身血量。若肝之疏泄失职，疏发不利则气机郁滞，气行不畅则血行滞缓，久则势必影响血分而成瘀血，另外郁久也可化火，甚则火极生风；或疏泄太过，气机窜逆，肝阳升动无制而化风，风气内动，血随气逆。血亦可影响气。若瘀血阻滞为先，则气机郁滞，气血津液运行均受阻，反过来会加重瘀滞的程度，此外也可产生新的病理产物，如痰饮等。

3. 与他脏关系　肺在上焦，于肝之上，五行属金，克制肝木。若肝木气旺，可上侮肺金，影响肺气之肃降。脾在中焦，五行属土，受肝木制约。肝气异常，可横逆犯土，影响土脏气机升降纳化。心在上焦，属火，为木之子。肝气上逆易扰心神，肝火上炎亦可使君火过旺，导致神志异常。肾在下焦，属水，为木之母。木根于水，无水则枯，肝中阴血亏虚，势必呼喊水脏以助，故肝病可下竭肾阴。

（二）胆腑病机

胆腑的生理特点为内藏胆汁助运化，其主要病机特点为胆汁贮藏排泄障碍、胆郁痰热互结。

1. 胆汁贮藏排泄障碍　胆汁贮藏排泄障碍，可使肝脏疏泄功能失常，影响脾胃纳化。若肝脏气机不调，亦可影响胆腑的藏泄。胆汁排泄异常，常见胆汁上逆于口，或胆汁循经外溢，发为黄疸。

2. 胆郁痰热互结　胆郁不疏，常常郁而化热，灼津为痰，痰热互结，上扰心神，多见神志症状。

第三节　证型

肝胆位于右胁下，在体合筋，其华为爪，开窍于目，在泪为液，在志为怒。肝主疏泄，主藏血，与气血阴阳关系密切，故证型较为多样。实证多见气郁、火盛、湿热、寒邪，虚证多见血虚、阴虚。胆附于肝，主贮藏排泄胆汁，多以火证为主。

一、常见症状

肝病症状多与经脉循行、情志及脏腑所主（体、华、窍等）相关，常见头晕头胀、颠顶痛、偏头痛、胸胁满胀（刺）痛、少腹胀痛、阴部疼痛、肢体震颤、手足抽搐、眼干涩、眼红、眼面发黄、口苦、耳鸣耳聋、尿黄、惊恐失眠等。

二、肝胆辨证

（一）肝血虚证

本证多由肝血亏虚，肝失濡养导致。辨证要点：头晕眼花，双目干涩，视力减退或夜盲，面白无华，爪甲不容，肢体麻木，关节拘挛，肌肉颤动，失眠，月经量少色淡或经闭不行；舌淡红苔薄白，脉细。

（二）肝阴虚证

本证多由肝脏阴液亏损，肝失濡养，虚热内扰导致。辨证要点：头晕眼花，双目干涩，视力减退，面部潮热，口燥咽干，五心烦热，潮热盗汗，肝区隐隐作痛，肢体麻木震颤；舌红少苔少津，脉弦细数。

（三）肝郁气滞证

本证多由肝失疏泄，气机郁滞导致。辨证要点：情志抑郁，喜太息，或胸闷得太息而舒，胸胁、少腹胀满疼痛，咽部异物感；妇女可见乳房胀痛，月经不调，痛经；舌淡红苔薄白，脉弦。

（四）肝火炽盛证

本证多由肝气郁滞化火，气火上冲所致。辨证要点：头部胀痛，痛如刀劈，面红目赤，耳鸣耳聋，口干口苦，甚则咯血、吐血、衄血，胁肋灼痛，急躁易怒，失眠，尿黄，大便秘结；舌红苔黄，脉弦数。

（五）肝胆湿热证

本证多由饮酒或脾失健运，湿热内蕴导致。辨证要点：头重昏蒙如裹，口干，口黏腻，不欲饮，胁肋胀满疼痛，黄疸，小便灼热，外阴潮湿瘙痒，红肿灼热；妇女可见带下色黄腥臭；舌红苔黄腻，脉弦数。

（六）肝阳上亢证

本证多由肝阴不足，肝阳亢逆导致。辨证要点：头目胀痛，耳鸣眩晕，头重脚轻，面红目赤，急躁易怒，失眠多梦，腰膝酸软；舌红少津，脉弦有力或细数。

（七）肝风内动证

1. 肝阳上亢，肝风内动 本证多由阴亏阳亢，动而化风导致。辨证要点：头目胀痛，眩晕耳鸣，头摇项强，口眼歪斜，半身不遂，舌强语謇，肢体震颤，手足麻木，步履不稳甚则昏仆；舌红，或苔腻，脉弦细有力。

2. 热极动风 本证多由邪热炽盛化风导致。辨证要点：高热，神昏谵语，颈项强直，两目上视，角弓反张，肢体抽搐，牙关紧闭；舌红绛，苔黄燥，脉弦数有力。

3. 阴虚生风 本证多由肝阴不足，虚风内动导致。辨证要点：眩晕耳鸣，肢体抽搐，手足蠕动，五心烦热，潮热盗汗；舌红少苔少津，脉弦细数。

4. 血虚生风 本证多由肝血不足，血虚生风导致。辨证要点：眩晕，肢体麻木，手足拘急，爪甲不容，皮肤干燥瘙痒；舌淡，脉细或弱。

（八）寒滞肝脉证

本证多由寒邪客于肝经，气血凝滞导致。辨证要点：少腹冷痛，阴部坠胀作痛，阴器挛缩作痛，或颠顶冷痛，胸满脘痛，呕吐清水涎沫，四肢逆冷；舌淡，苔白润，脉沉紧或弦紧。

（九）胆郁痰扰证

本证多由痰热或痰浊内扰，胆气不疏导致。辨证要点：胆怯易惊，心悸不安，烦躁失眠，善太息，口干口苦，恶心呕吐；舌淡红或红，苔白腻或黄，脉弦滑。

（十）胆气虚寒证

本证多由胆气虚弱，或大病后胆气不足导致。辨证要点：眩晕，甚则昏仆，四肢逆冷，肢体痿弱，足趾尤为无力，目黄，频频遗精；舌质淡，或暗，苔薄白或白腻，脉沉无力，左关尤甚。

（十一）瘀血阻络证

本证多由肝胆气机不畅，久则血行不畅阻滞肝络或外伤导致。辨证要点：面色晦暗，胁下痞块，刺痛拒按，痛处不移；妇女可见闭经，痛经；舌暗苔白，脉弦涩。

第四章　中医肝病的治法

第一节　治疗原则

一、疏通气血

肝气宜舒畅条达，不论肝气横逆，或是肝气郁结均应调理气机使其畅达。肝为木脏，急而善怒，性刚而善动，主疏泄而为三焦气机条达之枢纽，《素问·六元正纪大论》明确提出了肝胆病的治疗原则——"木郁达之"，是中医治肝胆之总则。肝胆喜条达而恶抑郁，肝气横逆，胀满痞闷，则宜平宜泻；肝脏气血瘀滞，郁则宜舒，结则宜散，滞则宜化，以顺其条达之性。郁则经气逆，郁久则血瘀，是以气病可致血病，血病亦可导致气病，所以，无论肝病的初、中、末任何一个阶段，疏通气血这个原则应贯彻其始终。《素问·至真要大论》云："疏其血气，令其调达，而致和平。"治肝方法虽多，掌握"疏气令调"的原则，是提高疗效的关键。

二、补体泻用

肝"体阴用阳"理论是中医藏象学的一个特色性观点。它是以中医"阴阳学说"为理论基础，以整体观念为指导，归纳出来的肝的生理病理特点。由于肝在生理上有体阴而用阳的特点，所以在临床上常会出现肝阴不足、肝阳上亢的病理状态，故在具体治疗上应补肝体之不足、泻肝用之有余，即"补体泻用"。补肝体之不足，可用补肝气、补肝血、补肝阴、补肝阳诸法；泻肝用之有余，可取清肝法、凉肝法、泻肝法、平肝法、镇肝法诸法。如若不当补而补之，容易敛邪，不当泻而泻之，则易犯"虚虚"之戒。

三、标本兼顾

《景岳全书》说："本为病之源，标为病之变。"病因为本，证候为标。肝病的发生也和其他疾病的发生一样，先有正气内虚，抵抗能力低下的内在因素，所谓"邪之所凑，其气必虚"。在肝病过程中，不同阶段可以表现不同的病证。如肝阴不足，肝阳上亢，阳化内风，则风阳之症为标，肝阴不足为本，治疗时，急则治其标，必须先平肝潜阳以息内风，待风阳息，再补肝阴，以治其本。又如湿热黄疸，湿热郁遏为标，疏泄失职为本，治疗时则用清利湿热、解毒退黄以治其标，湿热去后，再以疏肝理气治其本。眩晕心悸属于肝血不足，病证缓，当治本，宜滋补肝血，肝血得充则诸症自解。由此可见，治疗肝病只有明辨标本，才能主次有序，治疗上泾渭分明。

四、疗养结合

肝病的治疗用药应当如《黄帝内经》所说"肝欲酸""肝苦急，急食甘以缓之""肝欲散，急食辛以散之，用辛补之，酸泻之"，依次来调整和恢复其正常功能，又需要调动机体自身的抗病能力，当然可以从整体治疗来达到益肝、补肝、养肝的目的，在用药上应避免过多、过量使用苦寒克伐之品。病去七八，即当停药以调养，待其正气来复。肝病与情志变化关系密切。《素问·举痛论》云"百病生于气也"，故在某些情况下，除了运用药物治疗以外，更重要的是从调节情志上着手，如以安慰、劝导等方法，调畅气机，使病邪自去。治疗肝病更应重视非药物疗法的应用。

第二节　常用治法

一、疏肝法

（一）具体治法

疏肝法是肝病治疗中最常用的方法，适用于肝气郁滞及肝气横逆犯胃侮脾，肝郁气滞日久不解，致瘀阻肝络而引起的病证，具体包括下列方法。

1.疏肝理气法　用于情志抑郁，易怒急躁，胸闷叹息，胸胁胀满疼痛，或有恶心，咽部有梗阻感；妇女月经不调；舌质暗有瘀斑，苔薄白，脉弦。

2.疏肝和胃法　用于肝气横逆犯胃，胃失和降，胃脘胀满疼痛，攻撑不适，累及两胁，嗳气吞酸，呕恶；舌质淡红，苔薄黄，脉弦。

3.疏肝健脾法　用于肝气郁滞，侮脾犯胃，脾失健运，胃失和降，两胁疼痛，脘腹胀满，午后尤甚，神疲乏力，纳谷不馨，嗳气吞酸，大便溏泄；妇女月经失调，乳房胀痛；舌质淡红，苔白滑，脉弦而虚。

4.疏肝通络法　用于肝郁血瘀，精神抑郁，或急躁易怒、胁肋胀痛、胸闷不舒、喜太息，或嗳气纳呆、脘腹胀痛、大便不调，或月经不调、痛经，或经前乳房胀痛；苔薄白，脉弦。亦可见腹部癥结，或颈部瘿瘤，舌紫暗，边有瘀点或瘀斑，脉细涩。

（二）疏肝常用方剂及关幼波教授经验

1. 柴胡疏肝散　出自《景岳全书》。方药组成为柴胡、白芍、川芎、枳壳、香附、炙甘草。本方所治诸证皆由肝气郁结而致，治当顺其条达之性，发其郁遏之气。方中柴胡功善条达肝气而疏郁结，用为君药。香附长于疏肝理气，并有良好的止痛作用；川芎能行气血，疏肝开郁，止胁痛。二药相合，共助柴胡以解肝经之郁滞，而增行气止痛之效，同为臣药。陈皮理气行滞而和胃，醋炒以入肝行气；白芍、甘草养血柔肝，缓急止痛，俱为佐药。甘草调和药性，兼作使药。诸药相合，共奏疏肝解郁、行气止痛之功。若胁肋痛甚者，酌加当归、郁金、乌药等以增强行气活血之力；肝郁化火，口渴舌红、脉象弦数者，加山栀子、川楝子、黄芩等以清热泻火。肝炎、慢性胃炎、肋间神经痛等属肝郁气滞者可加减使用本方。本方的药物芳香温燥，容易消耗人体的气阴，不宜久服。若胁痛伴有口干、舌红苔少等肝阴不足者，应配伍养血滋阴的药物。

柴胡性升散，古语有"柴胡劫肝阴"之说，故血虚、阴虚阳亢、肝风内动者久服之更易动劫肝阴。关老应用柴胡疏肝散加减治疗慢性肝炎肝郁气滞明显者，通常选用醋制柴胡。关老取柴胡醋制是因酸能入肝，又具有酸敛、固涩的作用，所以醋柴胡较之生柴胡，可以缓和生品的升散之性，可增疏肝止痛之功，有直达病所之意，同时与方中芍药、甘草合用可养血疏肝和肝，同时可防止香附香窜伤气，对于肝郁气滞之胁肋疼痛有极佳的疗效。

2. 逍遥散　本方主治肝郁血虚脾弱之证，但重在肝气郁滞，故治宜疏肝解郁为主，配合养血健脾之法。本方以柴胡为君，目的在于疏肝解郁，使肝气条达，以复肝用。当归、白芍，两药皆入肝经，均能补血，合用相得益彰，共治血虚，既养肝体助肝用，又防柴胡劫肝阴；另外，白芍又能养阴缓急以柔肝，当归还能活血以助柴胡疏肝郁。木郁则土衰，肝病易于传脾，故以白术、茯苓、甘草健脾益气，非但实土以抑木，且使营血生化有源，共为佐药。加薄荷少许，疏散透达肝经之郁滞；生姜降逆和中，且能辛散达郁，亦为佐药。柴胡为肝经引经药，甘草调和药性，又兼使药之用。诸药合而成方，可使肝郁得疏，血虚得养，脾弱得复。本方的配伍特点是，疏中寓养，气血兼顾，肝脾同调。关老认为，"治病必治本，气血要遵循"，要抓住"气血"这个关键点，才能正胜邪去，阴平阳秘而致平和，所以任何疾病的发展转归都离不开气血，气血在生理上相互依存，气为血之帅，血为气之母，故气病必及血，血病必及气，在调理气血的同时亦应注重祛邪与扶正的关系。

（三）疏肝常用中药及关幼波教授经验

1. 柴胡　味苦，微寒，归肝、胆经。功效：疏散退热，疏肝解郁，升阳举陷。其作用能表能里，能上能下，能散能收。柴胡配伍黄芩则和解表里，配白芍疏肝止痛，配香附疏肝解郁，配白术调和肝脾，配郁金、丹参疏肝化瘀。关老认为醋柴胡可以疏肝解郁，上下疏通肝络，直达病所。

现代药理：柴胡有良好的解热镇痛、抗炎作用，还有保肝利胆、促进脂质代谢等作用。

2. 香附　味辛、微苦、微甘，平，归肝、脾、三焦经。功效：行气解郁，调经，止痛，消肿。本品主入肝经气分，芳香辛行，善散肝气之郁结，味苦疏泄以平肝气之横逆，故为疏肝解郁、行气止痛的要药，主治肝气郁结之胸胁胀痛，多配柴胡、枳壳、川芎等同用。关老常用本品疏肝行气，治疗肝硬化腹水，以增强利水的效果；治疗肝郁兼有肝阴不足者，或需长期使用本品者，应与当归、白芍等养肝柔肝药同用。

现代药理：香附流浸膏对动物离体子宫有抑制子宫平滑肌收缩和弛缓紧张的作用；香附乙醇提取液能明显提高小白鼠的痛阈；香附油对金黄色葡萄球菌有抑制作用。

3. 郁金　味辛、苦，寒，归肝、心、肺、胆经。功效：活血行气止痛，清心解郁，利胆退黄，凉血止血。本品用治肝郁气滞的经行腹痛、乳房胀痛等证，常配伍柴胡、白芍、当归等药。关老治疗肝胆湿热凝聚日久成痰成瘀，甚则结块坚硬者，常与生牡蛎、川芎、泽兰等药同用。治疗肝胆湿热所致的低热，常用本品清利肝胆，关老经验方：醋柴胡 10g，牡丹皮 12g，青蒿 12g，炒栀子 10g，薄荷 6g，郁金 6g，赤芍 15g，白芍 15g，金钱草 30g。治疗脂肪肝，关老经验方：青黛 10g，明矾 3g，决明子 15g，生山楂 15g，醋柴胡 10g，郁金 10g，丹参 12g，泽兰 12g，六一散 15g。

现代药理：郁金有保护肝细胞、促进肝细胞再生、去脂和抑制肝细胞纤维化作用，而且对大鼠炎症反应及免疫功能均有抑制作用。

4. 香橼　味辛、微苦、酸，温，归肝、脾、胃、肺经。功效：疏肝解郁，理气宽中，化痰止咳。本品辛能行散，苦能疏泄，故能疏理肝气而止痛，用治肝郁胸胁胀痛，可配柴胡、郁金、佛手等同用。

5. 青皮　味苦、辛，温，归肝、胆、胃经。功效：疏肝理气，消积化滞。本品主入肝经，苦泄下行，辛散温通，能疏肝理气、散结止痛而治肝郁气滞之胸胁胀痛、疝气痛、乳房肿痛等。青皮配柴胡、香附、郁金治疗肝气郁滞证，配合小茴香、川楝子、吴茱萸治疗疝气痛。因本品药性峻烈，气虚者慎服。

6. 橘叶、橘核　橘叶味辛、苦，性平。橘核味苦，性平。两药皆有疏肝理气的作用。橘叶疏通肝络，配柴胡、郁金，善于治疗胁痛。橘核散结止痛，配荔枝核、川楝子，善治疝气、睾丸肿痛等病。

7. 川楝子　味苦，寒，有小毒，归肝、胃、小肠、膀胱经。功效：行气止痛，杀虫疗癣。本品苦寒降泄，导热下行，主入肝经以清肝火，泻郁热而奏清肝行气止痛之效，故可治肝郁化火诸痛证。本品配合延胡索、木香，可治肝气横逆之脘腹疼痛；配小茴香、青皮，能治湿热下注之疝气疼痛。

二、清肝法

（一）具体治法

清肝法是治疗肝火内盛的一种方法。它适用于肝热实证、肝火实证类疾病，具体包括下列几种方法。

1. 清肝泻热法　用于肝热内郁，肝火内扰，胁下胀闷，口苦口干，心烦眩晕，夜寐不安，大便干结，小便黄；舌红苔黄，脉弦数。

2. 清肝泻火法　用于气郁化火，胁下灼痛，胸膈痞闷不适，口苦咽干，头痛目眩，小便短赤，大便秘结；舌红苔薄黄，脉弦偏数。

3. 清肝利胆法　用于肝胆郁热，而兼胸胁疼痛，面目周身发黄，发热口苦目赤，恶心呕吐，腹胀，小便短赤，大便秘结；舌红苔黄，脉弦滑数。

4. 清肝解毒法　用于发热急骤，黄疸渐深，壮热烦渴，入夜烦躁不安，恶心呕吐，小便深黄而少，大便干结；舌红苔黄燥，脉洪数。

（二）清肝常用方剂及关幼波教授经验

1. 龙胆泻肝汤　出自《太平惠民和剂局方》。方药组成有龙胆草、黄芩、栀子、木通、当归、柴胡、生地黄、甘草、车前子、泽泻。本方为肝胆实火、湿热为患而设，治宜清肝胆实火、泻下焦湿热。方中龙胆草大苦大寒，能上清肝胆实火，下泻肝胆湿热，泻火除湿，故为方中君药。黄芩、栀子两药苦寒泻火解毒，燥湿清热，用以为臣，以加强君药清热除湿之功。湿热壅滞下焦，故用渗湿泻热之车前子、木通、泽泻，导湿热下行，从水道而去，使邪有出路，则湿热无留，用以为佐；肝为藏血之脏，肝经实火，易伤阴血，所用诸药又属枯燥渗利伤阴之品，故用生地黄养阴，当归补血，使祛邪而不伤正；肝体阴用阳，性喜疏泄条达而恶抑郁，火邪内郁，肝气不舒，用大剂苦寒降泄之品，恐肝胆之气被抑，故用柴胡疏畅气机，并能引诸药归经肝胆，且柴胡与黄芩相合既解肝胆之热，又增清上之力。甘草为使，一可缓苦寒之品防其伤胃，二可调和诸药。诸药相伍，使火降热清，湿浊得消，循经所发诸症，皆可相应而愈。

2. 泻青丸　出自《小儿药证直诀》。方中龙胆草大苦大寒，归经于肝，直泻肝火，用为君药。大黄、栀子助龙胆草泻肝胆实火，导热下行，从二便分消，用为臣药。肝火郁结，木失条达，羌活、防风取其辛散，符合《素问·脏气法时论》"肝欲散，急食辛以散之"之意，且羌、防能祛风邪，散肝火，能畅遂肝木条达上升之性，乃"火郁发之"之意；竹叶清热除烦，引热从小便而出；当归、川芎养肝血以防火热伤及肝血，使泻肝而不致伤肝。上几味俱为佐药。蜂蜜、砂糖调和诸药，同为使药。诸药合用，共奏清肝泻火、养肝散郁之效。

3. 当归龙荟丸　出自《宣明论方》。方药组成有当归、龙胆草、芦荟、黄连、黄柏、大黄、黄芩、山栀子、青黛、木香、麝香。本方为肝胆实火证而设。方中龙胆草大苦大寒，专泻肝胆实火。栀子泻三焦而导热从小便而解。大黄、芦荟通腑泻热，引热从大便而出，助龙胆草泻肝之力，使邪有出路。黄芩、黄连、黄柏、青黛泻火解毒，更用木香行气散结，麝香开窍醒神。当归养血补肝，以防诸苦寒性燥之药损伤阴血。诸药合用，共清肝胆之实火。

4. 越鞠丸 出自《丹溪心法》，方药组成有苍术、香附、川芎、栀子、神曲。由于六郁之中以气郁为主，故本方立意重在行气解郁，使气行则血行，气畅则痰、火、湿、食诸郁随之而消。方中苍术解湿郁，香附解气郁，川芎解血郁，栀子解火郁，神曲解食郁，气机通畅而痰湿自去，痰郁亦解。

（三）清肝常用中药及关幼波教授经验

1. 龙胆草 味苦，性寒，入肝、胆经，有清热燥湿、泻肝胆火的作用。本品配黄芩、山栀子治肝火上炎等症，合钩藤、牛黄治热盛动风等症，合黄柏、苦参治下焦湿热等症。

现代药理：龙胆草保肝利胆，能降低谷丙转氨酶，促进胃液和胃酸分泌，抗炎。

2. 牡丹皮 味苦、辛，性微寒，归心、肝、肾经。功效：清热凉血，活血散瘀。本品既能清血热，又可散血止血，清中有散，行中有生，乃清肝凉血之要药。牡丹皮与生地黄同用可清热凉血，配栀子清肝热，配赤芍、桃仁、红花可活血祛瘀，配侧柏叶、鲜茅根则凉血止血。

现代药理：牡丹皮水煎剂有降压作用。丹皮酚有抗炎、镇静、降温、解热、镇痛、解痉、利尿等作用。

3. 黄芩 味苦，性寒，归肺、胃、胆、大肠经，有清热燥湿、泻火解毒、止血安胎的作用。本品以泻上焦肺火，利肠中湿热，清肝胆之火为长。在肝热病中，黄芩配柴胡清气分热结，合赤芍清血分热结。治疗湿热黄疸，本品常与茵陈、龙胆草、蒲公英、金银花等药物同用；肝胆湿热未见黄疸时，亦可用本品清除邪热，预防黄疸发生。本品清泻大肠湿热亦有良效。关老多用酒黄芩，以防止其苦寒伤胃。

现代药理：黄芩有较广的抗菌谱，有解热、降压、镇静、保肝利胆、降血脂、抗氧化、利尿等作用。

4. 夏枯草 味辛、苦，性寒，入肝、胆经，有清肝明目、散结消肿之作用。夏枯草辛味能散能行，以解肝之气机郁结；苦味能清能降，可泻肝胆郁滞之火。本品配山栀子、菊花清肝明目，合石决明、决明子平肝潜阳，与玄参、浙贝母同用则散结。

现代药理：夏枯草有降压、抗炎、降血糖等作用。

5. 栀子 味苦，性寒，归心、肺、三焦经，有清泻三焦、凉血清心的作用，尤适用于各类肝胆疾病辨证属血分有热者，亦可治疗湿热黄疸或肝胆湿热未见黄疸者，用法同黄芩。

现代药理：栀子能降低血清胆红素含量，有利胆、降压、抗菌和抗炎作用。

三、平肝法

（一）具体治法

平肝法是治疗肝气上逆、肝阳上亢、肝风内动引起的病症的方法，适用于肝病中的眩晕、中风、抽搐、震颤、癫狂等，包括镇肝、抑肝、潜阳、息风等法，具体如下。

1.平肝降逆法 用于肝气冲逆，郁火上犯，而见心中痛热、胁肋胀满疼痛、头目眩晕、咳喘气急、呃逆，甚则气血逆乱而致晕厥，舌红苔薄黄，脉弦数。

2.平肝潜阳法 用于肝阳上亢而见头目昏眩，手足抽搐，或口眼歪斜、舌蹇语塞，或头痛不止、猝然倒地，舌红苔腻，脉弦数或滑数。

3.镇肝息风法 用于肝风内动。如风痰交阻，可见头目晕眩，呃逆清水，胸痹窒塞，神烦不寐，肢麻，纳少痰多，甚则癫狂昏仆，舌红苔黄腻，脉弦滑；如阴虚风动，可见头目晕眩，心烦不得眠，筋脉拘挛，手指蠕动，舌绛苔少，脉细数。

（二）平肝常用方剂及关幼波教授经验

1.羚角钩藤汤 出自《重订通俗伤寒论》。方药组成为羚羊角、钩藤、鲜生地黄、白芍、桑叶、川贝母、菊花、茯神、甘草、竹茹。本方以凉肝息风为主，辅以增液舒筋、化痰宁心之法。方中羚羊角，清泻肝热、息风止痉之效颇佳；钩藤清热平肝，息风止痉。两药相合，凉肝息风，共为君药。桑叶、菊花辛凉疏泄，清热平肝息风，共助君药清热息风，皆为臣药。热极动风，风火相煽，最易耗阴劫液，故用鲜生地黄、白芍、生甘草三味药相配，酸甘化阴，滋阴增液，柔肝舒筋，与羚羊角、钩藤等清热凉肝息风药并用，标本兼顾，可以加强息风解痉之功；邪热亢盛，每易灼津成痰，故用川贝母、鲜竹茹以清热化痰；热扰心神，又以茯神平肝、宁心安神。以上俱为佐药。生甘草调和诸药，又为使药。全方侧重于凉肝息风，兼顾增液、化痰、宁神，法度严谨，主次分明。

2.珍珠母丸 方药组成为珍珠母、熟地黄、人参、当归、犀角、沉香、龙齿、酸枣仁、柏子仁、茯神。方中珍珠母、龙齿二药相须配伍，重镇安神，平肝潜阳，以治阳亢神动，共为君药。酸枣仁、柏子仁、茯神合用，养心安神，以加强重镇平潜之功，共为臣药。人参、当归、熟地黄同用，益气生血，养血滋阴，以复阴血不足，俱为佐药。犀角安神定惊，沉香温降调中，二药配伍，前者取镇惊之功，后者用摄纳浮阳之效，为佐药。朱砂为衣，安神定志，以增强安神定志之力，且能引药入心，为使。上药配伍，标本兼顾，使阴复阳潜，心肝承制，则惊悸、少寐之症，遂可渐愈。

3.大定风珠 出自《温病条辨》。方药组成为白芍、阿胶、龟甲、干地黄、麻子仁、五味子、牡蛎、鳖甲、麦冬、鸡子黄、炙甘草。方内鸡子黄、阿胶滋养阴液以息内风，共为君药。白芍、五味子、甘草三药合用，酸甘化阴，柔肝缓急。五味子亦可收敛耗散之阴气。生地黄、麦冬滋补阴液。麻子仁质润多脂，润燥养阴。上七味共助君药填补真阴，皆为臣药。阴液大亏，则虚阳上浮，故用龟甲、鳖甲、牡蛎这类沉降之品，重镇潜阳。三者均为佐药。甘草调和诸药，兼作使药。

（三）平肝常用中药及关幼波教授经验

1. 菊花　味辛、甘、苦，性微寒，归肺、肝经，有疏散风热、平肝明目、清热解毒的作用。从其性味来看，菊花辛能散热，轻清凉泄，甘凉益阴，苦寒泻热，有平肝息风之功。菊花配伍蝉蜕、白蒺藜可以清肝火；配伍生地黄、枸杞子治肝阴不足、肝阳上亢之眼目昏花；配伍珍珠母、钩藤治疗肝阳上亢之眩晕头痛。

现代药理：菊花具有降压、降血脂、抗疲劳等作用，对金黄色葡萄球菌、乙型溶血性链球菌、绿脓杆菌等有一定抑制作用。

2. 钩藤　味甘，性微寒，入肝、心包经，有清热平肝、息风止痉的作用。本品配夏枯草、黄芩以清泻肝火，治肝火头胀头痛；合石决明、菊花能平降肝阳，治肝阳上亢之头晕目眩。关老常用本品配天麻、钩藤、全蝎、蜈蚣息风止痉。

现代药理：钩藤有降压、降血脂、抗实验性心律失常、抑制血小板聚集、镇静等作用。

3. 天麻　味甘性平，入肝经，有息风止痉、平抑肝阳、祛风通络的作用。本品配伍钩藤、石决明可以治疗肝阳上亢之眩晕；配伍当归、川芎、牛膝可疏风化痰、宣通脉络，治疗中风瘫痪；配伍钩藤、全蝎可定惊搐、息肝风。

现代药理：天麻具有镇静、抗惊厥、镇痛、降压、抗炎等作用。

4. 牡蛎　味咸涩，性微寒，入肝、肾经，生用潜镇，煅用固涩。生牡蛎平肝潜阳，治肝阳上亢之头晕目眩或肝风内动之四肢抽搐等症；又具重镇安神作用，常与龙骨相须为用，治疗神志不安等病症。在痞块的治疗中，关老多以补肝肾之阴、养血柔肝为主，配合软坚散结的药物，常用生牡蛎。治疗噎膈病，对于湿痰死血互相凝结聚而成块者，关老常用生牡蛎以化瘀软坚。治疗自汗及阴虚盗汗，关老常用生牡蛎，取其收敛之功。

现代药理：牡蛎多糖具有降血脂、抗凝血、抗血栓、提高机体免疫功能等药理作用。

5. 代赭石　味苦，性寒，归肝、心经，有平肝潜阳、重镇降逆、凉血止血的作用。治疗急性肝炎及慢性肝炎证属肝胃不和者，关老常用生代赭石与旋覆花相配以平肝和胃、降逆止呕，并常用二者相配以平肝潜镇，治疗头痛属肝阳上亢者。治疗噎膈病时，关老认为代赭石、旋覆花相伍具有平肝镇逆、止呕、引药下行之功，且有镇痛的作用。

现代药理：代赭石有促进红细胞和血红蛋白生成、镇静等作用。

6. 石决明　味咸，性寒，入肝经，有平肝潜阳、清热明目的作用。本品咸寒清热，质重潜阳，专入肝经，而有清泻肝热、镇潜肝阳、利头目之效，为凉肝、镇肝之要药。本品配夏枯草、菊花、钩藤等药治肝阳实证；合生地黄、白芍、生牡蛎等药治疗阴虚肝阳上亢之头目眩晕；此外，治肝火上炎、目赤肿痛可与桑叶、菊花相配。

现代药理：石决明对金黄色葡萄球菌、大肠杆菌、绿脓杆菌有较强的抑菌效力。

7. 羚羊角　味咸性寒，入肝、心经，有平肝息风、清热明目、清热解毒的作用。本品配伍桑叶、菊花、鲜地黄、白芍、钩藤等治疗肝风内动之惊痫抽搐；配合石决明、菊花等治疗肝阳上亢之眩晕；如治疗肝火上炎之目赤肿痛，则需与龙胆草、黄芩等同用。

现代药理：羚羊角水解液有镇静、解热等作用。

8. 全蝎 味辛性平，有毒，入肝经，有息风止痉、攻毒散结、通络止痛的作用。本品配蜈蚣、僵蚕等治疗惊痫抽搐、破伤风等病症；配伍白附子、僵蚕治疗口眼歪斜等病症。

现代药理：全蝎有抗惊厥、镇痛、抗肿瘤等作用。

9. 蜈蚣 味辛，性温，有毒，入肝经，有息风止痉、攻毒散结、通络止痛的作用。本品配全蝎、白僵蚕治急惊风、慢惊风、中风偏瘫等症。

现代药理：相关研究资料表明蜈蚣有明显的抗惊厥作用，亦有镇痛、抗炎、抗肿瘤作用。

四、养肝法

（一）具体治法

养肝是治疗肝虚证的方法。肝虚证包括肝血虚、肝气虚、肝阴虚、肝阳虚四种。

肝气、肝阳是肝脏生发和条畅的一种功能，称为"肝用"。肝用不足，会出现头痛麻木、四肢不温、忧郁、懈怠等一系列症状，谓之肝气虚、肝阳虚。

肝血、肝阴是滋养和充涵肝脏的物质，称为"肝体"。肝血虚可见头目晕眩，形体消瘦，舌淡脉细。肝阴虚可见头目眩晕，久视昏暗，潮热盗汗，神疲瘛疭，舌绛苔少，脉细弦数。

在肝病治法中，养肝法具体有以下几种。

1. 养肝补血法 用于肝病过程中肝血不足，临床表现有面色无华，眩晕，夜寐多梦，耳鸣如蝉，两目干涩，爪甲不荣，妇人则月经量少或经闭，舌淡脉细；或见心肝阴血俱虚，血不濡养，神志失和，而见"脏躁"，无故悲伤欲哭不能自主，眩晕耳鸣，惊惕少寐，舌干而不欲饮，脉象细数。

2. 养肝滋阴法 用于肝血虚进一步发展，阴液亏虚，见低热，五心烦热，盗汗，头目晕眩，耳鸣，筋惕，舌绛少苔，脉细弱略数。

3. 养肝补气法 用于肝气虚怯，疏泄不及，而见胸胁胀满，或有隐痛，气短不足以息，难以平卧，头重目眩，四肢无力，纳少，舌质偏淡，脉两寸细微无力，左关弦细。

4. 养肝温阳法 用于肝阳不足而见畏寒肢冷，精神闷闷不乐，头痛目眩，胸胁满闷，懒言善太息，神疲气短，四肢厥冷，小腹冷痛，大便溏薄，舌偏淡，脉虚弦。

（二）养肝常用方剂及关幼波教授经验

1. 补肝汤 出自《医宗金鉴》。方药组成有当归、白芍、川芎、熟地黄、炒酸枣仁、

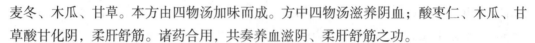

麦冬、木瓜、甘草。本方由四物汤加味而成。方中四物汤滋养阴血；酸枣仁、木瓜、甘草酸甘化阴，柔肝舒筋。诸药合用，共奏养血滋阴、柔肝舒筋之功。

2. 桂枝加桂汤 出自《伤寒论》。方药组成有桂枝、白芍、炙甘草、生姜、大枣。方中重用桂枝，疏肝木之逆，温肝阳之虚；白芍、生姜、大枣和营；配甘草辛甘发散为阳。诸药合之，共奏温养肝阳、调和营卫、降冲平逆的作用。

3. 暖肝煎 出自《景岳全书》。方药组成有当归、枸杞子、小茴香、肉桂、乌药、沉香、茯苓。方中肉桂、小茴香温肾暖肝散寒，共为君药。当归、枸杞子养血补肝益肾，以复肝肾不足之本；乌药、沉香行气散寒止痛，以祛阴寒冷痛之标。上几味同为臣药。阳虚阴盛，水湿不化，故以茯苓之淡渗利湿、健脾助运为佐。煎药时，少加辛温之生姜，温散寒凝止痛之功益著。诸药配伍，温补肝肾以治其本，行气祛寒以治其标，主治肝肾不足、寒滞气滞证。

4. 一贯煎 出自《柳洲医话》。方药组成有北沙参、麦冬、当归、生地黄、枸杞子、川楝子。方中枸杞子滋阴补肝；生地黄滋肾养阴，借肾水之充以涵养肝木，并可清虚热，生津液；当归功善养血补肝，养血之中有调血之能，补肝之中寓疏达之力。佐以北沙参、麦冬养胃生津、润燥止渴，川楝子疏肝泻热、行气止痛。诸药合用，使肝体得养而阴血渐复，肝气得疏则诸痛可除。关老补肝阴首选一贯煎，并多用桑寄生、枸杞子、地黄、沙参等以滋补肝肾肺之阴，取"肝肾同源""金水相生"之义。

（三）养肝常用中药及关幼波教授经验

1. 黄芪 味甘，性微温，入脾、肺经，有补肝肾之气的作用，可使气血调畅，配伍不同药物可达到养血、固表、活血、利小便等多种治疗作用。在治疗肝硬化腹水时，关老使用大量生黄芪，补气扶正以帅血行，血行则水化，更能走皮肤之湿而消肿，用量为30～150g。在冬季治疗肝硬化腹水时，关老曾用生黄芪到160g。对于腹水采用穿刺放液疗法者，关老认为用黄芪大补气血可减轻因放腹水而出现的并发症。治疗黄疸，若患者处在正虚邪实阶段，应以祛邪为主时，关老辅以少量生黄芪以健脾补气扶正，待其邪祛大半，则加大生黄芪用量，力促机体正气复原，不致留有余邪。治疗慢性肝炎时，关老认为慢性肝炎多为正气虚，故在治疗时常加入生黄芪以益气扶正。治疗自汗，关老常用生黄芪，加重用量至30～45g。生黄芪微火浓煎内服补气功能较强，与党参、当归、白芍相配更具补气养血之功。

现代药理：黄芪有保护肝脏、防止肝糖原减少的作用。

2. 木瓜 味酸，性温，入肝、脾经，有温肝阳、舒筋络、和胃化湿的作用，主要用于治疗肝阳不足、筋脉失养，或者寒凝血虚之腰膝无力。腹痛转筋者，黄芪可合吴茱萸、苏叶等药同用。

现代药理：单味木瓜冲剂对四氯化碳所致大鼠肝损伤有明显保护作用，能显著降低血清谷丙转氨酶。

3. 杜仲 味甘，性温，入肝、肾经，善能补益肝肾、助火壮阳，用治下元虚冷，肝肾不足，阳痿遗精，遗尿尿频等症，常与人参、熟地黄、巴戟天等补气养血、壮阳益精之品同用。杜仲与补骨脂、胡桃肉同用，治疗肾虚腰痛如折。治肝肾亏损、冲任不固之妊娠下血、胎动不安等症，常以本品配伍续断、大枣同用，或与人参、艾叶、大枣同用。

现代药理：有关研究显示杜仲具有增强机体免疫力、降低血压的作用。

4. 当归　味甘、辛，性温，入肝、心、脾经，功专补血养血，乃补血之圣药。因其能补能动，故用于治血滞、血瘀、血枯诸证。当归头能补血而上行，当归身能养血而中守，当归尾能破血而下行，全当归能补血活血，故为肝病常用之要药。关老治疗肝硬化，当归常与白芍相配。

现代药理：当归对保护肝细胞和恢复肝脏某些功能有一定作用。当归对血小板聚集有明显抑制作用。当归多糖对机体免疫功能有明显促进作用。

5. 阿胶　味甘，性平，入肝、肺、肾经，乃血肉有情之品。阿胶有良好的补血作用，用治心肝血虚之面色㿠白或萎黄、头晕目眩、心悸乏力等症，常与当归、白芍、熟地黄等补血药同用；若血虚兼气弱者，又当与黄芪、人参等药相配，以养血益气。

现代药理：阿胶有加速血液中红细胞和血红蛋白生长的作用，能够预防和治疗进行性营养障碍。

6. 白芍　味苦、酸、甘，性微寒，入肝、脾经，具有补血、养肝、益阴、平肝、柔肝止痛作用。白芍与当归同用补肝血；与石决明、钩藤同用养血敛阴而平肝阳；配柴胡、当归、薄荷等养血柔肝，理气止痛；与甘草同用可缓急止痛。白芍具有养血活血之功而偏于养血，关老多用白芍治疗阳黄者。关老治疗早期肝硬化，常用白芍与当归、生黄芪相配，以达补气、养血、柔肝之功。治疗气血阴津大伤，正气已衰之危重症，关老常重用白芍，可用至 24g，既能养血，又能敛耗散之阴精，常配甘草以达柔肝缓急、酸甘化阴之功。

现代药理：白芍提取物对 D-半乳糖胺所致肝损伤和谷丙转氨酶升高有明显对抗作用，可降低谷丙转氨酶，使肝细胞的病变和坏死恢复正常。

7. 黄精　味甘，性平，入脾、肺、肾经。本品有补肾精、益肝血、充养五脏之气的作用。本品填精而不腻，益气而不燥，又可调理脾胃，属于养肝之上品，常与沙参、麦冬、太子参、白术、天花粉同用。

现代药理：黄精有降低麻醉动物血压的作用，对肾上腺素引起的血糖过高有抑制作用，可降低高脂血症大鼠血清总胆固醇及甘油三酯。

五、益肾法

（一）具体治法

在肝病的治疗中，益肾法是一种扶正祛邪的方法。肝肾乙癸同源，常可以通过益肾达到补养肝脏的目的，或者通过益肾达到清肝的目的。

1. 滋水清肝法 用于肝肾阴虚、虚火上炎证，可见时而低热，眩晕耳鸣，胁肋隐痛，或有胸胁胀满，呕吐酸水，舌红绛，苔薄黄，脉弦细数。

2. 滋水涵木法 用于水不涵木、肝肾阴虚者，可见头晕，目涩，视物模糊，口干咽燥，耳鸣，五心烦热，胁痛隐隐，腰膝酸软，舌红嫩无苔，或呈花剥苔，脉细数。

3. 滋阴息风法 用于阴虚风动，可见头目晕眩，心悸，夜寐不安，腰膝酸软，筋脉拘急，手指蠕动，脉细弦数。

4. 益肾清利法 用于肝肾阴虚而湿热内蕴者，常见于肝硬化后期，可见右胁隐痛，腰膝酸软，眩晕目涩，咽干，五心烦热，夜寐梦多，口苦，口黏不爽，脘痞腹胀，舌红苔少，脉细滑或细弦数。

（二）益肾常用方剂及关幼波教授经验

1. 滋水清肝饮 出自《医宗己任编》。方药组成有熟地黄、山茱萸、茯苓、当归、山药、牡丹皮、泽泻、白芍、柴胡、山栀子、酸枣仁。方中用六味地黄丸滋养肝肾清肝火，栀子清泻肝火，柴胡条达肝气，当归、白芍养血柔肝。

2. 阿胶鸡子黄汤 方药组成有阿胶、鸡子黄、白芍、生地黄、炙甘草、石决明、牡蛎、茯神、钩藤、络石藤。阿胶、鸡子黄血肉有情，滋阴养血以息风，共为君药。白芍、生地黄、甘草酸甘化阴，养血柔肝，缓急舒筋，用为臣药。钩藤平肝息风，石决明、牡蛎平肝潜阳，茯神木安神宁心。四药共投，以增平肝潜阳、息风止痉之力，同为佐药。络石藤气味平和，功善走经脉、通肢节，故用以活络舒筋，为使药。诸药合用，共奏滋阴养血、平肝潜阳、舒筋息风之效。

3. 龟鹿二仙胶 出自《医便》。方药组成有龟甲、鹿角、人参、枸杞子。方中龟甲、鹿角均为血肉有情之品。龟甲甘咸寒而质重，最善养阴益精、滋补营血；鹿角甘咸性温，入肝肾经，益精血，强筋骨；人参大补元气而生津，善能固气；枸杞子补肝经之阴，益肾水之阳。四药合用，入五脏，重肝肾，善通任督，阴生阳长，气固血充，此乃中医学阴阳互根之奥妙所在。现代研究认为，龟鹿二仙胶有明显的补肾、壮阳、抗衰老及提高免疫的作用。关老认为肝硬化腹水既有痰、血、水瘀阻等邪实之象，又有肝脾肾虚损、气血大亏之象，正虚为本，邪实为标，故关老常将此方应用于肝硬化腹水后期白蛋白、球蛋白倒置患者。白蛋白在肝内合成，能够反映肝脏合成功能，维持血浆胶体渗透压，当肝脏合成功能出现障碍，则可出现腹水、水肿、营养状态差等表现。遇此情况时，关老常会加用血肉有情之品，不但能改善白球比值，亦有恢复肝功能之效。

（三）益肾常用中药及关幼波教授经验

1. 山茱萸 味酸涩，微温，入肝、肾经，有补益肝肾的作用。本品配地黄、枸杞子、菟丝子治肝肾不足之眩晕、腰酸等症。

现代药理：山茱萸注射液有抗失血性休克、抗血栓形成等作用。

2. 狗脊 味苦甘，性温，入肝经、肾经，有补肝肾、强筋骨的作用。本品配杜仲、牛膝、补骨脂等治疗肝肾不足之腰膝酸痛。肝主筋，肝气虚则筋不能动，关节屈伸不利，用本品补肝，还可以利关节、强腰脊。

3. 续断　味苦、辛，性微温，入肝、肾经，有补益肝肾、强筋健骨、止血安胎、疗伤续断的作用。本品补中有通，温中有化，为补五劳七伤、破结化瘀之上品。本品合杜仲、熟地黄、山茱萸、补骨脂治腰膝酸痛等症；配阿胶、桑寄生治胎动不安。

现代药理：续断有抗维生素 E 缺乏症、止血、镇痛的作用。

4. 沙苑子　味甘，性温，入肝、肾经，有补肾固精、养肝明目的作用。治肾亏腰痛，下元虚冷，可用本品与杜仲、续断、胡桃肉等配伍，以增强药力；治肝肾不足，目失所养，眼目昏花等症，每与蔓荆子、决明子同用。

现代药理：沙苑子煎剂能显著降低肝糖原和肝总蛋白及四氯化碳中毒性肝炎大鼠的谷丙转氨酶值和肝内胆固醇含量。

5. 菟丝子　味甘，性温，入肝、肾、脾经，具有补益肝肾、明目等作用。本品配枸杞子、杜仲、沙苑子治疗阳痿、腰痛。

现代药理：菟丝子水煎剂对四氯化碳所致肝损伤有明显对抗作用。

6. 熟地黄　味甘，性微温，入肝、肾经，有补血滋阴、益精填髓的作用。本品甘温滋润，养血力强，乃养血补虚之要药。本品用治血虚心肝失养，面色萎黄或苍白、眩晕心悸、失眠等症，常与补血活血的当归同用。若肝肾不足，精血亏虚，眩晕耳鸣者，本品常与枸杞子、菊花、山茱萸、山药等同用。

现代药理：地黄具有一定的抗炎、抗过敏作用。

7. 女贞子　味甘、苦，性凉，入肝、肾经，有滋补肝肾、乌须明目的作用。本品既能滋肾水，又能养肝阴，补而不腻，清而不寒，与旱莲草合之为二至丸，可治肝肾亏虚之视物不清、眩晕耳鸣、须发早白等症。关老常用女贞子滋补肝肾、养阴益精，治疗肝阴虚、血虚血瘀而致胁痛伴有热象者，亦用于慢性肝炎属脾肾两虚者。关老经验方：党参 10g，白术 10g，茯苓 10g，山药 10g，川续断 10g，桑寄生 30g，枸杞子 10g，女贞子 10g。

现代药理：女贞子的主要有效成分齐墩果酸对四氯化碳引起的大鼠急性肝损伤有明显保护作用，可使血清谷丙转氨酶明显下降，肝内甘油三酯蓄积量减少，肝细胞变性、坏死明显减轻。

8. 枸杞子　味甘，性平，入肝经、肾经，有补肾益精、养肝明目的作用。本品配熟地黄，可补益肝肾；配菊花可养肝明目；配黄精可补益精气。本品味甘质润，尤宜滋补肝肾阴液，用于治疗慢性肝炎属脾肾两虚以及肝肾阴虚、肝阴不足而致胁痛者。治疗慢性肝炎属肝肾阴虚者，关老常用枸杞子以滋补肝肾、养血益精。关老经验方：北沙参 30g，麦冬 10g，当归 10g，生地黄 10g，白芍 15g，枸杞子 10g，川楝子 10g，木瓜 10g，何首乌 10g，生甘草 6g。

现代药理：枸杞子有降血糖、降血脂作用，还有轻微抑制脂肪在肝细胞内沉积和促进肝细胞再生的作用。

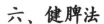

六、健脾法

（一）具体治法

健脾法也属于扶正祛邪的方法，由于肝木和脾土的关系十分密切，肝病常会导致脾胃功能失调，脾胃功能失调也会导致肝病，见肝木乘脾土或土壅木郁。情志失调、肝失条达，或肝经实证、阴虚火旺、肝气横逆，均可见脾胃运化受纳失常。在肝病治疗过程中，调整脾胃功能是常用治法。

1. 健脾养肝法 用于肝血不足，肝脾两虚，可见胁痛隐隐，眩晕神疲，全身困乏，四肢麻木，爪甲不华，纳食减少，大便无力或者溏泄，或见身目浅黄，舌体淡胖，苔薄白，脉细。

2. 健脾化湿法 用于肝失条达，脾湿内渍而不化，可见脘腹胀满，胁肋胀痛，食欲不振，四肢沉重，口淡口渴，泛恶欲吐，大便溏，舌质淡有齿痕，舌苔薄白或腻，脉濡细。

3. 气血双补法 用于肝郁脾虚，或湿热久困，脾胃运纳失常，水谷精微化生不足，以致气血亏虚，可见面色苍白或者萎黄，头晕心悸，神疲乏力，食欲不振，胸痛隐隐，舌淡而嫩，苔薄白，脉细缓无力。

4. 益气养阴法 用于肝病日久，脾胃气虚又服用辛燥之品，耗损阴液，故见全身疲乏，气短懒言，低热，口干咽燥，小便短赤，大便不畅，舌红无苔，脉细数。

5. 抑木扶土法 用于肝病横逆犯脾，而见脘腹胀满，泄泻，痛则欲排便，舌红苔薄，脉弦。

（二）健脾常用方剂及关幼波教授经验

1. 八珍汤 出自《正体类要》。方药组成有人参、白术、茯苓、炙甘草、当归、白芍、川芎、熟地黄、生姜、大枣。方中人参、熟地黄甘温益气补血，同为君药。白术、茯苓健脾利湿，助人参益气补脾；当归、白芍养血和营，助熟地黄补益阴血。四药共为臣药。川芎活血行气，炙甘草和中益气，调和药性，俱为佐使药。煎加生姜、大枣，亦可调脾胃而和诸药。数药合用，共收补益气血之功。肝硬化腹水患者有气血大亏、脾失运化等正虚的一面，故以双补气血为主，一般以八珍汤为基础加减，同时根据"治水先治气、气行水自治"的原则，用大量生黄芪补气为主，因黄芪"补气之功最优"。关老在重用生黄芪的同时，配合党参、当归、白芍、紫河车等，更具补气养血之力，同时兼顾了阴阳、脾胃、气血诸方面。对反复多次大量放腹水的患者，大补气血可缓解放腹水后的并发症。

2. 归脾汤 出自《济生方》。方药组成有白术、茯神、党参、甘草、黄芪、龙眼肉、酸枣仁、木香、当归、远志、生姜、大枣。方内党参、白术、甘草益气健脾；黄芪、当归、龙眼肉补气养血；茯神、酸枣仁、远志养心安神；木香顺气醒脾。煎药时少加生姜、大枣调和脾胃，以资生化。诸药配伍，共奏益气补血、健脾养心之功。

3. 香砂六君子汤 出自《古今名医方论》。方药组成有人参、白术、茯苓、甘草、半夏、陈皮、木香、砂仁。本方有益气化痰、行气温中之效。方内人参、茯苓、白术、甘草为四君子汤，健脾补气；半夏、茯苓、陈皮、甘草为二陈汤，燥湿化痰；木香、砂仁醒脾开胃。

4. 痛泻要方 出自《丹溪心法》。方药组成有陈皮、白芍、白术、防风。方内白芍酸收，柔肝缓急；白术健脾扶土以抑肝木；防风辛散，疏肝缓脾；陈皮理气和中。诸药合用，具有调和肝脾、补脾柔肝、祛湿止泻之功效，使脾健肝舒，气机调畅，痛泻自止。

（三）健脾常用中药及关幼波教授经验

1. 白术 味苦、甘，性温，入胃、脾经，有健脾燥湿、利水止汗的作用，常用于治疗慢性肝炎属脾虚者。在急性肝炎治疗中要防伤正，需少佐扶正之品，关老常用焦白术，并与大枣、甘草等相配，以保中州不为苦寒之品所伤，但须注意，扶正之品药味不可过多，药量不宜过大。用于治疗肝硬化腹水时，关老常配以党参、生黄芪、当归、炒白芍等。

现代药理：白术煎剂口服对四氯化碳引起的肝损伤有保护作用，并有利尿、降血糖等作用。

2. 党参 味甘，性平，入脾、肺经，有补气健脾的作用，常用于治疗慢性肝炎属脾虚者，以及肝病腹胀属脾虚者。关老治疗肝硬化腹水时，常用党参健脾，配泽兰、王不留行以利水。治疗血证，关老常用党参以补中气，健脾气，使之统摄有权，血行归经。

现代药理：党参具有兴奋中枢、增强免疫、抗实验性胃溃疡等作用。

3. 茯苓 味甘、淡，性平，入心、肺、脾、肾经，有健脾和中、利水渗湿、宁心安神的作用，可用于治疗各类肝胆疾病，症见腹胀水肿、便溏，或辨证属脾虚湿盛者。治疗肝硬化腹水，关老经验方：生黄芪50g，当归10g，白术10g，茵陈30g，杏仁10g，橘红10g，茯苓30g，赤芍15g，白芍15g，泽兰20g，香附10g，藕节10g，车前子15g，木瓜10g，厚朴15g，生姜3g，大腹皮10g，丹参15g。

现代药理：茯苓对四氯化碳所致大鼠肝损伤有保护作用，可使谷丙转氨酶活力明显降低，可防止肝细胞坏死，并有利尿、镇静作用。

七、化湿法

（一）具体治法

化湿法是在肝病治疗过程中采取清利湿浊之邪的一种有效方法。湿邪常为肝病之源，因此化湿一法常贯穿于肝病治疗的始终。根据肝病病变的不同变化可出现复杂的不

同证候。化湿法又包括祛湿、利湿、除湿、燥湿等不同方法，临床可归纳为以下几个方面。

1. 清肝利胆 该法用于肝胆湿热内郁，气机升降失常，可见胁肋疼痛，面目周身发黄，发热，口苦，恶心呕吐，腹胀便秘，尿少且黄，舌红苔黄腻，脉弦滑数。

2. 清热化湿 该法用于湿热郁蒸、胆汁外溢，或脾失健运、湿热上泛下注，可见身目发黄，脘腹痞满，呕吐厌食，口淡而苦，肢体困重，大便泄泻，小便短赤，舌红苔黄腻，脉濡数。

3. 解郁化湿 该法用于肝郁脾湿，湿遏中焦，化生痰浊，可见胁肋胀痛，胸脘痞闷，食欲不振，便溏不爽，舌偏暗苔白腻，脉弦滑。

4. 温阳化湿 该法用于肝病日久，脾阳虚衰，寒湿凝滞，瘀阻脉络，可见面色晦暗无泽，黄如烟熏，身倦怕冷，口中黏腻，胃脘满闷，纳少，恶心呕吐，腹泻足肿，小便黄，舌偏淡，苔厚腻，脉沉缓。

5. 行气化湿 该法用于肝病日久，气郁夹湿，可见胁肋窜痛，脘腹胀满，呕恶欲吐，神疲乏力，舌红苔白腻，脉弦滑。

6. 行气化水 该法用于肝病日久，水湿内阻，气化运行不畅，血瘀水停，可见面色萎黄，肚腹胀大，按之坚实，脘腹撑急，青筋暴露，小便不利，舌质淡，苔白腻，脉沉细滑。

（二）化湿常用方剂及关幼波教授经验

1. 茵陈蒿汤 出自《伤寒论》。方药组成有茵陈、大黄、山栀子。方内茵陈疏利肝胆，退黄利水，使湿热从小便去。大黄、山栀子为苦寒之品，山栀子使湿热从小便而解，大黄使湿热从大便而去。关老应用此方加减治疗黄疸邪实而正气尚支的阶段，集中药力以祛邪为主，佐以扶正。实邪不去，正气难复，若徒用扶正之法恐闭门留寇；佐以扶正是为了加强抗邪能力，更好地祛邪。黄疸的发生通常为湿热瘀毒互结，热毒入血，先滞后瘀，除了用清热解毒之法外，关老亦常配合活血解毒之法，清除血分瘀毒，促进毒热的解除以提高疗效，常用药物有赤芍、牡丹皮、丹参、泽兰等，正所谓"治黄必活血，血行黄易除；治黄需解毒，毒解黄易除"。退黄后，应注意调护脾胃，固护正气，以防他变。

2. 甘露消毒丹 方药组成有滑石、黄芩、茵陈、石菖蒲、川贝母、木通、藿香、连翘、白豆蔻、薄荷、射干。方中重用滑石、茵陈、黄芩利湿化浊解毒；藿香、石菖蒲、白豆蔻开泄气机，芳香化湿；木通清利湿热，助滑石、茵陈导湿热而去，且通行气血；射干、川贝母清咽利喉；连翘清热解毒，协黄芩以加强清热作用；薄荷宣肺透热，清利咽喉，既增强射干、川贝母、连翘利咽解毒之功，又能使气机宣畅，水湿通利。

3. 茵陈术附汤 出自《医学心悟》。方药组成有茵陈、白术、附子、干姜、炙甘草、肉桂。方内茵陈除湿利胆退黄；附子、肉桂、干姜温中散寒；白术、甘草温脾健脾；茯苓淡渗利湿。

（三）化湿常用中药及关幼波教授经验

1. 茵陈　味苦、辛，性微寒，入肝、胆、脾、胃经，有清湿热、退黄疸的作用。本品配合大黄、栀子治疗湿热并重之阳黄；配合附子、甘草、干姜治疗阳虚寒盛之阴黄。本品是关老治疗黄疸的首选药，常用于湿热黄疸或肝胆湿热未见黄疸者。

现代药理：茵陈具有保肝利胆、降血脂、降血压、抗菌、抗肿瘤等作用。

2. 黄连　味苦，性寒，入肝、心、胃、大肠经，有清热燥湿、泻火解毒的作用。本品配合黄芩、大黄治疗湿热内蕴证；配合半夏、竹茹治疗湿热瘀滞胃肠；配合栀子、连翘治疗心火亢盛，湿热郁积成毒；与吴茱萸同用，治疗肝火犯胃，胁肋胀痛，呕吐吞酸；与人参、白术、干姜等配用，治疗脾胃虚寒，呕吐酸水。

现代药理：黄连对葡萄球菌、链球菌、肺炎球菌、霍乱弧菌等有强抗菌作用；小檗碱有利胆、抗炎、抗腹泻等作用。

3. 石菖蒲　味辛、苦，性温，入心、胃经，有开窍宁神、化湿和胃的作用。本品常与半夏、天南星、橘红等燥湿化痰药合用，治疗中风痰迷心窍，神志昏乱，舌强不能语；与郁金、竹沥、栀子等清热化痰开窍之品配伍，治疗痰热蒙蔽，神昏谵语者；若治痰热癫痫抽搐者，可与枳实、竹茹、黄连等配伍。

现代药理：石菖蒲具有中枢镇静、抗惊厥作用。

4. 猪苓　味甘、淡，性平，入肾、膀胱经，有利水渗湿作用。本品配茯苓、泽泻等治疗小便不利、水肿等症。治疗肝硬化腹水，用法同茯苓，由于本品较茯苓健脾力弱，故常与茯苓、薏苡仁、白术等共用。

5. 黄柏　味苦性寒，入肾、膀胱、大肠经。黄柏苦寒沉降，清热燥湿，泻火解毒力强，长于清下焦湿热。本品配合栀子、大黄治疗黄疸；配合苍术、牛膝治疗足膝肿痛；配合知母、生地黄、竹叶、木通治疗小便淋涩热痛；若肝肾不足，筋骨痿软，可与知母、熟地黄、龟甲等同用。

现代药理：黄柏有抗菌作用，其抗菌有效成分为小檗碱，故其药理作用与黄连大体相似，但含量较黄连低；另外还有祛痰、降血糖等作用。

八、化瘀法

（一）具体治法

化瘀法是祛除瘀血、疏通脉络的一种临床最为常见的治疗方法。在肝病中，气血运行不畅，一可因血行障碍而见瘀血，二可因瘀滞脉络而成肿块，其常用方法可归纳如下。

1. 活血化瘀　用于肝病日久，经络不利，血流不畅，而见眩晕昏仆、手足拘急或者麻木，也可见面色黧黑、肝掌、红斑赤缕、胁肋刺痛、痛处不移，不思饮食，心烦，口干不欲饮水，脘腹胀满，肝脾肿大，舌紫暗或见斑点，苔薄，脉沉涩或弦数。

2. 豁痰化瘀　用于肝病日久，湿浊凝聚为痰，气虚运血无力，而致血行瘀阻，痰瘀互结，可见面色晦暗，胸闷胁痛，脘痞不适，口中黏滞而不欲饮水，或见肝区胀痛，胁下痞块，舌质暗而体胖，苔滑，脉结代或沉滑。

3. 通络化瘀　用于肝病日久，络脉为瘀血阻滞，而见半身不遂，言语不利，或渐见痴呆，神志失常，抽搐，口舌歪斜，苔薄腻，脉多滑数。

（二）化瘀常用方剂及关幼波教授经验

1. 血府逐瘀汤　出自《医林改错》。方药组成有桃仁、红花、当归、生地黄、牛膝、川芎、桔梗、赤芍、枳壳、甘草、柴胡。方中当归、川芎、赤芍、桃仁、红花活血化瘀；牛膝祛瘀血，通血脉，并引瘀血下行。气能行血，血的循行，有赖于肺气的敷布，肝气的疏泄。故配柴胡疏肝解郁。桔梗开宣肺气，载药上行，合枳壳，则一升一降，宽胸行气，使气行则血行。生地黄凉血清热，合当归又能养血润燥，使瘀去新生。甘草调和诸药。肿瘤患者常有气滞血瘀之症，如面色晦暗、皮肤干燥、舌有瘀点，加上放化疗后，津伤更易导致血分郁热，造成血行不畅，久之形成血瘀。关老常用血府逐瘀汤加减。

2. 鳖甲煎丸　方药组成有鳖甲、阿胶、蜂房（炒）、鼠妇、蜣螂、赤硝、柴胡、黄芩、半夏（制）、人参、干姜、厚朴（姜制）、桂枝、白芍（炒）、射干、桃仁、牡丹皮、大黄、葶苈子、石韦、瞿麦、紫葳、䗪虫。鳖甲软坚散结通络为主药；用大黄、䗪虫、桃仁等破血攻瘀，疏通肝络之瘀滞；用厚朴、柴胡、蜣螂等行气开郁、条达肝气之郁结；瞿麦、石韦等利水除湿；干姜、黄芩寒热并用；人参、阿胶益气养血；余则或入气分解郁补虚，或入血分化痰通络。

3. 大黄䗪虫丸　出自《金匮要略》。方药组成有大黄、干地黄、桃仁、芍药、杏仁、甘草、黄芩、䗪虫、水蛭、蛴螬、虻虫、干漆。方中大黄、䗪虫、桃仁、水蛭、虻虫、蛴螬、干漆活血通络，破血逐瘀。黄芩清解瘀热。杏仁宣利肺气。干地黄、芍药、杏仁、桃仁滋阴血，润燥结。甘草和中补虚，调和诸药，以缓和诸破血药过于峻猛伤正。诸药合用，祛瘀血，清瘀热，滋阴血，润燥结。

（三）化瘀常用中药及关幼波教授经验

1. 丹参　味苦，性微寒，入心、肝经。本品有活血化瘀、凉血散血的作用。本品善能通行血脉，祛瘀止痛，临床可用治多种血瘀病证。治血瘀气滞所致之心腹刺痛，胃脘疼痛，丹参常与檀香、砂仁同用；治血瘀胸痹心痛，可与红花、川芎、赤芍等同用；配伍三棱、莪术、鳖甲治疗癥瘕积聚；配伍当归、赤芍、枳壳、柴胡治疗气血瘀滞之肝病胁痛。关老常用本品活血化瘀以治疗肝硬化腹水。治疗转氨酶升高，关老经验方（降酶粉）：五味子120g，丹参30g。

现代药理：丹参有保护肝损伤、促进肝细胞再生、抗肝纤维化等作用；另外还有降压、改善心肌供血、改善微循环等作用。

2. 川芎　味辛，性温，入肝、胆、心包经，有活血行气、祛风止痛的作用。本品常与柴胡、香附等同用，治疗肝气郁结，胁肋胀痛；与桃仁、赤芍等配伍，治疗瘀血停滞，胸胁刺痛；配当归、白芍、地黄可通达气血，补而不滞以治肝病血虚；若外感风寒头痛，常配白芷、防风、细辛等药；风热头痛，可配菊花、石膏等同用。关老常用本品来治疗肝郁血滞者及治疗顽固性头痛、眼病。关老认为目为肝之外窍，眼病与肝、肾的关系密切，故常用川芎行气活血。

现代药理：川芎有扩张血管、降低血压、镇静等作用。

3. 泽兰　味苦、辛，性微温，入肝、脾经，有活血调经、散瘀消痈、利水消肿的作用。本品常与当归、丹参、益母草等配伍，治疗血瘀月经不调、经闭、痛经、产后腹痛；配当归、红花、桃仁等治瘀血阻滞之肿痛。关老善用泽兰以养血活血，取其"通肝脾之血"的特点，活血而不伤血，补血而不滞血，同时又能利水，因此，可用于各种阶段、各种类型的黄疸。治疗因痰湿引起的肝炎后肝脂肪性变，关老经验方：青黛10g（包），明矾3g，决明子15g，生山楂15g，醋柴胡10g，郁金10g，丹参12g，泽兰12g，六一散15g（包）。

现代药理：泽兰有抗体外血栓形成、强心的作用。

4. 桃仁　味苦、甘，性平，入心、肝、大肠经，有活血化瘀、润肠通便等作用。治血瘀经闭、痛经，本品常配红花、当归、川芎等同用；若用治瘀血蓄积、癥瘕痞块，可配桂枝、牡丹皮、赤芍等同用；若体内瘀血较重，需破血逐瘀者，可配伍大黄、芒硝、桂枝等同用；治疗跌打损伤，瘀血肿痛，常与当归、红花、大黄等药同用。关老常用本品活血化瘀，治疗肝硬化腹水。关老认为桃仁活血力强，若肝郁血瘀致胁下痞块积聚者不可妄用，以防大出血。

现代药理：桃仁具有通便、镇咳、护肝等作用。

5. 红花　味辛，性温，入心、肝经，可活血通经、祛瘀止痛。本品辛散温通，专入肝经血分，善能活血祛瘀，通调经脉，为妇科血瘀证常用药物。红花具有活血化瘀的作用，偏于调理气血，常用于治疗黄疸及肝郁血滞、瘀血而致的胁痛，亦可治疗慢性肝炎及肝硬化有瘀血阻滞者。

现代药理：红花有镇静、镇痛、对抗实验性心肌缺血、抗凝的作用。

第五章　中医肝病的饮食宜忌及生活调摄

第一节　食疗在肝脏病治疗中的作用

饮食疗法是以食物或食物与中药配膳供患者食用以达到治病和防病目的的疗法。根据中西医的理论和观察，饮食调养是人体自我调养中最基本的措施。对于肝病患者来说，除精神、药物和动静结合的体育疗法外，最基本的就是饮食调养。首先，饮食可为肝病患者提供病情恢复所需的各种营养物质；其次，某些食物本身具有一定的药理作用，所以有一定的治疗作用；另外，饮食疗法取材简单，应用方便，效果确切，无明显毒副作用，集营养与药物治疗于一体。饮食疗法在我国有较悠久的历史，已积累了许多宝贵的经验。常言道："三分治，七分养。"对肝病患者来说，"养"是一项主要措施。饮食是人类赖以生存的必要条件，新陈代谢的物质基础，具有充实正气、抗御病邪、修复病损的作用。肝病患者一般脾胃吸收与消化功能较弱，气血生化之源缺乏，再加上饮食不当或不足，五脏得不到应有的营养，脏腑的真气会日渐虚弱。所以，对肝病的治疗要注意饮食的调理。

人赖饮食为生，肝病以饮食为养。饮食调养时必须注意，食物种类应尽可能地丰富，才能较全面地获得保肝健身的必需营养物质。肝病患者一方面要进行药物治疗；另一方面，合理的营养物质能够修复受损的肝细胞，是肝病患者恢复健康的重要保证。肝病患者忌暴饮暴食。过食高碳水化合物、高脂肪食物会使消化道难以吸收。即使是高蛋白类饮食，亦要求适时适量，自我调控食用。如晚期肝硬化患者会因一时贪嘴，一顿大鱼大肉后，诱发肝昏迷；有的患者会随着肝炎病情的恢复，食欲大增，结果体重增加过快而发生脂肪肝；还有的慢性肝炎或肝硬化患者本来病情已恢复或稳定，但由于进食了一些海虾、螃蟹等"发物"后，又使旧病复发。因此，肝病患者的饮食调理的确很重要。假若饮食得当，就能促进肝病患者病情的恢复；假若饮食不当，则不但不利于肝病的恢复，还会使病情加重，严重者会危及生命。

食药同源，食药同用。一定要注意针对性很强的食物本身就是药物。如大蒜含有蛋白质、维生素、钙、磷和大蒜素，既是调味食品，又是药物。特别是大蒜素有极强的杀菌力，对真菌、病毒均有抑制作用。南瓜、萝卜、豆芽，这些蔬菜中含有某些酶类，能抑制亚硝胺致肝癌的作用，还能有效促进皮肤的润滑弹性，改善慢性肝病患者的容颜。但是食物与药物一样，有寒、热、温、凉属性之区别，有甜、酸、苦、辣、咸五味之不同。任何食物，对不同人体可能有利，亦可能有弊。用之得当，针对性强，就能祛病强身；用之失当，则可引起新的疾病，甚至影响生命。肝病患者只有讲究饮食宜忌，才能达到用食疗防病治病之目的。

第二节　饮食宜忌

一、饮食有节、合理调摄

关老认为，肝病饮食调节要注意以下几点。

1. 忌暴饮暴食和偏食　脾主运化、主升，胃主受纳、主降，升清降浊，节奏协调，消化功能才能正常进行。暴饮暴食，饮食无节，受纳无度，停滞中州，蕴湿生热，阻滞气机，升降失常，运化失司，而致纳呆痞满、呕恶嗳腐、脘腹胀满、大便失调或泻泄。五味入口，各有所归。甘味入脾，辛味入肺，咸味入肾，酸味入肝，苦味入心。入则有益，但是又不能太过，不能偏食。如少量酸味食品，入肝胆，助消化，过食反而收涩敛邪；少量甜味食品入脾助气，过食则胸膈中满；过食辛辣则助湿生热。

2. 忌饮酒　酒，味苦、甘、辛，大热，入心、肝、胃经，有毒。《本草纲目》说："烧酒，纯阳毒物也……与火同性，得火即燃，同乎焰消。"肝喜柔润，最忌热邪燔灼；脾喜香燥，最忌湿邪困阻。湿热为肝炎之本，而酒性火热，饮之则助湿助热。临床试验表明，酒精对肝细胞有毒性作用，可使肝细胞发生变性和坏死。长期大量饮酒，可以导致脂肪肝、肝硬化和肝癌。对于肝病患者来说，肝功能本身受到了损害，影响了对酒的解毒能力，即使饮酒量不多，也会加重对肝脏的损害。故肝病者，应当戒酒。

3. 合理饮食　合理的饮食要根据病情的需要，不能过分强调"三高一低"，俗话说"过犹不及"。

（1）不可过高摄入碳水化合物：糖，性味甘温，主缓，主壅。血糖正常，有利于肝糖原的合成，对肝细胞的再生和解毒功能有重要作用。急性肝炎患者可适当补充碳水化合物。如过高摄入碳水化合物，则会导致嗳腐吞酸、口臭腹胀、脾呆湿阻、消化不良。慢性肝炎患者，体力活动减少，应大量补充碳水化合物，促进体内脂肪类物质生成，若摄入碳水化合物过多可导致高脂血症、脂肪肝、糖尿病，反而会加重原有病变。正常人每日需碳水化合物量约 500g，这在日常饮食中已能基本满足。如果患者食纳正常，无须另外补充碳水化合物。

（2）适当补充蛋白质：蛋白质是生命的物质基础，具有保护肝细胞的功能，可以促进肝细胞的再生和恢复，防止腹水、水肿及贫血的发生，增强人体抗病能力。肝病患者可选用价值高的蛋白质食物，如牛奶及奶制品、鸡蛋清、鱼类、禽类及少量瘦肉、豆腐、豆浆等，但应适当。急性肝炎不应摄入过多蛋白质。因为急性肝炎湿热偏盛，摄入过量则助热灼肝，蕴湿困脾，反而损害肝脾。在肝功能显著障碍或出现肝昏迷趋势时，肝脏

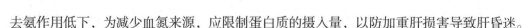

去氨作用低下，为减少血氨来源，应限制蛋白质的摄入量，以防加重肝损害导致肝昏迷。

（3）限制脂肪入量：脂肪刺激胆汁分泌，促进脂溶性维生素的吸收。可选用易消化的含胆固醇少的脂肪，如脱脂奶油，植物油。脂肪易助湿助热，尤其是黄疸型肝炎患者，对脂肪吸收能力明显下降。脂肪摄入过高，超过了脾胃的受纳运化能力，可导致腹胀，腹泻，并进一步导致脂肪肝，而加重了肝脏的损害。

（4）补充足够的维生素：肝脏贮藏多种维生素，而且直接参与肝脏的代谢，其中最主要的维生素是维生素 A、B 族维生素、维生素 C、维生素 K 等。维生素 A 缺乏时可出现夜盲、皮肤干燥、角膜软化等，可给予全奶、西红柿、莴笋叶、胡萝卜、小白菜、油菜等。维生素 B_2 缺乏时，可出现绣球风（阴囊炎）、舌炎、口角炎、唇炎、睑缘炎等。维生素 B_6 有促进脂肪代谢的作用，与蛋白质、糖的代谢也有密切关系，可给予各种谷类、豆类、蛋类、鱼、瘦肉等。维生素 C 可促进肝糖原合成，保护酶系统，可促进肝细胞再生、增加抵抗力、改善代谢、解毒、利尿等多种重要作用，缺乏维生素 C 时可食用小白菜、西红柿、橘子、广柑、山楂、大枣、柠檬等。肝功损害时，凝血酶原减少易致出血，肝脏能将维生素 K 转变为凝血酶原，这时宜多食卷心菜、菜花、花生油等含维生素 K 丰富的食物。

（5）注意补充微量元素：主要是铁、铜、锌。机体缺铁，可造成缺铁性贫血，含铁量高的食物有动物肝脏、蛋黄、豆类、胡萝卜、红枣等。缺铜可影响血红蛋白的合成、骨质疏松易碎、大血管易发生动脉瘤和血管破裂、运动失调、发育停滞等，一般来讲，每天从谷类、豆类、坚果、肝脏、肾脏、贝类等食物中，可充分满足需要。锌是人体中 100 多种酶的组成成分，是调节 DNA 聚合酶的必须组成成分，在蛋白质、脂肪、糖、核酸等的代谢中有重要作用。肝病患者缺锌时可出现味觉迟钝、食欲消失、阳痿、睾丸萎缩、月经失调或闭经、皮肤粗糙干燥、易感染等。含锌的食物有肉类、肝脏、鸡蛋、奶、花生酱、黄豆、小米、玉米面、大白菜、白萝卜等。在正常情况下，如果饮食正常，又不偏食，上述铁、铜、锌等微量元素在日常的饮食中已可满足，不可过于偏嗜。

4. 肝病与食物的调配　肝病有寒热虚实之辨，表里阴阳之分，病有因湿、因热、因气、因寒、因水、因痰、因血，或与病毒相干为病。食物有寒、热、温、凉四性，应根据病情，选择不同属性的食物，达到"虚则补之""实则泻之""寒则热之""热则寒之"的饮食调养原则，即所谓"适其寒热，无悖病情"。食物大体分为辛温、甘温、甘凉、甘寒四类。

辛温食物包括辛热食物，有辛散、泻热的作用，有助药物化湿行水之效，但不适于湿郁化热、阴虚内热及肝火横逆者。此类食物有葱白、韭菜、辣椒、大蒜、生姜、桂花等。

甘温食物有助健脾运化、温中补虚、温化水湿之效，亦不适宜上述湿郁化热、阴虚内热及肝火横逆病症者。此类食物有刀豆、南瓜、糯米、籼米、高粱、鱼类、肉类，龙眼肉、红枣、饴糖、胡桃等。

甘凉（包括甘平）食物有清热解毒、凉血散瘀作用，对肝炎偏热者有辅助疗效，可益阴柔肝、促进脾胃消化吸收。此类食物有洋葱、蘑菇、胡萝卜、豌豆、红豆、白木耳、豆腐、菱角、花生、茶油、花生油、冰糖、黑芝麻、麻油、鸭蛋、兔肉等。

甘寒食物具有清热、养阴、解毒的作用，可辅助药物透邪热外出，但应防止饮食过度、损伤脾阳。此类食物有苦瓜、西瓜、黄瓜、茄子、菠菜、竹笋、马齿苋、淡豆豉、藕、荸荠、甘蔗、香蕉、梨、柿子、绿豆、荞麦、田螺、海带、鸭血等。

张景岳说："不欲食者，不可强食，强食则助邪；新愈之后，胃气初醒，尤不可纵食。"故临床上，可根据个人的生活习惯和消化能力，合理选用食物。

5. 食物与药物的配伍禁忌 食物与食物之间、食物与药物之间，有互相协助、互相克制的作用。性能相同，有协助作用，如黑豆配地黄可以加强补肾作用，称之为"相须"。功用不同，配合后提高疗效，如赤小豆炖鲤鱼可加强利水作用，黄芪配薏苡仁可加强健脾利湿功能，称为"相使"。抑制其他药物或食物的毒性和烈性，如生姜可解半夏毒性，鱼虾配紫苏可解鱼虾腥毒，称为"相畏"。黄芩能减低生姜的温性，而减弱生姜的作用，称为"相恶"。能消除药物的毒性反应，称为"相杀"，如防风杀砒毒，绿豆杀巴豆。性味相克，合用则可发生剧烈副作用者，称为"相反"，应当相互禁忌，如服中药忌饮浓茶，猪肉忌乌梅，鲤鱼忌鸡肉，羊肉忌荞麦，鸭肉忌李子，螃蟹忌柿子，绿豆忌榧子，人参忌萝卜，蜂蜜忌葱白，甲鱼忌苋菜、荆芥，甘草忌鲢鱼，黄连忌猪肉，仙茅忌牛肉，胡椒忌生姜，土豆忌盐蛋，等等。这些都是古代和民间流传的饮食禁忌，虽然还需科学进一步论证，但在选择应用时应加以注意。

肝病患者应根据病因、病机及病情的变化，合理选用饮食。此外，肝病忌辛，健脾忌酸，补肾忌甘，除湿退黄忌油腻。不要暴饮暴食，又不应偏食。忌过食煎、炒、油炸等油腻食品以助湿生热；忌过食生冷辛辣之品；忌饮酒。在胃气初复之时，不可强食；食欲过盛之时，要适当节制饮食，以有利于疾病的恢复。

二、病毒性肝炎患者饮食宜忌

病毒性肝炎患者饮食总的原则是：多吃含蛋白质、维生素、热量较高又比较易消化的食品，少食多餐为好。也就是说，要注意合理与平衡的营养，既要重视蛋白质和热量的摄取，又要考虑维生素和无机盐的补充。在选择食物方面，应根据患者的病情、病程、病期而定。例如，在肝炎早期，患者食欲不佳，此时的食物以少油脂、清淡为主，适当增加糖量，以保证热能的补充，并限制脂肪食物；恢复期需以清淡为主，但要注意增加易消化的蛋白质食品。为达到香味可口，多样化和促进食欲，患者可食些稍含油脂的食物（最好是植物油）。假如患者体重增长明显，肥胖突出，就要控制脂肪和糖量，以防脂肪肝。尽量让患者吃喜欢吃而且营养合理且易消化吸收的食品，不要单纯追求营养价值高而不顾是否可口、是否易消化吸收。另外，从中医角度看，肝炎患者多伴有湿热的一面，所以选用食品宜多吃偏凉、有祛湿作用的食品，例如鲫鱼汤、鸭架冬瓜汤、赤小豆苡米粥等。

三、早期肝硬化的饮食宜忌

对早期肝硬化患者来说，高蛋白、高维生素、高热能的食物仍然适用。但是肝硬化患者又不同于肝炎患者，因此，在服用高蛋白、高维生素、高热能食物的同时，应注意以下几个问题。

1. 每天摄取的蛋白量　蛋白质是生命的物质基础，具有保护肝功能的作用，能增加机体的抵抗力，并能促进肝细胞的再生恢复，维持血浆蛋白水平，防止腹水、水肿、贫血的产生。但是过高摄入蛋白质易助热灼肝，或积蓄生湿，困伤脾气，反而损伤肝脾，故肝硬化患者不能始终食用高蛋白食品。一般患者每天的食谱中蛋白质含量在 100g 左右即可。如果患者有明显消化不良，对蛋白的消化吸收不好，每天应减至 60g 左右。如果有肠道出血，还需暂时禁食。如果患者有肝昏迷的先兆，蛋白质食物还要减少至每日不超过 30g 或用无蛋白饮食。因为蛋白质食物到达肠腔后易于分解产生血氨，可加重昏迷。如果患者已发生肝昏迷持续 3 天以上，可通过鼻饲，每天给 20 ～ 30g 蛋白质，以维持氮平衡，苏醒后再逐渐加量。

2. 每天摄取适量的脂肪和糖　肝硬化患者往往由于胆汁排泄障碍或胆汁浓缩功能不良，而对脂肪的消化能力降低。因此，不得给予高脂肪食物，以免引起患者上腹部不适及恶心、呕吐或腹泻。但也不可过分限制脂肪，因为脂肪减少，患者食欲会下降，并常引起便秘。过分限制脂肪，还会影响人体必需氨基酸和脂溶性维生素的吸收。食谱中的脂肪含量，每天可在 40 ～ 50g，尽量选用植物性脂肪为宜。肝硬化患者的糖量摄入量，每日可在 400 ～ 500g，代偿期的总热量可在 2500kcal。

3. 避免摄取含粗纤维的食物　肝硬化患者肝脏中纤维化细胞增加，正常的肝结构发生紊乱，肝脏的血管受到挤压，使肝脏静脉血回流受阻，引起门静脉高压，从而出现食管静脉曲张，加上肝硬化患者凝血机制较差，故肝硬化患者很容易出血，甚至发生致命的大出血。为避免上述并发症，通常将肝硬化患者饮食做成少渣、无刺激性的半流食或流食，如软饭、稀粥、蛋糕、豆腐脑、馄饨、肉松、肉糜、鸡汤、藕粉、果子粉、熟透质软的水果等；此外，蔬菜要新鲜，制作时火候大些，最好制成菜泥；吃饭时应细嚼慢咽；一些含粗纤维的蔬菜，如芹菜、韭菜、老白菜帮、老萝卜等不要吃。

四、肝硬化腹水患者的饮食宜忌

肝性腹水的出现，提示肝脏功能进入失代偿状态，这也是肝硬化患者到中、晚期经常出现的一种症状。肝硬化腹水的患者除要注意上述肝硬化患者应注意的问题外，还要严格限制进入体内的盐和水的量。这种限制本身就是治疗腹水的重要措施。大约有10% 的腹水患者仅仅通过严格控制进水量和进盐量，再加适当的休息和营养就可以使腹水消退。一般来说，患者每天总进水量应控制在 1500mL 左右。临床上以尿量的多少来调整进水量。

　　对于食盐给肝腹水患者造成的影响，一般认为普通腹水患者每天进食的盐量只能相当于正常人的 1/4（约 2g 氯化钠），严重的腹水患者则要禁盐，可用无盐酱油来调味。有些食物（如面包、汽水等）中，含有大量的盐，腹水患者在选择时要加以考虑。有的医生认为，在使用利尿剂的情况下进食的盐量不必严格控制。但是大量的资料说明，低盐对减轻腹水的形成总是有利的，所以，还是低盐为好。

　　腹水患者常常表现为血清白蛋白较低，因此，适当提高患者食物中蛋白质含量是十分必要的，可以根据病情，多服些赤小豆活鱼汤、甲鱼汤、牛肉糜等高蛋白食物。如有肝性昏迷先兆的患者，应严格控制蛋白质的进量，以免透发肝昏迷。

五、关幼波肝病食疗养生五则

（一）肝病食疗方"薏苡仁粥"

　　组成：生薏苡仁、枸杞子、莲子、山药各适量。制作：用适量生薏苡仁煮开，再放入少量的枸杞子、莲子、山药共煮。这是一款营养极佳的保健粥品。山药补中健脾固肾，为治虚劳不可缺少之要药；枸杞子补肝养血明目，补肾益精助阳；莲子养心安神，益肾固精，功专补脾，可作为脾胃正气不足之营养品；生薏苡仁健脾利湿，清热利水，对包括肝癌在内的各种癌症也有一定的预防作用。薏苡仁粥补而不腻，性味平和而不燥烈，可以保肝补虚，健身延寿。

（二）宜用偏凉去湿的膳食调理

　　食疗是调整肝脏功能的重要手段。肝病患者，应多吃含蛋白质、维生素及热量较高又易消化的食品。肝病患者，尤其是急性肝炎患者，多伴有湿热证候，所以宜选用偏凉且有去湿作用的膳食调理，如鸭架冬瓜汤、红豆薏仁粥、鲫鱼汤等，以利于肝病的恢复。

（三）限制蛋白质、脂肪、糖的摄入

　　限制蛋白质、脂肪、糖的摄入是肝硬化患者膳食调理的重要一环。肝硬化患者的食疗原则不同于一般肝炎，如肝硬化肠道出血、消化不良，或有肝昏迷征兆时，就需要严格控制蛋白质和碳水化合物的摄取，过多的蛋白质和碳水化合物，助热伤肝，生湿伤脾，可增加肝脏负担，易诱生肝昏迷。肝硬化患者，对脂肪的消化吸收能力下降，应限制过高的脂肪摄入量，应尽量选用植物脂肪，以减轻肝脏负担。

（四）拟制冬季食用补方——乌鸡归参汤

　　冬季严寒，适合温补，可用乌鸡归参汤，即用乌骨鸡一只，配合当归、党参或西洋

参各适量，共煮，多喝汤少吃肉。乌骨鸡营养价值很高，常吃可以镇定安神，养颜扶正；当归养血和血；人参既能大补元气，又能益血生津，为治各种虚证之要药。有阴虚内热之象者，如口干舌燥、手足心热、便秘溲赤，可用西洋参代替人参，以养阴清热、益胃生津。用50%的乌骨鸡粉，加上何首乌、枸杞子等多味中药创制的十全乌鸡精，补而不助热，可用于各种肝脾肾虚弱患者，能取得显著效果。

（五）饮食有节

任何食疗保健方法，仍应以个人生理实际所需为度。只要把握"饮食有节"的原则即可，不宜任意强加一套固定的食疗方法。人们的口味有所偏好，是由于生活的习惯不同，或反映身体需要该类食物。每一个人对酸、甜、苦、辣、咸等五味的要求都不一样，如果强迫他们去改变口味，反而会导致消化吸收不良，因此要因人而异，对任何食物都不可太过与不及，只要坚持"饮食有节"的原则，就可吃出健康来。

第三节　生活调摄

一、起居规律

中医学认为人体气血受日月、星辰、四时的影响而发生规律性的盛衰变化，提倡养生必须顺应自然的变化，做到饮食有节，起居有常。起居养生，是合理地安排日常起居细节，保持良好作息习惯，建立符合自身的规律，即生活有规律，是养生中的一个重要环节。中医学讲"天人相应"，认为人生活在自然界中，与自然界的四季变化息息相关，要求人们饮食起居应顺应四季特点。春季宜夜卧早起，缓缓散步，宽衣无束，以应生发之气；夏季宜晚睡早起，以应长养之气；秋季宜早睡早起，以应收敛之气；冬季宜早睡晚起，以应潜藏之气。昼夜之差对人体的生理活动也有一定影响，其变化与四季的"春生、夏长、秋收、冬藏"规律是一致的。

肝病患者的生活应顺从人体生物钟的节律，吃饭、睡眠、学习、休息、工作和活动都要有一定规律，养成习惯，以保证内脏器官有条不紊地工作，促进肝脏功能恢复正常。肝炎恢复期和慢性肝炎患者要每天睡眠8小时，中午保证午休1小时。睡眠姿势一般以右侧卧为佳，使心脏不受压迫，可促进胃肠蠕动和排空，使全身肌肉放松，可使睡眠安稳、舒适、自然。睡眠时还应注意，不要将手置胸前，压迫心前区，以免造成梦境。张口呼吸、蒙头大睡的方式显然不符合睡眠卫生。

关老认为肝病患者要起居有常，不妄作劳。人的生活要有规律，不能贪图安逸或过于劳累，精神才能充沛。《黄帝内经》中说："久视伤血，久卧伤气，久坐伤肉，久立伤骨，久行伤筋。"劳逸过度，都会使人的气血、肌肉、筋骨受到损害，造成人体脏腑功能失调和抵抗能力下降。尤为患病之后，患者四处奔波，生活极不规律，不仅于病无利，反而伤及形神。性生活要有节制，房劳过度则耗伤人体的精血，加速人体的衰老，降低人体的抗病能力，故古人有"欲者亡身"之说。

二、精神养肝

平和心态为治肝病的妙方。肝病患者首先要接受因肝病而失去一部分健康的事实，既不能盲目乐观，也不应惧怕、抑郁、悲观失望，更不能自暴自弃，掉以轻心。其次，要适应环境的改变，勇敢面对，不逃避现实，不能因怕周围人会躲着自己，而不敢公开自己的疾病而贻误治疗，造成对机体健康的更大损失。再次，对外界环境的压力应有自我调控能力，心理活动自如。调动自己的生理潜能、心理潜能、信息潜能、知识潜能、情绪潜能，使自己作为战胜疾病的主体，以最佳的身心状态接受各项治疗，以获得最佳效果。保持积极的生活态度，乐观向上的心理，使机体慢慢产生抵抗力。能处理好各种人际关系，顺其自然，获得康愈。所以，调试自己的心态，平和心态很重要。调整好自己的心态，保持积极、乐观的心情是治愈疾病的重要前提。患者家属也要配合治疗，积极创造有利于疾病康复的精神氛围，给予患者无微不至的关怀和照顾，给患者带来心灵上的关爱和对康复的希望，从而使患者情绪稳定，减轻思想上的苦闷，有利于病情缓解。

《黄帝内经》说："精神内守，病安从来。"关老认为，内守精神首先是不要随便过度消耗自己的精神，应保持充沛的精力。关老的日常生活十分规律，每天晚上 12 点睡觉，早晨 8 点钟起床，中午还要睡个午觉，即使睡醒了，一定要在床上闭目养神，养足精神了才起床。另外，内守精神要有"云水风度""松柏精神"，逆境中不要过悲消沉，得意时别大喜自傲。在发生疾病后，要"既来之，则安之"，不要悲观丧气，要树立信心。事实上，导致疾病不能痊愈的重要原因，往往来自自己精神上的压力，而不是疾病的本身。要密切配合医生的治疗，随遇而安，坚定信心，只有这样才能战胜疾病，即使是不治之症，也能延年益寿或可痊愈。不少肝癌及其他肿瘤患者，患病后多年仍健在，就是最好的见证。

三、运动养肝

运动可以增强机体的功能，促进新陈代谢并增加机体的抵抗力，而且可以改善患者的心理状态，调节患者情绪，但是对肝病患者而言，一定要科学运动。慢性肝病患者运动时一定要循序渐进，运动量不能太大，以不感觉疲劳为度，即在运动后感觉疲乏，但在稍事休息后即可恢复。运动项目可根据自己的爱好以及年龄来选择。年轻人可以选择慢跑、羽毛球、乒乓球等，老年人则以散步、太极拳等为宜。如果患者肝功能异常，则必须减少运动，症状较重者要多休息，但完全卧床休息、绝对不动对疾病恢复并无好处，应劳逸结合。这样既可锻炼身体，改善消化功能，还可以调节不良情绪、转移注意

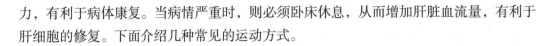

力，有利于病体康复。当病情严重时，则必须卧床休息，从而增加肝脏血流量，有利于肝细胞的修复。下面介绍几种常见的运动方式。

（一）散步

很多中老年人，特别是肝病患者，特别青睐散步这种锻炼方法。如何才能从慢走当中得到最大的康复健身效果，又能避免不良反应呢？应当注意以下几个细节：一是准备好合脚的软底运动鞋和不拘束的运动装。软底鞋可以缓解脚底压力，防止关节受损。二是准备一壶白开水，可适当加些糖、盐。白开水是最好的止渴饮品，而糖和盐可以分别预防低血糖和防止流汗过多而引起的体内电解质平衡失调。三是选择适当的天气、路线、时间，并在长走前做必要的准备活动。比如说，尽量避开潮湿、有大风或其他极端恶劣的天气。路线宜选人流少、通风、空气好的去处。长走首选每天太阳升起之后，下午 3 点也是上佳之选。长走运动不同于日常散步的运动强度，每周宜 2 ～ 3 次，每次最好不超过 2 个小时。需要补充的是，散步很适合轻症肝病患者，特别是对脂肪肝患者效果尤佳。

（二）慢跑

慢跑运动简便易行且不受年龄限制，中老年人都可以参加。慢跑速度可以掌握在每分钟 100 ～ 120 米，每次 10 分钟；肝功能较好的患者可科学地安排跑步进程，严格按时训练。训练分 3 个阶段进行，每阶段 12 周。

运用慢跑治疗肝病的患者应注意以下几方面：①跑步前做 3 分钟准备活动，如肢体伸展及徒手操，跑步结束后不宜蹲下休息，因为蹲下休息不利于下肢血液回流，会加深肌体疲劳。②跑步过程中如果发生意外要保持镇静，应随身携带疾病卡。③跑步时间宜选在每日上午 9 ～ 10 时和下午 4 ～ 5 时，处于不饥不饱的状态，各器官运转正常，有利于进行锻炼。④注意控制运动量，不要急于求成而盲目加快速度，延长距离，以免适得其反，也不要随意间断，偶尔跑一两次不但达不到运动治疗的目的，而且容易发生意外。

（三）太极拳

我国的医疗和体育科研工作者通过对太极拳的研究发现，太极拳确实有健身和防治疾病的积极作用，因此急性肝炎恢复期、慢性肝炎、代偿期肝硬化及无症状 HBsAg 携带者，若病情稳定，体力允许，均可以把太极拳作为一种锻炼方式，以促进身体康复。打太极拳最基本的要求是心神安静和身体放松。所谓"心神安静"就是要排除杂念，思想集中，专心致志地以意识引导动作。"身体放松"则首先要求身体各个部位自然舒展，不要使用偏力和强力，用力部位应自然顺适；其次要求呼吸气沉丹田，动作要与腹式呼吸运动自然协调，做到形神合一。姿势与动作要以腰部的轴心运动为纲，头部正直，舌顶上腭，手到、意到、气到而眼神先至。上肢部分要求沉肩、垂肘、坐腕；躯体部分要求含胸拔背，气沉丹田，腰部松紧，尾闾中正；下肢部分要求分清虚实，屈膝松胯，调整重心。练拳时，动作要求柔和、圆活、连贯、协调，一个姿势连着一个姿势。

（四）八段锦

八段锦简单易学，而且消耗的体力较少，是一种较好的健身养生方法，比较适合肝病患者。它一方面可以锻炼人体的五脏六腑，提高人的体质，陶冶人的情操；另一方面还可以帮助患者排解焦虑、紧张、抑郁的情绪。练八段锦可根据自己的身体条件，选用坐位或站立。八节动作近似现代徒手体操，易学易练。做动作时也要结合意念活动，想着动作的要求而自然引出动作来，并注意配合呼吸。八段锦除有强身益寿的作用外，对于头痛、眩晕、肩周炎、腰腿痛、消化不良、神经衰弱诸症也有防治功效。另外，肝病患者练习八段锦的时间不宜太长，以半小时为宜。

（五）瑜伽

瑜伽主要用于调理整体，提高人体的自愈能力，使全身各部分得到治疗，对肝病、高血压、心脏病、肥胖、糖尿病、神经症、失眠、便秘、肩周炎、头痛、坐骨神经痛、神经衰弱、痛经、胃下垂等这些疾病都有很好的治疗效果。对于肝病患者开始可先练简单的瑜伽姿势，只需要一小段时间和一小块舒适柔软的海绵垫或地毯。练习有氧运动姿势可使身体的免疫力得到增强。练习瑜伽关键是要记住：要循序渐进地进入状态，切不可使自己超出轻松舒适的范围。联系时间最好是一天中饱食后的 1 ～ 2 小时外的任何时间段。为求得效果，最好把这些动作作为日常基本练习，且至少练上 2 个月，身体先会变僵硬，坚持下去，身体会逐渐柔软起来。

（六）关老自创"床上健身操"

早晨醒来后，两腿盘坐床上：①闭目叩齿 100 次，并将产生的唾液咽下，以固齿，促进胃肠的消化。②双手掌搓热后，分别从两眼角内向外搓到两耳际止，反复 30 次，可以明目。③双手相对搓热，分别放在鼻梁两侧，沿着鼻梁上下来回搓 30 次，可以预防感冒，也可改善感冒时的鼻塞症状。④闭目，双手捂耳做按压、放松运动 30 次，可以按摩耳膜，聪耳，防止耳聋、耳鸣发生。⑤双手搓热，从前额沿内眼角向下至口角，向外至耳际，再向上至额，反复转圈，揉擦面部 30 次，可以放松肌肉，促进面部血液流动，延缓面部的皮肤老化。⑥两手掌相对搓热后放于双膝之上，先由外向内揉擦膝盖 30 次，再由内向外揉擦 30 次，接着双手掌放在两大腿上，上下反复摩擦 60 次，可以促进双下肢的血液循环，防止膝关节疼痛、髌骨软化，并解除双腿的疲劳。⑦以尾骨为轴，先向左转圈晃腰 30 次，再向右转圈晃腰 30 次，接着前后晃腰 30 次，可调理督脉，防止腰椎骨质病变发生。⑧双手掌搓热，放在两肾处，上下来回揉擦 30 次，可以益肾，防治腰背酸痛。⑨两手向前伸平，然后两手弯曲向后振，做扩胸运动 100 次，可增强心肺功能。⑩双手自然抬起前伸，以两小臂为轴，内外快速翻转手掌 100 次，有利于大脑的协调性，防止老年手抖的发生。

第六章　常见肝病的预防调护

一、病毒性肝炎

病毒性肝炎有甲型、乙型、丙型、丁型及戊型五种。我国是病毒性肝炎的高发地区。病毒性肝炎传染性较强、传播途径复杂、流行面广、发病率高，对人民健康危害很大，对于病毒性肝炎更需要重视预防。

（一）甲型肝炎

甲型肝炎（简称甲肝）是由甲型肝炎病毒，通过人与人之间的接触，经由食物传播的。患者可发生于任何年龄，尤以儿童、青少年最容易感染。甲型肝炎病毒虽然有较强的传染性，但只要注意食品消毒、煮透，并避免接触患者及分开饮食等方法，是可以防止甲型肝炎发生的。

具体在预防上应做到：①注意饮食卫生，不要吃生、冷食品。②在甲型肝炎流行的季节，少去公共场所，不要去不卫生的饭店吃饭。③在居住条件拥挤的地方，要做好环境卫生。④对于居住在海边，有机会吃到海鲜的人来说，应尽量避免生吃海产品。⑤如果家庭中或是关系较为密切的亲友罹患上甲型肝炎，则需要分开吃饭，尤其不能共享碗筷。⑥如果在本病暴发的季节，周围已有多人患病，而自己又无法不接触到患者的话，可以到医院注射免疫球蛋白，同时要注意自我保护。

（二）乙型肝炎

乙型肝炎（简称乙肝）的主要传播途径是血液传播（输血及血制品以及使用污染的注射器或针刺等）、母婴传播（乙肝患者怀孕通过胎盘传染给新生儿）以及性接触传播（较长时间无防护性接触乙肝病毒复制指标高的患者有一定概率感染，普通接吻等行为传播概率较低）。

预防乙肝最重要的就是要避免感染乙肝病毒，措施如下：①注意输血安全，要到有资质的医疗机构进行输血等。②疫苗是预防乙肝的首选，接种乙肝疫苗也是预防乙肝最安全有效的措施。③患乙型肝炎或 HBV-DNA 阳性的孕妇可以进行母婴阻断，即在婴儿产前、产后进行全程干预，对新生儿接种乙肝疫苗，能有效阻断乙型肝炎病毒从母体传至婴儿。④加强卫生意识，不与乙肝患者或病毒携带者共用剃须刀、牙具等用品。

（三）丙型肝炎

丙型肝炎病毒主要是由输血及使用血液制品而传播。血液透析者、毒品成瘾者、同性恋者、脏器移植者、医疗人员、实验室工作人员、处理血液和血液制品的人，以及与丙型肝炎（简称丙肝）患者密切接触者，均容易感染丙型肝炎病毒。因此，这些人应注意自我保护，具体措施与乙型肝炎的预防一样。

（四）丁型肝炎

丁型肝炎病毒与乙型肝炎病毒同时存在，而其传播方式也与乙型肝炎病毒相似，因此，其预防措施也与乙型肝炎的预防一样。注射乙型肝炎疫苗也有预防丁型肝炎（简称丁肝）的作用。

（五）戊型肝炎

戊型肝炎（简称戊肝）的传播方式与甲型肝炎一样，主要是通过食品传播。水源遭受了戊型肝炎病毒的污染，往往造成戊型肝炎的大流行。因此，预防戊型肝炎除了要做到预防甲型肝炎的那些措施外，还要加强水源管理，严防水源及食品被粪便污染，要强调喝开水，不要喝生水，这是预防戊型肝炎最为简单而有效的办法。

二、肝硬化

肝硬化的预防同样要涉及引起肝硬化的原因。例如，长期酗酒会引起酒精中毒性肝硬化，因此，通过戒酒就可以达到预防酒精中毒性肝硬化的目的。对于血吸虫、药物中毒、营养失调等情况所引起的肝硬化，其预防的关键在于防止这些病因的出现，或是针对这些病因采取治疗措施，这是毋庸置疑的。

对于肝炎性肝硬化，预防肝炎实际上就是预防肝硬化的第一步。如果肝炎不发生，当然也就不存在肝炎性肝硬化的可能。对于已发生肝炎者，如果是甲型肝炎或是戊型肝炎，一般极少发生肝硬化；能够引起肝硬化的肝炎，主要是乙、丙、丁三型肝炎，而且一般都是由慢性活动性肝炎逐渐转化而来。

因此，凡是患有乙、丙、丁型肝炎（或慢性活动性肝炎）者，应密切关注自己的病情，防止肝硬化的发生。具体的预防措施是：①预防肝硬化，最重要的就是要做好对乙肝、丙肝等病毒性肝炎的防治工作。②注意饮食，合理营养，戒除一切可能引发肝硬化的生活习惯或因素，如饮酒、服用有毒害肝脏作用的药物等。③适量运动，生活中注意保健，定期进行身体检查。

关于肝硬化患者的调养，患者家人需要重点了解的护理事项有：①关注患者情绪。重症的肝硬化患者常有食管胃底静脉曲张，容易血管破裂导致大出血，预防上首先要保持患者情绪的稳定，因为肝硬化患者的病史较长，易反复发作，不能痊愈，多数患者都有性情暴躁、焦虑不安、悲观、不配合治疗的心理问题，让患者感觉到家人对自己的关心和爱护，会对患者信心的建立有很大帮助，对情绪的稳定也有很大作用，而稳定的情绪对防止血管破裂出血有重要作用。②进食细软。吃的食物要精细易消化，避免粗糙、坚硬、多渣食物对胃底已经曲张的血管划伤拉伤；还要少量多餐，口味宜清淡，忌辛辣食物、浓茶咖啡等刺激食物，必须戒烟戒酒。③严密观察患者的症状体征变化，如出现口干、心慌、欲吐的症状，要及时通知医师，以便医师了解情况，判断病情，及时采取相应措施。④做好日常生活护理，如合理安排生活起居，保证足够睡眠，避免过度劳累，以利于改善肝脏循环，促进肝细胞再生。

三、脂肪肝

引起脂肪肝的原因是多方面的，包括长期饮酒，致使肝内脂肪氧化减少；长期摄入高脂肪饮食或长期大量吃糖、淀粉等碳水化合物，使肝脏脂肪合成过多；体重过高，缺乏运动，使肝内脂肪输入过多；也有可能是糖尿病、肝炎或某些药物引起的急性或慢性肝损害。

脂肪肝是可以预防的，主要可以采取的措施有：①找出病因，针对病因采取措施。如长期大量饮酒者应戒酒；营养过剩、肥胖者应严格控制饮食；有脂肪肝的糖尿病患者应积极有效地控制血糖；营养不良性脂肪肝患者应适当增加营养，特别是蛋白质和维生素。总之，去除病因才有利于治愈脂肪肝。②调整饮食结构。提倡高蛋白质、高维生素、低糖、低脂肪饮食；不吃或少吃动物性脂肪、甜食（包括含糖饮料）；多吃青菜、水果和富含纤维素的食物以及高蛋白质的瘦肉、河鱼、豆制品等；少吃零食，睡前不加餐。③适当增加运动，促进体内脂肪消耗。每天跑步至少 6km 才能达到减肥效果。仰卧起坐或健身器械锻炼也很有益。

四、肝癌

肝癌的高危人群有以下几类：①慢性肝炎病史 5 年以上，其中以乙肝患者得肝癌可能性最高。②肝癌家庭史者。③长期酗酒者。④长期食用腌制、烟熏、霉变食物者。⑤长期工作压力大，长期精神压抑者。

肝癌的预防包括：①避免感染乙肝和丙肝。②对于有乙肝、丙肝等肝病病史的患者应该定期复查血 AFP 水平和肝脏 B 超，对肝癌做到早发现、早诊断、早治疗。③避免情绪波动，保持乐观的精神状态，应尽量避免或减少引起情绪波动的各种刺激活动。④戒除不良的生活方式或习惯，忌烟忌酒，不吃霉变的粮食，少吃腌制食品等。⑤生活有规律，日常起居、户外活动、饮食营养、身体锻炼规律化。⑥避免过度劳累。过度的脑力或体力劳动不仅可使肝癌患者机体的抵抗力降低，促使癌症的复发或转移，而且可加重肝功损害，导致病情恶化。

　　肝癌患者的调养注意事项如下：①肝癌患者一定要限制钠盐摄入，以高蛋白、高碳水化合物饮食为主，多吃蘑菇。②保护好皮肤，当心便秘。肝癌患者宜选择阳光充足、空气新鲜、温度及湿度适宜的房间，减少噪声及其他不良刺激，居家期间应注意预防便秘和护理好皮肤。③多休息，适量运动。一般来说，卧床时出入肝脏的血流量比站立时多40%，合理的休息可使全身代谢降低，从而减轻肝脏负担。

第七章　关幼波肝病治疗学术思想

第一节　关幼波十纲辨证学术思想

八纲是辨证施治的理论基础之一。其中，"阴阳"是区分病证类型的总纲；"表里"指疾病部位的深浅；"寒热"指疾病的性质；"虚实"指邪正的消长。八纲是临床病理、辨证、治疗的纲领，自古延至而今。

关老熟读医经，师承家传，循古而不泥于古，灵活贯通，在长期临床实践生涯中，借鉴古代医家之长，结合西医学的发展，重视气血辨证。八纲辨证与气血息息相关，除了八纲之外，认为确有必要突出"气血"在辨证施治中的地位和作用，将其提高到与"八纲辨证"同等重要的地位，力倡以十纲进行辨证施治，即以阴阳为总纲，下设气血、表里、寒热、虚实八纲。

一、十纲辨证，尤重气血

（一）辨证明病机，气血为主题

人体的皮毛、筋骨、肌肉、五脏六腑、四肢百骸没有血的营养，就不能活动。而血液的调和与循环不息，与气又密不可分，古人有"气为血帅""血为气母"之说。人体的一切活动，无不依赖气的推动，五脏六腑之间的功能与协调，有赖于气的充养。《素问·六元正纪大论》说："故在天为气，在地成形，形气相感，而化生万物。"人体要把后天水谷精微形成体内的精、血、津液等物质来营养全身，必然要通过气的生化作用，而这些物质所以能使脏腑或器官有活动能力，也要通过气的生化作用。

"中焦受气，取汁变化而赤，是谓血。"血随气而行，气又必须在血的基础上，才能发挥其生化运动功能，两者互相依赖，互相促进，含有阴生阳长之义。气血充足，阴平阳秘，才能精充神全，身体健壮；气血失调，阴阳失去平秘就会出现一系列病证。正如《黄帝内经》所说："阴平阳秘，精神乃治；阴阳离决，精气乃绝。"

从病因来说，外因是条件，内因是根本。内因是指人体的正气，而正气的物质基础，在于气血的充实与条达，"百病生于气也"，"血为百病之始"。

关老认为，疾病发生的病理及其发展转归，气血为枢机，离不开气血这个主题，离不开气血的充实与亏虚、气血的条达与瘀阻。他提出血病必及气，气病血必伤，气充则血足，气失血濡则成"燥气""浮气"，成为贼害机体的"病气"。治血必治气，气实者应当清气降气，虚者当补中升陷，气充以摄血，气和血归经，方可达止血之目的。又如在黄疸、胆囊炎和胆石症的辨治中，关老指出黄症以阳黄为多，为常证，阴黄者居少，为变证。黄疸的发生，是因湿热（或寒湿）瘀阻血分，致胆汁不能循常道而外溢于肌肤。若感受寒湿之邪，或脾阳素虚，湿从寒化，痰湿瘀阻血脉则成阴黄。若湿热阻于气分，为病情尚轻，病位尚浅，胆汁尚能循经而行，则可以不出现黄疸。故在黄疸的治疗中，关老提出治黄的三个要点之一，就是"治黄必治血，血行黄易却"的治疗原则。

综上所述，气血的调和与条达，是正气充盛之本，又是病理变化与转归的枢机，所以辨证的主题在于气血，气血调和与条达，则正胜邪祛，百症皆息，故关老提出"辨证明病机，气血为主题"的论点。

（二）治病必治本，气血要遵循

《素问·阴阳应象大论》"审其阴阳，以别柔刚，阳病治阴，阴病治阳，定其血气，各守其乡，血实宜决之，气虚宜掣引之"，说的是辨证施治必须审查是阴证还是阳证，以区别病邪是在气分还是在血分，并提出了相应的治疗原则。《素问·至真要大论》"谨守病机，各司其属，有者求之，无者求之，盛者责之，虚者责之，必先五脏，疏其血气，令其调达，而致和平"，说的是治病求本，治病的主要关键之一，是疏其血气，令其通畅条达，而致于正常。

历代医家对气血在辨证施治中的作用都很重视，并有所发展。明代汪机认为，阴不足即血不足，阳不足即气不足，他以调补气血为主导，继承了朱丹溪"阳有余，阴不足"之学说，着重于阴中之阳不足，采取补血之气，使阳气充足，以化生阴血。

明代李中梓在《水火阴阳论》中说："人身之水火，即阴阳也，即气血也。无阳则阴无以生，无阴则阳无以化。"

明末喻昌提出"大气论"，认为人体的形成及其一切生理活动，都是依靠气来支持的，全赖胸中的大气，而荣气、卫气、宗气、脏腑之气、经络之气等，都必须在胸中大气的统摄下，才能各自发挥功能，而形成全身的统一活动。若大气一衰，便"出入废，升降息，神机化灭，气立孤危"。

清代张璐认为，在人体正常情况下，血因其清浊不同而发生不同的作用，源虽为一，析则为三：一者和调于五脏，而为守脏之血；一者洒陈于六腑，而为灌注之血；一者流行于百脉，而为营经之血。由于血在人体内运行不息，各有专司，互不相失，因而"阴平阳秘"。

徐大椿重视保护元气和防止元气受损，认为元气（包括元阳和元阴）寄于命门，是人体最根本的东西，元气充沛则根本巩固，元气衰惫则根本动摇。元气根于命门，而与各脏腑互相连属，只要能保持各脏腑间的正常关系，使元气有所依附，便能充沛全身而抵抗疾病。只要辨证准确，不使脏腑受到损害，元气自然得以保存无虞。他所说的元气，即为真气，也就是正气。

王清任治病以气血为主。王氏认为治病的要诀，在于明辨气血，不论外感内伤，起病原因虽多，但所伤者无非气血而已。他在治疗时采取活血与理气互相结合，补气消瘀是王氏临证研究较突出的心得，重用黄芪以祛瘀。他在辨证施治中以气血为主，给后人很大启迪。

关老融贯各家之长，结合临床实践，认为"治病必治本，气血要遵循"，紧紧遵循调理脏腑的气血这个关键，才能祛邪达表，升降和谐，寒解热消，正盛邪祛，阴平阳秘而致和平。

综上所达，源于《黄帝内经》，淹通于众家，历经半个世纪的实践，关老认为"审证必求因，当在气血寻""辨证明病机，气血为主题""治病必治本，气血要遵循"。因此，作为辨证施治的纲领，不论从病因、病理及治疗上看，也不论从病位深浅、寒热性质及邪正盛衰来看，还是从阴阳类型来看，都离不开气血，而且气血占有重要位置。所以，关老力倡把阴阳作为总纲，下设气血、表里、寒热、虚实八纲，合为十纲，以十纲进行辨证施治更为完备、充实。

二、十纲辨证结合脏腑辨证，一统六经、卫气营血、三焦辨证

六经辨证源于伤寒学说，成熟于东汉时期，是外感热性病寒化的证治体系；卫气营血、三焦辨证源于温病学说，成熟于明清时期，是外感热性病热化的证治体系。六经、卫气营血、三焦辨证均脱胎于《黄帝内经》。

自清代后期，对伤寒与温病二者能否结合统一起来，各家都在进行探讨。有人主张用八纲辨证统六经、卫气营血、三焦辨证，有人主张用六经辨证统卫气营血、三焦辨证。

关老主张以十纲辨证结合脏腑辨证，一统六经、卫气营血、三焦辨证。

（一）六经辨证分析

六经辨证是外感风寒的辨证方法。太阳、阳明、少阳多实热，多为腑病，而属阳；太阴，少阴、厥阴多虚寒，多为脏病，而属阴。进一步分析，太阳病即为风寒表证；阳明病即为里热实证，包括热盛津伤之经证与燥热结实之腑证；少阳病即为半表半里证。太阴病即里（脾）虚寒证；少阴病是心肾两脏功能衰减，由于阴阳气血失调而出现的虚寒与虚热证；厥阴病是肝胃失调，邪正交争，上热下寒和厥热胜复证。概括起来，六经辨证，离不开阴阳、气血、表里、寒热、虚实与脏腑功能的盛衰。

（二）卫气营血辨证分析

卫气营血辨证是外感风热的辨证方法。分析来看，卫分病实际是表热证；气分病实

际上是里热证。与六经辨证不同的是，前者为表热（卫分病）入里，后者为表寒（太阳病）入里化热；营分病为血分病之轻，为热灼营阴、心神被扰的见证；血分病为营分病之渐，为营分之邪不解、邪热深入血分伤及血络，而出现耗血、动血、热扰心神的见证。

（三）三焦辨证分析

三焦辨证亦是外感风热的辨证方法。分析来看，上焦病一是卫分的表热证，一是逆传心包而出现的邪热入营的见证。中焦病一是阳明病和气分病，一是阴病的湿热证，即"湿温"证。下焦病是邪热久羁，耗伤肝肾之阴，虚风内动，热扰心神的见证。概括来说，"六经"是伤寒的辨证纲领，"卫气营血"和"三焦"是温病的辨证纲领。而前者是由于感受风寒之邪所致，寒为阴邪，最易伤人阳气，故伤及太阳（膀胱）、少阳（胆）、阳明（胃），在伤寒病的传变中，往往出现三阴（太阴脾、少阴心与肾、厥阴肝与心包）寒证。后两者是感受温热之邪而致，热为阳邪，最易伤人津液阴血，在温病的传变中，往往出现津液耗伤，营血亏虚，肝肾阴亏等证。

温病是在伤寒六经辨证的基础上发展起来的，温病是以卫气营血辨证为主的，三焦辨证是补卫气营血辨证之不足。卫分病变可以不经气分而到营分，逆传心包，心肺居于上焦，故提出上焦辨证；中焦胃肠燥热的证候虽与气分证是一样的，但有时会出现邪从湿化的中焦湿热证（即湿瘟），都是属于脾的病理变化，故提出中焦辨证；邪热久羁，不仅伤及营血，而且亦耗肝肾之阴，故提出下焦辨证。

综上可以看出，温病辨证纲领更加突出了气、血在辨证施治中的作用及地位，然而不论六经辨证、卫气营血辨证和三焦辨证，不论伤寒与温病的辨证，都离不开脏腑的阴阳、气血、表里、寒热、虚实的十纲辨证纲领，而且在治疗中，都离不开中医的基本治疗法则，以及三因治宜、同病异治、异病同治的灵活性。因此，关老主张以十纲辨证结合脏腑辨证，使中医外感热性病学"寒温统一"，以达执简驭繁、推陈出新的目的。

第二节 关幼波治病求本学术思想

一、治病必治本

一般来说，正气为本，邪气为标；病因为本，症状为标；原发病为本，继发病为标；旧病为本，新病为标。急则治标，缓则治本，标本俱急则标本同治，这是通常的法则。关老更为重视人体的内在因素，因为任何疾病的发生，不外邪正相争的过程。邪实外因，是条件；正气内因，是根本。临证贵在明辨邪正的关系，以立扶正祛邪之大法，或以扶正为主，或以祛邪为主，或先攻（祛邪）后补（扶正），或先补后攻，或攻补兼施。其首要前提在于调动人体正气（内因）以祛邪（外因）外出。

在治疗肝炎中，关老认为急性肝炎多为正气未虚，以祛邪为主，祛邪即以扶正，在恢复期用健脾疏肝丸、滋补肝肾丸以扶正巩固；慢性肝炎多属正虚，以扶正为主，祛邪为辅。对于慢性乙型肝炎的治疗，关老认为应用大量清热解毒药物徒伤正气，主张以扶正为主，佐以解毒祛邪。又如在治疗肝硬化腹水时，关老提出以扶正为本、为常法，以逐水为标、为权变，勿以舟车丸等峻猛逐水之法，扬汤止沸，徒伤其正，勿以虻虫、水蛭等破瘀攻伐之品以免雪上加霜，应以扶正为主，见水不治水，见血不治血，健脾益气以扶正，气旺中州运，无形胜有形，既以无形之气，胜有形之血水。

正气亏虚不仅是疾病损害的结果，也可成为致病的原因，以致病情缠绵而反复不愈。因此，关老非常重视正气亏虚的原因，强调必须分清是因病而虚还是因虚而病，前者当以祛邪为主，后者当以扶正为先。在慢性肝炎辨证施治中，关老突出了一个气虚血滞的证型，用以区分通常的因病而虚的气滞血瘀证，强调气虚血滞证是由于正气虚损，气虚无以运血，而致血滞血瘀，采用补气扶正为主，以血活瘀散。

在治病求本中，他还非常重视气血化生之源、运湿之枢纽的后天之本——脾胃的脏腑功能。不仅在肝病的治疗中，见肝之病，当先实脾，提出了"调理肝、脾、肾，中州要当先"的治则，在各科杂病的辨证施治中，关老也极为重视健脾运化，以固后天之本。在一些危重疾病，如肝癌，关老强调以扶正为主，祛邪为辅，而不宜用破血消癥之品以及苦寒伤胃之剂，应注意调理脾胃，此乃"有胃气则生也"。

二、气血要遵循

气血是构成人体的基本物质，维持着人体脏腑经络的正常生理功能。《素问·调经论》云："人之所有者，气与血耳。"《难经》云："气者，人之根本也。"《灵枢·营卫生会》曰："血者，神气也。"《难经·二十二难》曰："气主煦之，血主濡之。"《素问·六微旨大论》认为气"升降出入，无器不有""非出入则无以生长壮老已，非升降则无以生长化收藏"。气血充足、畅达，则机体阴阳平衡，脏腑经络组织功能协调，正气强盛，此时，即使机体遇到外来致病因素，也不易被侵入，或虽被侵袭，因正气强盛，抗邪有力，祛邪外出，也不致引起脏腑组织功能失调而发病。故《素问·至真要大论》曰："气血正平，常有天命。"《素问遗篇·刺法论》曰："正气存内，邪不可干。"

若气血亏虚，病邪乘虚而入，导致机体阴阳失衡，脏腑组织功能失调，即"正不胜邪"则发病。正如《素问·调经论》所云"气血不和，百病乃变化而生"，《素问·评热论》云"邪之所凑，其气必虚"。正气虚，指气血的虚衰与失其条畅，故《素问·举痛论》提出"百病生于气也"，《医学入门》云"血为百病之始"。

关老据上述中医理论并结合自身临床体会，认识到决定疾病发生的根本在于机体的内在因素——气血。外感六淫、七情内伤、饮食劳逸等为疾病的发生创造了条件，这些外在条件因素只有在气血异常的内在病理变化的基础上才会导致疾病的发生。疾病发生的根本原因在于气血，病因辨证必然脱离不开气血。因此，他提出了"审证求因，当在气血寻"的观点，紧紧遵循调理脏腑气血这个关键，才能祛邪达表，升降和谐，寒解热消，正盛邪祛，阴平阳秘而致和平。

第三节 关幼波痰瘀理论学术思想

丰富和发展了"痰瘀"学说，是关老学术思想的中心点之一。

一、"痰瘀"学说的渊源概述

《灵枢·邪客》"营气者，泌其津液，注之于脉，化为血"，说明津与血同源。《灵枢·百病始生》说："若内伤于忧怒，则气上逆，气上逆则六输不通，温气不通，凝血蕴里不散，津液涩渗，著而不去，而积皆成矣。"《医学入门》也说："痰乃津液所成。"这些都说明津血可以成瘀，津液可以化痰。

"痰"字最早见于《神农本草经》巴豆条。《神农本草经》记载巴豆能治"留饮痰癖"（痰字古作淡）。对于痰瘀同病，首先见于《丹溪心法》，"肺胀而咳，或左或右，不得眠，此痰挟瘀血，碍气而病"，"痰挟瘀血，遂成窠囊"。《济生方》明确指出气道不顺是痰饮之本，说"人之气道贵于顺，顺则津液流通，决无痰饮之患"。张景岳认为痰是由于脾肾虚所致，他说："夫人之多痰，悉由中虚而然，盖痰即水也，其本在肾，其标在脾。在肾者，以水不归源，水泛为痰也；在脾者，以食饮不化，土不制水也。"此论更明确地指出了痰的实质是不能被利用的病理性的"水"。《血证论》说："血积既久，亦能化为痰水。"《医宗必读》说："脾土虚弱，清者难升，浊者难降，留中滞膈，瘀而成痰。"故古人有"怪病多痰""怪病多瘀""百病皆生于痰""百病皆生于瘀"的说法。

二、关幼波对"痰瘀"的认识

痰有狭义和广义之分。狭义之痰是指咳吐而出之痰。广义之痰关老认为脏腑的一切废物统称为痰，首先应从广义去理解，狭义之痰（或痰涎）也包括在广义痰的范围之内。他认为痰的生成原因是多方面的，如脾不健运、肾气不足、津液不能正常输布，或肺气受阻，不能通调水道，则三焦气化失司，过剩的水液不能排出体外，水湿停留积聚，不能被利用，稀薄者为饮，稠浊者为痰，即所谓津液有余（量的变化）而生痰；肝肾阴亏，津液不足，或热灼阴耗津，机体阴液之中水少津亏，汁稠重浊，气催不动，流行不畅，不易生化，也可以停着凝结而为痰，即所谓津液不足（质的变化）而生痰。另外，各种原因引起的气虚，气化不利，气不帅血，推动不利，津液流缓，怠堕沉积也可生痰。概括来说，一切内外因素所引起的人体气血不和、脏腑功能失调、三焦气化不利为生痰之本，关键是气道不顺，而津液运行不畅，不能正常输布，水液的有余或不足，不能发挥其正常功能，停蓄留湿，凝结稠浊，以致胶固成形而为痰。

关老认为，在生理情况下，血在气的统帅下，畅行脉中，循其常道，有约束、有规律地输布流动，环行无端，称为"循经"而行，若因某种因素如气滞、寒凝、久病等影响了气血的流动，或使气与血发生质与量的变化，气血"循经"而行发生障碍，开始为血流遇缓（血滞或血不和），继而郁积不散形成"血郁""蓄血"，而后凝结成形，即为"瘀血"，或热迫血络，血流急速，壅阻脉道，也可形成"血滞""血郁"形成"瘀血"。由于瘀血的阻挡，血不能循其常道川流而去，血即止，气也不能行，气血逆乱，壅遏冲击，以致逆经决络，溢出脉道，或不慎外伤，脉络破损，血液离经外溢，均可造成出血。总之，溢出脉道之血，不论能否排出体外，统称为"离经之血"，也称为"瘀血"。

关老认为"痰瘀"即是病理产物，又是致病因素。痰浊阻络，可导致血行不畅，而形成瘀血；血瘀日久亦可化为痰水。痰与瘀互为因果，互相转化。痰瘀互结，胶固不化，而致恶性循环往复，造成人体脏腑功能的进一步失调，使病情或错综复杂或险象环生，而成顽症、重症、怪症。而痰与瘀二者的形成，皆与气之病理相联系，痰←→气←→瘀，痰与瘀构成了相辅相成的辩证关系。

三、对"痰瘀"辨证治疗法则的看法及在临证中的应用

关老认为："病之即成，必由气及血。气不行则血也不畅，而气滞则痰生，气滞则血瘀；血瘀痰阻反过来又可影响气道的通畅，血瘀日久又可化为痰水。痰瘀互结，互为因果，才是疾病难以向愈的根本所在，所以活血化痰的治疗法则要贯彻于治疗的全过程。"

（一）治痰

1. 治痰法则

（1）见痰休治痰，辨证求根源：痰随气行，流窜周身，而生百病。胶固有形发于体表者易见，阻于血络形成痞块者易察。而在体内阻于气机，殃及脏腑，或在显形以前，则不易察觉。见痰休治痰即是说要审证求因，百病皆可从痰辨证，从证候特点、从整体观念出发而辨证治"痰"，或治已生之痰，或阻断生痰之源，以求治其根源。

（2）治痰必治气，气顺则痰消：气为血之帅，气血流畅则脾气散精，水道通调，痰无以生；如痰已生，气机流畅，则痰可随之消散。若气郁者，"留者攻之"，行气以顺之；若气虚者，"虚则补之"，"下者举之"，以补气顺之；若气逆者，"逸者行之"，调理以顺之。治气应理解为广义的"治气"。气机通顺，方可阻断生痰之源，已生之痰方可迅速消散。

（3）治痰要治血，血活则痰化：气血相互为用，气血流畅则津液并行，无痰以生，血活则痰易化。治血亦要从广义去理解。

（4）怪病责之痰，施治法多端：自古至今，"怪病责之于痰"，痰生百病而形色各

异，除了根据常规辨证方法外，对疑难怪病应从"痰"辨治。今之怪病，其实不怪，只不过有些病证尚未被认识，被掌握，而从痰论治，不但突出了"辨痰"的思路，也为疑难怪病的治疗提供了有效的途径，结合具体情况从整体辨证施治，使疑难怪病可化险为夷。

2. 狭义之痰治则　采用化痰、消痰、涤痰三大原则。

3. 广义之痰治则　按痰的性质，在气，在血，在经络，痰扰五脏施治。

（1）**按痰的性质施治**：①湿痰证：痰白量多，稀而易咳，纳食不佳，身重嗜卧。采用燥湿化痰为主。②热痰证：黄稠有块，口干面赤，心胸烦热，舌苔黄腻等。采用清热化痰为主。③寒痰证：痰白而稀，畏寒肢冷，神倦纳呆等。采用温化寒痰为主。④燥痰证：痰黏难咳，偶带血丝，咳嗽喘息，咽干溲赤等。采用润肺化痰为主。⑤风痰证：痰多泡沫，体胖眩晕，四肢麻木，喉有痰鸣等。采用息风化痰为主。⑥顽痰证：痰稠胶固，癫狂惊悸，胸脘痞闷，苔黄垢腻等。采用荡涤顽痰为主。⑦气痰证：痰聚咽喉，咳吐不出，咽之不下，如物梗阻等。采用利气化痰为主。

（2）**按痰在气施治（痰阻气机）**：①气滞痰阻证：伴有胸胁胀满疼痛，常随情志变化而减轻或加重。采用行气化痰法。②气虚痰阻证：伴有气短乏力，懒言自汗，舌体胖淡等。采用益气化痰法。③气逆痰阻证：伴有咳喘呃逆，嗳气呕吐，头痛眩晕等。采用理气化痰法。④湿困痰阻证：伴有倦怠身重，纳呆痞闷，舌苔白腻等。采用芳香化痰法。

（3）**按痰在血施治（痰阻血络）**：①血瘀痰阻证：伴有血脉瘀阻的表现。采用活血化痰法。②血虚痰阻证：伴有血液虚少的表现，采用补血化痰法。③阴虚痰阻证：伴有阴液不足的表现。采用养阴化痰法。④痰蒙清窍证：神志失常，狂躁妄动，或高热神昏，抽风惊厥等。采用开窍化痰法。

（4）**按痰在经络施治**：①痰核证：湿痰凝聚，大小不一，不红不肿，不硬不痛，可生于体表各处，如瘰疬、瘿瘤等。采用消瘿化痰法。②流痰证：先天不足或久病肾虚，寒湿之邪乘隙而入，与痰浊凝聚，阻滞经络则见局部漫肿，或溃腐流脓，可深窜筋骨。采用扶正化痰法。③乳痰证：乳房中结核累累，光滑肿硬，或瘀阻血络，痰血胶结，日渐增大，坚硬如石，称为乳岩。采用软坚化痰法。④痰包证：痰火流注舌下，见有舌下痰包，表面光滑，质软，外表色黄，局部麻木疼痛，逐渐肿大，可以妨碍饮食与说话。采用清火化痰法。⑤痰湿阻络证：手臂及肢体麻木，流注关节，局部肿胀积液，活动障碍；若风痰中经、中络，可突然晕倒，半身不遂，舌謇不语。采用通络化痰法。

（5）**按痰扰五脏施治**：①痰邪扰心证：可见脏躁、癫狂等症。采用清心化痰法。②痰湿犯肝证：可见烦躁易怒，惊悸抽风，与瘀血胶结则生痞块，寄于肋下，古称"肥气"。采用疏肝化痰法。③痰湿困脾证：可见恶心呕吐，脘腹硬满，头胀眩晕，口干或苦；或疟疾久延，痰血瘀结肋下，可出现痞块，称为"疟母"。采用健脾化痰法。④痰湿阻肺证：呼吸急促，或作哮喘；若痰火犯肺，则见面红气粗，目赤怒视，口渴多饮。采用宣肺化痰法。⑤痰浊注肾证：可见尿浊色白，尿频尿痛，遗精遗尿等。采用固肾化痰法。

（二）治瘀

治瘀法则

（1）见瘀休治瘀，辨证求根据：必须将引起气血不畅、瘀血阻络的直接或间接因素，彻底加以清除，才能瘀消病除。

（2）治瘀要治气，气畅瘀也祛：血病气必病，气病血必伤。气与血两者，气占主导地位。气虚则血滞，气滞则血瘀，气逆不顺则血上逆而走，故治瘀要治气。

（3）治瘀必化痰，痰化血亦治：痰可阻滞血脉，血瘀日久亦可化为痰水，痰瘀互结，互为结果，故治瘀必化痰。

（4）急则治其标，固本更重要：对瘀阻而致的出血、瘀阻心脉、瘀阻脑髓之危重急症，当急治其标，然而固本更重要。除了针对瘀血阻络之本外，还应重视气血生化之源、之本，即脾胃之本。否则瘀消血止而人亡，又有何益？

归纳起来，关老对痰瘀的病因、病机、病理变化的实质，对于痰瘀与脏腑的关系，痰瘀在气分在血分，痰瘀在经络，痰瘀疾病的发生与转归，都有深刻的造诣和独到的见解，充实了痰瘀的辨证施治，丰富和发展了痰瘀学说。他明确提出痰瘀既是病理变化的结果，又是致病因素，而且痰与瘀，既可互结，也可互相转化，互为因果，恶性循环，造成正虚邪实、本虚标实、虚实交错、气血失调、阴阳失衡，百病丛生，形态各异，而成顽疾、怪病、重症。然而透过现象看本质，抓住"痰↔气↔瘀"的病理变化实质，许多疑难顽疾怪症还是可以治愈的。

关老根据辨证，采用活血化痰法，治疗疑难怪症成绩斐然，治疗慢性肝胆疾病疗效卓著，还将此法广泛应用于慢性疾病与杂证之中而得心应手，扩大了其使用的范围，将此法贯彻治疗的始终，不但切中病机，且可阻断病情的发展，起到了事半功倍、防微杜渐之效。

综上所述，关老突出了辨证施治的特色，重视气血辨证，丰富和发展了痰瘀学说，贯穿于肝胆疾病的辨证施治以及杂病辨证施治中。

第四节　关幼波中州理论学术思想

中州理论是关老核心学术思想之一。他指出"调理肝脾肾，中州要当先"。脾居"中州"，为气血生化之源、五脏六腑之大主、气机升降出入之枢纽。关老在对疾病病因认识及对疾病的治疗过程中，均强调"中州"脾胃的重要作用。关老提倡的十纲辨证、痰瘀理论及治病求本的观念与中州理论有着密切的关系，特别是在慢性肝病的治疗中，充分体现了关老重视脾胃、顾护脾胃的学术思想。

一、中州理论学术思想渊源

中州理论是中医理论的一个重要组成部分。它的发生发展是随着整个医学的进步而逐步形成的。它有着丰富的内涵，并且受到历代医家的重视。

《黄帝内经》论述了脾胃的生理病理、脾胃疾病的治则治法等，奠定了脾胃学说的理论基础。张仲景继承和发展了《黄帝内经》脾胃理论学术思想，对脾胃学说做了重要的补充和发展，提出了"见肝之病，知肝传脾，当先实脾"的论点。他重视脾胃在肝病治疗中的预防作用，并制定了脾胃病的一系列证治方药。唐宋金元时期，脾胃学说得到了全面发展。唐代著名医家孙思邈，提出了"五脏不足，调于胃"的学术观点，认为调理脾胃是治疗五脏不足的根本，对脾胃学说的发展做出了重要的贡献。李东垣独树一帜，深入阐发了脾胃学说，论证了脾胃在生理、病理、辨证和治疗中的重要意义。他的代表著作《脾胃论》提出了较为完整的理论观点，总结出了丰富的临床诊治经验，创立了一系列治疗脾胃病的有效方药。明代医家李中梓在《医宗必读》中提出了"脾胃为后天之本"的论述，认为"善为医者必责根本，而本有先天后天之辨，后天之本在脾，脾应中宫之土，土为万物之母"。清代著名医家叶天士十分重视脾胃学说。他认为《黄帝内经》理论的基本观点之一就是人以胃气为本。在温病的治疗中，他特别强调养脾胃之阴，创制的养胃汤，即是从脾胃论治，可谓对脾胃学说的重大发挥。关老在历代先贤对脾胃论治的基础上，经过大量的临床实践形成了独特的中州理论学术思想。

二、十纲辨证与中州理论的关系

十纲辨证由关老所首创。在八纲辨证的基础上，关老提出气血辨证，认为八纲与气血密切相关，力倡十纲辨证，突显气血在辨证论治中的重要作用，主张在气血审证求因。气血是人体生命活动的基本物质，疾病的发生、发展和预后与气血的变化有着密切的关系，气血充足，循环正常，周流不息，人体生命活动就正常；气血不足，气滞血阻，就会导致疾病的产生。而脾胃为气血生化之源，如《灵枢·决气》云"中焦受气取汁，变化而赤是谓血"，又如《灵枢·玉版》云"人之所受气者，谷也，谷之所注者，胃也，胃者，水谷气血之海也"。脾胃虚则气血生化乏源，卫外功能不足，而导致百病丛生。如李东垣在《脾胃论》中所说，"脾胃内伤，百病由生"，"百病皆由衰而生也"，"胃虚则五脏、六腑、十二经、十五络、四肢皆不得营运之气，而百病生焉"。脾胃主生养气血，说明脾胃为气血之本，可以将水谷精微转化为气血，从而发挥"温五脏"的作用。因此，关老提倡的气血辨证与中州理论有着密切的联系。

三、痰瘀学说与中州理论的关系

痰瘀学说是关老学术思想的重要组成部分。对于许多疑难杂症，他多从痰瘀论治，制定了很多治疗痰瘀的治则治法，取得了较好的疗效。纵观其治法，不论是治痰之源、祛瘀之根，还是调畅气机之升降，多不离中州脾胃。《灵枢·邪客》"营气者，泌其津液，注之于脉，化以为血"，表明津血同源。《医学入门》云"痰乃津液所成"，说明津液可以化痰，而津液的生成和输布莫不与中州脾胃有着密切的联系。如张景岳所言"夫人之多痰，悉由中虚而然，盖痰即水也，其本在肾，其标在脾。在肾者，以水不归源，以水泛为痰也；在脾者，以食饮不化，土不治水也"，明确指出痰的性质是不能利用的病理性的水。《医宗必读》说："脾土虚弱，清者难升，浊者难降，留中滞膈，瘀而成痰。"因此，痰瘀学说与中州理论关系至密。

四、治病求本与中州理论的关系

在治病求本学术思想指导下，关老非常重视气血生化之源——脾胃。关老认为在肝病治疗中要见肝之病，当先实脾，还提出"调理肝脾肾，中州要当先"的原则。在各科杂病的辨证施治中，关老也极为重视健脾运化，以顾后天之本。在一些疑难病症的治疗中，关老尤其强调以扶正为主、祛邪为辅，不过于施用破血消癥之品及苦寒伤胃之药，强调"有胃气则生"。

五、中州理论在慢性肝病治疗中的运用

脾胃为水谷之海、气血生化之源，气机升降出入之枢纽，又为肝病波及之要害，因此，在肝病治疗中，关老尤其重视脾胃的作用。慢性肝病多以正虚为主，关老主张治疗以益脾胃、扶正祛邪为主，调理脾胃之升降，提出"调理肝脾肾，中州要当先"的治疗原则。

（一）健脾益胃以治本

关老认为慢性肝病的发生，其内因是脾胃虚弱，气血不足，或情志失调，肝气郁结，肝木克脾土，导致土虚木壅，或久病大病后正气耗伤，脾失运化，加之外感湿热之邪，阻滞脾胃气机之升降，湿热之邪蕴结在里困遏脾胃；或饮食失节，损伤脾胃，湿热内生，郁蒸肝胆。其病机总以脾胃不足、中州失运、湿热阻滞为要。治疗当以健脾益胃为本，以杜绝湿热生化之源。具体治疗又分为益脾气、温脾阳、养脾胃之阴等方法。

1. 益脾气 由于脾气虚多伴随着慢性肝病发生、发展的整个过程，临床多表现为面色㿠白，不思饮食，腹胀便溏，舌质淡红，边有齿痕，舌体胖大等脾气虚弱之象，治宜

健脾益气之法，常用药物有生黄芪、党参、白术、苍术、山药、莲子肉、诃子肉等。由于脾是运化水湿之枢纽，而湿为肝病之要邪，脾气虚多导致湿邪困阻。因此，对于脾虚湿困者，多在健脾益气的基础上，佐以芳化醒脾之法，在健脾药的基础上加用砂仁、豆蔻、藿香、佩兰、杏仁、厚朴花等芳化醒脾，加用杏仁、橘红、法半夏、茯苓、薏苡仁、木瓜、佛手等祛湿调脾，以达标本兼治的目的。

2. 温脾阳　脾阳不足或脾肾阳虚在慢性肝病中亦多常见，多表现为形寒肢冷，口泛清水，身疲乏力，腹胀午后为甚，大便稀软，脐腹隐痛，喜按喜暖，女子白带清稀、量多，舌质淡，脉沉弱无力等脾阳不足之证，治宜温脾散寒。关老多在健脾药基础上加用高良姜、干姜、白术、乌药、附子、沉香、白果、焦白术等。脾阳不足多与肾阳不足并见，或由脾阳不足发展为肾阳不足，症见神倦乏力，腰酸腿沉，喜暖畏寒，小腹或下肢发凉，下肢水肿，大便溏泄，或纳少腹胀，完谷不化，小溲清长，女子白带稀薄，经期后错，舌淡苔白，脉沉细等脾肾阳虚之证，治宜温补脾肾之法。关老常用药如炮附子、干姜、补骨脂、淫羊藿、仙茅、五味子、生黄芪、党参、焦白术、枸杞子、菟丝子、续断等。

3. 养脾胃之阴　慢性肝病，经久不愈，湿热之邪，蒸液耗津，多会导致脾胃之阴的亏虚。胃阴不足，燥热内生，多表现为口舌干燥，口渴喜饮，胃脘灼热疼痛，大便秘结，苔少或无苔，舌干或裂，舌质红，脉细数等症状。关老治疗多用养阴润胃、生津止渴之法，要用沙参、麦冬、生地黄、石斛、玉竹、天花粉、生扁豆等。口渴甚者，加用生石膏、知母；有虚热者加黄芩、地骨皮等。脾阴不足，多表现为脘腹胀满，不思饮食，大便秘结，口干唇燥，手足心热，苔燥，舌质偏红或红绛，脉细而弱等症状。关老治疗多用养阴润肠通便之法，药用麻子仁、白芍、北沙参、石斛、玉竹等。此证多由胃强脾弱而致，胃强则燥热伤津，脾弱则不能为胃行其津液。滋补脾阴药中，关老多佐以温燥之干姜。干姜能温脾之阳，能走能守，可减少滋阴药的黏腻寒凉之性，亦有利于化除湿邪。脾之性以升为健，而滋阴之品多滋腻且性多沉降，故关老亦常加入柴胡、升麻为佐使，以升提脾气。

（二）调补脾胃，运脾与开胃并重

慢性肝病，多会出现脾失健运、胃失和降的证候，其本在于脾胃之气血阴阳不足，益脾胃之阴阳气血为治疗脾虚之本的方法。然胃纳与脾运关系至密，胃不受纳则脾亦失健运，脾之健运不足则胃亦不能受纳，因此，关老治疗慢性肝病多强调运脾与开胃并重，在健运脾胃的基础上，采用开胃之法。常用的开胃法有：①芳香开胃法：本法多用于寒湿秽浊之邪阻塞胃气，导致脾失健运，常用的药物有藿香、佩兰、豆蔻、陈皮、木香、砂仁等。②养阴开胃法：本法多用于胃阴不足证，症见胃脘灼热、不思饮食、口干便结、舌红苔少等，常用药物有北沙参、麦冬、玉竹、白芍、石斛等。③苦寒开胃法：对于胃火较重兼有湿浊者，常用苦寒开胃法，药用黄连、黄芩、蒲公英、草河车等。临床上，在对慢性肝病的治疗中，醒脾开胃与健脾运脾配合，灵活运用方可取得较好的疗效。

（三）升脾降胃，调畅气机

脾胃居中焦，具冲和之性，通连上下，是气机升降之枢纽，具有"脾宜升则健，胃宜降则和"的生理特点，因此，通畅是脾胃的基本功能特点。临床上，关老多把脾胃的升降功能与其他脏腑的升降功能相联系，突出脾胃为升降功能中枢的同时，兼顾肝之生发、肺之肃降、肾水之上济、心火之下交，调理周身脏腑气机的升降出入。由于慢性肝病以脾胃虚弱为内因，加上邪侵、湿阻、食积、血瘀和郁热等病理因素的影响，多会出现脾胃升降失和，进一步导致周身气机的阻滞、逆乱。因此，调理中州脾胃的升降在慢性肝病的治疗中是一个非常重要的环节。关老在临床辨治中多运用条达肝木与升清降逆相结合的治疗方法，在补中益气升脾胃清阳的同时加枳实、佛手、大腹皮之属，使升中有降，以达脾胃升降平衡之目的。

临床上，调理脾胃之升降，降逆气，化痰浊，关老最善用旋覆花、代赭石、杏仁、橘红，取其降逆化痰、益气和胃之效。旋覆花苦辛性温，下气化痰；代赭石甘寒质重，善镇冲逆，可达下气降逆止噫之功，助旋覆花降逆化痰。二者一花一石，性皆下行，相互为用而又相互制约，以顺胃气下降之性。杏仁、橘红化痰浊，行气开胃。《济生方》橘杏丸由橘红、杏仁两味药物组成，为治老人气秘、大便不通而设。关老取此两味药化痰浊、通肠腑、降逆气的功效，与旋覆花、煅代赭石配合共奏降胃气、通肠腑的功效。

总之，中州理论是关老核心学术思想之一。在慢性肝病的治疗中，关老多强调"中州"的作用，并在实践中，总结出了一系列益脾胃、化痰浊、祛湿热、调升降、理气机的方法。这些是关老中州理论在临床上的具体运用。

中 篇

中医常见肝病的辨证论治

第八章　急性病毒性肝炎

第一节　急性病毒性肝炎的中西医结合诊治

急性病毒性肝炎是由肝炎病毒引起的、以肝脏急性损害为主要病变的一组全身性传染病。常见症状有黄疸、胁痛、腹胀、乏力等。目前已确定的肝炎病毒主要有五型，即甲型肝炎病毒（HAV）、乙型肝炎病毒（HBV）、丙型肝炎病毒（HCV）、丁型肝炎病毒（HDV）、戊型肝炎病毒（HEV）。急性病毒性肝炎属于中医"肝瘟""黄疸""胁痛""肝热病"等范畴，多数预后良好。

一、西医病因病理

（一）病因及发病机制

1. 病因　引起病毒性肝炎的病因主要是嗜肝病毒感染，包括甲型、乙型、丙型、丁型、戊型病毒性肝炎。

2. 发病机制

（1）甲型肝炎：HAV 经口进入体内后，由肠道进入血流，引起短暂的病毒血症。

（2）乙型肝炎：HBV 侵入人体后，通过肝细胞膜上受体进入肝细胞并进行复制。当机体免疫功能正常时，多表现为急性肝炎，成年感染 HBV 者常属于这种情况，大部分患者可彻底清除病毒。重症肝炎（肝衰竭）发生是基于机体处于超敏反应，大量抗原抗体复合物产生并激活补体系统，以及在各种炎症因子参与下形成的炎症风暴，使肝细胞遭受强烈免疫损伤打击（第一重打击），导致大片肝细胞坏死，发生重型肝炎。

（3）丙型肝炎：丙型肝炎病毒（HCV）进入体内后，首先引起病毒血症，病毒血症间断出现于整个病程。HCV 在肝细胞内复制干扰细胞内大分子的合成，引起细胞病变；同时，HCV 表达产物对肝细胞有毒性作用，进一步引起免疫反应，导致免疫损伤。

（4）丁型肝炎：丁型肝炎的发病机制还未完全阐明，目前认为 HDV 本身及其表达产物对肝细胞有直接作用，但尚缺乏确切证据。

（5）戊型肝炎：发病机制尚不清楚，可能与甲型肝炎相似。细胞免疫是引起肝细胞损伤的主要原因。

（二）病理

本病病理可见肝脏肿大，肝细胞气球样变和嗜酸性变，形成点、灶状坏死，汇管区炎症细胞浸润，坏死区肝细胞增生，网状支架和胆小管结构正常。黄疸型病变较非黄疸型重，有明显的肝细胞内胆汁淤积。急性肝炎如出现碎屑状坏死，提示极可能转为慢性。甲型和戊型肝炎，在汇管区可见较多的浆细胞；乙型肝炎汇管区炎症不明显；丙型肝炎有滤泡样淋巴细胞聚集和较明显的脂肪变性。

二、中医病因病机

急性病毒性肝炎，属于中医"肝瘟""黄疸""胁痛""肝热病"范畴，是由于感受湿热毒邪，蕴结中焦，脾胃运化失常，湿热熏蒸肝胆，不能泄越，以致肝失疏泄，胆汁外溢；或湿阻中焦，脾失健运，胃失和降。

（一）病因

感受外邪或外邪内侵是本病的主要致病外因。时邪疫毒，蕴结中焦，脾胃运化失常，湿热交蒸于肝胆，致使肝失疏泄，胆液不循常道，浸淫肌肤，下注膀胱，使面、目、小便俱黄。正如《河间六书》所说："以湿热相搏而发体黄也。"若疫毒重者，其病势暴急凶险，具有传染性，表现为热毒炽盛，伤及营血，损及肝肾，陷入心包，蒙蔽神明的严重病证，称为急黄。饮食失节，损伤脾胃是另一主要外因，导致湿热内生，郁蒸肝胆。

内因则由于素体脾胃虚弱，气血不足，或肝气郁结，或久病大病后正气耗伤。这些是导致外邪侵入的主要原因。

（二）病机

黄疸的病位在肝、胆、脾、胃，基本病机是脾胃运化失健，肝胆疏泄不利，胆汁不循常道，或溢于肌肤，或上蒸清窍，或下注膀胱。病理因素主要为湿邪，病理性质有阴阳之分。阳黄多因湿热蕴蒸，或疫毒伤血，发黄迅速而色鲜明；阴黄多因寒湿阻遏，脾阳不振，发黄持久而色晦暗。

湿热之邪外袭，郁结少阳，枢机不利，肝胆经气失于疏泄，可致胁痛。《素问·缪刺论》言："邪客于足少阳之络，令人胁痛不得息。"

三、临床表现

急性病毒性肝炎可分为急性黄疸型肝炎和急性无黄疸型肝炎。

1.急性黄疸型肝炎　临床经过分为黄疸前期、黄疸期、恢复期三期。甲、戊型肝炎起病较急，约 80% 患者有发热，伴畏寒。乙、丙、丁型肝炎起病相对较缓，仅少数有发热。主要症状有全身乏力，食欲减退，恶心呕吐，厌油，腹胀，肝区痛，尿色加深等。

2. 急性无黄疸型肝炎　通常起病较缓慢，症状较轻。主要表现为全身乏力，食欲下降，恶心，腹胀，肝区痛，肝大，有轻压痛及叩痛等。本病恢复较快，病程多在 3 个月内。有些病例无明显症状，易被忽视。

急性病毒性肝炎的体征包括：肝肿大并有压痛，肝区叩击痛，部分患者可有轻度脾肿大。

四、西医诊断依据

1. 流行病学史　患者有密切接触史或注射史等。

2. 症状和体征　患者具有急性黄疸型肝炎或无黄疸型肝炎的症状和体征。

3. 实验室检查　肝功能检查血清 ALT 升高。

4. 影像学检查　B 超可见肝脏增大或正常，CT、MRI 有助于进行鉴别诊断。

5. 病理学检查　主要表现为肝细胞肿胀、水样变性及气球样变，夹杂以嗜酸性变、凋亡小体形成及散在的点、灶状坏死，同时健存肝细胞再生，胞核增大，库普弗细胞增生，淋巴细胞浸润，汇管区轻至中度炎症但无明显纤维化。

五、中医诊断及鉴别诊断

（一）诊断

本病是由于感受湿热毒邪，蕴结中焦，脾胃运化失常，湿热熏蒸肝胆，不能泄越，以致肝失疏泄，胆汁外溢；或中焦湿热，脾失健运，胃失和降。

1. 主要症状　纳呆腹胀，身目发黄，小便黄赤，倦怠乏力。

2. 次要症状　口干，口苦，恶心，厌油，呕吐，头身困重，脘腹痞满，胁肋疼痛。

3. 起病及外因　急性起病，发病前多有外因（如不洁饮食、冶游史、输血、不洁注射等）。

具备 2 个主症以上，或 1 个主症、2 个次症，结合起病特点、外因、肝功能检查、病原学检查等可诊断。

（二）鉴别诊断

1. 萎黄　黄疸发病与感受外邪、饮食劳倦或病后有关；其病机为湿滞脾胃，肝胆失疏，胆汁外溢；其主症为身黄、目黄、小便黄。萎黄之病因与饥饱劳倦、食滞虫积或病后失血有关；其病机为脾胃虚弱，气血不足，肌肤失养；其主症为肌肤萎黄不泽，目睛及小便不黄，常伴头昏倦怠、心悸少寐、纳少便溏等症状。

2. 肝著　肝热病需与肝著相鉴别。两者均可出现纳呆腹胀、倦怠乏力、胁肋疼痛等症。肝著病病程常常超过 6 个月，可表现为右胁痛、右胁下肿块、用手按捺捶击稍舒、肝功能异常等，伴食欲不振、嗳气、腹胀、便溏、乏力等症。

六、西医治疗

急性肝炎一般为自限性，多可完全康复，以一般治疗及对症支持治疗为主。急性期应进行隔离，症状明显及有黄疸者应卧床休息。恢复期可逐渐增加活动量，但要避免过劳。饮食宜清淡易消化，适当补充维生素，热量不足者应静脉补充葡萄糖。避免饮酒和应用损害肝脏药物，辅以药物对症及恢复肝功能，药物不宜太多，以免加重肝脏负担。一般不采用抗病毒治疗，但急性丙型肝炎则例外，只要检查 HCV RNA 阳性，尽快开始抗病毒治疗可治愈。

七、中医辨证论治

（一）辨证要点

急性病毒性肝炎的中医辨证需与辨病相结合。急性黄疸型肝炎表现似阳黄，急性无黄疸型肝炎为"无黄"，但两者湿热致病的病理是一致的。

1. 阳黄辨证要点

（1）先辨湿之轻重：阳黄以湿热为患，故首当辨清湿热之轻重，以确定治疗原则。根据临床症状表现，可分为以下三种情况：①热重于湿者：发热口渴、尿黄赤如浓茶、大便秘结、胸腹胀满、两胁疼痛、舌苔黄厚而腻、舌质红、脉弦滑而数等热盛之症突出。②湿重于热者：呕恶、纳呆、胸脘胀满、口淡不渴或渴不思饮、头重身困、身热不扬、腹胀、便溏、舌苔白腻、脉滑或濡稍数等湿盛之症突出。③湿热并重者：毒热深重、黄疸明显、心烦、口干苦、发热、口舌生疮、大便秘结、舌质红绛、舌苔黄厚而腻、脉弦滑洪数等表现突出。

（2）再辨湿热侵犯之部位：在辨证过程中，除了要明确湿热的轻重外，还要分清湿热侵犯的部位，以确定清热祛湿之途径。湿热交结，中焦脾胃首先受困，势必枢机不利，上下不通。所以，阳黄一证，中州受病是其基本证型。

2."无黄"（急性无黄疸型肝炎）辨证要点　"无黄"与"阳黄"均因湿热为患，"无黄"湿热较轻，而"阳黄"湿热较重，但肝病犯脾是一致的，均以中州失运为主症。两者湿热程度轻重有别，无黄轻而阳黄重；湿热浸渍瘀阻的深浅也有别，无黄偏于气分，阳黄偏于血分。

（二）治则治法

湿热内蕴证，如热重于湿，则采用清热利湿、解毒退黄法；如湿重于热，采用利湿清热、健脾和中法；如湿热并重，采用清热利湿法。寒湿中阻证，采用温阳散寒、健脾利湿法。

（三）证治分类

1. 湿热内蕴证　根据湿热内蕴证的湿与热轻重不同，分为热重于湿证、湿重于热证及湿热并重证，分别进行辨证论治。

（1）热重于湿

临床表现：纳呆或呕恶，右胁疼痛，口干口苦，舌红，苔黄腻，脉弦滑数。

证机概要：湿热熏蒸，困遏脾胃。

治法：清热利湿，解毒退黄。

代表方：茵陈蒿汤（《伤寒论》）加减。

常用药：茵陈蒿、栀子、大黄等。若恶心呕吐明显者，加竹茹、黄连以清热止呕；腹胀甚者加厚朴、枳实以行气化湿消积；皮肤瘙痒者加苦参、白鲜皮以燥湿清热止痒。

（2）湿重于热

临床表现：纳呆或呕恶，右胁疼痛，脘腹痞满或肢体困重，舌红，苔黄腻，脉弦滑数。

证机概要：湿遏热伏，湿阻中焦。

治法：利湿清热，健脾和中。

代表方：茵陈五苓散（《金匮要略》）加减。

常用药：茵陈、白术、茯苓、猪苓、泽泻、桂枝等。若恶心厌油重者加竹茹、法半夏以清热燥湿、和胃止呕；纳呆食少者加砂仁、白豆蔻、炒谷芽、炒麦芽等以芳香宣中、化湿醒脾开胃；便溏甚者加木香、黄连以清热燥湿行气，调节肠胃。

（3）湿热并重

临床表现：纳呆或呕恶，右胁疼痛，脘腹痞满或肢体困重，口干口苦，舌红，苔黄腻，脉弦滑数。

证机概要：湿热困阻中焦。

治法：清热利湿。

代表方：甘露消毒丹（《温热经纬》）加减。

常用药：茵陈、滑石、木通、黄芩、连翘、石菖蒲、白豆蔻、藿香、薄荷等。若湿困脾胃、便溏尿少、口中甜者，可加厚朴、苍术；纳呆或无食欲者，再加炒麦芽、鸡内金以醒脾消食。

2. 寒湿中阻证

临床表现：纳呆，呕恶，腹胀喜温，口淡不渴，神疲乏力，头身困重，大便溏薄，或身目发黄，舌淡或胖，苔白滑，脉濡缓。

证机概要：中阳不振，寒湿滞留，肝胆失于疏泄。

治法：温阳散寒，健脾利湿。

代表方：黄疸者应用茵陈术附汤（《医学心悟》）加减；无黄疸者可应用藿朴夏苓汤（《医原》）加减。

常用药：茵陈、白术、制附子、干姜、甘草；藿香、厚朴、姜半夏、茯苓、杏仁、薏苡仁、白豆蔻、猪苓、泽泻、淡豆豉、通草等。若湿阻气滞，腹胀较甚者，加大腹皮、木香以行气宽中利湿；若黄疸者，加丹参、泽兰、赤芍以增强活血解毒、利湿退黄之目的；纳差者，加鸡内金以健脾开胃、消积导滞；便溏甚者，加白扁豆、莲子肉健脾渗湿。

第二节 关幼波教授治疗急性病毒性肝炎的临证思路

一、关幼波教授对急性病毒性肝炎的认识

急性病毒性肝炎包括黄疸型和无黄疸型两种。黄疸型与中医的"阳黄"相似；若与阳黄相比较，无黄疸型急性肝炎（简称"无黄"），除内虚因素较为特殊外，湿热之病理是一致的。对于本病的治疗，按照辨病与辨证相结合的观点，除运用中医基本理论辨证分析外，也要参考肝功能化验和西医各项物理检查，以判定疗效和估计其预后，综合治疗。

二、关幼波教授对急性病毒性肝炎的辨治思路

（一）辨证思路

1. 首辨 湿热轻重急性病毒性肝炎以湿热为本，阳黄湿热较重，无黄湿热较轻。湿为阴邪，其性黏腻重浊难化，日久可耗伤脏腑的阳气。湿重则口黏、脉滑缓、舌苔白；热为阳邪，其性燥烈，日久可灼耗脏腑的阴液，热重则发热口苦、脉滑数、舌苔黄。基于对急性病毒性肝炎病理的认识，治疗时首先要辨别湿热孰轻孰重，确定治疗的侧重，临床上有湿盛于热、热盛于湿、湿热并重之分。

2. 次辨 在气在血"无黄"与阳黄均因湿热为患。若湿热瘀阻偏于气分，胆汁能循常道而泄利，可不出现黄疸；若湿热入血分瘀阻血脉，胆汁外溢则发黄疸。故"无黄"偏于气分，阳黄偏于血分。

3. 再辨 三焦部位阳黄与"无黄"湿热轻重程度有别，但肝病犯脾是一致的，均以中州失运为主症。临床上湿热侵入三焦，一般以偏于中上二焦、中下二焦和弥漫三焦多见。辨别三焦病位的目的在于明确祛湿清热的途径。

4. 区分邪正盛衰   急性病毒性肝炎是由于内外合邪、邪正交争所致，发病急，病程短，大多属实证，虽然存在肝、脾、肾等脏腑功能的失调或气血两虚的情况，但其特点是"邪盛正未衰"。在治疗中，切不可见虚象即妄投补剂，助湿生热，造成"闭门留寇之患"，故需辨别邪正盛衰情况。

因此，在急性病毒性肝炎的辨证过程中，要分析湿热轻重、气血出入、病位上下，制定治疗总则和重点，确定清热解毒、祛湿退黄的途径和方法，彻底清除外邪。

（二）治疗思路

中医治疗急性病毒性肝炎强调从整体出发，辨证论治。关老根据病因病机及多年临床经验认为扶正祛邪应贯穿本病治疗始终，强调治病过程中需注重治血、解毒、化痰之法。

1. 治血   肝为血脏，以阴血为体，以阳气为用，主疏泄条达。黄疸是湿热蕴于血分，故治黄需要从治血入手，在清热祛湿（或温化寒湿）的基础上加用治疗血分的药物，活血即可祛瘀，祛瘀即可生新。"无黄"湿热偏于气分，若由气入血，瘀阻血分，则可导致病情加重，出现黄疸，故在"无黄"治疗中亦需稍佐以治血。

2. 解毒   关老认为外感湿热疫毒之邪或湿热久羁蕴毒时，需加用解毒的药物，否则湿热毒邪瘀结难化，湿热益甚，毒邪益炽。加用解毒药物则湿热易解，黄疸消退较快，亦有降低转氨酶的作用。

3. 化痰   脾为生痰之源，湿热困脾，脾失健运，痰浊内生，湿热痰浊瘀阻血脉，则疾病缠绵难愈，黄疸胶固难化。化痰法配合行气、活血、化瘀的法则使用，可消除凝滞之湿热，加速利湿退黄的效果，治痰实为治脾。

4. 扶正与祛邪   在治疗的过程中需抓住主要矛盾。正盛邪实阶段，当集中药力以祛邪为主。若兼感外邪而见表证，应重用清热解表；若无表邪，则用清热祛湿、活血解毒化痰之法祛炽盛之邪；若表里同病，则表里同治。正虚邪实阶段，内侵之邪过盛，往往病情较重，如单用补虚，则会闭门留寇，反之，纯用祛邪，则更伤正气。因此，若正气尚支，仍可以祛邪为主，但应辅以扶正之品，加强抵御外邪之力；若正气不支，元气欲脱，虽然仍有邪实存在，但当急扶其正而固脱，辅以祛邪之品。正虚邪弱阶段，则应以扶正为主，兼祛余邪，力争正复邪尽，使气血充足，阴阳调和。

三、关幼波教授辨证施治

（一）湿热内蕴证

症状：食欲减退，恶心，厌油腻（或呕吐），上腹部不适，肝（或脾）肿大且疼痛，周身倦怠乏力，便干（或溏），溲短赤，或伴恶寒、发热，舌苔厚腻，脉弦滑或数。

立法：清热利湿，活血解毒，佐以化痰。

方药：茵陈 20g，草河车 15g，金钱草 15g，杏仁 10g，金银花 30g，六一散 10g，橘红 10g，赤芍 10g，泽兰 10g，藿香 10g，蒲公英 10g，生甘草 6g。

方解：此方反映了关老治疗急性病毒性肝炎的基本思路，在正盛邪实阶段，以祛邪为主，全方清热利湿、活血解毒化痰。方中茵陈、金钱草、六一散清利肝胆湿热；蒲公英、草河车清热解毒；藿香芳香化湿；赤芍、泽兰凉血活血；杏仁、橘红行气开胃化痰；甘草调和诸药以防苦寒伤胃，又可解毒。

临床应用则根据辨证侧重加减变化。湿重者，加佩兰、白术、生薏苡仁、茯苓，以芳香化湿、健脾利湿。热重者，酌加炒山栀、酒黄芩、川黄连、炒知柏、大黄，以清热泻火。恶寒发热者，加桑叶、生石膏，以解表退热。恶心呕吐者，加生代赭石、旋覆花，以平肝和胃、降逆止呕。肝区疼痛者，加醋柴胡、当归、白芍、香附，以疏肝理气、养血柔肝、止痛。胃脘堵闷者，加木香、砂仁，以行气开胃。纳呆腹胀者，酌加炒莱菔子、焦三仙、厚朴、白术、茯苓，以健脾运化、消食导滞。衄血出血者，酌加白茅根、牡丹皮、藕节炭、大黄炭、阿胶珠，以凉血止血。肝区刺痛、肝脾肿大者，酌加炙鳖甲、生牡蛎、丹参、泽兰、水红花子，以活血化瘀、软坚散结。尿黄短赤，尿道灼热者，酌加白头翁、葛根、黄芩、黄连、秦皮，以泻下焦湿热。腰酸腿软者，加川续断、桑寄生、牛膝以补益肾气。

（二）肝郁脾虚证

症状：肝炎病后，胸胁胀满，纳食不甘，身倦乏力。临床多见于肝炎恢复期，肝功能已恢复正常，消化功能未能完全恢复正常者。

立法：健脾疏肝。

方药：党参 12g，山药 12g，炒白术 12g，陈皮 10g，草豆蔻 6g，当归 10g，白芍 12g，柴胡 10g，郁金 10g。

倍其量共研细末，炼蜜为丸，每丸重 10g，每服 1～2 丸，日服 2 次。

方解：本方为关幼波教授根据临床实践研制的，功用为疏肝理气、健脾开胃。方中党参、山药，炒白术健脾利湿；陈皮、草豆蔻行气开胃；当归、白芍养血柔肝，合党参益气血；柴胡、郁金疏肝理气，合陈皮行气和胃。该方重在调和肝脾，使湿热之邪无法残存，也不至于内生。

（三）肝肾阴虚证

症状：肝病后，腰酸腿软，头晕失眠，倦怠纳呆。临床多见于肝炎恢复期，肝功能已恢复正常，见有体虚、神经衰弱者。

立法：养血柔肝，滋补肝肾。

方药：北沙参 12g，麦冬 12g，当归 10g，五味子 10g，何首乌 15g，熟地黄 10g，女贞子 15g，续断 15g，陈皮 10g，旱莲草 15g，浮小麦 15g。

倍其量共研细末炼蜜为丸，每丸 10g，每服 1～2 丸，日服 2 次；或作蜜膏，每服

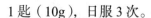

1匙（10g），日服3次。

方解：方中女贞子、旱莲草、沙参、麦冬、续断滋补肝肾；当归、何首乌、熟地黄补肾养血安神；五味子、浮小麦补五脏，敛心气；陈皮和胃理脾。全方重在滋补肝肾阴血之亏损，以扶正固本，使余邪无法残留。

第三节　关幼波教授治疗急性病毒性肝炎验案

案

黄某，男，35岁，1994年1月15日初诊。

主诉：周身黄染、瘙痒1周。

现病史：患者纳食不甘，恶心厌油，全身乏力，遍身瘙痒，口苦咽干，失眠多梦，尿黄赤，便干燥。查体：精神弱，气短声微，急性病容，巩膜皮肤黄染明显，色鲜黄，肝掌（+），蜘蛛痣（-），腹部平软，肝肋下1.5cm，质中，脾未触及，腹水征（-），下肢可凹性浮肿（-）。总胆红素（TBIL）161.5μmol/L，谷丙转氨酶（ALT）17961U/L，谷草转氨酶（AST）15871U/L，麝浊（TTT）16单位，尿胆原强阳性。10年前曾患急性黄疸性甲型肝炎，素有饮酒史，无其他疾病史。此次检查乙肝病毒感染标志物全部为阴性。

舌象：舌苔黄稍腻，质稍红。

脉象：沉滑。

西医诊断：急性黄疸性戊型肝炎。

中医诊断：肝瘟。

中医辨证：湿热内蕴，入于血分。

立法：清热利湿，凉血解毒，活血化痰。

方药：

茵陈30g	青蒿15g	炒栀子10g	草河车15g
蒲公英15g	赤芍30g	藿香10g	白茅根30g
杏仁10g	橘红10g	泽兰15g	焦山楂10g
焦神曲10g	焦麦芽10g	酒大黄10g	牡丹皮10g

14剂，水煎服，日1剂。

1994年2月1日二诊：上方服用14剂，恶心已止，呕吐未作，纳食增加，体力明显恢复，身痒消失，舌苔微黄，脉沉滑。复查肝功能：TBIL 21.54μmol/L，ALT 55.91U/L，AST 17.61U/L，TTT 7U。上方茵陈改为10g，去炒栀子，加白术10g，薏苡仁10g，以健脾利湿。

1994年3月1日三诊：查TBIL 16.7μmol/L，ALT 20.71U/L，AST 16.51U/L，TTT正常。诸证悉除，体力恢复。嘱其服用健脾疏肝丸、滋补肝肾丸早晚各1丸，以固疗效。

第九章　慢性病毒性肝炎

第一节　慢性病毒性肝炎的中西医结合诊治

慢性病毒性肝炎是指急性肝炎病程超过半年，或原有乙、丙、丁型肝炎急性发作再次出现肝炎症状、体征及肝功能异常，或发病日期不明确或虽无肝炎病史，但根据肝组织病理学或根据症状体征、化验及 B 超检查综合分析符合慢性肝炎表现的疾病。慢性病毒性肝炎主要症状为乏力、纳差、腹胀、肝区痛等，可有肝病面容、肝掌、蜘蛛痣、黄疸、肝脾肿大等体征，部分患者出现出血倾向、内分泌紊乱等。本病不能有效控制可进展为肝硬化、肝癌。

一、西医病因病理

（一）病因及发病机制

1. 病因　引起慢性病毒性肝炎的病因主要是乙型、丙型、丁型病毒性肝炎。

2. 发病机制

（1）慢性乙型肝炎：HBV 侵入人体后，机体免疫反应不同，导致临床表现各异。当机体处于免疫耐受状态，不发生免疫应答，多表现为无症状携带者。当机体处于免疫功能低下、不完全免疫耐受自身免疫反应产生、HBV 基因突变逃避免疫清除等情况下，可导致慢性肝炎。

（2）慢性丙型肝炎：丙型肝炎病毒感染后，免疫应答不能完全清除病毒、迁延不愈可进展为慢性丙型肝炎。

（二）病理

慢性肝炎的病理特点是汇管区及其周围炎症，大量淋巴细胞及少量浆细胞、巨噬细胞浸润，破坏界板引起界面肝炎（碎屑样坏死），也可见小叶内肝细胞变性、坏死，包括融合性坏死和桥形坏死等。肝脏细胞炎症坏死可激活肝脏星状细胞活化，分泌大量细胞外基质，胶原过度沉积形成纤维间隔，破坏原有肝小叶结构，形成假小叶，最终进展为肝硬化。

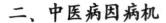

二、中医病因病机

（一）病因

中医学认为慢性病毒性肝炎由湿热疫毒之邪内侵所致，当人体正气不足无力抗邪时，常因外感、情志、饮食、劳倦而诱发本病。

（二）病机

本病的病机特点是湿热疫毒隐伏血分，时常可以引发湿热内结证。湿热之邪缠绵羁留损伤正气，造成因病而虚，逐步形成脏腑气血功能失调和机体防御功能减弱，以致正不抗邪，招致湿热内侵，造成因虚而病。湿热羁留的主要病位在肝、脾、肾。病性属本虚标实，虚实夹杂。

肝主疏泄，喜条达，如若情志不畅即可引发木旺乘土，或湿热伤脾，即可导致肝郁脾虚证。肝为血脏，体阴用阳，喜润恶燥，热为阳邪，易灼耗肝阴，暴怒抑郁也伤肝阴，因肝肾同源，或热毒伤阴，或郁久化火伤阴皆可导致肝肾阴虚证。肝体阴用阳，久病阴损及阳而克脾伤肾，即可导致脾肾阳虚证。气血失调，久病致瘀，入络即可导致瘀血阻络证。肝肾阴亏，虚火内耗，脾阳受遏，内湿不化，湿不化则蕴热，虚热与湿热相合，深伏阴血则日渐伤正。本病的病位主要在肝，常多涉及脾、肾两脏及胆、胃、三焦等腑。

脏腑功能的盛衰，又与气血的盛衰密切相关。脾为后天之本，气血生化之源。脾失健运，日久化源不足可致气血两虚。肾藏精，精可化气，气可化血藏于肝。肾精不足，日久则无以化气血。气虚不能行血，血行迟缓而血滞，血滞日久则瘀结凝聚成痞块，瘀血不去则新血不生，二者相互影响，气血日益虚损。故肝病日久，脏腑功能日衰，气血渐损。五脏六腑，四肢百骸，无不由气血所充盈，濡养和调节其功能。气血虚则整体功能衰退，气血充则整体功能旺盛。故慢性肝炎的治疗应当扶正以祛邪，既从整体观念出发，重视调治肝、脾、肾各脏的功能，同时要注意调理气血，而达正复邪去病安。

三、临床表现

慢性病毒性肝炎依据病情轻重可分为轻、中、重三度，依据 HBeAg 阳性与否可分为 HBeAg 阳性和 HBeAg 阴性慢性乙型肝炎，分型有助于判断预后及指导抗病毒治疗。

轻度：病情较轻，可反复出现乏力、头晕、食欲减退、厌油、尿黄、肝区不适、睡眠欠佳、肝稍大有轻触痛，可有轻度脾大。部分病例症状、体征缺如，肝功能指标仅1～2项轻度异常。

中度：症状、体征、实验室检查居于轻度和重度之间。

重度：有明显或持续的肝炎症状，如乏力、食欲缺乏、腹胀、尿黄、便溏等，伴肝病面容、肝掌、蜘蛛痣、脾大，ALT 和（或）AST 反复或持续升高，白蛋白降低、免疫球蛋白明显升高。如发生 ALT 和 AST 大幅升高，血清总胆红素超出正常值，提示重症倾向，疾病可迅速向肝衰竭发展。

四、西医诊断依据

（一）流行病学史

乙型肝炎和丁型肝炎者可有输血、不洁注射史，家庭成员可有 HBV 感染者。丙型肝炎者可有输血及血制品、静脉吸毒、血液透析、多个性伴侣、不洁注射及文身等病史。

（二）症状和体征

病程超过半年或发病日期不明确而有慢性肝炎症状、体征、实验室检查改变，有乏力、厌油、肝区不适等症状，可有肝病面容、肝掌、蜘蛛痣、胸前毛细血管扩张、肝大质偏硬、脾大等体征。

（三）实验室检查

1. 肝功能检查 慢性肝炎常常有肝功能异常，表现为 ALT、AST、LDH、γ-GT、ALP 或 AKP 显著升高，胆碱酯酶、白蛋白水平下降，凝血功能异常。

2. 病原学检测

（1）慢性乙型肝炎：乙肝 HBsAg 阳性超过半年。

（2）慢性丙型肝炎：血清或肝内 HCV RNA 阳性超过半年。

（3）慢性丁型肝炎：血清 HDV RNA 和（或）HDV Ag 阳性，或肝内 HDV RNA 和（或）肝内 HDV Ag 阳性超过半年。

（四）影像学检查

B 超可见肝脏增大或正常，CT、MRI 有助于进行鉴别诊断。

五、中医诊断及鉴别诊断

（一）诊断

肝著是于肝热病、肝瘟等之后，肝脏气血瘀滞，著而不行，以右胁痛、右胁下肿块、用手按捺捶击稍舒、肝功能异常等为主要表现。

（二）鉴别诊断

1. 肝热病　为急性病毒性肝炎的严重表现。肝受邪热，以小便黄、胁腹满痛、身热、躁狂不安或嗜睡等为主要表现的疾病，伴有黄疸、转氨酶明显增高，病程不超过 6个月。

2. 肝积　即代偿期肝硬化。肝病日久，以纳差、腹胀不适、右胁痛、便溏、乏力、消瘦等为常见症状，可有肢体紫斑、鼻衄、齿衄，甚至呕血、黑便等出血症状。本病肝脏质硬，脾脏肿大，全身情况较差，瘀血指征更明显。

六、西医治疗

（一）慢性乙型肝炎治疗

抗病毒治疗可以改善患者长期结局。对于血清 HBV-DNA 阳性，ALT 持续异常（ > ULN），且排除其他原因所致者，建议抗病毒治疗。对于血清 HBV-DNA 阳性者，无论 ALT 水平高低，只要符合下列情况之一，建议抗病毒治疗：①有乙型肝炎肝硬化或 HCC 家族史。②年龄 > 30 岁。③无创指标或肝组织学检查，提示肝脏存在明显炎症（G ≥ 2）或纤维化（F ≥ 2）。④HBV 相关肝外表现（如 HBV 相关性肾小球肾炎等）。对于血清 HBV-DNA 阳性的代偿期乙型肝炎肝硬化患者和 HBsAg 阳性失代偿期乙型肝炎肝硬化患者，建议抗病毒治疗。

抗乙肝病毒药物主要包括核苷类似物和干扰素。首选恩替卡韦、替诺福韦、丙酚替诺福韦或艾米替诺福韦治疗。大多数患者需要长期用药。可采用聚乙二醇干扰素（Peg-IFN-α）治疗。有效患者治疗疗程为 48 周，可以根据病情需要延长疗程，但不宜超过96 周。

（二）慢性丙型肝炎治疗

HCV-RNA 阳性患者，均应接受抗病毒治疗。抗病毒治疗终点为治疗结束后 12 周，采用敏感检测方法（检测下限 ≤ 15U/mL）检测不到血清或血浆中 HCV-RNA。育龄期女性在治疗前先筛查是否妊娠，已妊娠者，可在分娩哺乳期结束后给予抗病毒治疗。如排除妊娠，则应告知，避免在抗病毒期间妊娠。抗病毒治疗前需评估肝脏疾病的严重程度、肾脏功能、HCV-RNA 定量检测、HBsAg、合并疾病以及合并用药情况，必要时，可进行 HCV 基因型检测。

直接抗病毒药物的用法用量：①索磷布韦 / 维帕他韦，400mg/100mg，1 次 / 天，治疗 HCV 基因 1 ～ 6 型初治或者干扰素 / 利巴韦林（PRS）经治患者，无肝硬化或代偿期肝硬化疗程 12 周，针对基因 3 型代偿期肝硬化可以考虑增加利巴韦林（RBV），失代偿期肝硬化患者联合 RBV 疗程 12 周。②可洛派韦 60mg 联合索磷布韦 400mg，

1次/天，治疗HCV基因1～6型初治或者PRS经治患者，无肝硬化或代偿期肝硬化疗程12周，针对基因3型代偿期肝硬化可以考虑增加RBV。③HCV基因1b型可选择艾尔巴韦/格拉瑞韦，50mg/100mg，1次/天，治疗初治及PRS经治患者，无肝硬化及代偿期肝硬化患者疗程12周。来迪派韦/索磷布韦，90mg/400mg，1次/天，初治及PRS经治，无肝硬化及代偿期肝硬化患者疗程12周。依米他韦＋索磷布韦，100mg+400mg，1次/天，初治及PRS经治，无肝硬化或代偿期肝硬化疗程12周。达诺瑞韦＋利托那韦，100mg+100mg，2次/天，联合拉维达韦200mg 1次/天，及RBV，初治及PRS经治非肝硬化患者疗程12周。

七、中医辨证论治

（一）辨证要点

由于本病的病因、病机、病位、病性复杂多变，病情交错难愈，故应辨明"湿、热、瘀、毒之邪实与肝、脾、肾之正虚"两者之间的关系。由于慢性病毒性肝炎可以迁延数年甚或数十年，治疗时应注意以人为本，正确处理扶正祛邪，调整阴阳、气血、脏腑功能。

1. 抓主要矛盾，灵活辨证　慢性肝炎病程长，临床症状复杂，中医难以用单独的病证概括。关老从辨证角度归纳出九种辨证类型，并强调其证候可单独出现，也可兼夹而致，前后交错或互相转化，这样可从复杂的临床病象中根据中医辨证论治理论，抓住疾病各阶段的主要矛盾，兼具了原则性和灵活性。

2. 分清脏腑虚实　慢性肝炎病机是湿热余邪未尽，肝、脾、肾三脏受损或气血失调。湿热之邪久羁耗伤正气，造成"因病而虚"，逐步导致脏腑气血功能失调和机体防御功能减弱，正不抗邪，又招致湿热内侵，造成"因虚而病"。湿热稽留的主要病位是肝、脾、肾。肝体阴而用阳，热为阳邪，可耗灼肝阴，湿为阴邪，易伤阳气；同时脾主运化，喜燥恶湿，湿困脾阳，则运化失常，日渐虚弱，而肝肾同源，日久必伤肾阳。

（二）治则治法

湿热内蕴证，如热重于湿，则采用清热利湿、解毒退黄法；如湿重于热，采用利湿清热、健脾和中法；如湿热并重，采用清热利湿法。寒湿中阻证，采用温阳散寒、健脾利湿法。

（三）证治分类

1. 湿热内结证

临床表现：纳差食少，口干口苦，困重乏力，小便黄赤，大便溏或黏滞不爽，或伴胁肋不适，恶心干呕，或伴身目发黄，舌红，苔黄腻，脉弦数或弦滑数。

证机概要：外感湿热或脾胃湿热蕴结肝胆。

治法：清热利湿。

代表方：茵陈蒿汤或甘露消毒丹加减。

常用药：茵陈、栀子、大黄、滑石、黄芩、虎杖、连翘等。

2. 肝郁脾虚证

临床表现：胁肋胀痛，情志抑郁，身倦乏力，纳呆食少，脘痞，腹胀，便溏，舌质淡，有齿痕，苔白，脉弦细。

证机概要：肝失疏泄，脾失运化。

治法：疏肝健脾。

代表方：逍遥散加减。

常用药：北柴胡、当归、白芍、白术、茯苓、薄荷、甘草等。

3. 肝肾阴虚证

临床表现：胁肋隐痛，腰膝酸软，两目干涩，口燥咽干，失眠多梦，或头晕耳鸣，五心烦热，舌红少苔或无苔，脉细数。

证机概要：肝肾阴液亏虚，虚热内扰。

治法：滋补肝肾。

代表方：一贯煎加减。

常用药：当归、北沙参、麦冬、生地黄、枸杞子、川楝子、玄参、石斛、女贞子等。

4. 瘀血阻络证

临床表现：胁肋刺痛，面色晦暗，口干但欲漱水不欲咽，或胁下痞块，赤缕红丝，舌质紫暗或有瘀斑瘀点，脉沉涩。

证机概要：瘀血停滞，肝络痹阻。

治法：活血通络。

代表方：膈下逐瘀汤加减。

常用药：当归、桃仁、红花、川芎、赤芍、丹参、泽兰等。

5. 脾肾阳虚证

临床表现：畏寒喜暖，面色无华，少腹、腰膝冷痛，食少脘痞，腹胀便溏，或伴下肢浮肿，舌质暗淡，有齿痕，苔白滑，脉沉细无力。

证机概要：脾肾阳虚，阴寒内盛。

治法：温补脾肾。

代表方：附子理中汤或金匮肾气丸加减。

常用药：党参、白术、制附子、桂枝、干姜、菟丝子、肉苁蓉等。

临床既可见一证，也可见两证相兼或多证并现，建议治疗时多法联用，处方选药精准，剂量适当，防止过度治疗。

第二节　关幼波教授治疗慢性病毒性肝炎的临证思路

一、关幼波教授对慢性病毒性肝炎的认识

慢性病毒性肝炎多由急性病毒性肝炎久治不愈，或未坚持治疗，湿热病邪未彻底清除，正气虚弱，迁延复发而致，难于以中医的某个单独病证所概括。慢性病毒性肝炎患者中大多为乙型肝炎，次为丙型肝炎、丁型肝炎。慢性病毒性肝炎在我国，以及全世界广为流行，严重危害人类健康。其病程长，病情变化复杂，部分患者会发展为肝硬化、肝癌。

二、关幼波教授对慢性病毒性肝炎的辨治思路

（一）辨证思路

关幼波教授概括归类了慢性病毒性肝炎的十种证型。由于邪正交争的盛衰与个人体质的不同，以及脏腑受损程度的不同，各种证型可以兼夹而出现，单独出现某一证型很少见，随着病情的变化，证型之间也可以互相转化。总的原则是要整体辨证，以湿热为本，在急性期以祛邪为主，慢性期以扶正为主，扶正中，又当以中州当先，调理肝、脾、肾，在整个治疗中，要贯穿凉血活血、清热化痰利湿。

（二）治疗思路

关幼波教授通过长期临床实践，对慢性病毒性肝炎的治疗提出了以下要点。

1. 扶正祛邪，调理气血　急性病毒性肝炎以"邪气盛"（湿热盛）为矛盾的主要方面，而慢性病毒性肝炎以正气虚（包括肝、脾、肾、气血、津液等）为矛盾的主要方面。患者开始由于湿热之邪缠绵羁留损伤正气，造成因病而虚，逐步形成脏腑气血功能失调和机体防御功能减弱，以致正不抗邪，招致湿热内侵，造成因虚而病。故治疗应以扶正为主，扶正祛邪，调理气血。

2. 调理肝脾肾，中州要当先　关幼波教授对慢性病毒性肝炎辨证施治，基本上是以脏腑、气血论治为原则，且以扶正治其本，祛除余邪治其标。湿热余邪未尽，损害的部位主要是肝、脾、肾三脏。肝与肾的关系是肝肾同源，故应肝肾同治。肝与脾的关系主要是疏泄与运化的关系，脾居中州，为后天之本，气血生化之源，运湿之枢纽，又为肝病波及之要害，故在治疗中应注意调理中州，稍佐祛邪。

3. 活血化痰，柔肝软坚　慢性病毒性肝炎是由于湿热余邪未尽，又因正气不能抗邪所致。湿热久羁可聚而生痰；中阳不振，运化失司而聚湿生痰；肾阴不足，水气上泛为

痰；阴虚肝热，灼津生痰。湿热、痰湿阻滞血脉可致瘀血；气虚，肝郁，气不帅血，可出现瘀血；阳气不足，运化无力或外伤亦可致瘀血。痰与瘀血既是病理产物，又是致病因素。痰湿与瘀血交阻，肝、脾、肾与气血失和，形成恶性循环，日复益深，正气益损，更无力祛邪。所以，活血化痰的治则要贯彻治慢性病毒性肝炎的全过程。

4. 扶正需解毒，湿热勿残留　从慢性病毒性肝炎的整个转归来看，进展过程是由实证到虚证、由气分到血分的，正虚是矛盾的主要方面。但是在强调扶正的基础上，切不可忽视余邪未消。湿热未清，余邪未尽。一方面是在急性期治疗不彻底，余邪残留潜伏，另一方面也由于调护失宜或脏腑气血功能失调，特别是脾胃功能失调，运化失职，余邪残留、湿热内生、蕴湿生热的可能性持续存在。所以，在治疗上，应当在扶正的基础上，佐以祛湿解毒之品。

三、关幼波教授辨证施治

（一）肝胆湿热证

症状：恶心，厌油，纳呆，腹胀，大便黏臭不爽，小溲黄赤短涩，白带发黄腥臭，或见胁痛、低热，脉滑数，舌苔黄腻。若湿热蕴久化火，则可见口苦口臭，唇焦口燥，心烦难寐，大便秘结，小溲灼热，右胁灼痛，脉数大，舌苔黄腻或起芒刺。

立法：清利肝胆湿热。

方药：茵陈 30g，蒲公英 15g，白茅根 30g，草河车 15g，赤芍 10g，牡丹皮 10g，车前子 10g，六一散 10g，藿香 10g。

方解：茵陈、车前子、六一散清利肝胆湿热；藿香芳香化浊；蒲公英、草河车清热解毒；赤芍、牡丹皮、白茅根凉血活血兼以利湿。

纳呆停滞加焦三仙；便干加酒大黄；腹胀加橘红；便黏滞不爽加白头翁、黄连、黄芩；尿黄灼痛加瞿麦；白带发黄腥臭加黄柏、黄连、泽泻；苔黄腻加佩兰、白豆蔻；舌红加小蓟、丹参、泽兰；尿少加泽泻；口苦加龙胆草；心烦难寐加竹叶、莲心；右胁灼痛加川楝子、炒山栀。

（二）肝胃不和证

症状：胸胁胀满或窜痛，嗳气呃逆，灼心吞酸，纳呆脘胀或疼痛，或恶心呕吐，舌苔白，脉弦。

立法：平肝和胃。

方药：旋覆花 10g，生代赭石 10g，杏仁 10g，橘红 10g，焦白术 10g，酒黄芩 10g，当归 10g，白芍 15g，香附 10g，木瓜 10g，砂仁 6g，藿香 10g。

方解：旋覆花、生代赭石平肝和胃；杏仁、橘红和胃化痰；焦白术、酒黄芩健脾利湿；藿香利湿醒脾；砂仁行气和中，开胃消食；木瓜和胃化湿；当归、白芍养血柔肝；

香附为血中气药，疏肝行气解郁。

两胁胀满窜痛加醋柴胡、郁金；灼心加川黄连；吞酸加炒吴茱萸、黄连、乌贼骨；呃逆加炒莱菔子；纳呆加焦三仙、鸡内金；脘胀加枳实、佛手；呕吐加法半夏、生姜；呕吐甚加伏龙肝。

（三）肝郁脾虚证

症状：两胁胀痛，腹胀午后为甚，大便稀薄，完谷不化，纳呆口淡，女子月经不准，头晕乏力，脉弦缓，舌质淡或暗红，苔薄白。

立法：健脾疏肝。

方药：醋柴胡 10g，党参 10g，白术 10g，砂仁 10g，藿香 10g，当归 10g，白芍 10g，香附 10g，木瓜 10g，生甘草 10g。

方解：醋柴胡、香附、木瓜疏肝理气；当归、白芍养血柔肝，党参、白术健脾益气；藿香利湿醒脾；砂仁行气和中，开胃消食；甘草调和诸药。

两胁胀痛加川楝子、郁金；腹胀加川厚朴、木香、枳壳；便溏加苍术、薏苡仁、茯苓；水泻减当归，加山药、莲子肉、诃子肉；气短乏力加生黄芪。

（四）脾失健运证

症状：面色㿠白，乏力气短，口黏发甜，腹胀缠绵，昼夜不休，或食后饱胀，大便溏泄，白带多稠，脉沉缓，舌体胖，舌边有齿痕，舌苔白腻。若湿邪困脾，可见身败沉重，头重如裹，下肢浮肿，舌苔垢腻。

立法：健脾运化。

方药：党参 10g，白术 10g，茯苓 10g，薏苡仁 10g，山药 10g，厚朴 10g，草豆蔻 6g，橘红 10g，生甘草 6g。

方解：党参、白术、茯苓、甘草为四君子汤。党参补气，白术健脾运湿为主药；茯苓淡渗和中，辅助白术；甘草补中和胃，辅助党参；薏苡仁、山药健脾利湿；草豆蔻健脾燥湿，下气消满。

乏力气短加生黄芪；腹胀减甘草，加大腹皮、木香；尿黄且少加茵陈、六一散；身肢浮肿加冬瓜皮、车前子；纳呆加焦三仙、炒莱菔子；便溏加苍术；胁痛加当归、白芍；胸闷加香附；白带多加芡实、白果；苔厚腻减山药，加藿香、佩兰。

（五）脾肾两虚证

症状：身倦乏力，腰酸腿沉，肢胀浮肿，大便溏泄，小溲清长，或尿意频急，白带稀薄，或纳少腹胀，完谷不化，脉沉微，舌质淡，舌苔白。若阳虚明显，可见喜暖畏寒，少腹腰膝冷痛，五更泄泻，水臌，脉沉迟，舌苔腻。

立法：健脾补肾。

方药：党参 10g，白术 10g，茯苓 10g，续断 10g，桑寄生 30g，枸杞子 10g，山药

10g，女贞子 10g。

方解：党参、白术、茯苓、山药健脾益气、补中利湿；续断、桑寄生、枸杞子、女贞子滋补肝肾、养阴益精。

乏力气短者加生黄芪；腰酸腿沉者加牛膝；便溏者加苍术、莲子肉；遗精者加芡实、金樱子、生牡蛎；腰膝肢冷轻者加仙茅、淫羊藿，重者加附子、肉桂、干姜；腹胀浮肿者加薏苡仁、冬瓜皮、牵牛子；五更泄泻者加四神丸；舌质淡加当归、白芍。

（六）肝肾阴虚证

症状：腰酸腿软，足跟痛，头晕目眩，耳鸣耳聋，失眠多梦，梦遗滑精，心悸怔忡，右胁隐痛，口干舌燥，五心烦热，或伴低热盗汗，女子经少闭经，脉弦细，舌质红，无苔或少苔。若阴虚内热，则见急躁多怒，鼻衄，牙龈出血，口苦思饮，大便干，小便黄，脉细稍数，舌质绛，苔薄黄。

立法：滋补肝肾。

方药：沙参 30g，麦冬 10g，当归 10g，生地黄 10g，白芍 15g，枸杞子 10g，川楝子 10g，木瓜 10g，何首乌 10g，生甘草 6g。

方解：此方为一贯煎加减。方中沙参、麦冬养肝胃阴；当归、白芍养血柔肝；川楝子疏肝理气泻热；生地黄、枸杞子、何首乌滋补肝肾、养血益精；木瓜平肝通络，敛耗散之津液；甘草调和诸药。

腰酸腿软加续断、桑寄生；足跟痛加牛膝、淫羊藿；头晕目眩加菊花、钩藤；耳鸣加石菖蒲、远志；失眠多梦去何首乌，加首乌藤、酸枣仁、远志；梦遗滑精加生牡蛎、金樱子；心悸怔忡加丹参、柏子仁；口干舌燥加石斛、天冬；口渴思饮加天花粉、玄参；口苦加川黄连、龙胆草；五心烦热加牡丹皮、炒栀子；低热加青蒿、银柴胡、地骨皮；舌红加赤芍、牡丹皮；齿衄加白茅根、小蓟；鼻衄加藕节炭、酒大黄炭、阿胶珠。

（七）气血两虚证

症状：面色无华或苍白，头晕目眩，自汗，心悸气短，全身乏力，劳累后胁痛，纳呆腹胀，口干不思饮，月经错后量少，大便软，小溲清，毛发不荣，脉沉细无力，舌质淡，舌苔薄白或无苔。若兼见阴虚，可见口燥咽干，午后发热，潮热盗汗，腰膝酸软，舌红有裂纹，脉细数无力。

立法：补气养血。

方药：生黄芪 30g，党参 10g，白术 10g，茯苓 10g，白芍 16g，生地黄 10g，当归 10g，川芎 10g，甘草 6g。

方解：党参、白术、茯苓、甘草为四君子汤，是健脾益气基本方。黄芪补益中气，补气兼能扶阳，故配黄芪以加强健脾益气之功。白芍、生地黄、当归、川芎为四物汤。熟地黄滋补阴血，生地黄偏于清热凉血。肝炎者多有血热，故多用生地黄、当归补血活血，白芍养血敛阴，川芎行气活血。诸药合用共奏补气养血之效。

头晕目眩加杭菊花、夏枯草；自汗加浮小麦、生牡蛎；心悸气短加远志、柏子仁；全身乏力加续断、枸杞子；胁痛加木瓜、香附；纳呆加砂仁；腹胀加厚朴；月经错后量少加益母草、泽兰；月经量多加阿胶珠、炒地榆；便软加苍术；血小板减少加地榆、阿胶、大枣；盗汗加金樱子、五味子。若兼见阴虚，可参见肝肾阴虚证化裁。

（八）肝郁血滞（气滞血瘀）证

症状：胸闷气憋，抑郁不舒，两胁痛或周身串痛，气短乏力，善太息，纳呆腹胀，情绪变化或劳累则加重，胁下痞块，妇女痛经，经血夹有血块或闭经，舌苔白，舌质暗或有瘀斑。若瘀血日久，则可见面色晦暗或黧黑，肌肤甲错，唇暗舌紫，肝脾肿大坚硬，两胁刺痛，口干不欲饮。

立法：行气活血。

方药：醋柴胡 10g，木瓜 10g，香附 10g，当归 10g，白芍 10g，泽兰 15g，丹参 15g，党参 10g，白术 10g，砂仁 6g。

方解：醋柴胡、木瓜、香附疏肝行气；党参、白术健脾益气；砂仁行气和中；白芍、当归、泽兰、丹参养血柔肝，凉血活血。

两胁胀痛加川楝子、郁金；刺痛加延胡索、赤芍；气短乏力加生黄芪；腹胀加厚朴、枳壳；痛经加茜草、益母草；肝脾肿大加炙鳖甲、生牡蛎、水红花子。

（九）气虚血滞证

症状：面色黧黑，唇舌紫暗，肌肤甲错，两胁刺痛，痛有定处，肝脾肿大坚硬，口干不欲饮，妇女痛经，行经不畅有血块，纳呆乏力气短，脉弦，舌质暗或有瘀斑。

立法：补气活血。

方药：党参 10g，生黄芪 20g，当归 10g，白芍 15g，赤芍 15g，丹参 15g，泽兰 15g，生牡蛎 30g，炙鳖甲 15g，藕节 10g，鸡内金 10g，香附 10g，水红花子 10g。

方解：党参、生黄芪健脾益气；当归、白芍、赤芍、丹参、泽兰养血活血，凉血祛瘀；水红花子散血消积；生牡蛎、炙鳖甲益阴软坚，化瘀清热；鸡内金补脾健胃，消积化瘀；香附为血中气药，行气解郁；藕节疏肝行气。

两胁刺痛加醋柴胡、王不留行、延胡索；口干口苦加牡丹皮、炒山栀；齿鼻衄血加白茅根、阿胶珠、大蓟、小蓟；痞块不消加夏枯草、杏仁、橘红以化痰消痞。

（十）痰瘀互结证

症状：身体肥胖，面色暗滞，肝脾肿大刺痛，脘痞纳呆，恶心，厌油，咳吐痰涎，头晕，心悸，肢体沉重，难寐或嗜睡，便溏不爽，舌质胖嫩边有齿痕，质暗或有瘀斑，苔腻，脉滑。

立法：活血化痰。

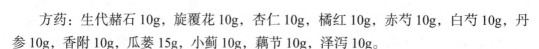

方药：生代赭石 10g，旋覆花 10g，杏仁 10g，橘红 10g，赤芍 10g，白芍 10g，丹参 10g，香附 10g，瓜蒌 15g，小蓟 10g，藕节 10g，泽泻 10g。

方解：方中杏仁、橘红、旋覆花、瓜蒌和胃醒脾化痰，配合代赭石消痰浊；香附、泽兰、丹参、藕节、小蓟、白芍、赤芍疏肝行气，活血通络。

胁痛明显加醋柴胡、川楝子、延胡索；纳呆滞加炒莱菔子、焦三仙；肝脾肿大加鳖甲、生牡蛎、鸡内金、炒山甲（现用替代品）；心悸加石菖蒲、远志；难寐加首乌藤、炒酸枣仁；便溏加山药、诃子肉；便干加酒大黄；妇女经期减丹参、泽兰；脘腹胀满加木香、砂仁、厚朴；嗳气吞酸加乌贼骨、煅瓦楞子；脾虚气弱加党参、生黄芪。顽痰胶着不解者，加青黛 3g，白矾 3g，且有显著降低血脂的作用。体胖湿盛者加炒白术、炒苍术、茯苓、薏苡仁。

第三节　关幼波教授治疗慢性病毒性肝炎验案

案 1

张某，女，40 岁，1991 年 8 月 24 日初诊。

主诉：纳呆、乏力、腰腿酸软 3 年。

现病史：患乙型肝炎 3 年，未曾治愈。8 月 15 日查 ALT 229U/L，TTT 10U，HBsAg 1∶64，自觉疲乏无力，肝区隐痛，纳呆腹胀，困倦，腰酸腿软，大便溏，小便浑浊，月经正常。

舌象：舌苔薄白。

脉象：沉细。

西医诊断：慢性乙型病毒性肝炎。

中医辨证：脾肾不足，余邪未尽。

立法：健脾利湿，调补肝肾，活血化痰。

方药：

生黄芪 15g	党参 15g	白术 10g	茯苓 10g
当归 10g	赤芍 10g	白芍 10g	续断 10g
淫羊藿 10g	菟丝子 10g	丹参 10g	白茅根 30g
草河车 10g	诃子肉 10g		

20 剂，水煎服，日 1 剂。

另服五羚丹，每日 2 次，每次 6 粒；乌鸡白凤丸，每日午服 1 丸。

1991 年 4 月 26 日二诊：服药 20 剂后，查肝功能：ALT 正常，TTT 13U，HBsAg 阴性。续服上方。

1994 年 11 月 17 日三诊：继服上药 50 剂，复查肝功能：ALT 正常，TTT 7U，HBsAg 阴性。偶有乏力，余无明显不适，舌苔薄白，脉沉细。方药如下。

党参 10g	白术 30g	山药 10g	醋柴胡 10g
白芍 15g	当归 10g	香附 10g	泽兰 10g
木瓜 10g	杏仁 10g	橘红 10g	续断 10g
白茅根 10g			

60 剂，水煎服，日 1 剂。

另服乌鸡白凤丸，每日午服 1 丸。

1992 年 1 月 15 日二诊：服上药 2 个月后，复查肝功能：ALT 正常，TTT 正常，HBsAg 阴性。纳可，眠安，无明显不适。上药加生黄芪 20g 继服，巩固疗效。

随访 2 年，至 1992 年 10 月，患者共复查 HBsAg 5 次，均为阴性，肝功能亦无反复。

按语： 本例患者慢性乙型肝炎 3 年未治愈，或因治疗不当、病重药轻，或因未抓住治疗重点及祛邪途径所致，若得不到控制，长期的肝脏损伤易导致肝炎后肝硬化。根据临床表现，中医辨证属脾肾不足，湿热未清，正气虚而余邪未尽。湿热之邪侵犯肝脾，脾气亏虚，为湿所困，失于健运，故见乏力、纳呆腹胀、困倦、大便溏；肝失条达，气机不畅，气滞痰瘀结于胁下，故见肝区隐痛；病久于肝及肾，肾气亏虚，故见腰酸腿软。方中以党参、白术、生黄芪健脾益气；山药、川续断、淫羊藿、菟丝子补益肾气；当归、白芍、乌鸡白凤丸养血滋补肝肾；醋柴胡、香附疏肝理气；赤芍、丹参、泽兰、白茅根、木瓜、草河车凉血活血，化湿解毒；五羚丹清热解毒降酶；杏仁、橘红化痰健脾；诃子肉涩肠止泻，下气消胀。全方扶正祛邪，取得了满意疗效。

五羚丹为关老经验组方，由五味子、羚羊角粉、丹参组成，可清热解毒降酶。

案 2

马某，女，34 岁，1976 年 9 月 26 日初诊。

主诉： 恶心乏力，胁痛时有反复 2 年余。

现病史： 患者于 1974 年春开始全身乏力，有时恶心，食纳不佳。查肝功能：ALT 250U/L，其他项目均正常。1974 年 6 月初，查 HBsAg 阳性，住院保守治疗。1 个月后，查 ALT 185U/L，HBsAg 阳性，出院上班工作。1974 年 9 月复发，二次住院。1975 年初出院，6 月肝功能恢复，症状好转而上班工作。1976 年 3 月，患者症状复现，查：ALT 500U/L 以上，TTT 60U，HBsAg（1∶64）～（1∶32），持续到 10 月。现食纳不佳，恶心，打嗝，口苦，胁痛，后背时痛，大便稀，月经周期尚正常，量少。

舌象： 苔薄白。

脉象： 脉沉滑。

西医诊断： 迁延性肝炎。

中医辨证： 肝胃不和，脾虚湿蕴。

立法： 平肝和胃，健脾利湿。

方药：

| 党参 12g | 藿香 10g | 焦白术 10g | 生代赭石 10g |
| 旋覆花 10g | 橘红 10g | 白芍 10g | 当归 10g |

| 香附 10g | 草豆蔻 6g | 续断 15g | 黄连 3g |
| 首乌藤 30g | 黄精 12g | | |

20 剂，水煎服，日 1 剂。

另用：五味子 150g，白矾 30g，木瓜 60g，丹参 30g，共研细末炼蜜为丸，每丸重 6g，每次服 1 丸，日服 2 次。

1976 年 11 月 1 日二诊：上方连服 20 剂，食纳好转，恶心已减，大便正常，舌脉同前。查肝功能：麝香草酚浊度试验阳性，TTT 8U，ALT 332U/L，HBsAg（1：32）～（1：16）。上方去黄连、黄精；加川芎 10g，生地黄炭 10g；山药 15g。另外，中午服乌鸡白凤丸 1 丸。

1976 年 12 月 19 日三诊：服上方后，胃脘时有不适，食纳尚可，大便稀，后背时痛，月经正常。查肝功能（12 月 13 日）：TTT 4U，麝香草酚絮状试验阴性，ALT 171U/L，HBsAg（1：16）～（1：8）。方药如下。

党参 15g	藿香 10g	炒苍术 10g	炒白术 10g
茯苓 15g	白芍 15g	当归 10g	牡丹皮 10g
香附 10g	泽兰 15g	首乌藤 30g	山药 12g
草豆蔻 6g	生地黄炭 10g		

60 剂，水煎服，日 1 剂。

另：五味子 240g，丹参 30g，木瓜 30g，共研细末，早、晚每服 3g；乌鸡白凤丸午服 1 丸。

1977 年 5 月 6 日四诊：上方共服 60 剂，复查：ALT 100U/L 以下，TTT 4U，麝絮（－），HBsAg（1：32）。饮食、精神良好，自觉有力。

按语： 患者系慢性迁延性乙型肝炎，胁痛、恶心、打嗝、纳呆、大便溏、苔薄白、脉沉滑，为肝胃不和、脾失健运之象。方中生代赭石、旋覆花平肝和胃；橘红和胃化痰；炒苍术、炒白术健脾燥湿；藿香利湿醒脾；草豆蔻健脾燥湿，温中止呕；木瓜和胃化湿；当归、白芍、香附养血柔肝，行气解郁；黄连清热解毒而厚肠胃。服药 20 剂，患者食纳有增，恶心、打嗝消失，肝功能趋于好转。根据病情的变化，关老改以健脾补肾为主，加用党参、生地黄炭、山药、乌鸡白凤丸等健脾补肾，牡丹皮、泽兰以凉血活血。1977 年 1 月，患者因工作较忙，停药 1 个月，肝功能曾出现波动，继服上药 2 个月后，肝功能又稳定恢复正常。

第十章　肝衰竭

第一节　肝衰竭的中西医结合诊治

一、西医病因病理

（一）病因及发病机制

1. 病因　五种嗜肝病毒感染（甲型、乙型、丙型、丁型、戊型肝炎病毒）均可导致肝衰竭。

2. 发病机制　肝衰竭（重型肝炎）的发生是基于机体处于超敏反应，大量抗原抗体复合物产生并激活补体系统，以及各种炎症因子参与下形成的炎症风暴，使肝细胞遭受强烈免疫损伤打击（第一重打击），导致大片肝细胞坏死，发生重型肝炎，继之由炎症所致肝细胞肿胀，血管改变导致肝细胞缺血、缺氧、形成二次打击，大量肝细胞变性、坏死，导致肝脏解毒功能下降，肠道菌群异位，形成腹腔、胆道系统及肺部等感染，内毒素释放，形成第三重打击。

（二）病理

1. 急性重型肝炎　发病初肝脏无明显缩小，约1周后肝细胞大块坏死或亚大块坏死或桥接坏死，坏死肝细胞占2/3以上，周围有中性粒细胞浸润，无纤维组织增生，亦无明显的肝细胞再生。肉眼观察肝体积明显缩小，由于坏死区充满大量红细胞而呈红色，残余肝组织淤胆而呈黄绿色，故称之为红色或黄色肝萎缩。

2. 亚急性重型肝炎　肝组织坏死体积小于1/2，肝小叶周边可见肝细胞再生，形成再生结节，周围被增生胶原纤维包绕，伴小胆管增生，淤胆明显。肉眼肝脏表面见大小不等的小结节。

3. 慢性重型肝炎　在慢性肝炎或肝硬化病变基础上出现亚大块或大块坏死，大部分病例尚可见桥接及碎屑状坏死。

二、中医病因病机

在多年临床实践基础上，关老根据疾病发展中出现的不同并发症，认为肝衰竭（重型肝炎）应归属于中医的"急黄""瘟黄""臌胀""血证"等范畴。

湿热疫毒是主要病因，血分瘀热是重要病机。湿热瘀毒互结，熏蒸肝胆，弥漫三焦，阻遏气血，则皮肤黄染深重。瘀热以行，身必发黄，瘀热愈甚，毒邪愈烈，致使病情急转直下。肝衰竭的基本病因病机是本虚标实。解毒、凉血、利湿是本病的重要治则。

三、临床表现和诊断依据

（一）急性肝衰竭

急性起病，2周内出现Ⅱ度及以上肝性脑病（按Ⅳ级分类法划分）并有以下表现者：①极度乏力，并伴有明显厌食、腹胀、恶心、呕吐等严重消化道症状。②短期内黄疸进行性加深，血清 TBIL ≥ 10× 正常值上限（ULN）或每日上升 ≥ 17.1μmol/L。③有出血倾向，PTA ≤ 40%，或 INR ≥ 1.5，且排除其他原因。④肝脏进行性缩小。

（二）亚急性肝衰竭

起病较急，2～26周出现以下表现者：①极度乏力，有明显的消化道症状。②黄疸迅速加深，血清 TBIL > 10×ULN 或每日上升 ≥ 17.1μmol/L。③伴或不伴肝性脑病。④有出血表现，PTA ≤ 40%，或 INR ≥ 1.5，并排除其他原因者。

（三）慢加急性（亚急性）肝衰竭

慢加急性（亚急性）肝衰竭是在慢性肝病基础上，由各诱因引起的以急性黄疸加深、凝血功能障碍为肝衰竭表现的综合征，可合并包括肝性脑病、腹水、电解质紊乱、感染、肝肾综合征、肝肺综合征等并发症，以及肝外器官功能衰竭。

慢性肝衰竭是在肝硬化基础上的进行性肝功能减退，相关诊治与肝硬化相同。

肝衰竭的临床诊断需要依据病史、临床表现和辅助检查等综合分析而确定。

四、中医诊断

（一）诊断

肝衰竭属于中医"急黄""瘟黄"等范畴，由于疫毒、饮酒、重感外邪、劳累等诱因起病，病情急骤，黄疸迅速加深，极度乏力，厌食，恶心呕吐，脘腹胀满，小便不利，或见发热烦渴，或见神昏谵语，或见吐血、衄血、便血，或肌肤出现瘀斑，舌质红绛，苔黄而燥，脉弦数或弦细数。

（二）鉴别诊断

1.阴黄　两者均可见目黄、身黄、小便黄症状。急黄起病急骤，黄疸迅速加深，其色如金，并见壮热神昏、吐血衄血等危重证候，病情进展迅速，预后较差。阴黄起病缓，病程长，黄色晦暗如烟熏，脘闷腹胀，畏寒神疲，口淡不渴，舌淡白，苔白腻，脉濡缓或沉迟，病情进展缓慢。

2.胆黄　两者均可见目黄、身黄、小便黄症状，且黄疸较重。胆黄是因胆石、蛔虫、肿瘤、手术等阻压或损伤胆道，使胆汁排泄受阻，不能泄入肠道而淤积入血，溢于肌肤，以右胁下疼痛、黄疸为主要表现的疸病类疾病，起病可急、可缓，多有明显的皮肤瘙痒，一般不导致神昏、吐血、衄血等并发症。

五、西医治疗

肝衰竭的内科治疗尚缺乏特效药物和手段，原则上强调早期诊断、早期治疗，采取相应的病因治疗和综合治疗措施，并积极防治各种并发症。肝衰竭诊断明确后，应动态评估病情、加强监护和治疗。在内科综合治疗基础上，给予病因治疗（抗病毒治疗）、对症治疗、并发症治疗，必要时人工肝辅助支持治疗，有条件可行肝移植。

六、中医辨证论治

（一）辨证要点

重症肝炎开始多属实热，很快就出现正虚之候，为邪盛正衰，湿热结痰，痰热蕴毒，表现为痰热偏盛和痰湿偏盛两类，随着热清痰化、湿除毒去，证型往往会发生转变，后期可突出表现为热毒伤阴、久病伤阴的证候。

（二）治则治法

1.解毒凉血利湿是治疗肝衰竭的重要法则。

2.截断逆挽是抢救肝衰竭成功的关键手段。肝衰竭病情凶险，传变极快。清热解毒是截断的关键，通腑是截断的转机，凉血化瘀是截断的要点。逆流挽舟法强调先安未受邪之地，根据病情及早采用滋肝、健脾、温阳、补肾等法，有助于截断病势。

3.顾护脾胃是提高肝衰竭疗效的基本方法。肝衰竭的基本病因病机是本虚标实。脾胃是后天之本，气血生化之源，大量临床经验表明，脾胃运化功能是否正常与患者预后密切相关。

（三）证治分类

1. 毒热瘀结证

临床表现：发病急骤，身黄，目黄，颜色鲜明，甚至色如金，困倦乏力，呕恶厌食，或脘腹胀满，舌质红，或红绛，或紫暗，或有瘀斑、瘀点。次症见口干口苦，或口渴但饮水不多，大便秘结，尿黄赤而短少，皮肤瘙痒，或抓后有出血点，或皮肤灼热，或见壮热、神昏谵语，或有出血表现（吐血、衄血、便血、肌肤瘀斑），苔黄干燥或灰黑，脉数有力（洪数、滑数、弦数等），或舌少苔，或苔薄白，或薄黄，脉弦或弦涩。

证机概要：湿热交蒸，毒瘀搏结，脾失健运，腑气不通。

治法：解毒凉血，健脾化湿。

代表方：犀角散，或解毒凉血方，或解毒化瘀方，或清肝方加减。

常用药：水牛角、黄连、黄芩、生大黄、蒲公英、郁金、栀子、牡丹皮、茵陈、生地黄、玄参、茯苓、白术、赤芍、丹参等。

2. 湿热蕴结证

临床表现：身目黄染，小便短黄，肢体困重，乏力明显，口苦泛恶，脘腹胀满，舌苔黄腻；或大便黏滞秽臭或先干后溏，口干欲饮或饮而不多，高热或身热不畅，舌质红，脉弦滑或弦数。

证机概要：湿热疫毒，阻滞中焦，熏蒸肝胆，脉络瘀阻。

治法：清热利湿，健脾化瘀。

代表方：甘露消毒丹，或复方茵陈方，或茵虎方加减。

常用药：茵陈、栀子、黄芩、大黄、炒白术、滑石、石菖蒲、川贝母、藿香、连翘、虎杖、赤芍、车前子、白豆蔻、茯苓、猪苓、三七粉等。

3. 脾肾阳虚证

临床表现：身目黄染，色黄晦暗，畏寒肢冷，或少腹腰膝冷痛，神疲，纳差，舌质淡胖，或舌边有齿痕，舌苔腻或滑，舌苔白或稍黄，脉沉迟或弱；或腹胀，恶心呕吐，食少便溏或饮冷则泻，头身困重，口干不欲饮，下肢浮肿，或朱砂掌、蜘蛛痣，或有胁下痞块。

证机概要：湿毒久羁，耗伤正气，气虚及阳。

治法：健脾温阳，化湿解毒。

代表方：茵陈四逆汤，或温阳退黄方，或温阳解毒化瘀方，或扶正解毒化瘀方，或益气健脾方加减。

常用药：茵陈、干姜、炙甘草、白术、炮附子、白豆蔻、薏苡仁、白术、赤芍、丹参、炙黄芪、陈皮、当归、茯苓、炙甘草、女贞子等。

4. 肝肾阴虚证

临床表现：身目晦暗发黄或黄黑如烟熏，头晕目涩，腰膝酸软，口干，口渴，舌红少津，脉细数；或全身燥热，或五心烦热，少寐多梦，胁肋隐痛，遇劳加重，腹壁青筋，朱砂掌及赤缕红丝，腹胀大如鼓，水肿，形体消瘦。

证机概要：湿热之邪，内蕴脾胃，熏蒸肝胆，久则肝血不足，肝肾亏虚。

治法：滋补肝肾，健脾化湿。

代表方：一贯煎合六味地黄丸，或补肾生髓成肝方，或柔肝化纤方加减。

常用药：北沙参、麦冬、当归、生地黄、熟地黄、枸杞子、川楝子、山药、茯苓、牡丹皮、泽泻、山茱萸、菟丝子等。

第二节 关幼波教授治疗肝衰竭（重型肝炎）的临证思路

一、关幼波教授对肝衰竭（重型肝炎）的认识

肝衰竭（重型肝炎）的临床特点是病情重、进展迅速、并发症多、预后差、病死率高。关幼波教授常根据临床病势，按急性、慢性进行辨证论治。"湿热、痰毒、瘀虚"是重型肝炎的基本病机，治疗宜中西医结合，在西医对症、支持治疗的基础上，中药口服清热利湿、解毒开窍之品，调整气血阴阳失衡，同时可配合中药汤药灌肠以清热解毒、通腑泄浊。

二、关幼波教授对急性病毒性肝炎的辨治思路

（一）辨证思路

1. 急性重型肝炎 属于中医"急黄""瘟黄"范畴，病情迅猛险恶，古籍中有"毒热攻窜，湿热互结，波及心肝，胀满躁扰，神昏而死"的记载。本病开始多属实热，很快就会出现正虚之候，为邪盛正衰。关老认为该病系湿热结痰，痰热蕴毒，毒火攻心以致内闭，或因气血阴阳虚损，湿热未清，痰湿蒙蔽清窍所致。临床上，本病可分为痰热偏盛和痰湿偏盛两类。痰热偏盛者可见神昏、高热、面红、目赤、气粗、口臭、唇燥、谵语、烦躁不安、大便秘结、小便短赤、舌红苔黄糙或焦黑、脉数或弦大，治疗以清热解毒、活血化痰、开窍醒神为主。痰湿偏盛者可见神志模糊、呆钝、身重、舌强、口中黏腻、频吐痰沫、喉中痰鸣、舌苔腻、脉滑数，治疗以芳香化痰、活血、开窍醒神为主。

随着热清痰化、湿除毒去，证型往往会发生转变，后期可突出表现为热毒伤阴、久病伤阴的证候，因此，在治疗上尚需顾及阴虚的特点，随着病情不断好转，后期亦需顾及中焦脾胃之根本，调补肝肾，气血双补。

2. 慢性重型肝炎 多由慢性肝炎或肝硬化发展而来，发病10天以上出现肝昏迷、黄疸、腹水、出血或肾功能衰竭，肝脏功能处于失代偿期，可有神经系统症状甚至昏

迷。关老认为此类患者久病体虚，气血不足，阴阳俱损，同时具有"久病入络，内结为瘀血"的特点。痰浊蒙蔽清窍则神昏；肝阴不足，血不养肝可致虚风内动；而湿热毒邪潜伏血分，邪正交争，可致意识昏蒙。故治疗上，以补虚扶正、醒神开窍为主，佐以清利湿热毒瘀之余邪。关老认为重型肝炎病情危重，需中西医结合发挥各自优势，积极抢救，力挽危局。本病总的治疗原则是以治疗原发病为主，辅以调补气血阴阳失衡，清除湿、热、痰、毒、瘀之患。

（二）治疗思路

1. 西学中用，中西合治 重型肝炎若不能及时逆转，则有进一步发展为肝昏迷的可能。中医通过望、闻、问、切来判断疾病发展变化状况，但缺乏客观指标。若患者出现神经精神症状，已处于肝昏迷早期，西医认为氨中毒是肝昏迷的重要发病机制。若患者黄疸持续不退，甚至出现高热、烦躁等，须及时完善相关生化检查，以助早期判断疾病发展及预后。及时采用西医降氨治疗，结合中药辨证治疗，双管齐下，可显著改善预后。中药灌肠可抑制肠道菌群、促进肠道运动以消除内毒素血症，改善肠壁炎性水肿，阻碍胆红素的肠肝循环，减少胆红素的吸收，以及促进尿素氮和肌酐等有毒物质的排出，利于腹水、黄疸的消退。

2. 灵活应用开窍药物 对于痰热、痰湿蒙蔽清窍或毒火攻心导致的神昏窍闭，均可使用开窍药。对痰热盛者，宜用安宫牛黄丸，以清热解毒、开窍镇惊；痰湿蒙蔽者，宜用局方至宝丹，以芳香清心开窍。关老常用的开窍药物还有石菖蒲、远志、莲子心。若重症昏迷，伴有面色苍白，肢冷汗出，脉细欲绝，或见大出血，阳气衰微，则为脱证，应慎用或禁用开窍药，当以回阳救逆、扶正固脱为要。

三、关幼波教授辨证施治

关幼波教授认为，重型肝炎临床上可分为痰热和痰湿偏盛两类。

（一）痰热偏盛

症状：神昏，高热，面红目赤，气粗口臭，唇燥，谵语，烦躁不安，大便秘结，小便短赤，舌红苔黄糙或焦黑，脉数或弦大。

立法：清热解毒，活血化痰，开窍醒神。

方药：石菖蒲、远志、莲子心，或局方至宝丹。若毒热炽盛者，用安宫牛黄丸。关老常用的平肝镇惊息风药物有钩藤、木瓜、石决明、全蝎等，热盛者可用羚羊角粉。

（二）痰湿偏盛

症状：神志模糊，呆钝，身重，舌强，口中黏腻，频吐痰沫，喉中痰鸣，舌苔腻，脉滑数。

立法：芳香化痰，活血，开窍醒神。

方药：黄连解毒汤合五味消毒饮加减，配以局方至宝丹。

方解：黄连解毒汤功能苦寒直折，泻火解毒，配合茵陈、酒大黄，清利肝胆，荡涤肠胃之热，使邪从二便排出。金银花、板蓝根、野菊花、蒲公英、地丁、草河车清热解毒。以上诸药泻三焦燎原之邪火，荡涤血分蕴郁之毒热。牡丹皮、赤芍凉血活血，黄连、半夏、瓜蒌为小陷胸汤，可清热涤痰、宽胸开结，配以枳实破气消痰除痞，合局方至宝丹芳香开窍，以防止肝风内动，痰热攻心。

第三节　关幼波教授治疗重型肝炎验案

案

刘某，女，27岁，1962年2月17日初诊。

主诉：腹部探查术后神昏、高热、黄疸加重伴出血2天。

现病史：患者于1962年2月4日起突然上腹部剧痛，继而发热，体温38.8℃，巩膜发黄，右上腹压痛，腹泻，以胆道蛔虫合并感染收入某院治疗。入院查体温40℃，白细胞$28×10^9$/L，腹痛及黄疸加重，胆红素222.3μmol/L，黄疸指数100单位。于2月15日行剖腹探查，术中胆囊正常，无结石及蛔虫，胆总管无扩大，肝脏高度充血肿胀。病理诊断为急性传染性肝炎。术后患者即神志不清，高热，全身有大小不等之出血点、瘀斑，阴道大量流血，柏油样大便多次。化验检查：血培养有类大肠杆菌，黄疸指数125单位，胆红素222.3μmol/L，脑絮（+++），麝絮（++），ALT 320U/L。凝血酶原时间（何氏法）27分，非蛋白氮150g/L，血钾3.7mmol/L，血钠131.2mmol/L，氯化物70.5mmol/L，白细胞$16.6×10^9$/L，中性粒细胞0.85，嗜碱性粒细胞0～0.01，淋巴细胞0.14。经大量抗生素、维生素、丙酸睾酮、氢化可的松及凝血治疗未见好转，且进行性加重，呼吸微弱，血压下降，脉弱，经抢救并加用独参汤，病情略有好转，遂于2月17日请关老会诊。症见：神志昏迷，鼻衄大作，高热不退，周身发黄，全身紫斑，阴道下血，四肢水肿，大便色灰，小溲微黄。

舌象：舌质淡，舌苔黄厚而垢腻。

脉象：脉极细微。

西医诊断：急性传染性肝炎；肝昏迷；败血症；急性肾功能衰竭；氮质血症。

中医辨证：肝胆湿热弥漫三焦，蒙蔽心包，元气欲脱。

立法：滋阴回阳，扶正固脱，活血化瘀，佐以利湿清宫开窍。

方药：

西洋参9g	侧柏炭9g	阿胶珠9g	地榆炭9g
茵陈15g	川黄连炭5g	白芍30g	当归12g
生地黄9g	生甘草5g	金银花30g	麦冬15g

| 茯苓 15g | 藕节 9g | 紫肉桂 1.5g | 藿香叶 3g |
| 胆草炭 9g | 羚羊角粉 0.6g（兑服） | | 童便 1 杯（兑服） |

2 剂，水煎服，日 1 剂。

1962 年 2 月 19 日二诊：服 2 剂，患者神志已清，鼻衄已止，出血渐止，身黄渐退，仍唇裂口干，舌绛无苔，脉沉细。病有转机，但仍处于险境，上方加党参 9g，另以伏龙肝 90g 水煎液再煎上药。

1962 年 2 月 23 日三诊：患者神志已清，身黄已退，出血已止，唯言语不利，反应迟钝，黄疸指数 52 单位，胆红素 30.78μmol/L，非蛋白氮 29g/L。邪热渐退，而正气仍虚，故以扶正祛邪并重为法。

西洋参 5g	茵陈 30g	白芍 30g	苍术 9g
白术 9g	茯苓 15g	杏仁 9g	橘红 9g
石斛 15g	金银花 30g	钩藤 1.5g	僵蚕 3g
石菖蒲 9g	牡丹皮 9g	天冬 9g	麦冬 9g
川贝母 12g	天花粉 9g	紫花地丁 15g	藿香叶 4.5g
羚羊角粉 0.6g（兑服）			

5 剂，水煎服，日 1 剂。

服 5 剂后，患者症状基本消失，原方去西洋参、羚羊角粉继服，调理巩固，痊愈出院。

第十一章　淤胆型肝炎

第一节　淤胆型肝炎的中西医结合诊治

淤胆型肝炎属于中医"黄疸"范畴，以目睛黄染、身黄、尿黄为主症，其中目黄是首要症状，若身黄、尿黄而无目黄，则不属于黄疸病证。本病是由各种原因引起的胆汁形成、分泌和（或）胆汁排泄异常引起的肝脏病变，根据病因可分为肝细胞性胆汁淤积、胆管性胆汁淤积及混合性胆汁淤积。胆汁淤积持续超过 6 个月称为慢性胆汁淤积。

一、西医病因病理

（一）病因及发病机制

引起病毒性肝炎的病因主要是嗜肝病毒感染，包括甲型、乙型、丙型、丁型、戊型病毒性肝炎均可能导致淤胆型肝炎，淤胆型肝炎病程超过半年为慢性淤胆型肝炎。嗜肝病毒感染导致胆汁流的形成和排泌障碍，可由肝细胞或胆管上皮的胆汁形成、分泌障碍或胆汁流的阻断引起。

（二）病理

除有轻度急性肝炎变化外，还有毛细胆管内胆栓形成，肝细胞内胆色素滞留，出现小点状色素颗粒，严重者肝细胞呈腺管状排列，吞噬细胞肿胀并吞噬胆色素。汇管区水肿和小胆管扩张，中性粒细胞浸润。

二、中医病因病机

（一）病因

淤胆型肝炎属于中医黄疸病的范畴。由于感受湿热毒邪，蕴结中焦，脾胃运化失常，湿热熏蒸肝胆，不能泄越，以致肝失疏泄，胆汁外溢，是基本病因病机。湿热内

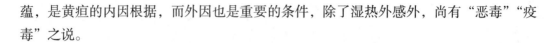

蕴，是黄疸的内因根据，而外因也是重要的条件，除了湿热外感外，尚有"恶毒""疫毒"之说。

（二）病机

湿热相搏，瘀阻血脉则发黄疸：湿热是发生阳黄的病因。所谓"相搏"者，具有内外合邪或邪正交争的双重含义。由于气候、环境、饮食、劳倦、情志等因素的作用，致使脾胃功能失和，或肝郁气滞，横逆犯脾，则脾失健运，湿困中州，不得化散，即所谓湿气不能发泄，则郁蒸而生热，热气不能宣畅则生湿，湿得热而益深，热因湿而愈炽。病位主要在肝胆、脾胃，病久亦可及肾。常用清热利湿、活血化瘀、凉血、化痰等方法，辨证论治是主要原则。

三、临床表现

淤胆型肝炎是以肝内淤胆为主要表现的一种特殊临床类型，又称为毛细胆管炎型肝炎。急性淤胆型肝炎起病类似急性黄疸型肝炎，大多数患者可恢复。在慢性肝炎或肝硬化基础上发生上述表现者，为慢性淤胆型肝炎，有梗阻性黄疸临床表现。临床表现为皮肤瘙痒，粪便颜色变浅，肝大，肝功能检查血清总胆红素明显升高，以直接胆红素为主，γ-谷氨酰转肽酶、碱性磷酸酶、总胆汁酸、胆固醇等升高。有的患者黄疸较深，消化道症状较轻，ALT、AST 升高不明显，凝血酶原时间无明显延长，凝血酶原活动度 PTA > 60%。

四、西医诊断依据

1.起病类似急性黄疸型肝炎，但自觉症状常较轻，皮肤瘙痒，大便灰白，常有明显肝脏肿大。

2.肝功能检查血清胆红素明显升高，以直接胆红素升高为主。凝血酶原活动度 > 60%，或应用维生素 K 肌注后 1 周可升至 60% 以上，血清胆汁酸、γ-谷氨酰转肽酶、碱性磷酸酶、胆固醇水平可明显升高。

3.急性淤胆型肝炎诊断标准为黄疸持续 3 周以上，并除外其他原因引起的肝内、外梗阻性黄疸者；慢性淤胆型肝炎诊断需在慢性肝炎基础上发生上述临床表现者。

五、中医诊断及鉴别诊断

（一）诊断

淤胆型肝炎属中医"黄疸"范畴，以目黄、皮肤黏膜发黄、小便发黄为特征。其中目黄是首要症状，可伴有恶寒发热、乏力、皮肤瘙痒、厌油恶心、食欲不振、胃脘闷胀、右上腹或右胁胀痛、大便灰白等。

（二）鉴别诊断

1. 急黄 急黄是时疫毒邪入侵，以先寒后热、面目赤黄、身中直强为主要表现的疾病。淤胆型肝炎自觉症状常较轻，皮肤瘙痒，大便灰白。

2. 虚黄 虚黄是以面目肌肤发黄，黄色较淡，气短乏力，头晕心悸，脘腹不舒，纳呆便溏，或见胁肋疼痛，腹中结块，或夜间小便如浓茶为主要表现的疾病。

六、西医治疗

西医治疗包括病因治疗、支持治疗（同急性或慢性病毒性肝炎），除此之外，熊去氧胆酸、S-腺苷蛋氨酸有助于改善淤胆。糖皮质激素的应用需要根据病情酌情考虑。

七、中医辨证论治

（一）辨证要点

淤胆型肝炎的辨证要点与黄疸辨证相似，先辨湿之轻重，分为热重于湿、湿重于热、湿热并重，其次辨湿热侵犯之部位，以确定清热祛湿之途径。

（二）治则治法

湿热瘀滞证采用清热利湿、活血理气法；寒湿瘀滞证采用温中化湿、活血理气法；气阴两虚证采用益气养阴法。

（三）证治分类

1. 湿热瘀滞证
临床表现：身目俱黄，色泽鲜明，皮肤瘙痒，胁肋胀痛，口干口苦，或大便灰白，尿黄，舌暗红，苔黄腻，脉弦数。
证机概要：湿热熏蒸，肝气不疏，郁阻血分。
治法：清热利湿，活血理气。
代表方：茵陈蒿汤合下瘀血汤加减。
常用药：茵陈、栀子、大黄、桃仁、土鳖虫、赤芍、柴胡、枳壳。
2. 寒湿瘀滞证
临床表现：身目俱黄，色泽晦暗，皮肤瘙痒，胁肋刺痛，脘痞腹胀，尿黄，或大便灰白，舌暗淡，苔白腻，脉沉缓。

证机概要：阳气受阴邪损伤，日久寒湿内生，湿气瘀滞中焦。

治法：温中化湿，活血理气。

代表方：茵陈术附汤合桃红四物汤加减。

常用药：茵陈、附子、肉桂、白术、干姜、桃仁、红花、当归、白芍、川芎、厚朴、郁金、甘草。

3. 气阴两虚证

临床表现：面目肌肤发黄，无光泽，神疲乏力，食少纳呆，胃脘隐痛或灼痛，口干咽燥，排便无力或大便秘结，舌淡或暗红，苔少，脉濡细。

证机概要：热盛伤津，气随液脱；或疾病后期真阴亏损，元气大伤。

治法：益气养阴。

代表方：生脉饮加减。

常用药：党参、麦冬、女贞子、旱莲草、黄芪、白术、猪苓、山药、丹参、葛根。

第二节　关幼波教授治疗淤胆型肝炎的临证思路

一、关幼波教授对淤胆型肝炎的认识

淤胆型肝炎是西医概念，属于中医"黄疸"范畴，以阳黄多见。关幼波教授认为毒邪是外因，外因通过内因而起作用，由于体质的差异，"体虚者受之"，所以，内外合邪，邪正交争，即发生阳黄。黄疸时，湿热蕴于血分，"病在百脉"。所谓百脉是指周身血脉，肝又为血脏，与胆互为表里。淤胆型肝炎也是血分受病。古人早有"瘀热发黄""瘀血发黄"等阐述。瘀是瘀滞、停留之意。西医学有关肝内胆汁瘀滞的研究进展认为肝细胞的损害常合并微细胆管膜及胆小管上皮的通透性改变，导致胆汁内水分减少，继发形成胆栓，进一步加重胆汁的滞流，并影响胆道系统的胆汁理化性状和胆汁的流动。中医的活血祛瘀法则在改善微循环、减少肝细胞损害、促进肝细胞修复、改变微细胆管膜和胆小管上皮通透性、进一步消除肝内胆汁瘀滞等方面起到什么作用，是值得中西医结合研究的课题。但临床实践表明，活血化瘀对于黄疸消退是很有裨益的。

二、关幼波教授对淤胆型肝炎的辨治思路

（一）辨证思路

本病的辨证思路同"黄疸"的辨证。首辨湿热轻重，次辨在气在血，再辨三焦部位，区分邪正盛衰。肝病犯脾是一致的，均以中州失运为主症。临床上湿热侵入三焦，一般以偏于中上二焦、中下二焦和弥漫三焦多见。

（二）治疗思路

关幼波教授在治黄的过程中首先辨别阴黄、阳黄。在治疗时根据病情，除了采用治黄常法外，尚有"治黄必治血，血行黄易却；治黄需解毒，毒解黄易除；治黄要化痰，痰化黄易散"的个人体会。治血、解毒、化痰又是相互影响、相互关联的。同时，他也强调，不论湿热还是寒湿，病位偏于中上焦，或中下焦，或弥漫三焦，均为中焦首先受累，所以，治疗中州（脾）又是治黄的重要的一环。

第三节　关幼波教授治疗淤胆型肝炎验案

案 1

韩某，男，33 岁，1964 年 9 月 24 日初诊。

主诉：乏力纳少，皮肤及眼目反复发黄 1 年余。

现病史：患者 1963 年 8 月开始见食欲不振，厌油腻，疲乏无力，同时发现尿黄、眼目发黄。曾检查肝功能，黄疸指数 13 单位，其他各项均属正常。曾诊为毛细胆管性肝炎。近 1 年来，每隔 14～20 天，出现眼目发黄和小便发黄，反复不愈。现症：食欲不振，厌油，乏力，右胁时痛，腹胀，便溏，小便黄。

舌象：舌苔薄白。

脉象：脉弦细滑。

西医诊断：毛细胆管炎性病毒性肝炎。

中医辨证：湿热未清，脾阳不振。

立法：清热利湿，温脾理中。

方药：

茵陈 15g	猪苓 9g	白术 9g	泽泻 9g
干姜 3g	桂枝 5g	熟附子 6g	泽兰 12g
车前子 12g			

4 剂，水煎服，日 1 剂。

1964 年 9 月 29 日二诊：服上方 4 剂，口苦咽干，小便深黄，舌质红，复查黄疸指数 14 单位。进一步详细辨证，关老认为，患者证系湿热未清，瘀阻中焦，脾失健运，久病以致气虚血滞。遂改变前法，拟以清热祛湿、芳化活血，佐以益气养血。方药如下。

茵陈 60g	生黄芪 15g	焦白术 10g	砂仁 6g
杏仁 10g	橘红 10g	藿香 15g	酒黄芩 10g
蒲公英 15g	香附 10g	泽兰 15g	杭白芍 30g
当归 14g	通草 3g	车前子 12g	

14 剂，水煎服，日 1 剂。

1964 年 10 月 13 日三诊：上方服后，体力好转，食欲增加，腹胀消失，小便已清，大便调。复查黄疸指数降为 5 单位。后重用生黄芪，进一步调理，临床痊愈，经随访未再复发。

按语： 本例黄疸反复不退已 1 年余，考虑为慢性淤胆型肝炎。关老开始仅从病程考虑，又兼黄疸不重、食欲不振、乏力、腹胀、便溏、舌苔薄白，似为阴黄，但是也有湿热残留之象，如小便黄、脉细滑等，故以清热利湿为主，佐以姜、桂、附等大热温阳之剂，茵陈仅用 15g，相对量小力薄。药后不但未效，反而助热伤正，见口苦咽干、小便深黄，舌质转红，黄疸指数也上升。湿热益炽，关老遂去辛热之品，改用蒲公英、酒黄芩、泽兰、通草、车前子，并加大茵陈用量，清热解毒、活血利湿，且以清利湿热为主；又因患者病已年余，湿困中州，脾失健运，气血化生无源，肝失荣养，正虚邪恋，故用藿香、杏仁、橘红、焦白术、砂仁芳化开胃、健脾和中，生黄芪、当归、杭白芍益气养血，香附疏肝理脾。本案关老抓住了湿热的基本特点，祛邪为主，扶正为辅，最后治愈。

通过此例的治疗，关老认为，按阴黄论治的基本要点是应以阴寒湿邪为主症，无明确热象，或见形寒肢冷、小便清长、脉沉细、舌质淡者，应慎用桂附等大热之剂，特别应注意在虚实夹杂、寒热交错、正虚邪实的阶段，立法用药更要慎重。

案 2

李某，女，30 岁。

主诉： 食欲不振，乏力，尿黄 1 周。

现病史： 患者因食欲不振，乏力，尿黄 1 周而入院。体格检查：体温 36.5℃，皮肤、巩膜黄染，心肺未见异常，腹部平软，无压痛及反跳痛，肝右肋下 2cm，质软，肝区叩击痛（＋），脾未能及，腹部移动性浊音（－），病理征（－）。实验室检查：ALT 495U/L，AST 312U/L，TBIL 98.6μmol/L，ALB 45.79g/L，GLB 23.39g/L，A/G 1.96；HAV 阳性，乙、丙、戊型肝炎病原学检测均为阴性。入院后诊断：病毒性肝炎、甲型、黄疸型。入院后，经补液、护肝、降酶、对症治疗 3 周后，患者饮食增加，精神好转，但小便仍呈黄色，皮肤、巩膜黄染加重，皮肤瘙痒，大便颜色变浅。复查肝功能：ALT 130U//L，AST 76U/L，TBIL 136.3μmol/L。考虑为淤胆型肝炎，拟行激素治疗。患者担心激素副作用大，不愿接受，要求服中药治疗。

舌象： 舌质紫暗，舌苔厚腻微黄。

西医诊断： 淤胆型肝炎。

中医诊断： 阳黄。

方药： 茵陈蒿汤加味。

茵陈 30g	砂仁 12g	板蓝根 12g	虎杖 15g
车前子 15g	车前草 15g	六一散 15g	大黄 10g（后下）

7 剂，水煎服，日 1 剂。

二诊： 服此方 7 剂后，患者自诉症状未见减轻，且感腹胀，饮食较前减少，皮肤、巩膜黄染加重，尿色深黄如浓茶，大便稀溏，日 2～3 次。复查肝功能：ALT l86g/L，AST 106g/L，TBIL 163.5μmol/L。细察舌脉，舌质紫暗，舌苔厚腻微黄。关幼波教授认为：湿热相搏，瘀阻血脉则发黄疸；湿热凝痰，痰阻血脉则黄疸难退。改用活血化痰退黄法治疗。

赤芍 20g	郁金 20g	杏仁 10g	陈皮 10g
半夏 20g	茯苓 15g	瓜蒌壳 10g	莱菔子 15g
佩兰 15g	车前子 15g	茵陈 15g	泽泻 12g
厚朴 12g	白豆蔻 12g		

20 剂，水煎服，日 1 剂。

三诊：服上方 5 剂后，患者诉腹胀明显减轻，饮食增加，皮肤、巩膜黄染亦见消退。继服上方 15 剂后，患者皮肤、巩膜黄染明显消退，饮食正常，腹胀消失，大便 1 日 1 次，色黄，舌质偏暗，苔薄腻。肝右肋下未触及，肝区叩击痛（ - ）。复查肝功能：ALT 76g/L，AST 42g/L，TBIL 43μmol/L。原方去瓜蒌壳、白豆蔻，续服 10 剂后，查肝功能各项指标均正常，痊愈出院。

出院时，关老处以柴胡疏肝散合香砂六君子汤化裁中药 15 剂，嘱其每 2 天服药 1 剂，以调理善后。1 月后复查肝功能，各项指标均正常。

按语：黄疸病，尤其是重度黄疸病的形成，是由于湿、热、痰、瘀共同作用的结果。湿热只是黄疸病初期或轻症黄疸的致病因素，而痰、瘀既是湿热内蕴、脏腑功能失调所形成的病理产物，又是导致黄疸久不消退或重症黄疸的根本原因。痰瘀停于体内，阻滞脉络，使肝内微循环障碍，胆汁排泄受阻，故成淤胆。此时单纯清利湿热是无效的，必须要用活血化痰之法，方能奏效。本例黄疸病机即属于此，故改用活血化痰法。杏仁、陈皮、半夏、茯苓、瓜蒌、莱菔子化痰；赤芍、郁金以活血化瘀，且郁金兼能化痰；佩兰、白豆蔻、厚朴化湿醒脾；茵陈、车前子、泽泻泻热利湿。诸药合用，共收痰化瘀解、湿去热清之功，使脾能运化，肝能疏泄，气机条达，脉络通畅，胆汁排泄恢复正常，黄疸消，诸症除。

第十二章　药物性肝损伤

第一节　药物性肝损伤的中西医结合诊治

药物性肝损伤（drug-induced liver injury，DILI）中医辨证分型目前尚无统一标准，可供参考文献也极为有限，参照《中医内科学》以及《中草药相关肝损伤诊疗指南》，中医学认为其属于"黄疸""胁痛""积聚"等范畴。急性药物性肝损伤临床表现多为身困乏力、食欲不振、脘腹胀满、恶心、呕吐、胁痛、身目黄染等症状。慢性药物性肝损伤可表现为肝脏肿大、肝掌、蜘蛛痣等体征。中医学中并未系统完善记载急性药物性肝损伤，由于其主要表现为黄疸，故古代的黄疸文献值得借鉴。

一、西医病因病理

（一）病因及发病机制

1. 病因　药物性肝损伤是指由各类处方或非处方的化学药物、生物制剂、传统中药、天然药、保健品、膳食补充剂及其代谢产物乃至辅料等所诱发的肝损伤。

2. 发病机制　药物性肝损伤发病机制复杂，往往是多种机制先后或共同作用的结果，迄今尚未充分阐明。本病通常可概括为药物的直接肝毒性和特异质性肝毒性作用。

（二）病理

药物性肝损伤损伤的靶细胞主要是肝细胞、胆管上皮细胞及肝窦和肝内静脉系统的血管内皮细胞，损伤模式复杂多样，与基础肝病的组织学改变也会有相当多的重叠，故其病理变化几乎涵盖了肝脏病理改变的全部范畴。

二、中医病因病机

中医学虽无药物性肝损伤这一病名，但对于药物的毒性早有认识，且对药物毒性的预防提出了见解。《黄帝内经》中记载："帝曰：有毒无毒，服有约乎？岐伯曰：病有久新，方有大小，有毒无毒，固宜常制矣。大毒治病，十去其六；常毒治病，十去其七；

小毒治病，十去其八；无毒治病，十去其九；谷肉果菜，食养尽之，无使过之，伤其正也。"《儒门事亲》曰："凡药皆毒也，非止大毒、小毒谓之毒，虽甘草、人参，不可不谓之毒，久服必有偏胜。"古人所言药物的毒性包括了药物不良反应，此对于药物性肝损伤的防治有实际意义。

中医认为，肝藏血主疏泄，药物随血入肝，受肝之疏泄而解毒。若先天禀赋异常，肝脏已经受损，药物易积于肝体蓄积成毒，渐而伤肝，致肝失疏泄，气机郁滞；另外，药毒可直接损伤肝体，致气滞湿阻，肝胆郁热，或久病入络化瘀，肝肾阴血亏虚。本病病位在肝，也与脾、胆、胃、肾密切相关，常见中医证型有湿热黄疸、肝郁脾虚、寒湿瘀阻、气滞血瘀、肝肾阴虚等证型。

三、临床表现

急性 DILI 的临床表现通常无特异性，潜伏期差异很大，可短至 1 至数日，长达数月，多数患者可无明显症状，仅有血清 ALT、AST 及 ALP、GGT 等肝脏生物化学指标不同程度的升高，部分患者可有乏力、食欲减退、厌油、肝区胀痛及上腹不适等消化道症状。淤胆明显者可有全身皮肤黄染、大便颜色变浅和瘙痒等，少数患者可有发热、皮疹、嗜酸性粒细胞增多甚至关节酸痛等过敏表现，还可能伴有其他肝外器官损伤的表现。病情严重者可出现急性肝功能衰竭（acute liver failure，ALF）或亚急性肝衰竭（subacute liver failure，sALF）。慢性 DILI 在临床上可表现为慢性肝炎、肝纤维化、代偿性或失代偿性肝硬化、AIH 样 DILI、慢性肝内胆汁淤积和胆管消失综合征等。

四、西医诊断依据

诊断要点

药物性肝损伤的诊断仍属排他性诊断。首先要确认存在肝损伤，其次排除其他肝病，再通过因果关系评估来确定肝损伤与可疑药物的相关程度。

1. 药物性肝损伤发病时间差异很大，与用药的关联常较隐蔽，缺乏特异性诊断标志物，因此，全面细致地追溯可疑药物应用史和除外其他肝损伤病因，对于建立药物性肝损伤诊断至关重要。

2. 当有基础肝病或多种肝损伤病因存在时，叠加的药物性肝损伤易被误认为原有肝病的发作或加重，或其他原因引起的肝损伤。

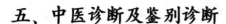

五、中医诊断及鉴别诊断

（一）诊断

起病前 1 至数日有药物应用史，临床表现可为无症状的肝脏生化指标异常，部分患者出现乏力、纳呆、呕恶、厌油、胃脘不适、胁痛、腹胀等症状，可见目黄、皮肤瘙痒、大便颜色变浅等黄疸表现。

（二）鉴别诊断

药物性肝损伤因其呕恶、胃脘不适、黄疸需与以下疾病相鉴别。

1. 胃痞　胃痞是指自觉脘腹部痞塞胀满，其病变部位主要在胃；药物性肝损伤其病变部位重在肝、脾。

2. 肝瘟　药物性肝损伤急性起病时类似肝瘟，两者主要是病因不同，药物性肝损伤有用药史，肝瘟以湿热疫毒为主要病因，需通过病因检测进一步确诊。

六、西医治疗

药物性肝损伤的基本治疗原则：①及时停用可疑肝损伤药物，尽量避免再次使用可疑或同类药物。②应充分权衡停药引起原发病进展和继续用药导致肝损伤加重的风险。③根据药物性肝损伤的临床类型选用适当的药物治疗。④ ALF/SALF 等重症患者必要时可考虑紧急肝移植。

七、中医辨证论治

（一）辨证要点

目前中医药治疗药物性肝损伤有一些文献报道，但多见于单中心、小样本的病例对照研究，尚缺少高级别的循证医学证据。中医治疗以辨证论治为原则，辨证分型治疗可参考。

（二）治则治法

中医治疗药物性肝损伤以辨证论治为原则，黄疸湿热型治则为清热利湿退黄，寒湿瘀阻型治则为温化寒湿、活血化瘀，气滞血瘀型治则为疏肝理气、活血化瘀，肝肾阴虚型治则为滋补肝肾。治疗宜选用安全性好、疗效确切的中药汤剂或中成药制剂，也可采用辨证与辨病相结合方法进行诊治。

（三）证治分类

1. 湿热黄疸证

临床表现：纳呆，呕恶，厌油，胁痛，脘腹痞满，乏力，身目发黄，尿黄，舌红，苔黄腻，脉弦滑数。

证机概要：毒损肝体，气滞湿阻，肝胆郁热。

治法：清热解毒利湿。

代表方：茵陈蒿汤。

常用药：滑石、茵陈、栀子、大黄、黄芩、石菖蒲、藿香、白豆蔻、木通、连翘、射干、浙贝母、薄荷。

2. 肝郁脾虚证

临床表现：胁肋胀痛，情志抑郁，乏力纳呆，脘痞胀满，便溏，舌质淡有齿痕，苔白，脉弦细。

证机概要：肝失疏泄，气机郁滞，肝郁及脾，脾失健运。

治法：疏肝健脾。

代表方：逍遥散、芍药甘草汤。

常用药：柴胡、白芍、赤芍、枳壳、茯苓、白术、甘草、生姜等。

3. 寒湿瘀阻证

临床表现：纳呆呕恶，腹胀喜温，口淡不渴，头身困重，胁肋刺痛，或胁下痞块，舌质紫暗或有瘀斑瘀点，脉沉涩。

证机概要：肝郁日久，寒湿阻滞，气滞血瘀。

治法：健脾利湿，活血通络。

代表方：桃红四物汤加减。

常用药：桃仁、红花、当归、熟地黄、川芎、白芍等。

4. 气滞血瘀证

临床表现：面色晦暗，胁肋刺痛，疼痛固定、拒按，或有肿块坚硬，局部青紫肿胀，舌质紫暗或有瘀斑瘀点，脉沉涩。

证机概要：肝郁气滞，气滞血瘀。

治法：疏肝理气，活血化瘀。

代表方：血府逐瘀汤加减。

常用药：赤芍、丹参、桃仁、红花、当归、熟地黄、川芎、白芍、桔梗、枳壳、牛膝、柴胡等。

5. 肝肾阴虚证

临床表现：面色晦滞，口干舌燥，心烦失眠，小便短少，舌红绛少津，少苔或无苔，脉弦细数。

证机概要：久病入络，肝肾阴血亏虚。

治法：滋养肝肾。

代表方：一贯煎。

常用药：生地黄、北沙参、当归、枸杞子、麦冬、川楝子等。

第二节　关幼波教授治疗药物性肝损伤的临证思路

一、关幼波教授对药物性肝损伤的认识

关幼波教授致力于把西医的病名和中医的辨证相结合，即采取辨证与辨病相结合的方法进行施治。中医并无药物性肝损伤的病名，但越来越多的研究发现，药物性肝损伤发病机制中，湿热瘀毒是发作期的病机关键，气虚湿阻瘀血是病机转化的特点。这与关幼波教授对黄疸、急性肝炎、慢性肝炎基本病因病机的认识相一致。疾病的发生，不外邪正相争的过程，临证贵在明辨邪正的关系，以立扶正祛邪之大法，或以扶正为主，或以祛邪为主。关幼波教授在治疗肝炎中认为，急性肝炎多为正气未虚，以祛邪为主，祛邪即以扶正；慢性肝炎多属正虚，以扶正为主，祛邪为辅。

二、关幼波教授对药物性肝损伤的辨治思路

药物性肝损伤的证型主要为黄疸湿热证、寒湿瘀阻证、气滞血瘀证、肝肾阴虚证，与急性肝炎、慢性肝炎、淤胆型肝炎临床表现相类似。关幼波教授坚持辨病与辨证相结合、宏观辨证与微观辨证相结合，强调气血在审证求因、辨明病机中的作用。关幼波教授认为疾病发生的病理及其发展转归以气血为枢机，离不开气血这个主题。在黄疸辨治中，黄疸的发生是因湿热或寒湿瘀阻血分，致胆汁不能循常道而外溢于肌肤。若感受寒湿之邪，或脾阳素虚，湿从寒化，痰湿瘀阻血脉则成阴黄。若湿热阻于气分，为病情尚轻，病位尚浅，胆汁尚能循经而行，则可以不出现黄疸。故在黄疸的治疗中，关幼波教授提出了治黄的三个要点之一——治黄必治血。药物性肝损伤的表现与黄疸型肝炎和无黄疸型肝炎相近，辨治思路一致。

第三节　关幼波教授治疗药物性肝损伤验案

案

李某，男，24岁，外院会诊病例，1964年6月5日初诊。

主诉：面目皮肤发黄，腹胀4个月余。

现病史：1962年2月患者因牛皮癣住某院治疗，服用白血宁、山道年、砷制剂等

药物治疗达2年之久。1964年1月开始出现口腔糜烂，恶心，头晕，食欲不振，皮肤发黄，两胁刺痛，大便稀，小便黄。检查发现肝在肋下1.5cm，中等硬度，有明显压痛，脾可触及。肝功能化验：谷丙转氨酶670单位，麝浊12单位，胆红素定量6.5毫克％，黄疸指数71.4单位，酚四溴酞钠试验60％，血清白蛋白/球蛋白3.74/2.04。肝穿刺证实为中毒性肝炎。使用去氢可的松等药物治疗，黄疸未见消退，反而出现腹胀。检查有腹水，加用汞撒利及双氢克尿噻等利尿药物仍不好转。半年内曾多次复查肝功能，均属异常。1964年6月5日请中医会诊。症见：面目皆黄，如橘皮色，两胁刺痛，胃脘满闷，脘胀，恶心，厌油腻，食欲不振，头晕口苦，皮肤瘙痒，夜卧不安，小便短赤，大便不爽，全身皮肤、巩膜发黄。

舌象：苔薄白。

脉象：沉滑。

西医诊断：中毒性肝炎。

中医诊断：黄疸。

中医辨证：肝郁血滞，湿毒热盛，脾虚气弱。

立法：清热化湿，活血解毒利水，化痰通瘀，佐以健脾补气。

方药：

茵陈 60g	蒲公英 30g	金银花 30g	瞿麦 12g
藿香 15g	黄连 4.5g	当归 12g	香附 10g
郁金 10g	泽兰 10g	生黄芪 15g	焦白术 10g
赤芍 15g	白芍 15g	杏仁 10g	橘红 10g
六一散 12g（包）			

10剂，水煎服，日1剂。

1964年6月15日二诊：上方共服9剂，并停用西药，药后皮肤发黄渐退，胁痛减轻，恶心已止，食欲增加，睡眠好转，小便黄，大便软，舌苔薄白，脉沉滑。体检：肝大肋下1cm，脾可触及。肝功能检查：谷丙转氨酶608单位，胆红素定量3.6毫克％，黄疸指数40单位，酚四溴酞钠40％，继服上方。

1964年6月26日三诊：上方继进10剂，胁痛已减，腹水已消，饮食、二便如常，肝可触及，脾未及。肝功能检查：谷丙转氨酶130单位，麝浊6单位，胆红素定量2.5毫克％，病情好转。上方茵陈改为30g，金银花为15g；生黄芪加至30g。继服。

1964年7月14日四诊：肝脾均未触及。肝功能检查：谷丙转氨酶138单位，麝浊6单位，胆红素1.35毫克％，酚四溴酞钠10％，自觉症状消失，饮食二便如常。拟上方加减以巩固疗效。

后复查肝功能完全正常，8月4日临床痊愈出院。

按语：本例西医诊断为中毒性肝炎，是由于药物引起的肝损害，其病理改变和临床过程虽与病毒性肝炎有不同，但容易与一般病毒性肝炎相混淆，若能及时停药或停止接触毒物，并给予保肝治疗，短期内多能恢复。本例因使用毒性药物日久，中毒较深，肝实质损害较重，病程也较长（半年之久），近4个月来出现黄疸、腹水，肝功能严重损害，从中医观点来看，患者素有湿毒顽癣，兼之服药中毒，以致湿毒热盛，弥漫三焦，发为阳黄。湿热困于中焦则痞闷，口苦、口臭，泛恶，食欲不振。湿热下注，故见小便短赤，大便不爽。病久，肝郁血滞，脾虚气弱，中州失运，故见两胁刺痛、腹胀聚水。本案属于正虚而邪实的阶段，但是正气尚可，所以仍以祛邪为主，重用清热化湿、解毒利水、化痰通瘀，辅以健脾补气扶正之品。方中茵陈、蒲公英、金银花、川黄连、瞿麦、六一散清热利湿解毒。瞿麦清热利湿通淋，且能凉血祛瘀解毒，对于治疗中毒性肝炎引起的黄疸，可以退黄排毒，用之最为相宜。赤芍、香附、郁金、泽兰、当归、白芍养血活血化瘀。生黄芪、焦白术、杏仁、橘红、藿香健脾益气，芳化痰湿。待其邪祛大半，则加大生黄芪的用量，根据邪正消长进退，以祛邪为主，扶正为辅，力促机体正气复原，不致留有余邪。若邪势已衰，过用苦寒，则克伐正气，不利于机体功能的恢复；反之若认为邪势已衰，不再需要祛邪，则易导致邪不尽，留有后患。

第十三章　酒精性肝病

第一节　酒精性肝病的中西医结合诊治

酒精性肝病（alcoholic liver disease，ALD）是由于长期大量饮酒导致的中毒性肝损伤，初期表现为肝细胞脂肪变性，进而发展为酒精性肝炎，最终导致肝纤维化、肝硬化。短期严重酗酒也可诱发广泛肝细胞损害甚或肝衰竭。酒精性肝病主要包括酒精性脂肪肝、酒精性肝炎及酒精性肝硬化等疾病阶段。中医学虽无酒精性肝病之称，但根据病因、病理及临床特征，可将其归属于"伤酒""酒疸""酒癖""胁痛""酒臌"等病症之中。一般而言，酒精性脂肪肝、酒精性肝炎可按"伤酒""酒癖""胁痛"等论治，而酒精性肝硬化则属"酒癖""酒臌"等病范畴。

一、西医病因病理

饮酒后，乙醇主要在小肠上段吸收，90%以上在肝脏代谢。乙醇进入肝细胞，80%～85%经过乙醇脱氢酶代谢为乙醛，再经过乙醛脱氢酶代谢为乙酸，后者在外周组织中降解为水和二氧化碳，多余的乙醇可通过肝微粒体乙醇氧化酶、过氧化氢酶降解。内质网乙醇氧化系统中的细胞色素 P450 家庭成员 CYP2E1 是代谢限速酶，可由酒精诱导而加速乙醇降解，乙醇代谢为乙醛、乙酸的过程中，氧化型辅酶 I 转变为还原型辅酶 I 明显增加，肝内氧化还原状态异常。

酒精性肝病病理学改变主要为大泡性或大泡性为主伴小泡性混合性肝细胞脂肪变性。依据病变肝组织是否伴有炎症反应和纤维化可分为单纯性脂肪肝、酒精性肝炎、肝纤维化和酒精性肝硬化。

二、中医病因病机

（一）病因

1. 直接病因　长期嗜酒无度是酒精性肝病的直接病因。中医认为酒为体湿性热有毒之品，味甘苦辛，入心、肝、肺、胃经，少量饮酒可活血通脉祛寒，有益身体，长期大量饮酒则有害。《本草纲目》谓酒"过饮不节，杀人顷刻"。《新修本草》谓："酒，味苦，大热有毒。"《医商意》提出："盖酒之伤人，湿而且热，永久不变。"《本草求真》云："酒，其味有甘有辛，有苦有淡，而性皆热。若恣饮不节，则损烁精，动火生痰，发怒助欲，湿热生病，殆不堪言。"《诸病源候论》指出"酒性有毒，而复大热，故毒热气渗溢经络，浸渍脏腑，而生诸病"，"酒者，水谷之精气也，其气剽悍而有大毒，入于胃则酒胀气逆，上逆于胸，内熏于肝胆，故令肝浮胆横"。《万氏家传点点经》云："酒毒湿热非常，肆意痛饮，脏腑受害，病态不一。"可见，由于酒湿热有毒的属性，长期过量饮酒可致脏腑功能失常，从而导致酒精性肝病。

2. 间接病因　除了长期过量饮酒的直接病因外，酒精性肝病的发生还与其他一些因素有关。

（1）体质因素：一是素体禀赋不足，脾胃虚弱，不耐酒力，常因饮酒得病。《世医得效方》云："盖酒之为物，随人性量不同，有盈石而不醉，有濡唇而辄乱者。"《圣济总录·卷七十三》云："论曰胃弱之人，因饮酒过度……谓之酒癖。"二是湿热体质者易发生酒精性肝病。形体壮实，嗜食辛辣，易生疮疖，口苦口干，身重困倦，大便黏滞不畅或燥结，小便短黄为湿热质。湿热体质的形成与先天禀赋有关，也与后天失养、嗜酒嗜食辛辣肥甘厚味、脾胃功能失调、湿热内蕴有关。

（2）情志抑郁：现代社会的生存压力较大，很多人常因工作、生活、婚姻、经济等问题出现情志障碍，导致情志内伤，又以此为诱因，借酒浇愁，长期饮酒，导致肝气郁滞，忧思恼怒，久郁不解，肝气郁结，疏泄失常，横逆脾土，脾失健运，复又嗜酒无度，湿热内蕴，导致酒精性肝病。

（3）饮食不节：包括饮酒时嗜食辛辣膏粱厚味、饥饿时饮酒和饮酒后进食谷物减少。饮酒使胃内生热，嗜食膏粱厚味、饥饿、进食谷物减少都会影响脾胃的功能，脾胃失养，导致中焦郁滞，湿热蕴结，发为本病。孙思邈指出："夫发黄多是酒客劳热，食少胃中热。"明·秦景明在《症因脉治》中论述酒疸的成因时明确指出："饥时浩饮"和饮酒"兼以膏粱积热"均会形成本病。

（二）病机

酒精性肝病的演变，从酒精性脂肪肝、酒精性肝炎、酒精性肝纤维化到酒精性肝硬化，是一个由轻到重的临床病理过程。中医认为"伤酒""胁痛""酒癖"到"酒疸""酒臌"也是一个渐进加重的过程。因此，应从不同的疾病阶段来分析其病机演变。

初期：由于饮酒太过，加之饮食不节、情志不畅，肝气郁结，失于条达疏泄，横犯脾胃，脾失健运，胃失受纳，酒毒湿热蕴结中焦阻遏气机，清阳不升，浊阴不降，气机升降失调，而为"伤酒""胁痛"。证见呕恶纳呆，脘腹痞满，或胁肋胀痛。《诸病源候论》曰："此由饮酒多食油烩之类，腹内痞满，因而成渴又饮水，水气与食结聚……所以成痞。"此期邪实为主，正气未衰，气滞为主，兼有湿热，病在肝胃。

中期：疾病迁延，逐渐加重，气滞日久，血行不畅，瘀血内停，湿热酒毒内蕴，进一步阻滞气血运行，气滞血瘀、湿热酒毒相互搏结，结为痞块，停于胁下，而为酒癖。证见胁下积块增大，胁胀而痛，饮食减少，面色萎黄，形体逐渐消瘦等。《诸病源候论》云："夫酒癖者，大饮酒后，渴而引饮无度，酒与饮俱不散，停滞在胁肋下，结而成癖，时时而痛，因即呼为酒癖，其状胁下弦急而痛。"此期，邪气渐盛，正气稍衰，气血湿热酒毒相互搏结，病位肝脾。

末期：气血湿热酒毒相互搏结日久，邪进正衰，肝脾失调，中焦脾胃受纳失常，运化无力，气血生化乏源，肾脏失养，肝脾肾诸脏功能失调，三焦气化不利，津液输布失常，水湿内生，水液潴留。《不居集·酒臌》云："少年纵酒无节，多成酒臌。"气、血、水结于腹中而成酒臌。喻嘉言《医门法律·胀病论》说："胀病亦不外水裹、气结、血瘀。"如若湿热之邪熏蒸肝胆，胆液受热，满而外溢肌肤孔窍则为酒疸。如清·喻嘉言在《寓意草》论钱小鲁酒疸证云："酒者清冽之物，惟喜渗入，渗入必先及胆，化溺虽多，其烈惟胆独当之，胆汁热之，满而溢出于外，以渐渗于经络，则身目俱黄，为酒疸之病。"证见腹部胀大，如囊裹水，青筋暴露，胁下积块，按之坚硬，甚则脐心突起，面色萎黄或黧黑，四肢明显消瘦等。此期疾病日久，常变生他证。久病入络，证见赤痣血缕，手掌红痕；酒毒湿热之邪蕴而化火，灼伤血络，迫血妄行，或肝不藏血，或脾不统血，血不循常道，溢于脉外，可出现皮肤瘀点、瘀斑、鼻衄、齿衄，甚则大量呕血、便血而危及生命；热毒伤津，阴血不足，肝肾阴虚，而见面色晦滞，口唇紫暗，心烦口燥失眠等症；阴损及阳，肾阳不足，脾肾阳虚，而见面色苍黄，或㿠白，神倦怯冷，下肢浮肿，小便短少不利等症。可见，本期邪盛正衰，本虚标实，虚实夹杂，常正虚邪恋，疾病反复发作，病情危重，临床表现复杂。然究其病机，邪实不外气滞、血瘀、水停；正虚有不外脾肾阳虚，肝肾阴虚，脾胃肝肾俱伤、气阴两虚。其病位在肝脾肾。

长期大量饮酒是形成酒精性肝病的直接原因，但与体质因素、情志不畅、饮食不节等因素有关。在疾病初期，湿热酒毒为病，病位在脾胃，累及肝脏，发为"伤酒""胁痛"等证；中期，累及气血，气血湿热酒毒相互搏结，病位在肝脾，发为"酒癖"；末期，久病及肾，久病入络，气滞、血瘀、水停发为酒臌，酒毒湿热之邪熏蒸肝胆，胆汁不循常道，外溢肌肤目窍发为酒疸，病位在肝脾肾，并且在此期，可变生他证。总之，酒毒湿热之邪作用于人体导致肝脾肾三脏功能失调是酒精性肝病发生发展的关键。

酒精性肝病初期以标实为主，中期虚实夹杂，末期为本虚标实、正虚邪恋。

三、临床表现

在酒精依赖患者中，酒精性肝炎很少单独存在，可发生在 ALD 的不同阶段，严重者可发生急性重度酒精性肝炎。轻度酒精性肝炎可无任何临床症状，仅有肝脏轻度肿大，最常见的症状为黄疸，可伴有全身乏力、食欲减退、恶心、呕吐、腹胀、腹痛、右上腹不适、体重减轻。重度酒精性肝炎出现病情急性加重，多起病急骤，迅速出现发热、黄疸、腹水和皮肤黏膜出血等，以及肝性脑病、肺炎、急性肾衰竭、上消化道出血等多器官功能障碍。

四、西医诊断依据

诊断标准：①有长期饮酒史，一般超过 5 年，折合乙醇量男性 ≥ 40g/d，女性 ≥ 20g/d：或 2 周内有大量饮酒史，折合乙醇量 > 80g/d。乙醇量（g）换算公式 = 饮酒量（mL）× 乙醇含量（%）×0.8。②临床症状为非特异性，可无症状，或有右上腹胀痛、食欲减退、乏力、体重减轻、黄疸等，随着病情加重，可有神经精神症状、蜘蛛痣、肝掌等表现。③肝功能指标异常。其中 AST/ALT > 2、GGT 升高、MCV 升高为酒精性肝病的特点，禁酒后这些指标可明显下降，通常 4 周内基本恢复正常（但 GGT 恢复较慢），有助于诊断。④肝脏 B 超、CT、MRI 或瞬时成像检查有典型表现。⑤排除嗜肝病毒现症感染、药物和中毒性肝损伤、自身免疫性肝病等。酒精性肝病无特异性临床诊断方法，长期饮酒史的仔细询问非常重要，符合第①项者，排除其他原因的肝病，同时具有第③④项者，可诊断为酒精性肝病。符合第①③④项，同时有病毒性肝炎现症感染证据者，可诊断为酒精性肝病伴病毒性肝炎。

五、中医诊断及鉴别诊断

（一）诊断

中医学虽无酒精性肝病之称，但根据病因、病理及临床特征，可将其归属于"伤酒""酒疸""酒癖""胁痛""酒臌"等病症之中。患者早期可无症状，中后期出现相关症状。

1. 本病患者有长期饮酒史，以一侧或两侧胁肋部疼痛为主要表现，疼痛可表现为刺痛、胀痛、灼痛、隐痛、钝痛等不同性质。

2. 部分患者可伴胸闷、腹胀、嗳气、呃逆、急躁易怒、口苦纳呆、厌食恶心等症。

3. 可出现体重减轻、食欲不振、腹痛、乏力、发热、齿衄等症。

4. 腹中气聚，聚散无常，聚时结块，散则无形，攻窜胀痛，以胀为主、痛无定处、时作时止为临床特征。

5. 腹内积块，触之有形，固定不移，以痛为主、痛有定处为临床特征。

6. 腹部 X 线、B 超、CT、MRI 及有关血液检查（如血常规、血清 AFP 等）和组织病理学检查有助于本病的诊断，可明确病变部位及病情轻重。

（二）鉴别诊断

1. 悬饮　悬饮亦可见胁肋疼痛，但其表现为饮留胁下，胸胁胀痛，持续不已，伴见咳嗽、咳痰、呼吸时疼痛加重，常喜向病侧睡卧，患侧肋间饱满，叩诊呈浊音或兼见发热，一般不难鉴别。

2. 萎黄　酒精性肝病如出现黄疸需与萎黄相鉴别。酒精性肝病发病与长期饮酒、感受外邪、饮食劳倦或病后有关；其病机为湿滞脾胃，肝胆失疏，胆汁外溢；其主症是身黄、目黄、小便黄。萎黄的病因与饥饱劳倦、食滞虫积或病后失血有关；其病机为脾胃虚弱，气血不足，肌肤失养；其主症为肌肤萎黄不泽，目睛及小便不黄，常伴头晕倦怠、心悸少寐、纳少便溏等症。

3. 胃痞　二者均可因情志失调导致气滞痰阻，出现胀满等症。但胃痞是指自觉脘腹部痞塞胀满，而外无形征可见，更无包块可及，其病变部位主要在胃；而酒疸、酒癖除腹部胀满外，发时有形可见，甚至可扪及腹内积块，其病变部位重在肝、脾。

六、西医治疗

酒精性肝病的治疗原则为戒酒、营养支持、清除肝脂肪浸润、治疗酒精性肝炎、防治肝硬化及并发症。药物治疗可选用：①肝细胞膜修复剂，代表药物为多烯磷脂酰胆碱。②甘草酸类制剂，具有类似类固醇激素的非特异性抗原作用，而无抑制免疫功能的不良反应，可改善肝功能试验指标。③抗氧化类药物，代表药物主要为水飞蓟素类。④利胆退黄类药物，代表药物主要是 S- 腺苷蛋氨酸及熊去氧胆酸。⑤糖皮质激素，主要机制是通过抑制 NF-kB 转录活性进而抑制以 TNF 为主的多种炎症因子的转录，抑制肝细胞的炎症反应。

七、中医辨证论治

（一）辨证要点

中医药对酒精性肝病防治具有明显优势和特色，但有关该病的中医辨证分型临床尚缺乏统一的标准，大大影响了中医药对该病的防治效果。目前分期探讨酒精性肝病病机演变规律、论治原则与用药规律为大家所认可，为酒精性肝病临床辨证分型标准和治疗提供了方法和理论依据。

1. 辨早中晚期　酒精性肝病在临床上可分为早、中、晚三期。早期正气尚盛，邪气虽实而不盛，酒食伤脾，聚湿生痰，脾病及肝。湿热停滞，土壅木郁是酒精性肝病发病早期的主要病机。中期正气已虚，邪气渐甚。酒精性肝病中期的发展及表现多与中医学的酒癖有关，见胁下积块，胁胀而痛，饮食减少，面色萎黄，形体逐渐消瘦，则酒癖已成。晚期肝脾肾同病，气血水互结。酒精性肝炎若不予重视或治疗不当，发展到晚期可导致酒精性肝硬化的出现，表现为积块明显，按之坚硬。辨早、中、晚三期，可知正邪之盛衰，从而选择攻补之法。

2. 辨标本缓急　在酒精性肝病发展的病程中，由于病情的发展，常可出现一些危急重症。如酒臌出现血热妄行、气不摄血或瘀血内积而吐血、便血；因胃失和降，胃气上逆而剧烈呕吐；因肝胆郁滞，胆汁外溢而出现黄疸等。这些证候对本病而言，属于标，应按照急则治其标或标本兼顾等原则及时处理。

（二）治则治法

肝郁脾虚是酒精性肝病发病早期的主要病机，病在气分，重在调气，以疏肝理气、化痰散结为基本治则。中期病在血分，重在活血，以清利湿热、化瘀通络、软坚散结为基本治则，要注意根据病情发展、病机演变，区分不同阶段，适当调整攻补策略。晚期肝脾肾同病，气滞、血瘀、水、湿、痰浊相兼并见，证属正虚邪恋、本虚标实，病位为肝、脾、肾三脏。此期相当于酒精性肝硬化阶段。

（三）证治分类

1. 早期

肝郁脾虚证

临床表现：胁肋胀痛，每因情志变化而增减，胸闷腹胀，喜太息，嗳气频作，纳少口苦，舌质淡红，苔薄，脉弦细。

证机概要：肝失条达，脾失健运。

治法：疏肝健脾，行气散结。

代表方：逍遥散。

常用药：柴胡、当归、白芍、薄荷疏肝解郁；香附、青皮、枳壳、郁金行气散结；白术、茯苓、生姜、甘草调理脾胃。

肝郁化火者，加牡丹皮、栀子清热凉血；若兼瘀象，加延胡索、莪术；兼热象，合左金丸。

2. 中期

（1）*肝胆湿热证*

临床表现：胁肋灼热疼痛，口苦，胸闷纳呆，小便黄赤，大便秘结或溏滞不爽，或兼有身热恶寒，舌红，苔黄腻，脉弦滑数。

证机概要：湿热蕴结，肝失疏泄，络脉失和。

治法：清利肝胆湿热。

代表方：龙胆泻肝汤。

常用药：龙胆草泻肝胆湿热；栀子、黄芩清热泻火；木通、泽泻、车前子清热利湿；可酌加川楝子、郁金、青皮以疏肝和胃，理气止痛。

若肝胆火热较盛者，可去车前子，加黄连、黄柏以助泻火之力；若湿盛热轻者，可加薏苡仁、滑石以增强利湿功用。

（2）气滞血瘀证

临床表现：胁肋刺痛，夜间明显，或见胁下积块，质硬拒按，口干不欲饮水，女子可见经闭痛经，或经血夹有血块，舌质紫暗，或有瘀斑、瘀点，脉象沉而滞涩。

证机概要：气机阻滞，瘀血内停，肝络痹阻。

治法：活血化瘀，疏肝理气。

代表方：柴胡疏肝散合失笑散加减。

常用药：柴胡、陈皮、川芎、香附行气疏肝；丹参、延胡索、蒲黄、五灵脂活血散瘀。

若烦热，口干，舌红，脉细弦者，加牡丹皮、山栀、黄芩；气滞血阻较甚，兼有寒象者，加肉桂、吴茱萸、当归，或用大七气汤；若胁下有积块，瘀痛较重，可加牡蛎、龙骨、鳖甲软坚散结之品；若气滞较甚，可酌加川楝子、厚朴疏肝理气止痛；若女子血瘀经闭者，可加香附、益母草等活血调经止痛药品。

3. 晚期

（1）肝肾阴虚证

临床表现：胁肋隐痛，遇劳加重，腰膝酸困，头晕耳鸣，盗汗，遗精，口干咽燥，心中烦热，舌质暗红，苔少或无，脉细弦而数。

证机概要：肝肾阴亏，肝络失养。

治法：滋补肝肾，养阴柔肝。

代表方：六味地黄汤合一贯煎。

常用药：熟地黄滋肾阴，益精髓；山茱萸滋肾益肝；山药滋肾补脾；泽泻配熟地黄泻肾降浊；牡丹皮配山茱萸以泻肝火；茯苓配山药渗脾湿；一贯煎滋阴养血补肝肾。

若阴亏过甚，虚火明显者，可加知母、黄柏等；若心烦不寐者可加首乌藤、合欢皮、郁金以疏肝解郁；若阴亏致头目失养而头晕耳鸣者，可加枸杞子、菊花等。

（2）脾肾阳虚证

临床表现：腹胀，纳呆，神疲乏力，肢冷怯寒，下肢浮肿，小便短少不利，大便溏薄，舌质淡胖苔腻，脉沉弦。多见于酒精性肝硬化晚期。

证机概要：瘀结不消，正气渐损，脾运不健。

治法：温补脾肾，行气利水。

代表方：济生肾气丸。

常用药：地黄滋补肾阴；山茱萸、山药滋补肝脾；附子、肉桂温补肾中之阳；川牛膝补肝肾，强筋骨，利尿，引血下行；车前子利水通淋，清肝。

气虚明显者，加黄芪、党参等。

第二节　关幼波教授治疗酒精性肝病的临证思路

一、关幼波教授对慢性肝病的辨治思路

关幼波教授在 203 份病例 779 诊次中，病毒性肝炎、肝硬化占总例数的 61.1%，故以此为例分析慢性肝病的病因病机演变，如图 1 所示。这种病因病机演变规律同样适用于酒精性肝病。

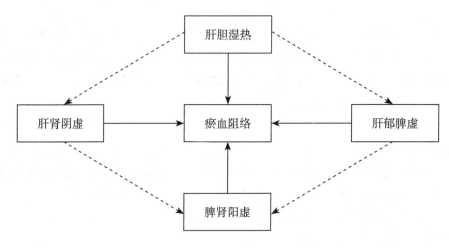

图 1　慢性肝病的病因病机演变

二、关幼波教授慢性肝病认识对酒精性肝病的影响

关幼波教授对于酒精性肝病涉及较少，但其学术思想对酒精性肝病的辨证施治依然起着至关重要的作用。关幼波教授的和血法对于酒精性肝病的不同时期均起到指导作用。其言和血而不言活血，并非标新立异。盖和血者，气血冲和之谓，既为治疗之大法，又为治疗之最终目的。和血包括补血、养血、活血、通络、化瘀在内，而非单纯活血化瘀。

1.和血法的内涵　唐容川在《血证论》中提出"肝为风木之脏……肝主藏血……设木郁为火，则血不和""肝经名厥阴，谓阴之尽也，阴极则变阳，故病之此……血分不和，尤多寒热并见"，可见肝血不和是肝脏发病的重要机制。和血是基础，基础不能动摇，活血是方法，方法可以变动，可以多样，或温散活血，或疏郁活血，"血以调为补"。和血法应属于扶正的大法，而活血法只是针对瘀血的一种祛邪方法，滥用或长期使用活血法会损伤正气。

2.和血法的外延　肝体阴而用阳，肝藏血，以血为体，补肝血、养肝阴即所以补肝

体；肝主疏泄，以气为用，疏肝气、温肝阳即所以达肝用。临床慢性肝病多见肝体和肝用受损，治疗时必须兼顾肝体和肝用，以调和气血为大纲，以体用同调为要旨，立足于"和"字，和血是其常法。只有在络内之血行障碍时方可活血，在离络之血成瘀时方可化瘀，活血化瘀，应是其变法，知常达变，常变结合才能促使肝血充足，肝络畅通，最终达到气血冲和的目的。因此，和血既是大法也是目的，可谓"血以调为补"。

3. 和血法在慢性肝病中的具体应用 包括：①清热解毒活血法。②疏肝理气活血法。③健脾益气活血法。④养阴活血法。⑤补血活血法。⑥通络活血法。⑦散寒活血法。七种活血法针对慢性肝病的五个证候分型。关老强调指出，活血法所遵循的重要理念是和为贵，和则为正常人，不和则为患者。

第十四章　非酒精性脂肪性肝病

第一节　非酒精性脂肪性肝病的中西医结合诊治

非酒精性脂肪性肝病（non-alcoholic fatty liver disease，NAFLD）是一种与胰岛素抵抗（insulin resistance，IR）和遗传易感密切相关的慢性代谢应激性肝病，疾病谱包括非酒精性肝脂肪变、非酒精性脂肪性肝炎（non-alcoholic steatohepatitis，NASH）及其相关肝硬化和肝细胞癌（hepatocellular carcinoma，HCC）。NAFLD 不仅是肝病残疾和死亡的重要原因，还与代谢综合征（metabolic syndrome，MetS）、2 型糖尿病（Type 2 diabetes mellitus，T2DM）、动脉硬化性心脑肾血管疾病及结直肠肿瘤等的高发密切相关。随着肥胖、T2DM 和 MetS 的流行，NAFLD 已成为包括我国在内的全球第一大慢性肝脏疾病。"十一五"期间，国家中医药管理局中医肝病协作组将 NAFLD 的中医病名确定为"肝癖"，2009 年发布的《非酒精性脂肪性肝病中医诊疗共识意见》将 NAFLD 的病名定为"肝癖""胁痛""积聚"。

一、西医病因病理

（一）病因及发病机制

营养过剩和 IR 是 NAFLD 发生发展的重要危险因素。长期久坐少动的生活方式，高热量、高脂肪及富含果糖饮料和食品的摄入，导致血液葡萄糖和游离脂肪酸水平增加，诱发高胰岛素血症和 IR，进而导致大量游离脂肪酸和胆固醇进入肝脏合成甘油三酯，肝细胞内脂肪异常增多形成脂肪肝。脂肪肝时，肝脏通过蓄积的甘油二酯和神经酰胺等脂质中间体导致胰岛素信号级联反应抑制，进而诱发 IR 和脂质沉积的恶性循环。IR 是 NAFLD 发病的"首次打击"，并可促进单纯性脂肪肝向 NASH 和纤维化进展。遗传因素、表观遗传、日夜节律紊乱及肠道菌群紊乱会影响宿主对 NAFLD 和 NASH 的易感性。

（二）病理

非酒精性脂肪性肝病的病理改变以大泡性和以大泡性为主的肝细胞脂肪变性为特征，根据肝内脂肪变炎症以及纤维化的程度，将非酒精性脂肪性肝病分为单纯性脂肪性肝病、脂肪性肝炎、脂肪性肝硬化三种类型。

单纯性脂肪性肝病是指肝小叶内大于 30% 的肝细胞发生脂肪变，以大泡性脂肪变性为主；脂肪性肝炎是指腺泡三区出现气球样肝细胞、腺泡点状坏死、门管区炎症伴有门管区周围炎症；脂肪性肝硬化是指肝小叶结构完全损伤，代之以假小叶形成和广泛性化结节性肝硬化为主要表现。

二、中医病因病机

（一）病因

现代中医学认为，非酒精性脂肪性肝病的发生主要由饮食不节、劳逸失度、情志失调、久病体虚、禀赋不足等因素，导致肝失疏泄、脾失健运，痰湿瘀热互结，壅滞肝络，体内肥浊之气过多地蓄积于肝脏。

（二）病机

1. 湿浊内停　素体痰湿内盛，或饮食不节，内伤脾胃，或肾阳虚，火不暖土，脾失健运，运化水液功能障碍，导致湿浊内生，堆积于肝脏形成脂肪肝。

2. 肝郁脾虚　情志失调导致肝脏疏泄失职，气机郁滞，三焦水道不利，津液的输布代谢障碍，或肝失疏泄，木不疏土，升降乖戾，水谷精微不归正化，痰湿内生，血滞为瘀，气血津液代谢障碍，湿、痰、瘀由此而生，进而发展为浊毒之邪内蕴，损害肝体，形成恶性循环。

3. 湿热蕴结证　脾气虚弱，脾失健运，易为饮食所伤，随着疾病的进展，脾虚则湿浊内停，湿邪日久，郁而化热，而出现湿热内蕴，损害肝体，形成脂肪肝。

4. 痰瘀互结证　脾失健运，水谷津液运化失职，湿聚化痰；肝主疏泄，肝藏血，能调节血运，肝的疏泄功能障碍，血行不畅而为瘀。痰瘀互结，蓄积于肝，从而导致脂肪肝的发生和发展。近年来，大量研究证明 NAFLD 存在明显的血液流变学异常，呈高黏状态，以痰瘀互结最为显著。

5. 脾肾两虚证　脾肾亏虚，脾虚运化无力，肾虚气化不利，而致水湿停聚，进而生痰，痰湿内蕴，继而生热化瘀，而致痰、热、瘀、浊、湿纠结，继而伤肝。

（三）病机转化

随着 NAFLD 病程进展，病情由轻到重，不同阶段的中医病机各有侧重。早期阶段，脾虚痰阻，多见于单纯性非酒精肝脂肪病变患者。临床表现见嗜食肥甘厚味，形体肥胖，腹部胀大，多卧少动，乏力身困，舌质淡红，舌体多胖大，苔白腻，脉弦滑或沉滑。

中期阶段，湿热蕴结，多见于非酒精性脂肪性肝炎（NASH）患者。症见右胁不适或胀痛，口苦口干，善太息，心烦易怒，纳呆欲呕，小便黄赤，大便秘结或黏滞不爽等，舌质红或暗红，苔黄腻，脉弦数。

晚期阶段，瘀血停滞，多见于脂肪肝相关肝硬化患者，影像学检查一般表现为重度脂肪肝，或仅提示肝硬化甚至肝癌，肝功能明显异常，除肝酶、胆红素升高外，还可能出现低蛋白血症、白细胞减少或血小板减少等情况。

非酒精性脂肪肝的发生主要因湿邪壅滞中焦脾胃，运化失职，痰浊凝滞，气机不畅，久则气滞血瘀，肝络阻滞，疏泄不及，终至痰浊瘀阻，邪聚于肝而发病。其病机关键环节除痰浊阻滞以外，气血失和也扮演着重要角色。论治脂肪肝，在重视化痰祛湿的同时，临证当详辨在气、在血或气血失和，区分"治气、治血、气血并治"之重点以遣方用药。如病在气者，实证常见胁肋胀痛、烦躁易怒等肝气郁结或肝胃气滞表现，治以柴胡疏肝散、四逆散加减理气解郁；虚证多为脾气亏虚或脾肾两虚，常见乏力倦怠、腰膝酸软、大便稀溏等症，治以四君子汤或合肾气丸加减健脾益肾。如病在血者，血虚者常见面色萎黄、爪甲苍白、心慌气短等症，当养血补血，用四物汤、当归补血汤类；血瘀者可见两胁刺痛或积块、舌暗瘀斑等，当活血祛瘀，用膈下逐瘀汤或桃红四物汤等。如为气血失和者，表现为气滞血瘀、气虚血瘀、气血两虚，对于脂肪肝患者而言，前者多见，后两者少见。气滞血瘀者治当行气祛瘀，常用逍遥散合桃红四物汤加减。

三、临床表现

NAFLD 起病隐匿，发病缓慢，常无症状，少数患者可有乏力、肝区隐痛或上腹胀痛等非特异症状，严重脂肪性肝炎可出现黄疸、食欲减退、恶心、呕吐等症状，部分患者可有肝大，失代偿期的肝硬化患者临床表现与其他原因所致的肝硬化相似。体检时，30%～100% 的患者存在肥胖；50% 的患者有肝大，表面光滑，边缘圆钝，质地正常，无明显压痛。进展至肝硬化时，患者可出现黄疸、水肿、肝掌、蜘蛛痣等慢性肝病体征及门静脉高压症。

实验室检查可无明显异常，或仅有肝功能试验轻度异常，主要表现为 ALT 和 AST 轻度升高（一般 ALT > AST）、GGT 轻到中度升高（常不伴 ALP 明显升高），可有不同程度的血糖、血脂及血尿酸水平增高。

影像学检查包括超声、CT 及 MRI，可提示不同程度的脂肪肝，其中以超声最常用。

四、西医诊断依据

根据其定义，NAFLD 的诊断需要有病理学上显著的大泡性肝细胞脂肪变（> 5% 肝细胞脂肪变）的证据和（或）影像学上弥漫性脂肪肝的表现，并且要排除过量饮酒等可以导致脂肪肝的其他病因；对于诊断 NAFLD 的患者，进一步根据肝脏病理学或无创检查判断炎症损伤和纤维化以确定是否为 NASH。

五、中医诊断及鉴别诊断

（一）诊断

1. 病史 有过食肥甘的病史，或有体重较重，或有血糖、血压、血脂等部分指标异常等；无饮酒史，或饮酒量折合成乙醇，男性小于每周 140g，女性小于每周 70g。

2. 主要症状 通常症状轻微或无症状，有肝区不适、易疲倦、食欲不振、恶心、呕吐、乏力等。

3. 主要体征 肝大，质地柔软，有压痛。

4. 辅助检查 B 超、CT 对脂肪肝较为敏感。肝功能检查提示异常。血生化检测提示血糖、血脂、血压等异常。

（二）鉴别诊断

胃痞 二者均可因情志失调导致气滞痰阻出现胀满等症。胃痞是指自觉脘腹部痞塞胀满，而外无形征可见，更无包块可及，其病变部位主要在胃；而肝痞有肝区不适，可触及肿大的肝脏，表面光滑，边缘圆钝，有轻度压痛，其病变部位重在肝、脾。

六、西医治疗

西医治疗的首要目标是改善胰岛素抵抗，防治代谢综合征和终末期靶器官病变；次要目标是减少肝脏脂肪沉积，避免"多重打击"导致 NASH 和肝功能失代偿。治疗包括病因治疗，针对原发病和危险因素予以治疗；饮食控制、运动疗法；药物治疗以纠正糖脂代谢紊乱。对于 2 型糖尿病患者及中度肥胖伴保守治疗不能有效控制血糖的 2 型糖尿病患者，减肥手术可显著改善肝组织学损伤。

七、中医辨证论治

对于非酒精性脂肪性肝病，现代中医主要认为其发病与痰、湿、瘀、虚、热等因素有关。

（一）辨证要点

1. 辨疾病阶段 初期病位主要在脾胃，以脾虚痰阻为主；中期病及肝胆，痰湿久蕴，郁而化热，湿热胶着肝胆脾胃；晚期阶段，瘀血停滞，肝脾肾俱病。

2. 辨在气在血 病在气者，实证常见胁肋胀痛、烦躁易怒等肝气郁结或肝胃气滞表现；虚证多为脾气亏虚或脾肾两虚，常见乏力倦怠、腰膝酸软、大便稀溏等症。如病在血者，血虚者常见面色萎黄、爪甲苍白、心慌气短等症，当养血补血；血瘀者可见两胁刺痛或积块、舌暗瘀斑等，当活血祛瘀。如为气血失和者，表现为气滞血瘀、气虚血瘀、气血两虚，对于脂肪肝患者而言，前者多见，后两者少见。气滞血瘀者治当行气祛瘀。

（二）治则治法

非酒精性脂肪肝的发生主要因湿邪壅滞中焦脾胃，故祛湿化痰是其基本治则。但临床中应根据病机的演变灵活应用，或以祛湿化痰为主，疏肝、健脾、清热、活血化瘀为辅，或在后者的基础上，佐以祛湿化痰。脾肾不足则健脾补肾，气血不足益气养血。

（三）证治分类

辨证分型

（1）湿浊内停证

临床表现：右胁肋胀满，形体肥胖，周身困重，倦怠，胸脘痞闷，头晕，恶心，舌淡红，苔白腻，脉弦滑。

证机概要：湿浊郁肝。

治法：祛湿化浊。

代表方：胃苓汤。

常用药：苍术、陈皮、厚朴、甘草、泽泻、猪苓、赤茯苓、白术、肉桂。

形体肥胖、周身困重等湿浊明显者，加绞股蓝、焦山楂；胸脘痞闷者，加藿香、佩兰。

（2）肝郁脾虚证

临床表现：右胁肋胀满或走窜作痛，每因烦恼郁怒诱发，腹胀，便溏，腹痛欲泻，乏力，胸闷，善太息，舌淡边有齿痕，苔薄白或腻，脉弦或弦细。

证机概要：肝郁不疏，脾虚不运。

治法：疏肝健脾。

代表方：逍遥散。

常用药：当归、白芍、柴胡、茯苓、白术、炙甘草、生姜、薄荷。

腹胀明显者，加枳壳、大腹皮；乏力气短者，加黄芪、党参。

（3）湿热蕴结证

临床表现：右胁肋胀痛，恶心呕吐，黄疸，胸脘痞满，周身困重，纳呆，舌质红，苔黄腻，脉濡数或滑数。

证机概要：湿热蕴结，熏蒸肝胆。

治法：清热化湿。

代表方：三仁汤合茵陈五苓散。

常用药：杏仁、滑石、通草、白豆蔻、竹叶、厚朴、薏苡仁、半夏、茵陈、茯苓、泽泻、猪苓、桂枝、白术。

恶心呕吐明显者，加枳实、姜半夏、竹茹；黄疸明显者，加虎杖等；胸脘痞满、周身困重等湿邪较重者，加车前草、通草、苍术。

（4）痰瘀互结证

临床表现：右胁下痞块或右胁肋刺痛，纳呆，胸脘痞闷，面色晦暗，舌淡暗有瘀斑，苔腻，脉弦滑或涩。

证机概要：气滞湿阻，痰瘀互结。

治法：活血化瘀，祛痰散结。

代表方：膈下逐瘀汤合二陈汤。

常用药：桃仁、牡丹皮、赤芍、乌药、延胡索、炙甘草、川芎、当归、五灵脂、红花、枳壳、香附、陈皮、半夏、茯苓、乌梅、生姜。

右胁肋刺痛者，加川楝子；面色晦暗等瘀血明显者，加莪术、郁金。

（5）脾肾两虚证

临床表现：右胁下隐痛，乏力，腰膝酸软，夜尿频多，大便溏泻，舌淡，苔白，脉沉弱。

证机概要：脾肾亏耗，清阳不升，浊阴不降。

治法：补益脾肾。

代表方：四君子汤合金匮肾气。

常用药：人参、茯苓、白术、炙甘草、熟地黄、山茱萸、山药、茯苓、泽泻、牡丹皮。

腰膝酸软、头晕乏力者，加黄芪、续断、杜仲；畏寒肢冷者，加附子、肉桂；夜尿频多者，加金樱子、海螵蛸；大便溏泄者，加炒扁豆、炒薏苡仁。

第二节　关幼波教授治疗非酒精性脂肪性肝病的临证思路

一、关幼波教授对非酒精性脂肪性肝病的认识

中医学中无非酒精性脂肪性肝病的病名，根据其发病特点和临床表现，可归属于"积聚""胁痛""胀满""肥气""肝痞""肝著""黄疸""痰证"等的范畴。其病因与饮食失节、饮酒过度、感受湿热疫毒、情志因素、久病体虚、多卧少动、形体肥胖等有关。

关老认为，脂肪肝的发生，由于肝炎治疗不彻底，湿热未清，湿伤脾阳，运化失司，聚湿生痰，或热伤阴血，灼津生痰，湿热互结，阻滞血脉，血液行涩，而痰瘀交阻，终成痞块，加之饮食不节，膏粱厚味，嗜酒成性，进一步促进了病情的发展。本病的病位，主要在肝脾，主要的病理变化为湿热痰凝，痰瘀阻络，应从痰湿论治。

二、关幼波教授对非酒精性脂肪性肝病的辨治思路

关老根据疾病谱的变化，将中医病因病机与西医病因学综合考虑，根据痰瘀互结的病理基础，尤其强调活血化痰法在非酒精性脂肪肝治疗中的应用。

关老认为，20世纪90年代之前临床所见大多数脂肪肝患者属于肝炎恢复期患者，因而治疗着重于让患者补充营养、休息，但现今患者若过分强调营养与休息，则消耗热量较少，以及因肝炎导致祛脂因素的缺乏或某些药物的干扰，引起脂肪代谢紊乱，中性脂肪在肝细胞内堆积，从而形成肝脂肪性变。从临床症状上看，多是体重增加，食欲亢进，但易疲乏，不耐劳动，大便不规则，次数增多且不成形，排便不畅，甚或有黏滞不爽感，脉以沉为主，兼有滑象，舌苔多见白腻，舌质偏暗。检查可见血清胆固醇多数偏高，谷丙转氨酶呈轻至中度增高。"肥人多湿""体胖多痰"，故舌苔多见白腻、舌质暗，脉沉滑，均属痰湿阻络之证。关老逐步认识到此类证候，应从活血化痰论治。关老认为慢性肝病中湿痰和瘀血凝聚可形成痞块，痞块形成后可更加阻滞经络，以致影响肝脾肾三脏，引起气血不和。关老早先在其活血化痰的基础上配合软坚散结的药物如三棱、莪术，治疗效果并不理想，在进一步分析了痞块形成的病理实质后，认识到其主要是肝阴虚、肝血虚、血虚血瘀阻于血络，所以在活血化痰基础上辨证加减当归、白芍、丹参、王不留行、藕节、龟甲、鳖甲、生牡蛎，取得了很好的疗效。

在治疗脂肪肝时，关老认为除了肥胖之人多痰湿外，针对某些黄疸患者，长期胆红素增高，胆固醇也偏高的情况，中医辨证属于肝胆湿热未清，凝聚成痰，痰阻血络，故需选用活血化痰药。

随着时代发展变化，疾病谱亦不断发生变化，饮食不节、劳逸过度、精神情志在脂肪肝发病因素中逐渐占据优势。关老治疗脂肪肝的用药特点亦有所变化：祛湿化痰的青黛、滑石粉使用减少；明矾一般用在重度脂肪肝、血脂较高，或肝功能异常，或黄疸等情况。关老临证通过痰气同治、气血双调来治疗痰瘀，惯用杏仁、橘红，旋覆花、生代赭石这两组对药。关老老年时常用药物还有白术、茵陈、黄芩、白梅花、藿香、党参、白豆蔻等行气益气、芳香祛湿化痰之品；白芍、赤芍、泽兰、生山楂、当归、藕节、丹参等活血补血、养阴祛湿化痰之品。关老认为活血化痰法需贯彻脂肪肝治疗的始终，在此基础上根据辨证加减变化，可取得满意疗效。

第三节　关幼波教授治疗非酒精性脂肪性肝病验案

案1

沈某，女，40岁，1973年8月20日初诊。

主诉：自感疲乏1年余。

现病史：患者于 1972 年自感极度疲劳，肝区痛，检查肝功能麝浊 8 单位，遂开始休息，并加强营养，每日进大量牛奶、鸡蛋等高蛋白食物。至 1973 年体重增加 15kg（已达 79kg），自觉疲劳反而加重，劳累后肝区痛，大便不畅，日行 2 ～ 3 次，烦躁头晕，血压 150/90mmHg。查胆固醇 297 毫克 %，麝浊 9 单位，肝超声波检查为前 1/2 呈脂肪性变回波，曾服中西药物疗效不显著。

舌象：舌苔白根腻。

脉象：沉细滑。

西医诊断：肝炎后肝脂肪性变。

中医辨证：肝郁气滞，痰湿阻络。

立法：疏肝解郁，清热化痰。

方药：

| 青黛 15g | 明矾 15g | 郁金 15g | 黄连 10g |

熊胆 3g

4 剂，共研细末，装入 1 号胶囊，每次饭后 1 粒，每日 2 ～ 3 次。

1974 年 11 月 21 日二诊：复查血胆固醇降为 170 毫克 %，麝浊 3 单位，谷丙转氨酶正常，体重下降至 60kg。

后因工作劳累，患者曾有一次麝浊 12 单位，加服乌鸡白凤丸，每日中午 1 丸。

1975 年 8 月 28 日复查，谷丙转氨酶正常，麝浊 4 单位，胆固醇 196 毫克 %，β 脂蛋白 350 毫克 %，血浆白蛋白 4.9 克 %，球蛋白 1.7 克 %。肝超声波检查：肝区前 1/3 段可见轻度脂肪变回波。已无任何不适，肝脾不大，血压 120/80mmHg，能坚持全日工作。随访 4 年未复发。

按语： 本例根据辨证服用散剂。其中川黄连苦寒清热，燥湿痰；熊胆清热凉肝利胆。通过本例的治疗，足以说明散剂效果尚可。关老的经验方组成是青黛、明矾、郁金、丹参，另外可随症加入马尾连（或川黄连）。熊胆可改用猪胆 1 枚，风干后去皮研细入药。中医认为青黛、明矾（青矾散）可以清热退黄。关老在临床实践中观察到似有祛脂的作用，值得进一步研究。另外，还可用决明子 90g，生山楂 90g 分成 10 包，每次 1 包，开水浸泡代茶饮，或用米醋 1 瓶（约 500mL），鲜姜 10g 切成薄片装入瓶内，封口 7 天后，每次服 5mL，日服 3 次。上述方法对于高脂血症患者，只要坚持治疗，均可收到一定的效果。

在整理关老治疗肝炎后肝脂肪性变从痰湿论治的经验时，我们曾向关老询问这个思路的来源。除了前述肥胖之人多痰湿的启发外，关老曾回忆起以前针对某些黄疸患者，长期血胆红素增高，胆固醇也偏高，中医辨证属于肝胆湿热未清，凝聚成痰，痰阻血络，在选用化痰药时，关老想到《本草纲目》中曾有明矾能燥湿下痰、解毒、治胆疾的记载，于是在辨证用药的基础上加用明矾，收到了利胆祛脂的效果。

案 2

王某，男，37 岁，1972 年 4 月 17 日初诊。

主诉：肝区痛、乏力2个月余。

现病史：患者自2月以来，自感疲乏，有时头晕，肝区痛，食纳尚可，腹胀，大便不畅，血胆固醇波动在235～500毫克%，麝浊8单位。肝超声波可见密集微小波集中在前1/3，出波中度衰减，加大增益可见逆减波形。心电图示轻度供血不足。

舌象：舌质暗红，苔白腻。

脉象：沉滑。

西医诊断：脂肪肝；冠状动脉供血不足。

中医辨证：阴虚肝旺，痰湿阻络。

立法：清热平肝，利湿化痰，佐以养阴。

方药：

青黛10g	明矾3g	生山楂15g	决明子10g
白头翁10g	秦皮10g	焦山楂30g	焦神曲30g
焦麦芽30g	焦槟榔30g	郁金10g	北沙参15g
五味子10g	续断15g	生甘草10g	

40剂，水煎服，日1剂。

患者上方共服40余剂，并适当控制食量，不吃高脂食物，自觉症状好转。1972年6月6日复查谷丙转氨酶、麝浊均正常，血胆固醇156毫克%。超声波为2级微小波，出波轻度衰减，加大增益，肝出波基本饱和。

随访3年至1975年11月，症状一直稳定。

按语：患者乏力、头晕、舌质暗红，系阴虚肝旺所致。胁痛、腹胀、大便不畅、苔腻等，属于气机不畅，痰湿阻络。治宜清热平肝，利湿化痰，稍佐养阴之品。方中青黛、决明子清热平肝，郁金疏肝郁而活血，生山楂、焦山楂、焦神曲、焦麦芽、焦槟榔、明矾消食导滞、化痰通络，秦皮、白头翁清血分湿热而利大肠，北沙参、续断养阴，五味子、甘草酸甘化阴而解毒。由于药证相符，不但症状改善，化验检查也恢复正常。

案3

王某，男，45岁，1998年3月18日初诊。

主诉：右胁隐痛、乏力、体重增加半年。

现病史：患者1年前体检发现HBsAg（＋），近半年出现肝功能异常，右胁隐痛、乏力、身体逐渐发胖，近3个月体重增加4kg，腹部饱满，纳食尚可，大便黏腻不畅，服西药未见明显效果。化验：HBV-DNA 1×10^5cps/mL，ALT 92U/L，AST 78U/L，胆固醇8.34mmol/L。B超：肝回声不均，门静脉1.1cm，脾不大，中至重度脂肪肝。

舌象：舌苔黄稍腻，舌体胖。

脉象：沉滑。

西医诊断：慢性乙型肝炎；脂肪肝。

中医辨证：湿热内蕴，痰瘀互结。

立法：清热利湿，活血化痰。

方药：

醋柴胡 10g	郁金 10g	茵陈 15g	炒知母 10g
黄柏 10g	生山楂 15g	泽泻 15g	何首乌 15g
决明子 15g	草河车 15g	蒲公英 15g	丹参 20g
六一散 10g	生黄芪 20g	红花 10g	杏仁 10g

28 付，水煎服，日 1 剂。

服药 1 个月后复查：ALT 54U/L，AST 50U/L，胆固醇 7.43mmol/L。诸症好转，舌苔黄腻转白。上方去茵陈、炒知母、黄柏；加藿香 10g，薏苡仁 30g。继服 2 个月，患者肝功能、胆固醇恢复正常，HBV–DNA $< 1 \times 10^5$ cps/mL，B 超脂肪肝消失，体重减轻 3kg。嘱其继续控制饮食，加强活动锻炼，忌饮酒、忌食肥甘油腻，以固疗效。

按语：本例患者属乙肝伴有脂肪肝者，在病毒损伤肝脏的基础上，过度的营养和休息，导致了脂肪代谢紊乱。痛则不通，患者右胁隐痛，可见有气血瘀滞不通；痰湿内蕴则大便黏腻不畅；黄腻苔可见有热。方中郁金、柴胡疏肝理气，活血利胆；蒲公英、草河车、黄柏清热解毒；杏仁化痰；丹参、红花活血化瘀中兼能养血；同时予以生黄芪补气；六一散、泽泻清热利湿；决明子清肝热，生山楂祛瘀消痰化积，二者相合，能降低血脂。待舌苔由黄变白，则去清热之茵陈、知母、黄柏，予藿香、薏苡仁芳香化湿、健脾利湿。全方共奏清热利湿、活血化痰之效。

第十五章　肝糖原累积病

第一节　肝糖原累积病的中西医结合诊治

糖原累积病（glycogen storage disease，GSD）是一组由于先天性酶缺陷所导致的糖代谢障碍。现已经证实糖原合成和分解代谢中所必需的各种酶缺陷所造成的临床疾病有12种类型。其中Ⅰ、Ⅲ和Ⅳ型可出现较严重的肝脏损害。

一、西医病因病理

（一）病因和发病机制

Ⅰ型糖原累积病（GSD-Ⅰ）是由遗传导致的肝、肾等组织中葡萄糖-6-磷酸酶系统活性缺陷所造成的，是糖原累积病中最为多见者。当酶缺乏时，糖代谢即发生紊乱，机体可获得的葡萄糖明显减少，造成严重的空腹低血糖，伴随脂肪代谢紊乱，使甘油三酯和胆固醇等脂质合成旺盛，临床表现为高脂血症和肝脂肪变性。

Ⅲ型糖原累积病（GSD-Ⅲ）是由于脱支酶缺乏所致。脱支酶缺乏时，糖原分解不能正常进行。

Ⅳ型糖原累积病（GSD-Ⅳ）是由于分支酶缺乏所致，较为罕见。缺乏此酶使糖原合成时形成的直链增长，分支点锐减，这种结构异常的糖原分子难溶于水，导致肝脏出现进行性严重损害，此外还可同时出现心肌、骨骼肌、中枢神经系统等损害。

（二）病理

GSD-Ⅰ肝组织学为非特异性改变，肝细胞质内充满糖原和中等或大的脂肪滴，细胞核内糖原累积、肝脂肪变性明显，但无纤维化改变，电镜超微结构特征性改变为胞核和胞质内显著糖原和脂质贮积。

GSD-Ⅲ的肝组织学病理变化与GSD-Ⅰ者类似，但本型甚少脂肪变性，且纤维化明显，可资鉴别。

GSD-Ⅳ肝组织学示肝脏呈现结节性硬化，肝细胞排列不规则，纤维组织增生，肝细胞质内无色或染色较浅的包涵体沉积，电镜检查和组织化学染色可显示异常结构的糖原。

二、中医病因病机

本病多表现为腹部膨胀、四肢痿软、生长发育迟缓等，可归属于中医"痿证"范畴。

痿证是以肢体筋脉弛缓，软弱无力，不能随意运动，或伴有肌肉萎缩为主症的疾病。临床以下肢痿弱较为常见，亦称"痿"。"痿"之病名首见于《素问·痿论》。其指出本病的病因为思想无穷、热伤五脏、有渐于湿、远行劳倦、房劳太过等，引起五脏受损，精津不足，气血亏耗，肌肉筋脉失养，发为痿证。

痿证的基本病机为五脏受损，精津不足，气血亏耗，肌肉筋脉失养。病变部位在筋脉肌肉，但本于五脏虚损。肺主皮毛，脾主肌肉，肝主筋，肾主骨，心主血脉，各种外感内伤等致病因素，均可耗伤五脏精气，导致气血津液亏损，宗筋失养弛纵，不能束骨而利关节以致肌肉软弱无力，消瘦枯萎，发为痿证。

本病以先天禀赋不足，素体脾胃虚弱为主要病因。病机为脾胃虚弱，化源不足，气血亏虚，五脏失于荣养；或脾气受困，水湿不运，郁而化热，湿热上熏肺叶或下注于肾，致肺肾受灼；或脾胃受损，运化失司，导致痰浊内生，阻滞经脉，发为痿证。肝肾阴虚，虚火内炽，火灼肺金，又可加重肺热津伤。肾水亏虚，津液匮乏，津血同源，津亏血瘀，或跌仆瘀阻，均可导致脉络失畅，筋脉失养，致使病程缠绵难愈。

三、临床表现

GSD-Ⅰ病例常在婴幼儿期出现生长迟缓、腹部膨胀，患儿时有低血糖发作和腹泻发生，严重者可出现严重低血糖、惊厥、酸中毒、呼吸困难和肝脏肿大等症状。由于血小板功能不良，患儿常有鼻出血等出血倾向。

GSD-Ⅲ患儿以生长迟缓和肝肿大为主要表现，但甚少发生严重低血糖。除肝脏外，不少患儿肌组织亦被累及，表现为肌无力，甚至发生肌痉挛，少数呈进行性肌病。

GSD-Ⅳ患儿在 3～15 个月时逐渐出现肝、脾肿大，腹部膨胀，消化道症状和体重不增等情况，并可能有肌张力低下，肌肉消瘦和萎缩，深腱反射消失等神经系统症状，随着病情进展，肝硬化和门脉高压征象逐渐明显，出现腹水、腹壁静脉怒张和食管静脉曲张、黄疸等。患儿甚易并发各种感染，常在 3～4 岁以内死于慢性肝功能衰竭。

四、西医诊断依据

1. 病史和体征　早期出现发育迟缓，腹部膨胀，消化道症状，肌无力肌萎缩。

2. 血生化及影像学检查　早期可反复出现低血糖、高脂血症、肝功明显升高、肝纤维化。

3. 糖耐量　GSD-Ⅰ患儿半乳糖或果糖耐量试验中血葡萄糖水平不见升高，GSD-Ⅲ、

GSD-Ⅳ患儿耐量正常。

4.肝组织活检　肝细胞内可见异常糖原和脂肪沉积，电镜检查可显示异常结构的糖原。

五、中医诊断及鉴别诊断

（一）诊断

1.肢体筋脉弛缓不收，软弱无力，肌张力低下，肌肉消瘦或萎缩，深腱反射消失等神经系统症状。

2.由于肌肉痿软无力，行走过速或爬坡时尤为明显，甚至发生肌痉挛。

3.患儿身材明显矮小，骨龄落后，骨质疏松；腹部因肝脏持续增大而显著膨隆；肌肉松弛，四肢伸侧皮下常有黄色瘤可见。

4.脑脊液检查、肌电图检查、肌肉活组织病理学检查、血清酶学检查、肝穿刺活检以及头颅 CT 或 MRI 等检查，有助于本病的诊断。

（二）鉴别诊断

1.偏枯　偏枯亦称半身不遂，是中风症状，病见一侧上下肢偏废不用，常伴有语言謇涩、口舌歪斜，久则患肢肌肉萎缩，其瘫痪是由于中风而致，二者临床不难鉴别。

2.痱证　《灵枢·热病》云："痱之为病也，身无痛者，四肢不收，智乱不甚，其言微知，可治；甚则不能言，不可治也。"由此可见，痱证除四肢无力外，还有神志病变，语声不出，可资鉴别。

六、西医治疗

对于 GSD-Ⅰ 的患儿，可持续给予高淀粉饮食来维持血糖水平，消除临床症状，使患儿获得正常的生长发育。对于 GSD-Ⅲ 的患儿，可以在日间给予高蛋白质饮食，夜间予以鼻饲高蛋白质液体；也可采用与治疗 GSD-Ⅰ 相似的高淀粉饮食。目前已有的饮食治疗均对 GSD-Ⅳ 无效。对于有弥漫性、多叶性腺瘤的 GSD-Ⅰ 患者可考虑进行肝移植。对仅限于肝脏受损的 GSD-Ⅳ 患者，可考虑肝移植术。

七、中医辨证论治

（一）辨证要点

1.辨脏腑病位　痿证初起，症见四肢痿软无力，神疲肢倦，纳呆便溏，下肢微肿，病位多在脾胃；下肢痿软无力明显，甚则不能站立，腰脊酸软，头晕耳鸣，遗精阳痿，月经不调，病位多在肝肾。

2. 辨标本虚实 因先天禀赋不足或内伤积损，久病不愈，常见脾胃虚弱或肝肾阴虚，多兼郁热、湿热、痰浊、瘀血，乃虚中有实。跌打损伤，瘀阻脉络，或痿证日久，气虚血瘀，也属常见。

（二）治则治法

治疗痿证当分虚实。虚证宜扶正补虚为主。脾胃虚弱者，宜益气健脾；肝肾亏虚者，宜滋养肝肾。实证宜祛邪和络。痰浊中阻，湿热内蕴，宜化痰泄浊、清利湿热；瘀阻脉络者，宜活血行瘀。虚实兼夹者，又当扶正与祛邪兼顾。根据"治痿独取阳明"原则，治疗痿证尤其要重视调治脾胃。此外，避免使用辛温发散祛风之药，以免耗阴伤血，病情加重。

（三）证治分类

1. 湿热浸淫证

临床表现：起病较缓，逐渐出现肢体困重，痿软无力，尤以下肢或两足痿弱为甚，兼见微肿，手足麻木，足胫蒸热，或有全身发热，胸脘痞闷，小便赤涩热痛，舌质红，舌苔黄腻，脉濡数或滑数。

证机概要：湿热浸渍，壅遏经脉，营卫受阻。

治法：清热利湿，通利经脉。

代表方：加味二妙丸。

常用药：苍术、黄柏清热燥湿；草薢、防己、薏苡仁渗湿分利；蚕沙、木瓜、牛膝利湿通络；龟甲滋阴壮骨。

若湿邪偏盛，胸脘痞闷，肢重且肿，加厚朴、茯苓、枳壳、陈皮以理气化湿；热邪偏盛，身热肢重，小便赤涩热痛，加忍冬藤、连翘、蒲公英清热解毒利湿；湿热伤阴，两足焮热，心烦口干，舌质红或舌苔中剥，脉细数，去苍术，重用龟甲，加玄参、山茱萸、生地黄。

2. 脾胃虚弱证

临床表现：起病缓慢，肢体软弱无力逐渐加重，神疲肢倦，肌肉萎缩，少气懒言，纳呆便溏，面色萎黄无华，面浮，舌淡，苔薄白，脉细弱。

证机概要：脾虚不健，生化乏源，气血亏虚，筋脉失养。

治法：补中益气，健脾升清。

代表方：参苓白术散合补中益气汤加减。前方以健脾益气利湿为主，后方重在健脾益气养血。

常用药：人参、白术、山药、扁豆、莲子肉、甘草、大枣补脾益气；黄芪、当归益气养血；薏苡仁、茯苓、砂仁、陈皮健脾和胃，理气化湿；升麻、柴胡升举清阳。

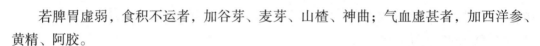

若脾胃虚弱，食积不运者，加谷芽、麦芽、山楂、神曲；气血虚甚者，加西洋参、黄精、阿胶。

3. 肝肾亏损证

临床表现：起病缓慢，渐见肢体痿软无力，尤以下肢明显，腰膝酸软，不能久立，甚至步履全废，腿胫大肉渐脱，或伴有眩晕耳鸣，舌咽干燥，遗精或遗尿，舌红少苔，脉细数。

证机概要：肝肾亏虚，阴精不足，筋脉失养。

治法：补益肝肾，滋阴清热。

代表方：虎潜丸。

常用药：狗骨、牛膝强筋骨，利关节；熟地黄、龟甲、知母、黄柏填精补髓，滋阴清热；锁阳温肾益精；当归、白芍养血柔肝；干姜、陈皮温中理气和胃，既防苦寒败胃，又使滋而不腻。

阳痿早泄，尿频而清，脉沉细无力，去黄柏；若阴损及阳，阴阳两虚，兼有神疲，怯寒怕冷，去黄柏、知母，加淫羊藿、鹿角霜、紫河车、附子、肉桂；腰脊酸软，加杜仲、续断、补骨脂、狗脊补肾壮腰；热甚者，去锁阳、干姜，或用六味地黄丸加牛骨髓、鹿角胶、枸杞子滋阴补肾；遗精遗尿者，加金樱子、桑螵蛸、覆盆子缩尿止遗。

4. 脉络瘀阻证

临床表现：久病体虚，四肢痿弱，肌肉瘦削，手足麻木不仁，四肢青筋显露，肌肤甲错，舌痿伸缩不利，舌质暗淡或有瘀点瘀斑，脉细涩。

证机概要：气虚血瘀，阻滞经络，筋脉失养。

治法：益气养营，活血行瘀。

代表方：圣愈汤合补阳还五汤加减。

常用药：人参、黄芪益气；当归、川芎、熟地黄、白芍养血和血；川牛膝、地龙、桃仁、红花、鸡血藤活血化瘀通络。

若手足麻木，舌苔厚腻者，加薏苡仁、木瓜化湿通络；下肢痿软无力，加杜仲、补骨脂、桑寄生补肾壮骨；形体消瘦，手足痿弱，为瘀血久留，用圣愈汤送服大黄䗪虫丸，补虚活血，以丸缓图。

第二节　关幼波教授治疗肝糖原累积病的临证思路

肝糖原累积病为一组较少见的婴幼儿先天性隐性遗传性糖原代谢紊乱性疾病，同胞子女患病率明显增加。糖原累积症多数由于糖原代谢酶的缺陷而导致糖原分解或合成障碍，从而产生不同组织器官中糖原或异型糖原的过多累积，主要受累的器官有肝、肾、肌肉、脑和小肠等。肝糖原累积病是糖原累积症最常见的类型。肝糖原累积病是因肝内葡萄糖 –6– 磷酸酶缺乏所致，临床表现轻重不一，主要首发症状为腹膨隆或肝脏增大，其他首发症状还包括乏力、呼吸困难、腹泻、鼻出血、消化道出血、肝昏迷等，病程中出现的主要症状为生长发育迟缓、低血糖症状、肢体无力，大部分患儿出现转氨酶升高及血糖低于正常，腹部超声提示肝脏体积增大、形态饱满、肝内回声增强。

本病与中医学的"虚损"或痞块癥积不同，与古代病名之"息积""伏梁"除了腹部有形积块以外，症状也不完全相同。《素问》中将"息积""伏梁"列为奇病，而本病较其更为奇，可视之为怪病。该病发病率较低，属疑难杂症之列，根据临床表现，可归属于"痿证""五迟""五软"等范畴。关老临证中遇到 1 例此病患者，在中医整体观念和辨证论治的指导思想下，从"怪病责之于痰"的角度考虑，从"痰"论治，取得了较好疗效。

第三节　关幼波教授治疗肝糖原累积病验案

案

狄某，男，2 岁，1962 年 1 月 27 日初诊。

主诉：腹部胀大 1 年余。

现病史：患儿自出生后即发育迟缓，不足周岁时曾发作全身抽搐数次，发病时间多在半夜或清晨，每次发作持续 10 多分钟，进食糖水即可好转。1 岁时发现腹部胀大，查体示肝大（于右锁骨中线肋缘下 4～5 横指）质较硬，入某院经检查诊断为肝糖原累积病，1962 年 1 月 27 日就诊于我院。入院症见：精神不振，萎靡嗜睡，每天从早睡到下午 2 点，坐起活动数小时后又欲昏睡，腿软不能站立，神志迟钝，腹部膨大，四肢消瘦，便溏，日六七次，夹有不消化食物，尿清色淡，多汗多饮。

患儿系第一胎足月顺产，产时顺利，人工喂养，父母非血缘联姻，家族无类似遗传病史，无糖尿病史。查患儿发育迟缓，形体消瘦，表情淡漠，扁桃体稍肿大，颈软，心肺（－），腹部膨隆，表浅静脉怒张明显，肝下缘可触及，于右锁骨中线肋缘下 8cm，剑突下 6.5cm，左锁骨中线肋缘下 5cm，边缘圆钝，质较硬，表面光滑，脾未触及。脐突处腹围 4.9cm，四肢肌力减弱，不能站立，病理反射（－）。血常规：白细胞 7.8×10^9/L，血红蛋白 100g/L，中性粒细胞 0.55，淋巴细胞 0.41，嗜酸性粒细胞 0.04，血小板 129×10^9/L，出血时间 3.5 分，凝血时间 1 分。尿、便常规（－），尿酮体（＋）。康氏反应（－）。血钙 3.25mmol/L，血糖（2.77～3.88）mmol/L，碱性磷酸酶 7.5 单位（菩氏），酸性磷酸酶 0.5 单位（菩氏），胆固醇 4.68mmol/L，白蛋白 30.3g/L，黄疸指数 3 单位，凡登白间接反应（＋），胆红素 5.13μmol/L，麝浊 4 单位，白蛋白 / 球蛋白 3.5/3.1，AST 74.6U/L，ALT 466U/L。肾上腺素试验：空腹血糖 4.623mmol/L，注射 15 分钟后 4.44mmol/L，30 分钟后 4.44mmol/L，60 分钟后 3.95mmol/L，120 分钟后 2.78mmol/L。胸透（－）。

舌象：舌淡无苔。

脉象：脉沉滑。

西医诊断：肝糖原累积病。

中医辨证：肝脾两虚，痰血、败毒凝聚成积。

立法：健脾益气，养血柔肝，活血化痰，解毒散结。

方药：

生黄芪 10g	当归 6g	白芍 10g	白术 5g
白扁豆 10g	党参 10g	地龙 3g	赤芍 10g
乌梅 3g	郁金 3g	丹参 10g	泽兰 12g
香附 6g	僵蚕 6g	紫草 5g	鸡内金 10g
王不留行 10g	败酱草 15g	炒稻芽 10g	

50 剂，水煎服，日 1 剂。

另以玉米须煎汤代茶饮。

1962 年 3 月 27 日二诊：患儿服药后，精神好转，嗜睡减轻，每天活动时间增至 8 ～ 10 小时，食欲增加，大便成形，并能站立、下地行走、玩耍，舌淡无苔，脉沉缓。查体：肝脏肿大略见消退，右锁骨中线肋缘下 6cm 可触及，硬度减轻。空腹血糖仍无明显变化。在前方基础上加减如下。

生黄芪 10g	白术 6g	地龙 5g	白扁豆 10g
白芍 12g	莲子肉 10g	香附 6g	木瓜 10g
蒲公英 12g	路路通 12g	王不留行 10g	生牡蛎 10g

20 剂，水煎服，日 1 剂。

1962 年 4 月 18 日三诊：服药后症状减轻，嗜睡消失，饮食二便正常，随访至 1973 年，家长称身体健康。

按语：本例患儿在婴幼儿期因生长迟缓、腹部膨大等就诊，在新生儿期即出现严重低血糖伴发惊厥、腹泻、肝大等症状，检查提示凝血功能不良，病史清晰，诊断明确，目前西医尚无特效疗法，关老在辨证论治基础上，从痰瘀论治，取得了较好疗效。

本病病机乃因胎儿素体禀赋不足，肾气不充，致肝脾诸脏亏虚。肾主骨生髓，为生长发育之本，肝主筋、藏血，肝肾亏虚，则筋骨痿软，肢体软弱无力，逾期不能站立、行走，牙齿迟生；肝血亏虚无以涵养，以致虚风内动，而见抽搐；肝主疏泄，气血亏虚运行不畅，则气虚血滞，瘀阻壅塞，凝聚而成痞块；脾主统血、主肌肉，为后天之本，主运化水谷精微，脾气不足，则气血亏虚，不能营养四肢百骸，不仅神疲乏力，纳差、便溏，且发育迟缓，全身痿软无力；脾为生痰之源，脾失健运则水湿不化，聚湿生痰，蕴久生毒，痰瘀与败毒胶固难化，日益加重，以致腹部膨隆，瘀血阻络故见腹壁青筋显露。

方从法出，法随证立，本病辨证属肝脾两虚、痰血败毒凝聚，故治疗以补气健脾、养血补肝、活血化痰、解毒散结为法。方中党参、白术、白扁豆、炒稻芽、鸡内金健脾益气，脾胃强健则生化之源不绝，四肢百骸得以濡养，水湿得运则生痰无源；生黄芪、当归、白芍、丹参、乌梅补气养血，柔肝缓急，肝之疏泄功能强健则糟粕能行，瘀血不积，败毒能消；香附、郁金、泽兰、王不留行、赤芍、地龙、路路通行气活血，气顺则痰易消，瘀易解，血活则瘀去痰化，气充血活则痰血化散，瘀去生新，且脾气健运可阻断生痰致瘀之源；败酱草、紫草、蒲公英清热解毒活血以消内蓄之败毒；僵蚕解毒息风；玉米须煎汤代茶则有清热利湿之效。全方攻补兼施，标本兼顾，虚实并治，扶正为先，祛邪为辅取得了良好的疗效。

第十六章　遗传性高胆红素血症

第一节　遗传性高胆红素血症的中西医结合诊疗

遗传性高胆红素血症，又称家族性高胆红素血症，可分为非结合性和结合性高胆红素血症两种类型，其中以吉尔伯特（Gilbert）综合征最为常见。

一、西医病因病理

（一）病因及发病机制

非结合性高胆红素血症包括 Gilbert 综合征、克里格勒－纳贾尔（Crigler-Najjar）综合征。当基因变异后，肝脏对血清内非结合胆红素的清除力明显下降，生成结合性胆红素明显减少，使血清中非结合性胆红素发生明显的蓄积增多。

结合性高胆红素血症包括迪宾－约翰逊（Dubin-Johnson）综合征、罗托（Rotor）综合征。Dubin-Johnson 综合征被认为是对某些结合型有机阴离子的排泄运转的先天性缺陷，使其不能正常排入胆汁，并反流入血液中。Rotor 综合征被认为是肝细胞对胆红素和有机阴离子的摄取和贮存障碍所致，亦可能伴有排泄的异常。

（二）病理

1. Gilbert 综合征　肝组织学示光镜和电镜检查无异常，小部分患者肝细胞内脂褐素沉着或光面内质网肥大。

2. Crigler-Najjar 综合征　肝组织学示光镜检查无异常，仅少数毛细胆管内有少数胆栓，电镜检查亦无特异性改变。

3. Dubin-Johnson 综合征　肝组织学示光镜检查见小叶结构正常，唯一的特征为肝细胞内有很多大小不等的棕色素颗粒，以小叶中心区最为显著，此色素认为是脂褐素和黑色素。电镜检查见溶酶体和基质内含大量的色素，且大多集中于毛细胆管周围。

4. Rotor 综合征　肝组织学示光镜检查正常，肝细胞内无色素颗粒。电镜检查见溶酶体增加和肥大。

二、中医病因病机

遗传性高胆红素血症发病机制与西医所述黄疸相一致，亦属于中医"黄疸"范畴。

（一）病因

黄疸的病因无外乎外感、内伤两个方面，外感多属湿热疫毒所致，内伤常与饮食、劳倦、病后有关，内外病因互有关联，引起湿邪困遏脾胃，壅塞肝胆，疏泄失常，胆汁泛溢，而发生黄疸。

1.肝郁脾虚　本病患者先天不足，肝胆疏泄失常，肝郁乘脾，脾胃虚弱，易生湿寒，或饮食无节，或劳倦太过，或病后脾阳受损，都可致脾虚加重，湿邪内生，困遏中焦，壅塞肝胆，致使胆液不循常道，外溢肌肤，而为黄疸。

2.感受外邪　夏秋季节，暑湿当令，或因湿热偏盛，由表入里，内蕴中焦，外感、内伤互结，致湿郁热蒸，不得泄越，可致发病。

3.饮食所伤　长期嗜酒无度，或过食肥甘厚腻，或饮食不洁，使脾胃损伤，运化失职，湿浊内生，郁而化热，肝胆不舒，湿热熏蒸，胆汁泛溢，可致发病。

4.病后续发　胁痛、癥积或其他病证之后，瘀血阻滞，湿热残留，与内伤搏结，肝郁脾虚，气血瘀阻，胆道不利，胆汁泛溢肌肤，出现黄疸。

（二）病机

黄疸形成的病机关键是湿邪为患。《金匮要略·黄疸病脉证并治》云："黄家所得，从湿得之。"湿邪既可从外感受，亦可自内而生。如外感湿热疫毒，为湿从外受；饮食劳倦或病后瘀阻湿滞，属湿自内生。

本病之根本病因为先天肝胆疏泄失常，而至后天脾胃失健，同时可与感受外邪、饮食无度、劳倦久病等病因相叠加，耗伤气血，使脾胃虚弱更甚，肝胆瘀阻不利，湿邪内生，郁久化热而发病。

本病病位主在肝、胆。肝胆疏泄不利，气机不畅，郁滞胸胁，可致胁痛。见肝之病，知肝传脾，脾胃失其健运，湿邪内生，壅阻中焦，可致腹胀纳呆。湿邪郁久化热，反责之肝胆，可发为胸胁苦满；胆汁输泄失常，胆液不循常道，外溢肌肤，下注膀胱，而发为目黄、肤黄、小便黄之病证。

本病多数损伤清浅，不易传变。但个别病例于婴幼儿期发病，传变较快，病情危重。婴幼儿稚阴稚阳，湿热毒邪易于传变，损伤脏腑，甚者损伤脑髓，致神识受损，活动不利，严重者甚至危及生命。

三、临床表现

遗传性高胆红素血症大多病情轻浅，如 Gilbert 综合征、Dubin-Johnson 综合征、Rotor 综合征患者大多都在体检或患其他疾病时发现，肝脾不肿大或仅可扪及，无慢性肝病的体征，黄疸呈波动性，常因疲劳、应激、饮酒、感染、高热和妊娠而增加；而 Crigler-Najjar 综合征患者发病较早且重，多于出生后数天内即可出现明显黄疸，并持续存在，出现明显的神经系统损害，绝大多数患儿于数月至 15 个月内死亡。

四、西医诊断依据

非结合性高胆红素血症：①血清非结合性胆红素明显升高，Crigler-Najjar 综合征患者血清非结合型胆红素可升高 40 倍正常上限（ULN）。②其他常规肝功能试验和血清酶测定均正常。③尿内胆红素阴性，尿胆原含量正常。④肝活检正常或见少数胆栓，并排除溶血性疾病。

结合性高胆红素血症：①血清胆红素通常为（35～85）μmol/L，其中直接胆红素占 50% 或以上。血清胆红素浓度呈波动性，部分患者血清胆红素可恢复至正常水平。②其他常规肝功能试验和血清酶测定均正常。③尿内胆红素阳性，尿胆原可增加，粪内尿胆原正常。④肝活检组织学正常，Dubin-Johnson 综合征患者肝细胞内有很多大小不等的棕色素颗粒。

五、中医诊断及鉴别诊断

（一）诊断

1. 目黄、肤黄、小便黄，其中目睛黄染为本病的重要特征。
2. 常伴食欲减退、恶心呕吐、胁痛腹胀等症状。
3. 常有外感湿热疫毒，内伤酒食不节，或有胁痛、积、臌胀等病史。

肝功能、尿常规、便常规、腹部 B 超、腹部 CT、肝穿刺活检等检查有助于本病的诊断。

（二）鉴别诊断

萎黄　本病发病与感受外邪、饮食劳倦或病后有关；其病机为湿滞脾胃，肝胆失疏，胆汁外溢；其主症为身黄、目黄、小便黄。萎黄之病因与饥饱劳倦、食滞虫积或病后失血有关；其病机为脾胃虚弱，气血不足，肌肤失养；其主症为肌肤萎黄不泽，目睛及小便不黄，常伴头昏倦怠、心悸少寐、纳少、便溏等症状。

六、西医治疗

Gilbert 综合征、Dubin–Johnson 综合征、Rotor 综合征无需特殊治疗，预后良好，一般对正常生活和工作无影响，其寿命与正常人一样。Crigler–Najjar 综合征患儿可采用光疗或采用换血浆或人工肝脏（MARS）疗法，以降低血浆胆红素水平，但是长期的光疗或换血浆疗法很难实施，肝移植是唯一有效的治疗。

七、中医辨证论治

（一）辨证要点

1. 辨阳黄、阴黄与急黄　阳黄多由湿热之邪所致，发病急，病程短，其黄色泽鲜明如橘，伴发热，口干苦，小便短赤，大便燥结，舌红苔黄腻，脉弦滑数。急黄为阳黄之重症，热毒炽盛，营血耗伤，病情急骤，疸色如金，可见神昏谵语、发斑、出血等危象。阴黄由脾胃虚寒，寒湿内阻所致，病程长，病势缓，其色虽黄，但色泽晦暗，伴脘腹痞闷，神疲乏力，纳少便溏，舌淡苔白腻，脉濡缓。

2. 辨阳黄之湿热轻重　热重于湿者，身目俱黄，色泽鲜明，发热口渴，大便燥结，舌苔黄腻，脉弦数；湿重于热者，色泽不如热甚者鲜明，头身困重，胸满脘痞，舌苔白腻微黄，脉弦滑。

（二）治则治法

黄疸的治疗大法主要为化湿邪，利小便。化湿可以退黄，如属湿热，当清热化湿，必要时还应通利腑气，以使湿热下泄。若黄疸初起见表证者，则可发汗解表，使湿从汗解。利小便，主要是通过淡渗利湿，达到退黄的目的。至于急黄，热毒炽盛，邪入心营者，当以清热解毒、凉营开窍为主。如阴黄属寒湿者，应予温中化湿；属脾虚湿滞者，治以健脾和血、利湿退黄。

（三）证治分类

1. 阳黄

（1）热重于湿证

临床表现：身目俱黄，黄色鲜明，发热口渴，或见心中懊恼，腹部胀闷，口干而苦，恶心呕吐，小便短少黄赤，大便秘结，舌苔黄腻，脉弦数。

证机概要：湿热瘀滞，困遏脾胃，壅滞肝胆，胆汁泛溢。

治法：清热利湿，凉血泻热。

代表方：茵陈蒿汤加减。

常用药：茵陈蒿清热利湿退黄；栀子清利三焦之热；大黄通腑泻热；赤芍、虎杖、黄柏、垂盆草、六一散凉血利湿退黄。

若胁痛较甚，加柴胡、郁金、白芍、延胡索；热毒内盛，心烦懊恼，加黄连、龙胆草；恶心呕吐，加橘皮、竹茹、连翘、半夏；湿热炽盛，由气入血，瘀热发黄者，加水牛角、生地黄、牡丹皮、茜草等。

（2）湿重于热证

临床表现：身目俱黄，黄色不及前者鲜明，头重身困，胸脘痞满，食欲减退，恶心呕吐，腹胀或大便溏垢，舌苔厚腻微黄，脉濡数或濡缓。

证机概要：湿遏热伏，困阻中焦，胆汁不循常道。

治法：化湿利小便，佐以清热。

代表方：茵陈五苓散合甘露消毒丹加减。前方清热利湿以退黄，后方利湿化浊。

常用药：藿香、白豆蔻、陈皮芳香化浊，行气悦脾；茵陈、车前子、茯苓、薏苡仁、连翘利湿清热退黄。

若湿阻气机，胸腹痞胀，呕恶纳差，加入苍术、厚朴、半夏；食欲明显较差者，生炒麦芽、鸡内金。邪郁肌表，寒热头痛，用麻黄连翘赤小豆汤。

本证用药不可过用苦寒，以免脾阳受损，转为阴黄。

（3）胆腑郁热证

临床表现：身目发黄，黄色鲜明，上腹、右胁胀闷疼痛，牵引肩背，身热不退，或寒热往来，口苦咽干，呕吐呃逆，尿黄赤，大便秘，苔黄舌红，脉弦滑数。

证机概要：湿热砂石瘀滞，脾胃不和，肝胆失疏。

治法：疏肝泻热，利胆退黄。

代表方：大柴胡汤。

常用药：柴胡、黄芩、半夏和解少阳，和胃降逆；大黄、枳实通腑泻热；郁金、佛手、茵陈、山栀子疏肝利胆退黄；白芍、甘草缓急止痛。

若砂石阻滞，加金钱草、海金沙、鸡内金、郁金、玄明粉；恶心呕逆明显，加厚朴、竹茹、陈皮。

（4）疫毒炽盛（急黄）证

临床表现：发病急骤，黄疸迅速加深，其色如金，皮肤瘙痒，高热口渴，胁痛腹满，神昏谵语，烦躁抽搐，或见衄血、便血，或肌肤瘀斑，舌质红绛，苔黄而燥，脉弦滑或数。

证机概要：湿热疫毒炽盛，深入营血，内陷心肝。

治法：清热解毒，凉血开窍。

代表方：犀角地黄汤。

常用药：水牛角、黄连、栀子、板蓝根、生地黄、赤芍、牡丹皮清热凉血解毒；茵陈、土茯苓利湿清热退黄。

若神昏谵语，配安宫牛黄丸、至宝丹；动风抽搐者，加钩藤、石决明，另服羚羊角粉或紫雪丹；衄血、便血、肌肤瘀斑重者，加地榆炭、侧柏叶炭、紫草、茜根炭；腹大有水，小便短少不利，加马鞭草、木通、白茅根、车前草、大腹皮、猪苓、泽泻，并另吞琥珀粉、蟋蟀粉、沉香粉，以通利小便；大便不通，腹满烦痛者，乃热毒炽盛所致，加大黄、芒硝、枳实、木香、槟榔。

2. 阴黄

（1）寒湿阻遏证

临床表现：身目俱黄，黄色晦暗，或如烟熏，脘腹痞胀，纳谷减少，大便不实，神疲畏寒，口淡不渴，舌淡苔腻，脉濡缓或沉迟。

证机概要：中阳不振，寒湿滞留，肝胆失于疏泄。

治法：温中化湿，健脾和胃。

代表方：茵陈术附汤。

常用药：茵陈利湿退黄；制附子、干姜温中散寒以化水湿，且可制茵陈寒凉之性；白术、甘草健脾胃以利湿浊。

若湿邪较重而便溏明显者，加车前子、茯苓、泽泻、猪苓；呕恶显著，加苍术、厚朴、半夏、陈皮；脘腹胀满，胸闷，胁腹疼痛作胀，肝脾同病者，加柴胡、香附、延胡索；湿浊不清，气滞血结，胁下结痛，腹部胀满，肤色苍黄或黧黑，加硝石矾石散，以化浊祛瘀软坚。

（2）脾虚湿滞证

临床表现：面目及肌肤淡黄，甚则晦暗不泽，肢软乏力，心悸气短，大便溏薄，舌质淡，苔薄，脉濡细。

证机概要：黄疸日久，脾虚血瘀，湿滞残留。

治法：健脾和血，利湿退黄。

代表方：黄芪建中汤。

常用药：黄芪、桂枝、生姜、白术益气温中；当归、白芍、甘草、大枣和血健脾；茵陈、茯苓利湿退黄。

如气虚乏力明显者，应重用黄芪，加党参，以增强补气作用；畏寒，肢冷，舌淡者，加附子温阳祛寒；心悸不宁，脉细而弱者，加熟地黄、丹参、酸枣仁等补血养心。

3. 黄疸消退后的调治　黄疸消退，并不代表病已痊愈。若湿邪不清，肝脾不调，气血未复，可导致病情迁延，故黄疸消退后，仍须根据病情继续调治。

（1）湿热留恋证

临床表现：脘痞腹胀，胁肋隐痛，饮食减少，口中干苦，小便黄赤，苔腻，脉濡数。

证机概要：湿热留恋，余邪未清。

治法：清热利湿。

代表方：茵陈四苓散。

常用药：茵陈、黄芩、黄柏清热化湿；茯苓、猪苓、泽泻淡渗分利；白术、苏梗、陈皮化湿行气宽中。

若热较盛，加黄芩、黄柏；湿邪较重，加萆薢、车前草。

（2）肝脾不调证

临床表现：脘腹痞闷，肢倦乏力，胁肋隐痛不适，饮食欠香，大便不调，舌苔薄白，脉细弦。

证机概要：肝脾不调，疏运失职。

治法：调和肝脾，理气助运。

代表方：柴胡疏肝散或归芍六君子汤加减。前方偏重于疏肝理气，后方偏重于调养肝脾。

常用药：当归、白芍、柴胡、枳壳、香附、郁金养血疏肝；党参、白术、茯苓、山药益气健脾；陈皮、山楂、麦芽理气助运。

（3）气滞血瘀证

临床表现：胁下结块，隐痛、刺痛不适，胸胁胀闷，面、颈部见有赤丝红纹，舌有紫斑或紫点，脉涩。

证机概要：气滞血瘀，积块留着。

治法：疏肝理气，活血化瘀。

代表方：逍遥散合鳖甲煎丸加减。

常用药：柴胡、枳壳、香附疏肝理气；当归、赤芍、丹参、桃仁、莪术活血化瘀；鳖甲煎丸，软坚消积。

第二节　关幼波教授治疗遗传性高胆红素血症的临证思路

一、关幼波教授对遗传性高胆红素血症的认识

黄疸是以身目发黄、小溲短赤为主症的一类疾患，其中尤以目黄为确定本病的重要依据。黄疸之名首见于《黄帝内经》，如《素问·平人气象论》曰"溺黄赤安卧者，黄疸"，"目黄者，曰黄疸"。又《灵枢·论疾诊尺》说："面色微黄，齿垢黄，爪甲上黄，黄疸也。"黄疸之分类始于汉代张仲景的《金匮要略》，至元代由罗天益（著《卫生宝鉴》）进一步将其分为阳黄和阴黄两大类。

关老针对其病因病机，概括为以下几点：黄疸的发生在外因方面以湿邪为主，故《金匮要略》中说"黄家所得，从湿得之"；在内因方面与脾、胃、肝、胆最为密切，往往由脾胃涉及肝胆。脾主运化水湿，胃主受纳水谷，肝主疏泄。胆主藏精汁而不受水谷糟粕，为"奇恒之府"。由于湿邪蕴伏中焦，困于脾胃，阻遏肝胆，致使脾失健运，肝

失疏泄，胆汁受阻，不能循其常道而外溢于血脉，浸渍于肌肤则面目、皮肤发黄，下流于膀胱则小溲短赤。

二、关幼波教授对遗传性高胆红素血症的辨治思路

（一）阳黄

症状可见身目发黄，色泽鲜明如橘皮色，小便短赤，恶心厌油，心中懊恼，食少纳呆，体倦身困，舌苔厚腻，脉沉滑。治宜清热利湿解毒，活血化痰退黄。

1. 辨黄疸轻重

（1）湿热相搏，瘀阻血脉则发黄疸：平素阳盛热重、胃火偏旺之人，感受湿邪以后，湿从热化，困于中州，热郁不宣亦可助湿，湿得热而益深，热因湿而难泻，湿热互结，熏蒸肝胆，胶固不解，入于百脉，血络受阻，肝失疏泄，胆液外溢而发为阳黄。

（2）湿热蕴毒，鸱张弥漫则黄疸益甚：湿热久蕴或感受"瘟毒""疫疠"之气，皆可致湿热夹毒之势。此时热因毒而益炽，血因热而流速，遂使胆汁更加横溢，除黄疸日益深重外，还可造成血热妄行。

（3）湿热凝痰，痰阻血络则黄疸难退：湿热蕴于脾胃，肝胆疏泄失常，为发生阳黄的基本病机。脾为湿困，运化失司，水湿停聚，蕴湿郁热，煎熬为痰，热更加黏滞难解。痰阻血络，脉道不通，则胆汁更难循其常道而行，致使黄疸不易消退。若湿痰与瘀血凝结日久，必将形成癥积痞块（肝脾肿大）。

2. 辨湿之轻重

（1）热重于湿：除见主要症状外，兼见发热口渴、尿黄赤如浓茶、大便秘结、胸腹胀满、两胁疼痛、舌苔黄厚而腻、舌质红、脉弦滑而数等热盛之症。治宜清热利湿，通便导滞。

（2）湿重于热：除见主要症状外，兼见呕恶、纳呆、胸脘胀满、口淡不渴或渴不思饮、头重身困、身热不扬、腹胀、便溏、舌苔白腻、脉滑或濡稍数等湿盛之症状。治宜利湿化浊，佐以清利肝胆。

（3）湿热并重：除以上诸症兼见外，还表现为毒热深重、心烦、口干苦、黄疸明显、发热、口舌生疮、大便秘结、舌质红绛、舌苔黄厚而腻、脉弦滑洪数等。治宜清利肝胆，泻热解毒。

3. 辨湿热侵犯之部位

（1）湿热偏于中上焦：主症见头晕，头痛如裹，心烦懊恼，呃逆嗳腐，恶心呕吐，胸脘满闷，食少纳呆，舌苔厚腻，脉沉滑。治宜清热利湿、芳化和中以退黄疸。

（2）湿热偏于中下焦：①湿热蕴于膀胱：主症不但见小便短赤，而且兼有尿频急、排尿时尿道涩痛小腹满急之感，或见尿液混浊不清等下焦湿热之症。治宜清利膀胱湿热以退黄疸。②湿热蕴于大肠：主症必兼见大便黏滞不爽或里急后重，肛门灼热，腹痛，

舌苔厚腻微黄，脉滑数。治宜清利大肠湿热以退黄疸。

（3）湿热弥漫三焦：不仅上、中、下三焦证候俱见，而且病情较重，出现热毒内陷势，见高热、抽搐、口渴、吐衄、便血、发斑、苔黄褐干燥、舌红绛、脉弦数或数等阴虚血虚之象，以及神昏、烦躁、谵语等神志症状，甚则出现腹水。本证发病急骤，黄疸急速加深加重。治宜清热解毒，凉血救阴，清宫开窍。

（二）阴黄

平素阴盛寒重、脾肾阳虚之人，寒湿内盛，湿从寒化，阳黄转为阴黄；或内伤不足，脾虚血亏，因虚发黄。因此在治疗上，阴黄与阳黄除了寒热属性有别外，法当温化利湿、活血化痰。症状可见面色晦暗无泽，身倦怕冷，四肢不温，食少乏味，口淡不渴，喜进热食，腹胀便溏，或夹完谷，舌苔薄白水滑，质暗淡，脉沉或沉缓。治宜温化寒湿，益气活血。

三、关幼波教授治疗遗传性高胆红素血症的常用药物

（一）治黄必治血，血行黄易却

1. 凉血活血　常用的药物有生地黄、牡丹皮、赤芍、白茅根、小蓟、藕节等。生地黄的功能，主要是凉血，养阴血。大生地黄凉血养血，细生地黄凉血活血，生地黄炒炭可以凉血止血。白茅根凉血活血，又能利湿退黄、清热退烧。小蓟能凉血活血而又止血，且有解毒之功。藕节凉血活血化瘀，能止上焦血，且能开胃行气，是血中的气药。其他如牡丹皮、赤芍均为凉血活血之品。

2. 养血活血　常用的药物有丹参、白芍、当归、益母草、泽兰、红花、郁金、香附等。其中丹参、白芍养血活血，偏于养血。益母草、红花活血化瘀，偏于调理气血。因为"气为血之帅""气行则血行""气滞则血滞"，所以，活血又须疏气，香附、郁金疏气而活血。关老善用泽兰，因为泽兰有"通肝脾之血"之特点，横行肝脾之间，活血而不伤血，补血而不滞血，同时又能利水，因此可用于各种阶段、各种类型的黄疸。

3. 温通血脉　血得寒则凝，若寒湿凝滞血脉，或湿从寒化瘀阻血脉，发为阴黄，则需要使用温阳通脉的药物，化散凝滞，疏通百脉，寒湿始得化散。常用的药物为附子、桂枝。

（二）治黄需解毒，毒解黄易除

1. 化湿解毒　根据湿邪重浊黏腻的特性，以及湿在上焦须芳化的原则，在黄疸初期邪居中上二焦之际，可以使用辛凉或芳香化湿的药物配合苦寒燥湿清热解毒的药物，以清化或清解中上二焦的蕴毒，常用的药物如薄荷、野菊花、藿香、佩兰、黄芩、黄连等。

2. 凉血解毒　湿热瘀阻血脉，热盛于湿者，即血热炽盛、湿毒瘀结、弥漫三焦时，应当加用凉血解毒的药物，以清解血中之毒热，常用的药物如金银花、蒲公英、草河车、板蓝根、土茯苓、白茅根、青黛、紫参（石见穿）等。

3. 通下解毒　湿热毒邪蕴结，偏于中下二焦，根据湿在下焦须通利的原则，可以通利二便以导邪外出。若热盛于湿，热结阳明，大便燥结，口舌生疮，或湿盛于热，大便黏滞而稀，排便不畅，都应当通利肠腑，使湿热毒邪从大便排出，常用的药物如大黄、黄柏、败酱草、白头翁、秦皮等。

4. 利湿解毒　湿热毒邪偏于中下二焦，仍可通利小便而解毒，即所谓"治黄不利水非其治也"，使之从小便渗利，则黄疸易于消退，常用的药物如金钱草、车前子（草）、木通、萹蓄、瞿麦、六一散，同时常可配合芳香化湿的药物如藿香、杏仁、橘红以开其上、中二焦，使下焦易于通利。

5. 酸敛解毒　在黄疸的后期，正气耗伤，病邪易于漫散不羁，在清热祛湿或温化湿滞的基础上，佐用一些酸敛解毒的药物，有时黄疸反而易于消退。又因肝欲散，以辛补之，以酸泻之，酸味的药物对于肝来说，可以泻之，泻肝以解毒邪，常用的药物如五倍子、乌梅、五味子等。

（三）治黄要治痰，痰化黄易散

痰阻血络，湿热瘀阻，则黄疸胶固难化，不易消退。化痰法多与行气、活血、化瘀的法则配合使用。常用的药物有杏仁、橘红、莱菔子、瓜蒌等。杏仁能利肺气以通调水道，配合橘红，行气化痰，除痰湿，和脾胃。另外，山楂消食化痰；决明子清肝热化痰；半夏燥湿化痰；焦白术健脾化痰；麦冬、川贝母清热养阴化痰；海浮石清热化痰；郁金活血化痰；旋覆花清上中焦之顽痰；白矾入血分，清血中之顽痰。这些也都是关老常选用的药物。

第三节　关幼波教授治疗遗传性高胆红素血症验案

案

孙某，男，3个月，1971年11月18日初诊。

主诉：皮肤及巩膜发黄，伴大便色灰白2个月余。

现病史：患儿于出生后半个月开始皮肤及巩膜黄染，大便白如牙膏，小溲黄，1周以来吐奶。11月1日在某医院检查：巩膜及一身皮肤皆黄，咽（－），心肺（－），腹软。化验：直接胆红素112.86μmol/L，总胆红素116.28μmol/L，黄疸指数79单位，谷丙转氨酶150U/L，麝香草酚浊度试验3单位，血红蛋白92g/L，白细胞6.2×10⁹/L，分叶细胞0.28，淋巴细胞0.72。

西医诊断：婴儿黏液性（不全）阻塞性黄疸。

中医辨证：阳黄，湿热相搏证。

立法：利胆清热化湿。

方药：

金钱草 6g	败酱草 6g	滑石 6g	龙胆草 3g
黄柏 5g	青黛 3g	炒栀子 6g	血竭 0.3g
明矾 0.3g	熊胆 0.3g		

12 剂，水煎服，每日 1 剂。

1971 年 12 月 1 日二诊：上方连服 12 剂，黄疸未再加重，但也未见消退，诸症如前所述。治则利胆清热，芳化活血。

方药：

茵陈 3g	藿香 3g	杏仁 5g	橘红 3g
赤芍 6g	郁金 3g	藕节 6g	泽兰 9g
焦白术 3g	车前子 6g（包）		

30 剂，水煎服，每日 1 剂。

治疗过程中，患儿合并肺炎，咳嗽，于前方加入锦灯笼 3g，酒黄芩 6g，瓜蒌 3g，土茯苓 6g，大枣 4 枚。

因患儿幼小，服药困难，前方继续服 30 剂。其中于 1972 年 1 月查肝功能：谷丙转氨酶 303U/L，总胆红素 11.78μmol/L，黄疸指数 7 单位。于 1972 年 4 月 7 日复查肝功：谷丙转氨酶 193U/L，胆红素 < 5.13μmol/L，黄疸指数 4 单位，患儿黄疸已全部退尽，大便颜色正常，纳佳，眠安溲清。1972 年 6 月复查转氨酶正常。

第十七章　肝豆状核变性

第一节　肝豆状核变性的中西医结合诊治

肝豆状核变性又名 Wilson 病（Wilson's Disease，WD），是一种以儿童和青少年期发病为主的遗传性疾病。本病临床表现与急慢性活动性肝炎相似，根据症状、体征，可属于"虚损""黄疸""积聚""胁痛"等范畴。

一、西医病因病理

（一）病因病机

本病是由于基因缺陷而导致体内铜代谢障碍，铜在肝、脑、肾、角膜等组织沉积过多而引起的组织损害和病变。

（二）病理

1.肝脏　肝脏可显示各种程度的变化，在光镜下最早的组织学变化为小叶周围区的肝细胞核内糖原变性，核内糖原成块或呈空泡状，肝细胞呈气球样，有多个细胞核，常伴有中度的脂肪变性，而后可缓慢进展为大结节性或混合性肝硬化。

2.其他　脑内可见大脑半球有不等程度的萎缩，豆状核缩小、软化和小空洞形成。组织学变化示神经细胞变性或坏死，星形胶质细胞肥大、增生或变性。角膜后弹性层周围，可见棕绿色的色素沉积，称为 Kayser–Fleischer 环。铜在肾脏近曲小管沉着，显示脂肪和水样变性。

二、中医病因病机

中医学中没有肝豆状核变性的相关论述，根据其症状、体征，可属于"虚损""黄疸""积聚""胁痛"等范畴。其病因以正气亏虚、气血失调为根本，以肝胆郁热为标证。《黄帝内经》曰"正气存内，邪不可干……邪之所凑，其气必虚"，六淫、七情、饮食、劳逸等外因必须通过内因起作用，正气亏虚而致发病。

　　患者因先天遗传缺陷，禀赋不足，正气亏虚，脏腑虚损。脾失健运，气血生化乏源，而湿浊内生，肝胆失于疏泄，则湿邪内蕴，郁久化热，合生湿热，郁积肝胆，甚者发为黄疸。湿热熏蒸，上攻头窍，扰乱心神，可致神昏谵语、活动不利。患者禀赋不足，加之久病耗伤，肝肾亏虚，气血运行不畅，瘀阻经脉，气滞血瘀以生积聚。

　　病位在肝、脾、脑、肾。肝喜条达恶抑郁，主疏泄，肝胆郁滞则湿热无以排泄。脾喜燥恶湿，主运化，脾虚失运，则痰湿内生，瘀阻血脉。痰湿郁久化热，熏蒸头窍，神窍失于通明，则精神不治。肾藏精，亦主纳气，久病及肾，以致精气损耗，精血同源，精少则血少，气血运行无力，瘀阻经脉，则气滞血瘀。

三、临床表现

　　本病的临床表现包括各系统的复合表现，在不同年龄组发病时临床表现不同。儿童病例中，肝脏主要受累，随着年龄增长，神经精神改变多见。

　　1. 肝脏病表现　①暴发性肝炎：肝组织出现大块性肝坏死的表现，患者出现进行性黄疸，腹水和肝衰竭。尿和血铜很高，血浆铜蓝蛋白低下，但转氨酶和碱性磷酸酶不高。②活动性慢性肝炎：有10%～30%的患者表现为慢性活动性肝炎或自身免疫性肝炎。临床表现上有黄疸、转氨酶增高和高 γ 球蛋白血症，病理较其他类型的活动性慢性肝炎无特异性差异。③肝硬化：可无先驱症状而表现为进行性厌食和乏力，蜘蛛痣，肝脾肿大，腹水和门脉高压症等表现。

　　2. 神经精神变化　神经系统症状可急骤发生而迅速进展，患者可于起病后数月或数年内死亡。早期变化包括腕部震颤，扮鬼脸，口吃和书写困难等；同时可有步态僵直，吞咽困难，四肢呈波动性强直，表情贫乏和固定，不断流涎，智力仍较好，但可有智力和记忆力可减退；有时可出现精神错乱，类似精神分裂症、癔症、躁狂性精神病或偏执狂。

　　3. 其他系统疾病表现　可有角膜环，溶血性贫血，蓝色弧斑，肾结石，早期骨质疏松，关节炎，心肌病，心律不齐，胰腺炎，甲状腺功能降低，月经不调，不育、流产等疾病表现。

四、西医诊断依据

　　1. 血浆铜蓝蛋白测定　本病患者常低于 1.3mol/L（20mg/dL），如低于 5mg/dL 则强烈提示为 WD。

　　2. 尿铜　患者 24h 尿铜可高达（100～1000）μg/24h。一般认为有症状患者，尿铜＞100μg/24h（1.6μmol/24h）有诊断意义，但如＞40μg/24h（600μg/24h）可能表示有WD，应做进一步检查。

　　3. 肝穿刺　肝穿刺测定肝铜为最具诊断价值的检查之一。

4. 放射性核素铜掺入试验　口服 ^{64}Cu 2mg 于 1h、2h、4h 和 48h 测血清核素活力。本病起始 1～2h 出现高峰，但下降后因铜掺入受阻而不再上升。

5. 肝生化检查　常规肝功能试验转氨酶可升高，但无特异性。

6. 脑 CT 和 MRI 扫描　CT 显示脑室扩大或脑实质软化灶。MRI 显示第三脑室扩大，丘脑豆状核、蛋白球有局灶病变。

五、中医诊断及鉴别诊断

（一）诊断

1. 腹内结块，或胀或痛为本病主要症状。

2. 聚证以腹中气聚，聚散无常，聚时结块，散则无形，攻窜胀痛，以胀为主，痛无定处，时作时止为临床特征。

3. 积证以腹内积块，触之有形，固定不移，以痛为主，痛有定处为临床特征。

4. 本病常有情志抑郁、饮食不节、外邪侵袭，或黄疸、胁痛、虫毒、久疟、久泻、久痢、虚劳等病史。

5. 腹部 X 线、B 超、CT、MRI 及有关血液检查（如血常规、血清 AFP 等）和组织病理学检查有助于本病的诊断，可明确病变部位及病情轻重。

（二）鉴别诊断

1. 胃痞　积聚与胃痞均可因情志失调导致气滞痰阻，出现胀满等症。但胃痞是指自觉脘腹部痞塞胀满，而外无形征可见，更无包块可及，其病变部位主要在胃；而积聚除腹部胀满外，更有聚证发时有形可见，积证可扪及腹内积块，其病变部位重在肝、脾。

2. 臌胀　两者均可出现腹满等症。积聚的基本病机为肝脾气机阻滞，瘀血内结；而臌胀的基本病机主要为肝、脾、肾三脏受损，气滞、血瘀、水停腹中。臌胀虽同见腹部胀大，但伴有皮色苍黄、脉络暴露等特征，触之多无有形肿块，常伴水液停聚。积聚迁延日久可转化为臌胀。

六、西医治疗

一般治疗为低铜饮食。药物治疗可选用排铜药物如青霉胺、曲恩汀等，或抑制铜吸收药物、锌制剂（醋酸锌、葡萄糖酸锌、硫酸锌）等。原位肝移植可延长患者存活期，改善生存质量。有骨脱钙者，补充维生素 D，或以其他对症疗法。

七、中医辨证论治

（一）辨证要点

本病患者多发展为肝硬化，在中医归属于"积聚"范畴，可参考积聚治之。急、慢性肝炎表现可伴发于肝硬化的各个阶段，也可同属于"积聚"统一治之。辨证要点在于辨积聚之初、中、末三期，以知正邪之盛衰；辨症状之部位，以分标本缓急。处理上仍应遵从急则治其标或标本兼顾等原则。

本病的根本病因在于先天禀赋不足，脏腑虚损，尤以脾虚为主，遂其辨证要点又以本虚为基础。

（二）治则治法

积聚为病，聚证病在气分，重在调气，以疏肝理气、行气消聚为基本治则；积证病在血分，重在活血，以活血化瘀、软坚散结为基本治则。同时本病患病特点又以本虚标实多见，应根据病情发展及演变调整攻补策略。

（三）证治分类

1. 肝郁脾虚证

临床表现：腹中气聚胀痛，时聚时散，脘胁之间时或不适，厌食乏力，表情贫乏固定，四肢僵直，舌淡红，苔薄，脉弦。

证机概要：肝失疏泄，气聚腹中。

治法：疏肝解郁，行气散结。

代表方：逍遥散。

常用药：柴胡、当归、白芍、薄荷疏肝解郁；香附、青皮、枳壳、郁金行气散结；白术、茯苓、生姜、甘草调理脾胃。

2. 瘀血内结证

临床表现：腹部积块明显，硬痛不移，消瘦乏力，纳差，时有寒热，面色晦暗黧黑，面颈部、胸部或有血痣赤缕，女子可见月事不下，舌质暗或有瘀点，脉细涩。

证机概要：瘀结不消，正气渐损，脾运不健。

治法：祛瘀软坚，健脾益气。

代表方：膈下逐瘀汤。

常用药：香附、乌药、枳壳、陈皮疏肝理气宽中；当归、川芎、桃仁、红花活血祛瘀止痛；三棱、莪术活血软坚消积；人参、白术、炙甘草健脾扶正。

3. 正虚瘀阻证

临床表现：积块坚硬，疼痛逐渐加剧，面色萎黄或黧黑，形脱骨立，饮食大减，神疲乏力，或呕血、便血、衄血，舌质淡紫，舌光无苔，脉细数或弦细。

证机概要：癥积日久，中虚失运，气血衰少。

治法：补益气血，活血化瘀。

代表方：八珍汤。

常用药：人参、白术、茯苓、甘草健脾益气；当归、白芍、熟地黄、川芎养阴补血；三棱、莪术、阿魏、瓦楞子、五灵脂活血化瘀消癥；香附、槟榔行气以活血。

第二节　关幼波教授治疗肝豆状核变性的临证思路

关幼波教授医案中并未收录治疗肝豆状核变性的经验案例，但本病的疾病表现可归属中医"积聚"范畴，关幼波教授在对"积聚"有十分系统详细的论述，通过对关幼波教授对积聚临诊思路的学习，可为总结本病的临证思路提供重要帮助。

一、关幼波教授的认识

关老认为积聚是湿热邪气与正气虚损、血滞不通相互作用而成的。湿为阴邪，最易伤及脾阳，致脾运失健，水湿不运，湿聚而成痰；又脾为"生痰之源"，终致痰湿缠绵不化。脾失健运，气血生化之源亏乏，气为血帅，气血不足，致血行迟缓，终致气虚血滞，进而血瘀；湿邪蕴久，亦可化热，热为阳邪，易灼阴耗气，灼津生痰，痰阻血络，遂生瘀血，气虚血滞亦致瘀血，瘀血日久，复可化为痰水。如此痰瘀互结，胶着不化，壅塞不通，日渐增大寄于胁下，而成积聚。本病患者先天禀赋不足，气虚血滞，化生湿热，相互搏结而生积聚，正与关幼波教授对积聚的认识一致。

二、关幼波教授的辨治思路

关老认为，对肝病积聚的治疗，应当依据肝病的主症，结合湿热、痰瘀凝聚和热毒入血的特点，进行辨证施治。肝病积聚不宜过于攻伐，应以养血柔肝、活血化瘀为基本法则。根据辨证，湿热未清者，佐以清利；毒热入血者，辅以清热凉血解毒；脾虚者，健脾运化；气血不足者，养血益气；阴虚内热者，育阴凉血等。根据关老多年的实践体会，三棱、莪术、水蛭、虻虫等药破瘀攻伐之性烈，即使肝病积聚体质尚好的患者亦应慎用，以防耗气伤正，不仅不利于积聚的消失，反而促进肝硬化的发展。

统观本病患者，多以脾虚为主证，治则应以健脾养血益气为本，佐以清利湿热、凉血解毒之法，以达固本祛邪、柔肝化瘀之效。

第十八章　α1-抗胰蛋白酶缺乏症

第一节　α1-抗胰蛋白酶缺乏症的中西医结合诊疗

α1抗胰蛋白酶（简称α1-AT）缺乏症是一种常染色体共显性遗传病，血浆内α1-AT有质和量的缺乏。临床表现为黄疸、肝硬化，甚至发生肝癌。

一、西医病因病机

（一）病因病机

肝脏是生成α1-AT的主要器官。基因变异后肝细胞合成大量异型的α1-AT，因其难以顺利通过细胞膜释放到血液中而大量蓄积在肝细胞内形成过碘酸染色（PSA）阳性包涵体。PAS物质的积聚影响肝细胞的正常生理功能，肝细胞获取营养障碍，易受有害因素侵害。肝脏接受来自肠道的血液中含有未破坏的消化酶和细菌酶类，同时白细胞和库普弗细胞破坏后也释出蛋白溶酶，均可侵蚀肝细胞，造成肝损伤。

（二）病理

主要的病理学特征为肝细胞胞质内存在PAS包涵体，在肝小叶周围的肝细胞内尤为明显，电镜检查可见异常α1-AT在内质网处积聚，肝炎和肝硬化表现与其他肝病的改变基本相似。

二、中医病因病机

中医学中没有α1-AT缺乏症的专门论述，其肝脏损伤的临床表现主要为黄疸、肝硬化，可属于中医的"黄疸""积聚"等范畴。积聚的病因有寒邪、湿热、痰浊、食滞、虫积或病后体虚等，其间往往交错夹杂，多因复合，或因实致虚，或因虚致实，气血津液运行失常，导致气滞血瘀结成积聚，故气滞、血瘀、痰结是形成积聚的主要病理因素。两者比较，聚证以气滞为主，积证以血瘀为主，二者又有一定区别。

本病患者因先天α1-AT缺乏，痰浊内生，胶固不化，瘀滞脉络，以致气滞血瘀，痰瘀互结，发为积聚。痰浊作祟，为其根本病因。同时，其他病因亦可与之合而为病，加重病情。

积聚的基本病机为气机阻滞，瘀血内结。聚证以气滞为主，积证以血瘀为主。本病初起，气滞血瘀，邪气壅实，正虚不甚，病性多属实；积聚日久，病势较深，正气耗伤，病性转为虚实夹杂；病至后期，气血衰少，体质羸弱，转为正虚为主。但积聚过程中的虚实仅为相对而言，因积聚的形成总与正气不强有关，《素问·经脉别论》云："勇者气行则已，怯者则着而为病也。"

本病病位主要在于肝、脾，病久及肾。肝主疏泄，司藏血；脾主运化，司统血。如肝气不畅，脾运失职，肝脾失调，气血涩滞，壅塞不通，形成腹内结块，导致积聚。肾主藏精，肝肾同源，脾为先天之本，肾为后天之本，肝脾损伤，久必及肾，邪毒久羁，耗气伤阴，穷必及肾，故积聚后期多表现为肝、脾、肾三脏功能失调。

至于积聚的病机转化，部分聚证日久不愈，可由气入血转化成积证。积证日久，气血瘀阻，脾运失健，生化乏源，可导致气虚、血虚，甚或气阴并亏。若正气愈亏，气虚血涩，则积块愈加不易消散，甚则逐渐增大，病情进一步发展，还可出现一些严重变证。如积久肝脾两伤，藏血与统血失职，或瘀热灼伤血络，而导致出血；湿热瘀结，肝脾失调，胆汁泛溢，可出现黄疸；气血瘀阻，水湿泛滥，可出现腹满肢肿等症。积聚与血证、黄疸、臌胀等病证有较密切的联系。

三、临床表现

少数婴儿出生时已发病，但一般在 2 月龄时出现胆汁淤积症状，皮肤和巩膜黄染，无力，食欲减退和体重增长停滞。患儿尿色深，粪色淡甚至呈陶土色。50% 的患儿有肝肿大和（或）脾肿大。实验室检查发现 GGT 和碱性磷酸酶活力明显升高，血清 α1-AT 含量低于正常值。患儿的胆汁淤积表现与肝外胆管阻塞（或闭锁）相似，长期存在胆汁淤积性黄疸和转氨酶异常，可发展为幼年期肝硬化，在缓解的患儿中部分在成年后出现肝硬化。

四、西医诊断依据

1. 血清 α1-AT 测定 可选择应用单向免疫扩散、比浊或比色法测定。正常成人为（1.8 ～ 24）g/L，新生儿期略高，患儿常在正常值的 20% 以下。

2. α1-AT 表型分析 不仅可借以明确患者诊断，而且有助于对该家系的筛查和咨询工作。

3. 肝组织活检 肝细胞质内可见具特征性的 PAS 染色阳性状沉积体，以门脉区周围最明显，同时伴有胆汁淤积和肝纤维化病变。

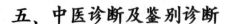

五、中医诊断及鉴别诊断

（一）诊断

1. 腹内结块，或胀或痛为本病主要症状。
2. 聚证以腹中气聚，聚散无常，聚时结块，散则无形，攻窜胀痛，以胀为主，痛无定处，时作时止为临床特征。
3. 积证以腹内积块，触之有形，固定不移，以痛为主，痛有定处为临床特征。
4. 本病常见情志抑郁、饮食不节、外邪侵袭，或黄疸、胁痛、虫毒、久疟、久泻、久痢、虚劳等与内生痰浊复合发病。
5. 腹部 B 超、CT、MRI 及有关血液检查（如血常规、肝功能、血清 AFP 等）和组织病理学检查有助于本病的诊断，可明确病变部位及病情轻重。

（二）鉴别诊断

1. 胃痞　积聚与胃痞均可因情志失调导致气滞痰阻，出现胀满等症。但胃痞是指自觉脘腹部痞塞胀满，而外无形征可见，更无包块可及，其病变部位主要在胃；而积聚除腹部胀满外，更有聚证发时有形可见，积证可扪及腹内积块，其病变部位重在肝、脾。

2. 臌胀　两者均可出现腹满等症。积聚的基本病机为肝脾气机阻滞，瘀血内结；而臌胀的基本病机主要为肝、脾、肾三脏受损，气滞、血瘀、水停腹中。臌胀虽同见腹部胀大，但伴有皮色苍黄、脉络暴露等特征，触之多无有形肿块，常伴水液停聚。积聚迁延日久可转化为臌胀。

六、西医治疗

目前尚无特效疗法，因此有必要开展本病的遗传咨询，对具有发病危险的胎儿可选择终止妊娠。对 α1-AT 缺乏的肝硬化或肝癌患者进行肝脏移植后，血液中 α1-AT 可明显升高，总胆红素降低，可提高患儿预后及生存率。有肝病的患者应戒酒，避免肝损药物，防止体重增加过多或肥胖。α1-AT 缺乏引起的阻塞性肺病变化也无特效治疗，因此，需要预防肺部感染，避免吸烟和接触刺激性气体。

七、中医辨证论治

（一）辨证要点

本病发病特点以黄疸为初起病变，应以祛湿热治之；随着病情快速演变，出现肝硬化的一系列证候表现，遂合以理气、活血之品以防治积聚气滞血瘀之患势。

（二）治则治法

黄疸为病，先辨湿热之轻重，其次辨湿热侵犯之部位，以确定清热祛湿之途径。积聚为病，聚证病在气分，重在调气，以疏肝理气、行气消聚为基本治则；积证病在血分，重在活血，以活血化瘀、软坚散结为基本治则。同时，要注意病情发展、病机演变，辨别正邪盛衰，调整攻补策略。

（三）证治分类

1. 湿热瘀滞证

临床表现：身目俱黄，色泽鲜明，皮肤瘙痒，胁肋胀痛，口干口苦，或大便灰白，尿黄，舌暗红，苔黄腻，脉弦数。

证机概要：肝胆湿热内阻、血瘀气滞。

治法：清热利湿，活血理气。

代表方：茵陈蒿汤合下瘀血汤加减。

常用药：茵陈、栀子、大黄清热利胆；桃仁、土鳖虫、赤芍活血破瘀消积；柴胡、枳壳疏肝理气。

2. 瘀血内结证

临床表现：腹部积块明显，硬痛不移，消瘦乏力，纳差，时有寒热，面色暗黄，面颈部、胸部或有血痣赤缕，女子可见月事不下，舌质暗或有瘀点，苔黄或腻，脉弦涩。

证机概要：湿热内阻，肝脾虚滞，瘀结不消。

治法：疏肝利胆，祛瘀软坚。

代表方：龙胆泻肝汤合膈下逐瘀汤。

常用药：龙胆草、栀子、黄芩、泽泻、车前子清利湿热；柴胡、香附、乌药、枳壳、陈皮疏肝理气；当归、川芎、桃仁、红花、三棱、莪术活血化瘀消癥。

3. 正虚瘀阻证

临床表现：积块坚硬，疼痛逐渐加剧，面色萎黄或黧黑，形脱骨立，饮食大减，神疲乏力，或呕血、便血、衄血，舌质淡紫，舌光无苔，脉细数或弦细。

证机概要：癥积日久，中虚失运，气血衰少。

治法：补益气血，活血化瘀。

代表方：八珍汤。

常用药：人参、白术、茯苓、甘草健脾益气；当归、白芍、熟地黄、川芎养阴补血；三棱、莪术、阿魏、瓦楞子、五灵脂活血化瘀消癥；香附、槟榔行气以活血。

第二节　关幼波教授治疗 α1- 抗胰蛋白酶缺乏症的临证思路

关老医案中并未收录治疗 α1- 抗胰蛋白酶缺乏症患者的经验案例，但关老在"黄疸"和"积聚"等方面的学术思想和诊治经验亦可为中医诊治本病提供重要的思路和方向。

一、关幼波教授的认识

关老认为湿热相搏、瘀阻血脉则发黄疸，湿热是发生阳黄的病因。一方面是由于湿热郁结，肝胆失于疏泄，胆汁不能循常道而行；另一方面是由于瘀热之邪入于血分，阻滞百脉，胁迫胆液外溢侵渍于肌肤，才能出现黄疸。湿热蕴毒，弛张弥漫则黄疸益甚。湿热与毒邪互相影响，湿得热益深，热因湿愈炽，湿热夹毒，则热势弛张。缠绵胶固的湿热之邪，得热则更易凝滞瘀阻百脉，毒热之势不减，则血热沸卷流速，胆液奔流横溢，毒热弥漫三焦，侵犯心包，而出现高热、烦躁、神昏、谵语等危候。湿热凝痰，痰阻血络则黄疸难退。脾湿胃热，肝胆失于疏泄，为黄疸发生的脏腑功能失调的基本状态。脾不运化，水湿停聚，蕴湿郁热，湿热凝痰，更加胶固黏滞；痰阻血络，脉道不通则胆汁更难以循其常道而行，所以黄更难消退。

湿热生痰，痰阻血络，遂生瘀血，气虚血滞亦致瘀血，瘀血日久，复可化为痰水，如此痰瘀互结，胶着不化，壅塞不通，日渐增大寄于胁下，而成积聚。湿热蕴积中焦，熏蒸肝胆，可出现黄疸；如水湿停留，可出现腹满水肿。湿热毒邪入于血分，耗伤阴血，痰瘀互结不解，阻滞脉络，浅而易见者如朱砂掌（肝掌）、赤缕红纹（蜘蛛痣）或红色斑点，或腹部青筋显露；深入隐伏者如西医所说的食管胃底静脉曲张；严重者，可因脾统血失司，或毒热灼伤血络，血热妄行，致吐血、呕血或便血等。

二、关幼波教授的辨治思路

（一）辨证思路

关幼波教授在黄疸病的辨证思路中，首辨湿热轻重，次辨在气在血，再辨三焦部位。在积聚病的辨证思路中，认为气滞、血瘀、痰结是积聚的基本特征，同时病情的演化又伴随着正邪盛衰的变化，临诊应进行综合辨证。

（二）治疗思路

关幼波教授在治疗阳黄时有"治黄必治血，血行黄易却；治黄需解毒，毒解黄易除；治黄要化痰，痰化黄易散"的个人体会。他认为治血、解毒、化痰又是相互影响相互关联的。同时，他也强调，不论病位偏于中上焦，或中下焦，或弥漫三焦，中焦首先受累，所以治疗中州（脾），又是治黄的重要的一环。

在积聚方面的治疗，他认为要结合湿热、痰瘀凝聚和热毒入血的特点，进行辨证施治。另外，关幼波教授还强调，肝病积聚不宜过于攻伐，应以养血柔肝、活血化瘀为基本法则。根据辨证，湿热未清者，佐以清利；毒热入血者，辅以清热凉血解毒；脾虚者，健脾运化；气血不足者，养血益气；阴虚内热者，育阴凉血等。

第十九章　自身免疫性肝炎

第一节　自身免疫性肝炎的中西医结合诊治

自身免疫性肝炎（autoimmune hepatitis，AIH）是一种发病机制未明，由自身免疫反应介导，以肝脏实质细胞损伤为病理因素，以血清自身抗体阳性、高免疫球蛋白 G（IgG）和（或）γ-球蛋白血症，肝组织学存在界面性肝炎为特点的肝脏炎症性疾病。AIH 为慢性进行性疾病，可进展出现纤维化，严重者导致肝硬化甚至肝衰竭，本病经积极干预及治疗可有效缓解症状，改善预后。

一、西医病因病理

（一）病因

AIH 是慢性、隐匿性、进展性疾病，在全球范围内广泛发生，且不同国家、地区显示出差异性。目前，我国尚缺乏相关流行病学资料，但各项统计数据表明我国 AIH 的发病率呈逐年上升的态势，已成为我国导致肝炎发生的重要疾病。AIH 发病机制尚不明确，目前普遍接受的学术观点是有遗传易感性的个体在后天诱发因素如病毒、酒精或药物等的刺激下，抑制调节性 T 细胞功能，导致 T 细胞功能失衡，诱发机体自身免疫攻击，产生肝脏炎症坏死，遗传、自身免疫、后天环境及宿主易感性等多种因素共同参与其发病过程。

（二）病理

早期肝脏体积正常或稍大，晚期缩小，重量减轻（可降至 1000g 以下），质地变硬，包膜增厚，整个肝脏表面呈颗粒状或小结节状突起，直径多在 0.1 ～ 0.5cm。肝脏一般呈黄褐色，脂肪变性明显则呈黄色。切面满布与表面相同的圆形或椭圆形结节，结节周围被增生的灰白色纤维组织包绕。

二、中医病因病机

在古代文献中，AIH 无明确的病名和相关概述，根据其临床表现，可归于中医"胁痛""肝积""臌胀""积聚""黄疸""虚劳"等范畴，部分散见于"血证""水肿"等疾病中。AIH 的病因不外情志不畅、饮食不节、劳逸失调等因素，病位在肝，与脾相关，久则及肾，肝失疏泄，脾失健运，痰凝、湿阻、瘀血积于胁下，发为此病。病性虚实夹杂，初病在气，久则入络，以阴阳气血亏虚为本，湿热毒瘀为标，治疗以调和气血，疏肝健脾，兼顾杂症，标本兼治。

三、临床表现

AIH 是一种严重的炎症性肝病，是免疫耐受机制被破坏导致的自身免疫过程，从而诱导肝损伤的结果。该病可以发生在任何种族、任何年龄和性别中，以中年女性多见。部分患者的临床症状可表现为乏力、食欲不振、右上腹部不适、皮肤瘙痒及关节疼痛，其中以乏力最为常见。近 1/3 的 AIH 患者可伴随有诸多肝外的自身免疫病，常见的包括甲状腺炎、糖尿病等内分泌疾病，关节炎等风湿性疾病以及溃疡性结肠炎等消化系统疾病。

四、西医诊断依据

（一）症状和体征

AIH 患者的临床表现无特异性，异质性高，大多数患者无任何症状，部分患者可出现食欲减退、纳差、腹痛等消化道症状，部分患者以全身乏力或肌肉酸痛为主症，或兼见劳累、巩膜黄染、低热、关节疼痛、皮肤瘙痒或皮疹等非特异性症状，少数患者急性起病，呈现肝衰竭、急性重型肝炎的临床表现。

（二）实验室检查

AIH 患者血清学大多可见免疫球蛋白异常升高、自身抗体阳性，伴发肝功能异常。

（三）肝组织病理学

肝组织病理学作为 AIH 诊断的金标准，对 AIH 的诊断、分级、治疗有重要作用，对于临床症状不明显、自身抗体阴性、免疫球蛋白正常的疑似 AIH 患者尤为必要。

五、中医诊断及鉴别诊断

（一）诊断

本病属于中医"黄疸""胁痛""癥积""虚劳"等范畴。中医认为本病主要由于湿热疫毒、正气不足、饮食不节、情志失调、起居失常等引起。湿热、疫毒内侵或熏蒸肝

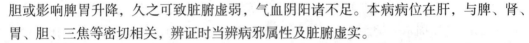

胆或影响脾胃升降，久之可致脏腑虚弱，气血阴阳诸不足。本病病位在肝，与脾、肾、胃、胆、三焦等密切相关，辨证时当辨病邪属性及脏腑虚实。

1. 肝郁脾虚证　胁肋胀满疼痛，胸闷善太息，精神抑郁或性情急躁，纳食减少，脘腹痞闷，神疲乏力，面色萎黄，大便不实或溏泻。舌质淡有齿痕，苔白，脉沉弦。

2. 湿热中阻证　胁胀脘闷，恶心厌油腻，纳呆，身目发黄而色泽鲜明，尿黄，口黏口苦，大便黏滞臭秽或先干后溏，口渴欲饮或饮而不多，肢体困重，倦怠乏力。舌苔黄腻，脉象弦数或弦滑数。

3. 瘀血阻络证　面色晦暗，或见赤缕红丝，肝脾肿大，质地较硬，蜘蛛痣，肝掌，女子经行腹痛，经水色暗有块。舌暗或有瘀斑，脉沉细涩。

4. 肝肾阴虚证　劳累尤甚，或有灼热感，头晕耳鸣，两目干涩，口燥咽干，失眠多梦，潮热或五心烦热，腰膝酸软，鼻齿衄，女子经少经闭。舌体瘦质红少津，或有裂纹，苔少，脉细数无力。

（二）鉴别诊断

1. 胸痛　胸痛与胁痛均可表现为胸部的疼痛，故二者需鉴别。胁痛部位在胁肋部，常伴恶心、口苦等肝胆病症状及病史；而胸痛部位则在整个胸部，常伴有胸闷不舒、心悸短气、咳嗽喘息、痰多等心肺病证候。

2. 胃痛　肝气犯胃所致的胃痛常攻撑连胁而痛，胆病的疼痛有时发生在心窝部附近，胃痛与胁痛有时也易混淆，应予鉴别。胃痛部位在上腹中部胃脘处，兼有恶心嗳气、吞酸、嘈杂等胃失和降的症状，如有胃痛连胁也是以胃痛为主；而胁痛部位在上腹两侧胁肋部，常伴恶心、口苦等肝胆病症状，且有肝胆病史。

六、西医治疗

目前免疫抑制剂是 AIH 的首选治疗药物。单独大剂量应用糖皮质激素或糖皮质激素联合硫唑嘌呤（AZA）是指南优先推荐的一线标准治疗。替代疗法或二线治疗成为一线治疗的补充和 AIH 的补救治疗，主要包括布地奈德、吗替麦考酚酯（MMF）、环孢菌素 A（CyA）、他克莫司（TAC）、6- 巯基嘌呤（6-MP）等药物。当上述治疗无效或不能耐受或 AIH 发展为终末期肝病时，肝移植为有效的治疗方法。

七、中医辨证论治

（一）辨证要点

辨证时当辨病邪属性及脏腑虚实。阴精亏耗为 AIH 发病之本，发病之标为湿热、瘀血、气滞、痰浊互结。本病为本虚标实、虚实夹杂之证，临床上应依据 AIH 的分级、病情轻重来治疗。

（二）治则治法

1. 轻度 AIH 多以逍遥散加减以疏肝养肝、调肝健脾。

2. 中重度 AIH 病理因素侧重于湿热、瘀血，治疗多以清热利湿健脾，兼活血化瘀通络。

3. AIH 发展为肝硬化失代偿期时为本虚标实之证，肝、脾、肾功能失调，气滞、血瘀、水停为病，此时应标本兼治，同时兼顾并发症的处理，以肝郁脾虚证最为常见。分别以当归补血汤合逍遥丸、生脉散合黄连阿胶汤、桃红四物汤合疏肝散治疗肝郁血瘀型胁痛；以四君子汤合茵陈五苓散、当归补血汤合桃红四物汤、茵陈术附汤合大黄䗪虫丸治疗痰瘀互结型黄疸。

（三）证治分类

1. 肝郁脾虚证

临床表现：胁肋胀满疼痛，胸闷善太息，精神抑郁或性情急躁，纳食减少，脘腹痞闷，神疲乏力，面色萎黄，大便不实或溏泻，舌质淡有齿痕，苔白，脉沉弦。

证机概要：肝郁脾虚，气虚血瘀。

治法：疏肝健脾，益气活血。

代表方：逍遥散加减。

常用药：柴胡、当归、白芍、白术、茯苓、薄荷、甘草等。

2. 湿热中阻证

临床表现：胁胀脘闷，恶心厌油腻，纳呆，身目发黄而色泽鲜明，尿黄，口黏口苦，大便黏滞臭秽或先干后溏，口渴欲饮或饮而不多，肢体困重，倦怠乏力，舌苔黄腻，脉象弦数或弦滑数。

证机概要：湿热阻滞，中焦气机不利。

治法：清热利湿，理气和中。

代表方：茵陈蒿汤加味。

常用药：茵陈、炒栀子、大黄、车前子、白术、苍术、枳壳等。

3. 瘀血阻络证

临床表现：面色晦暗，或见赤缕红丝，肝脾肿大，质地较硬，蜘蛛痣，肝掌，女子经行腹痛，经水色暗有块，舌暗或有瘀斑，脉沉细涩。

证机概要：气滞血瘀，脉络阻滞。

治法：活血化瘀，散结通络。

代表方：膈下逐瘀汤加减。

常用药：柴胡、枳壳、白芍、当归、桃仁、红花、乌药、川芎、香附、牡丹皮、丹参等。

中成药有安络化纤丸、鳖甲煎丸、大黄䗪虫丸、复方丹参片等。

4. 肝肾阴虚证

临床表现：劳累尤甚，或有灼热感，头晕耳鸣，两目干涩，口燥咽干，失眠多梦，潮热或五心烦热，腰膝酸软，鼻齿衄，女子经少经闭，舌体瘦质红少津，或有裂纹，苔少，脉细数无力。

证机概要：阴血不足，肝肾阴虚。

治法：养血柔肝，滋阴补肾。

代表方：一贯煎加减或六味地黄丸加减。

常用药：生地黄、沙参、麦冬、当归、枸杞子、川楝子、牡丹皮、五味子、女贞子、酸枣仁等，或生地黄、山茱萸、山药、牡丹皮、茯苓、泽泻等。

第二节　关幼波教授治疗自身免疫性肝炎的临证思路

一、关幼波教授对自身免疫性肝炎的认识

自身免疫性肝损伤是一种病因未明、以自身免疫反应为基础的慢性进行性肝脏炎症性疾病。其发病机制目前并不明确，最新观点认为，机体受环境、药物或感染因子等诱导，在易感基因的作用下，产生肝细胞膜自身靶抗原，使机体免疫功能失调，以及肝脏本身免疫耐受性减退，通过细胞免疫与体液免疫反应，导致自身免疫性肝损伤。肝组织改变与慢性病毒性肝炎相一致，但血清病毒标志物阴性，其临床特征为不同程度的血清转氨酶升高、高 γ-球蛋白血症、自身抗体阳性，组织学特征为以淋巴细胞、浆细胞浸润为主的界面性肝炎。20%～25% 患者的起病类似急性病毒性肝炎，表现为黄疸、纳差、腹胀等，严重病例可快速进展为肝硬化和肝衰竭，且常伴有肝外症状，如发热、皮疹、皮肤瘙痒、关节炎等。

中医学中没有自身免疫性肝损伤这个病名，关幼波教授认为，本病根据症状、体征，可属于"虚损""黄疸""积聚""胁痛"等范畴。目前西医的治疗主要是抑制免疫，保护肝功能和防止或阻断肝纤维化，大多数患者对免疫抑制剂应答良好，目前标准治法是单用糖皮质激素或与硫唑嘌呤联用，但长期应用激素所引发的不良反应大，亦难以起到防止肝硬化的作用。中医通过辨证论治，调整五脏六腑的功能来治疗本病，既避免了激素的不良反应，又优于西药的免疫抑制剂的疗效。

二、关幼波教授对自身免疫性肝炎的辨治思路

1. 病因病机

（1）六淫之邪：《素问·阴阳应象大论》云："东方生风，风生木，木生酸，酸生

肝。"风为百病之长，易袭阳位，肝体阴而用阳，易受风邪侵袭，同时亦可因肝阴不足导致虚风内生。湿热熏蒸，化燥生风，肌肤、黏膜失于濡养而皮肤瘙痒，口、眼、鼻干燥。

（2）七情内伤：情志变化是本病发病和病情反复的重要因素，暴怒伤肝，过喜伤心，思虑伤脾，忧愁伤肺，惊恐伤肾。本病病位在肝，但与其他四脏密切相关，而七情过于亢盛或不及均可造成脏腑功能的损伤。

（3）饮食不节：过食肥甘厚味，则易生热、生湿、生痰；而暴饮暴食或饥饱无常都可损伤脾胃，使运化失常。

（4）劳逸太过：过度劳累可以伤气，贪图安逸亦可伤气，久卧伤气，久坐伤肉，久视伤血，久立伤骨，久行伤筋，起居无常，最终导致脏腑气血的亏虚。

（5）正气亏虚：《黄帝内经》曰"正气存内，邪不可干""邪之所凑，其气必虚"，六淫、七情、饮食、劳逸等外因必须通过内因起作用，正气亏虚而致发病。

关老认为本病的发生关键在于脏腑的虚损和气血的失调，痰瘀互结，主要涉及肝、脾、肾三脏。

2. 辨证思路

（1）**补气养血**：本病的发生与自身免疫功能失调密切相关，而脏腑气血的虚损亦是本病发生的关键，通过补气养血，调整气血阴阳，正气充足则邪不可干，提高自身免疫力而战胜疾病。

（2）**调理脾肾**：在调理气血的基础上，重点调理脾肾。肝肾同源，肾精充盈，才能更好地滋养肝脏；脾为气血生化之源，与肝的疏泄密切相关，脾胃强健，则气血得生，痰湿得化。

（3）**活血化痰**：自身免疫性肝损伤患者常可见面色晦暗无光泽，肝脾肿大，此多为免疫复合物的沉积所致，通过活血化痰，使痰浊得化，脉络通畅，同时亦有利于肝脾的回缩。

第三节　关幼波教授治疗自身免疫性肝炎验案

案

马某，女，42岁，1996年5月21日初诊。

主诉：眼干、口鼻干，伴关节肿痛1年余。

现病史：患者眼、口、鼻干1年余，伴手指关节肿痛，经西药治疗未见明显效果，因近期出现肝功能损害而就诊。化验：ALT 74U/L，抗核抗体（＋）、类风湿因子（＋）、肝炎病毒指标（－），血沉32mm/h。查体：营养发育中等，目干无泪，两眼干涩，舌无津液，左手无名指、小指轻度弯曲变形，两膝关节红肿热痛，足踝关节肿痛，走路活动轻度受限。

舌象：舌红无苔。

脉象：脉沉细。

西医诊断：自身免疫性肝损伤；类风湿关节炎。

中医辨证：阴虚内热，痰瘀互结。

立法：养阴清热，活血化痰。

方药：

北沙参 30g	麦冬 15g	五味子 10g	生石膏 30g
炒山甲 15g	全蝎 6g	鸡血藤 20g	赤芍 10g
白芍 10g	生黄芪 20g	秦艽 10g	防风 10g
丹参 20g	女贞子 16g	石斛 15g	蜂房 3g
延胡索 10g	怀牛膝 15g	乌梅 6g	生甘草 10g
当归 10g			

另服五羚丹，每日 3 次，每次 3 粒。

服上药 2 周后，患者口干减轻，关节疼痛减轻，自觉走路轻松，舌红，脉沉细。于上方中加菊花 15g，炒白芥子 10g，继服。

服药 1 个月后，患者口干、鼻干明显减轻，眼干涩好转，膝关节红肿减轻，关节疼痛明显减轻。复查肝功能：ALT 46U/L，血沉 20mm/h。舌红，脉沉。以上方为基础，失眠加首乌藤、炒酸枣仁；大便干加熟大黄；纳食不佳加焦山楂、焦神曲、焦麦芽。

继服 1 个月后，复查 ALT 26U/L，血沉 16mm/h。患者眼干、口干、鼻干均已不显，手指关节变形依旧，膝关节已无红肿热痛，关节已无明显疼痛，病情已基本稳定，舌稍红，有光泽，脉沉。停用五羚丹，以上药巩固疗效。

按语： 该患者眼、口、鼻干燥，关节变形，肝功能异常，抗核抗体（+），自身免疫性肝损伤和类风湿关节炎诊断明确，辨证属阴虚内热、痰瘀互结。方中北沙参、麦冬、五味子、女贞子、石斛、乌梅、生甘草益气养阴生津；生黄芪、当归、白芍、赤芍、穿山甲（用替代品）、鸡血藤、全蝎、防风、秦艽、蜂房、丹参补气活血，散风通络，消肿散结；延胡索止痛；菊花清肝明目；白芥子化痰；五羚丹清肝热，活血降酶。经治疗，患者肝功能、血沉正常，诸症好转。在治疗中，关老非常重视补气养血、活血化痰的应用，以扶正为主，调节自身免疫功能，取得了良好的疗效。

第二十章　原发性胆汁性胆管炎

第一节　原发性胆汁性胆管炎的中西医结合诊治

原发性胆汁性胆管炎（primary biliary cholangitis，PBC，旧称原发性胆汁性肝硬化）是一种以进行性、非化脓性、破坏性肝内小胆管炎为病理特点的慢性胆汁淤积性肝病。PBC 的常见症状为瘙痒和乏力，此外，慢性胆汁淤积可引起高脂血症、骨病、脂溶性维生素缺乏等。该病由最初的胆管损伤逐步发展成肝纤维化、肝硬化，严重影响患者的生活质量。近年来，随着自身免疫性抗体检验技术的普及，本病的检出率逐年上升。但目前西医治疗该病的药物有限。

一、西医病因病理

原发性胆汁性胆管炎是一种慢性自身免疫性肝内胆汁淤积性疾病。其病因和发病机制尚未完全阐明，可能与遗传因素及与环境因素相互作用所导致的免疫紊乱有关。PBC 多见于中老年女性，最常见的临床表现为乏力和皮肤瘙痒。熊去氧胆酸（ursodesoxycholic acid，UDCA）是治疗本病的首选药物。

二、中医病因病机

根据 PBC 的临床表现，可将其归属于"胁痛""黄疸""虚劳""积聚""痞证""风瘙痒"等范畴。其病因多为外感邪气、药毒所伤、饮食失调、劳倦内伤、情志不畅及先天禀赋不足，病位多涉及肝、胆、脾、肾等脏。PBC 病因病机与湿、瘀、虚、郁有关，关键在于气虚血瘀。肝藏血，以血为体，肝体为阴；肝主疏泄，以气为用，肝用为阳，即肝体阴而用阳。肝气亏虚无力推动血液运行，从而导致瘀血形成，瘀血阻碍气机，两者互为因果。在肝脾肾功能失调，湿、热、瘀贯穿始终。

三、临床表现

PBC 患者早期多无明显临床症状，约 1/3 的患者可长期无任何临床症状，部分患者可逐渐出现乏力和皮肤瘙痒等；随着疾病进展，可出现胆汁淤积以及肝硬化相关的并发症和临床表现；合并其他自身免疫性疾病者，可有相应的临床症状。

四、西医诊断依据

（一）诊断标准

PBC 的诊断需依据生物化学、免疫学、影像学及组织学检查进行综合评估。满足以下 3 条标准中的 2 条即可诊断。

1. 存在胆汁淤积的生物化学证据（主要是 ALP 和 GGT 升高），且影像学检查排除了肝外或肝内大胆管梗阻。

2. AMA/AMA-M2 阳性，或其他 PBC 特异性自身抗体（抗 gp210 抗体、抗 sp100 抗体）阳性。

3. 组织学上有非化脓性破坏性胆管炎和小胆管破坏的证据。

五、中医诊断及鉴别诊断

根据 PBC 的临床表现，可将其归属于中医"胁痛""黄疸""痒疹"等疾病范畴。现代医家潜习古训，并根据多年的临床经验以及西医学最新研究进展，大多认为本病为本虚标实之证。本虚多以肝脾肾亏虚、气血不调为主，标实以水湿、瘀血、痰饮、湿热、毒邪等焦灼为患。为此，患者临床表现各异，初期皮肤瘙痒，正如《诸病源候论》云："风瘙痒者，是体虚受风，风入腠理，与血气相搏，而俱往来在皮肤之间，邪气微，不能冲击为痛，故但瘙痒也。"中晚期，则表现为黄疸、腹胀、腹水、小便不利等。此期诸多病邪互结，不同时期、不同地域、不同体质的患者症状多有不同，临证当以补虚扶正为总纲，做到补虚不滞邪，祛邪不伤正。

（一）诊断

1. 以一侧或两侧胁肋疼痛为主要临床表现，疼痛性质可表现为刺痛、胀痛、隐痛、闷痛或窜痛等。

2. 部分患者可伴见胸闷、腹胀、嗳气呃逆、急躁易怒、口苦纳呆、厌食恶心等症。

3. 常有饮食不节、情志不遂、感受外湿、跌仆闪挫或劳欲久病等病史。

（二）鉴别诊断

胁痛与悬饮　胁痛发病与情志不遂、饮食不节、跌仆损伤、久病体虚等有关，其病机为肝络失和；其主要表现为一侧或两侧胁肋部疼痛。悬饮多因素体虚弱，时邪外袭，肺失宣通，饮停胸胁，而致络气不和；其表现为饮停胸胁，胸胁咳唾引痛，呼吸或转侧加重，患侧肋间饱满，叩诊呈浊音，或兼见发热。

六、西医治疗

UDCA 是治疗 PBC 的一线药物，可改善 PBC 患者生化学指标、延缓疾病进程，并延长无肝移植生存期。对于 UDCA 生化应答不佳的患者长期预后差、生存率低，需考虑二线治疗，主要药物包括奥贝胆酸、贝特类药物以及布地奈德等。

七、中医辨证论治

（一）辨证要点

1. 辨在气在血

一般说来，胁痛在气，以胀痛为主，且游走不定，痛无定处，时轻时重，症状随情绪变化而起伏；胁痛在血，以刺痛为主，且痛处固定不移，疼痛持续不已，局部拒按，入夜尤甚。

2. 辨属虚属实

实证之中以气滞、血瘀、湿热为主，多病程短，来势急，症见疼痛较重而拒按，脉实有力；虚证多属阴血不足，脉络失养，症见其痛隐隐，绵绵不休，且病程长，来势缓，并伴见全身阴血亏耗之证。

（二）治疗原则

胁痛之治疗原则当根据"不通则痛，不荣则痛"的理论，以疏肝和络止痛为基本治则，结合肝胆的生理特点，灵活运用。实证之胁痛，宜用理气、活血、清利湿热之法；虚证之胁痛，宜补中寓通，采用滋阴、养血、柔肝之法。

（三）证治分类

1. 肝郁气滞证

临床表现：胁肋胀痛，走窜不定，甚则引及胸背肩臂，疼痛每因情志变化而增减，胸闷腹胀，嗳气频作，得嗳气而胀痛稍舒，善太息，纳少口苦，舌苔薄白，脉弦。

证机概要：肝失条达，气机郁滞，络脉失和。

治法：疏肝理气，柔肝止痛。

代表方：柴胡疏肝散加减。本方功用疏肝解郁、理气止痛，适用于肝郁气滞、气机不畅之胁痛。

常用药：柴胡、枳壳、香附、川楝子疏肝理气，解郁止痛；白芍、甘草养血柔肝，缓急止痛；川芎活血行气，通络止痛。

若胁痛甚，可加青皮、延胡索以增强理气止痛之力，中成药可服延胡索止痛片；若气郁化火，症见胁肋掣痛、口干口苦、烦躁易怒、溲黄便秘、舌红苔黄者，可去方中辛温之川芎，加山栀子、牡丹皮、黄芩、夏枯草等清肝泻火之品；若肝气横逆犯脾，症见肠鸣、腹泻、腹胀者，可酌加茯苓、白术，中成药可服逍遥丸；若肝郁化火，耗伤阴津，症见胁肋隐痛不休、眩晕少寐、舌红少津、脉细者，可去方中川芎，酌配枸杞子、菊花、何首乌、天麻、沙参滋阴清热；若兼见胃失和降，恶心呕吐者，可加半夏、陈皮、生姜、旋覆花等和胃降逆；若气滞兼见血瘀者，可酌加牡丹皮、赤芍、当归尾、川楝子、延胡索、郁金等行气活血。

2. 肝胆湿热证

临床表现：胁肋胀痛，口苦口黏，胸闷纳呆，恶心呕吐，小便黄赤，大便不爽，或兼有身热恶寒，身目发黄，舌红，苔黄腻，脉弦滑数。

证机概要：湿热蕴结，肝胆失疏，络脉失和。

治法：疏肝利胆，清热利湿。

代表方：龙胆泻肝汤加减。本方具有清利肝胆湿热的功用，适用于肝胆湿热而致的胁痛。

常用药：龙胆草清利肝胆湿热；山栀子、黄芩清肝泻火；川楝子、枳壳、延胡索疏肝理气止痛；生地黄、当归滋阴养血；泽泻、车前子、金钱草、虎杖、木通渗湿清热；柴胡疏肝解郁，引药归经肝胆。

若兼见发热、黄疸者，加茵陈、黄柏，以清热利湿退黄；若肠胃积热，大便不通，腹胀腹满者，加大黄、芒硝；若湿热煎熬，结成砂石，阻滞胆道，症见胸胁剧痛，连及肩背者，可加金钱草、海金沙、郁金、川楝子，中成药可服清肝利胆口服液；若胁肋剧痛、呕吐蛔虫者，先以乌梅丸安蛔，再予驱蛔。

3. 瘀血阻络证

临床表现：胁肋刺痛，痛有定处，痛处拒按，入夜尤甚，胁肋下或见有癥块，舌质紫暗，脉沉涩。

证机概要：瘀血内阻，肝络痹阻。

治法：活血祛瘀，通络止痛。

代表方：血府逐瘀汤或复元活血汤加减。前方功用活血化瘀、行气止痛，适用于因气滞血瘀、血行不畅所导致的胸胁刺痛，日久不愈者。后方具有祛瘀通络、消肿止痛之功用，适用于因跌打外伤所致之胁下积瘀肿痛，痛不可忍者。

常用药：当归、川芎、桃仁、红花活血化瘀，消肿止痛；柴胡、枳壳疏肝调气，散瘀止痛；制香附、川楝子、郁金善行血中之气，行气活血，使气行血畅；五灵脂、延胡索散瘀活血止痛；三七粉活血通络，祛瘀生新。

若因跌打损伤而致胁痛，局部积瘀肿痛者，可酌加穿山甲、酒大黄、瓜蒌根破瘀散结，通络止痛；若胁肋下有癥块，而正气未衰者，可酌加三棱、莪术、虫类药以增加破瘀散结消坚之力，中成药可服鳖甲煎丸。

4. 肝络失养证

临床表现：胁肋隐痛，悠悠不休，遇劳加重，伴见口干咽燥，心中烦热，头晕目眩，舌红少苔，脉细弦而数。

证机概要：肝肾阴亏，精血耗伤，肝络失养。

治法：养阴柔肝，理气止痛。

代表方：一贯煎加减。本方功用滋阴柔肝止痛，适用于因肝肾阴虚，肝络失养而导致的胁肋隐痛，口燥咽干诸症。

常用药：生地黄、枸杞子、沙参、麦冬滋补肝肾，养阴柔肝；当归、白芍、炙甘草滋阴养血，柔肝缓急；川楝子、延胡索疏肝理气止痛。

若阴亏过甚，舌红而干，可酌加石斛、玄参、天冬；若心神不宁，而见心烦不寐者，可酌配酸枣仁、炒栀子、合欢皮；若肝肾阴虚，头目失养，而见头晕目眩者，可加菊花、女贞子、熟地黄等；若阴虚火旺，可酌配黄柏、知母、地骨皮等。

第二节　关幼波教授治疗原发性胆汁性胆管炎的临证思路

一、关幼波教授对原发性胆汁性胆管炎的认识

原发性胆汁性胆管炎属于自身免疫性肝病的一种，自身免疫性肝病是一种病因未明、以自身免疫反应为基础的慢性进行性肝脏炎症性疾病。其发病机制目前并不明确，最新观点认为，机体受环境、药物或感染因子等诱导，在易感基因的作用下，产生肝细胞膜自身靶抗原，使机体免疫功能失调以及肝脏本身免疫耐受性减退，通过细胞免疫与体液免疫反应，导致自身免疫性肝损伤。肝组织改变与慢性病毒性肝炎一致，但血清病毒标志物阴性，其临床特征为不同程度的血清转氨酶升高、高 γ - 球蛋白血症、自身抗体阳性，组织学特征为以淋巴细胞、浆细胞浸润为主的界面性肝炎。20% ～ 25% 患者的起病类似急性病毒性肝炎，表现为黄疸、纳差、腹胀等，严重病例可快速进展为肝硬化和肝衰竭，且常伴有肝外症状，如发热、皮疹、皮肤瘙痒、关节炎等。

中医学中没有原发性胆汁性胆管炎这个病名，关幼波教授认为，根据症状、体征，本病可属于"虚损""黄疸""积聚""胁痛"等范畴。目前西医的治疗主要是抑制免疫、保护肝功能和防止或阻断肝纤维化，大多数患者对免疫抑制剂应答良好，目前标准治法是单用糖皮质激素或与硫唑嘌呤联用，但长期应用激素治疗引发的不良反应大，亦难以起到防止肝硬化的作用。中医通过辨证论治，调整五脏六腑的功能来治疗本病，既可避免激素的不良反应，又优于西药的免疫抑制剂的疗效。

二、关幼波教授对原发性胆汁性胆管炎的辨治思路

（一）病因病机

1. 六淫之邪 《素问·阴阳应象大论》云："东方生风，风生木，木生酸，酸生肝。"风为百病之长，易袭阳位，肝体阴而用阳，易受风邪侵袭，同时亦可因肝阴不足，虚风内生，此外，湿热熏蒸，化燥生风，肌肤、黏膜失于濡养故见皮肤瘙痒、口眼鼻干燥。

2. 七情内伤 情志变化是本病发病和病情反复的重要因素。暴怒伤肝，过喜伤心，思虑伤脾，忧愁伤肺，惊恐伤肾，本病病位在肝，但与其他四脏密切相关，七情过于亢盛或不及均可造成脏腑功能的损伤。

3. 饮食不节 过食肥甘厚味，则易生热、生湿、生痰，而暴饮暴食或饥饱无常也可损伤脾胃，使运化失常。

4. 劳逸太过 过度劳累可以伤气，贪图安逸亦可伤气，久卧伤气，久坐伤肉，久视伤血，久立伤骨，久行伤筋，起居无常，最终导致脏腑气血的亏虚。

5. 正气亏虚 《黄帝内经》曰"正气存内，邪不可干""邪之所凑，其气必虚"，六淫、七情、饮食、劳逸等外因必须通过内因起作用，正气亏虚而致发病。

关老认为本病的发生关键在于脏腑的虚损和气血的失调，痰瘀互结，主要涉及肝、脾、肾三脏。

（二）辨证思路

1. 补气养血 本病的发生与自身免疫功能失调密切相关，而脏腑气血的虚损亦是本病发生的关键，通过补气养血，调整气血阴阳，正气充足则邪不可干，提高自身免疫力而战胜疾病。

2. 调理脾肾 在调理气血的基础上，重点调理脾肾。所谓肝肾同源，肾精充盈，才能更好地滋养肝脏；脾为气血生化之源，与肝的疏泄密切相关，脾胃强健，则气血得生，痰湿得化。

3. 活血化痰 自身免疫性肝损伤患者常可见面色晦暗无光泽，肝脾肿大，此多为免疫复合物的沉积所致，通过活血化痰，可使痰浊得化，脉络通畅，同时亦有利于肝脾的回缩。

第二十一章　原发性硬化性胆管炎

第一节　原发性硬化性胆管炎的中西医结合诊治

原发性硬化性胆管炎（Primary sclerosing cholangitis，PSC）是一种以多灶性胆管狭窄和进展期肝病为特征的少见疾病。PSC 临床表现多样，病程多变，在排除其他病因后，PSC 诊断主要依赖胆管影像学和肝脏组织病理学。

一、西医病因病理

（一）病因

原发性硬化性胆管炎的确切病因迄今未明，可能与遗传、自身免疫、门静脉与胆道的慢性非特异性感染等因素有关。本病好发于有家族史者、炎症性肠病患者、自身免疫异常者，可由胆结石、高脂饮食诱发。

1. 遗传因素与基因易感性　家族的聚集性引起学者们对遗传因素的关注，多组研究提示 HLA 单倍体与原发性硬化性胆管炎之间有密切相关性。

2. 病毒细菌感染　鉴于原发性硬化性胆管炎常伴有炎症性肠病，结肠中的毒性胆汁酸被吸收到门脉后，均有可能引起肝内外胆管的慢性炎症与纤维化。

3. 自身免疫　本病患者纵隔充气造影可见胸腺增大，病理组织学发现胸腺淋巴滤泡的百分率高达 71%，在末梢血中性粒白细胞的游走功能亢进，中性粒白细胞内溶酶体酶活性亢进，出现免疫复合体抑制性 T 细胞缺乏。

（二）病理

PSC 是一种以特发性肝内外胆管炎症及胆管纤维化改变导致多灶性胆管狭窄、慢性胆汁淤积的自身免疫性疾病，发病机制尚不明确。目前认为，PSC 是由遗传、环境、免疫、胆汁酸代谢及肠道菌群等多种因素共同参与所致。

二、中医病因病机

PSC 的症状与"黄疸"类似，黄疸的病理因素有湿邪、热邪、寒邪、疫毒、气滞、瘀血六种，其中关键因素是湿邪，由于发病因素及体质的不同，可发为阳黄、急黄、阴黄，三者在一定条件下可以互相转化。阳黄病程短，消退易；阴黄病程长，消退难；急黄病情危重，可危及生命。黄疸日久不愈，可进一步发展为癥积、臌胀。

三、临床表现

PSC 临床表现多样，早期多无症状，部分患者体检或因炎症性肠病（inflammatory bowel disease，IBD）进行肝功能筛查时诊断 PSC。约 50% 的患者表现为间断右上腹疼痛、黄疸、瘙痒、乏力、发热和体质量下降，黄疸呈波动性、反复发作，可伴有中低热或高热及寒战。PSC 临床表现多样，常见以下表现。

1. 无症状，仅体检时偶然发现 ALP/GGT 升高。
2. IBD 患者行肝功能筛查时发现 ALP 升高。
3. 胆汁淤积引起的黄疸、瘙痒等。
4. 进展期肝病、肝硬化所致症状，可出现门静脉高压引起静脉曲张出血、腹水等。
5. 反复发作的胆管炎，表现为发热、寒战、右上腹痛、黄疸等。
6. 肝衰竭，表现为进行性黄疸加重及凝血障碍。
7. 癌变。

四、西医诊断依据

（一）大胆管型 PSC 诊断标准

1. 胆管成像具备 PSC 典型特征。
2. 以下标准至少满足一条：①胆汁淤积的临床表现及生物化学改变（成人 ALP 升高、儿童 GGT 升高）。② IBD 临床或组织学证据。③典型 PSC 肝脏组织学改变。
3. 除外其他因素引起的继发性硬化性胆管炎。对于胆管成像无 PSC 典型表现，如果满足以上标准第 2 条中 2 条以上或仅有 PSC 典型胆道影像学特征可疑诊 PSC。

（二）小胆管型 PSC 诊断标准

1. 近期胆管影像学无明显异常改变。
2. 典型 PSC 肝脏组织病理学改变。

3.除外其他因素所致胆汁淤积。如果患者胆管影像学无异常，但肝脏组织学具有PSC特点但不典型时，若患者同时存在 IBD 临床或组织学证据及胆汁淤积的生物化学证据时，也可诊断为小胆管型 PSC。

五、中医诊断及鉴别诊断

（一）诊断

PSC 的症状与黄疸类似，目前中医在 PSC 的诊断与证候分型及药物治疗方面尚无统一的判定标准，参照《中医临床诊疗术语》及《中医内科学》，诊断标准如下。

1.以身目发黄、胁肋疼痛、小便黄赤、倦怠乏力为主症。

2.以口干、口苦、纳呆腹胀、瘙痒、脘腹痞满、发热等为次症。

3.必须具备目睛黄染，再结合起病特点、肝功能检查及影像学检查等可诊断。

（二）鉴别诊断

1.黄疸与萎黄　黄疸发病与感受外邪、饮食劳倦或病后有关；其病机为湿滞脾胃，肝胆失疏，胆汁外溢；其主症为身黄，目黄，小便黄。萎黄之病因与饥饱劳倦、食滞虫积或病后失血有关；其病机为脾胃虚弱，气血不足，肌肤失养；其主症为肌肤萎黄不泽，目睛及小便不黄，常伴头昏倦怠、心悸少寐、纳少便溏等症状。

2.黄疸与黄胖病　黄疸与黄胖病同有皮肤色黄之症，亦有气血耗伤之相类病机。但黄胖病之气血耗伤源于肠中钩虫匿伏，蚕食血气，以致血虚不华于色，其表现为面部肿胀色黄，肌肤色黄带白，而目睛如故；黄疸则由气血之败，血不华色使然。《杂病源流犀烛·诸疸源流》对此有详细论述："黄胖宿病也，与黄疸暴病不同。盖黄疸眼目皆黄，无肿状；黄胖多肿，色黄中带白，眼目如故，或洋洋少神。虽病根都发于脾，然黄疸则由脾经湿热郁蒸而成，黄胖则湿热未甚，多虫与食积所致，必吐黄水，毛发皆直，或好食生米、茶叶、土粪之类。"此论颇具参考价值。

六、西医治疗

UDCA 可以改善 PSC 患者的临床和生物化学指标。治疗 PSC 瘙痒的药物为考来烯胺，二线药物为利福平和纳曲酮，但是其推荐级别和证据等级都相对比较低。还可选择胆管狭窄的内镜治疗。指南推荐对于终末期肝病模型（MELD）评分≥15 或蔡尔德 - 皮尤改良评分（CTP 评分）C 级的肝硬化失代偿 PSC 患者进行肝移植评估。

七、中医辨证论治

（一）辨证要点

黄疸的辨证，应以阴阳为纲。阳黄以湿热疫毒为主，其中有热重于湿、湿重于热、胆腑郁热与疫毒炽盛的不同；阴黄以脾虚寒湿为主，注意有无血瘀。

1. 辨阳黄与阴黄 阳黄多由湿热之邪所致，发病急，病程短，其黄色泽鲜明如橘，伴发热，口干苦，小便短赤，大便燥结，舌红，苔黄腻，脉弦滑数。急黄为阳黄之重症，由疫毒引发，热毒炽盛，营血耗伤，病情急骤，疸色如金，兼见神昏谵语、发斑、壮热烦渴、出血等危象，舌质红绛，脉弦细数或洪大等。阴黄由脾胃虚寒，寒湿内阻，或肝郁血瘀所致，病程长，病势缓，其色虽黄，但色泽晦暗，伴脘腹痞闷，畏寒神疲，气短乏力，纳食减少，舌淡白，苔白腻，脉濡缓或沉迟，或舌质紫暗有瘀斑，脉弦涩。

2. 辨阳黄之湿热轻重 阳黄虽由湿热所致，然有偏重于热、偏重于湿之分，故于阳黄证中应再辨湿、热之孰重孰轻。热重于湿者，身目俱黄，色泽鲜明，发热口渴，大便燥结，舌苔黄腻，脉弦数；湿重于热者，色泽不如热甚者鲜明，头身困重，胸满脘痞，舌苔白腻微黄，脉弦滑。

（二）治则治法

黄疸的治疗大法，主要为化湿邪、利小便。化湿可以退黄，如属湿热，当清热化湿，必要时还应通利腑气，以使湿热下泄；如属寒湿，应予健脾温化。利小便，主要是通过淡渗利湿，达到退黄的目的。正如《金匮要略》所说："诸病黄家，但利其小便。"阳黄证以清热利湿为主，通利二便是驱逐体内湿邪的主要途径，无论湿热之轻重，苦寒攻下法的应用均有利于黄疸的消退，但须中病即止，以防损伤脾阳。至于急黄热毒炽盛，邪入心营者，又当以清热解毒、凉营开窍为主。阴黄脾虚湿滞者，治以健脾养血、利湿退黄。黄疸终末期的治疗应重在健脾疏肝、活血化瘀，以防黄疸转生积聚、臌胀，而先安未受邪之地。

（三）证治分类

1. 阳黄

（1）湿热兼表证

临床表现：面目俱黄，发热恶寒，胸胁闷痛，口渴而不欲饮，小便黄赤，大便干结，泛泛欲呕，胁肋作痛，苔白腻，脉弦浮数。

证机概要：湿热瘀滞，兼有表邪。

治法：解表散邪，清热除湿。

代表方：麻黄连翘赤小豆汤。

常用药：麻黄、连翘、赤小豆、桑白皮、杏仁、甘草、生姜、大枣。

湿重者加猪苓、茯苓、泽泻、白术、白鲜皮等，发热重者加黄芩、虎杖、蒲公英等，或具有同类功效的中成药（包括中药注射剂）。

（2）肝胆湿热证

临床表现：胁肋胀痛或灼热疼痛，口苦口黏，胸闷纳呆，恶心呕吐，小便黄赤，大便不爽，或兼有身目发黄。舌红，苔黄腻，脉弦滑数。

证机概要：肝胆气机不利，湿热阻滞。

治法：疏肝利胆，清热化湿。

代表方：热重于湿者，茵陈蒿汤加减；湿重于热，温胆汤加减；湿热并重者，茵陈蒿汤合茵陈五苓散加减。

常用药：茵陈、栀子、生大黄、蒲公英、赤芍、郁金、葛根、陈皮、清半夏、茯苓、竹茹、枳实、厚朴、甘草、猪苓、白术、泽泻、益母草等，或具有同类功效的中成药（包括中药注射剂）。

针灸治疗：以足少阳、足厥阴经穴及相应背俞穴为主。选穴：阳陵泉、阴陵泉、太冲、胆俞、内庭、中脘、足三里、公孙、内关、大肠俞、天枢。操作：毫针泻法。大椎、中冲、少冲用三棱针点刺出血。

中药灌肠：药物组成为茵陈、芒硝、大黄、虎杖、枳实、厚朴等。灌肠方法：中药浓煎取汁 100mL。患者取侧卧屈膝位，臀部抬高 10cm，使用石蜡油润滑灌肠管及肛周皮肤，将灌肠管从肛门轻轻插入直肠，深度 15 ～ 20cm，治疗药物温度以 37 ～ 40℃为宜，液面距肛门 40 ～ 60cm，将药液缓慢灌入，在肠道内保留 1 ～ 2 小时。

（3）瘀热互结证

临床表现：黄疸较深，稽留不退，皮肤瘙痒，抓后有细小出血点及瘀斑，右胁刺痛，口咽干燥，大便色浅或灰白，小便深黄，女子或见月事不调，舌质暗红，苔少，脉实有力或弦涩。

证机概要：血瘀热邪互结。

治法：清热凉血，解毒化瘀。

代表方：血府逐瘀汤加减。

常用药：赤芍、丹参、生地黄、桃仁、红花、茜草、当归、葛根、瓜蒌、牡丹皮等，或具有同类功效的中成药（包括中药注射剂）。

2. 阴黄

（1）肝郁脾虚证

临床表现：身目发黄时间较长，右胁胀痛，食欲不振，肢体倦怠乏力，心悸气短，食少腹胀，瘙痒，舌淡苔黄，脉弦。

证机概要：肝气郁滞，脾胃虚弱。

治法：疏肝健脾。

代表方：逍遥散加减。

常用药：柴胡、茵陈、鸡骨草、当归、赤芍、茯苓、白术、木香、郁金、甘草、生姜等，或具有同类功效的中成药（包括中药注射剂）。

针灸治疗：以足太阴、足阳明经及相应背俞穴为主。选穴：阴陵泉、胆俞、脾俞、中脘、足三里、三阴交、命门、气海、天枢、关元。操作：阴陵泉、胆俞用毫针泻法，其余穴位用平补平泻法，或用温针灸。

（2）寒湿内停证

临床表现：黄疸较深，色泽晦暗，经月不解，皮肤瘙痒，或右胁不适，或神疲乏力，形寒肢冷，食少脘痞，小便黄而清冷，大便色浅或灰白，舌体胖，舌质暗淡，苔白滑，脉沉缓。

证机概要：寒湿邪气内停。

治法：温化寒湿。

代表方：茵陈术附汤加减。

常用药：茵陈、炮附子、白术、干姜、茯苓、丹参、郁金、川芎、甘草等，或具有同类功效的中成药（包括中药注射剂）。

（3）脾肾阳虚证

临床表现：黄疸晦暗不泽，脘闷腹胀，食欲减退，神疲畏寒，倦怠乏力，四肢不温，大便溏薄，舌淡苔白，脉濡细或沉迟。

证机概要：脾肾阳虚，阴寒内生。

治法：温肾健脾。

代表方：茵陈四逆汤合金匮肾气丸加减。

常用药：茵陈、制附子、肉桂、干姜、山药、山茱萸、牡丹皮、肉豆蔻、泽泻、茯苓、熟地黄等，或具有同类功效的中成药（包括中药注射剂）。

中药灌肠：药物组成为白术、肉豆蔻、补骨脂、巴戟天等。灌肠操作方法同前述。

3. 其他中医特色治疗　以下中医医疗技术适用于所有证型。

（1）中药熏洗：麻黄 20g，连翘 30g，赤小豆 30g，防风 30g，白鲜皮 30g，地肤子 30g，金钱草 30g，鸡内金 20g，虎杖 30g，薄荷 10g，将上述药物加水 1000mL 煎后浓缩至 300mL，倒入专用药锅中，加水至 2000mL，加热产生中药蒸汽，由管道输送入治疗舱中，当舱内温度达 37℃时，请患者更换汽疗服进舱（头部暴露于舱外），调节舱体角度，让患者处于舒适的半卧位，温度控制在 37～42℃，让中药熏蒸全身，必须出汗，每日 1 次，每次 20 分钟。

（2）肝病治疗仪：应用生物信息反馈技术发出与人体心率同步的脉动红外线，在肝脏体表投影区，即右胁足厥阴肝经、足少阳胆经循行之所，进行施灸，适应于原发性硬化性胆管炎胁痛者。照射穴位：期门、章门、胆囊穴位照射，每天 1～2 次。

关幼波认为黄疸系湿热入于血分，痰湿瘀阻血脉，胆汁外溢而发病；治疗应分虚实，以早期活血解毒化痰，后期扶正祛邪为原则，并总结出"治黄必治血，血行黄易却；治黄需解毒，解毒黄易除；治黄要治痰，痰化黄易散"的治疗原则。临床上治疗阳黄常用茵陈、藿香、杏仁、橘红、赤芍、泽兰、川黄连、酒黄芩、六一散、车前草等；治疗阴黄多用茵陈、桂枝、茯苓、生黄芪、党参、干姜、苍术、白术、赤芍、白芍等。

第二节　关幼波教授治疗原发性硬化性胆管炎的临证思路

可参见第二十章第二节原发性胆汁性胆管炎章节对应部分内容。

第二十二章　代偿期肝硬化

第一节　代偿期肝硬化的中西医结合诊治

肝硬化（hepatic cirrhosis）是由多种病因引起的慢性进行性肝病，是以肝细胞广泛变性坏死、纤维组织弥漫性增生、假小叶和再生结节为组织学特征，后期肝脏渐变形硬化、肝小叶结构形成和血液循环途径显著改变的疾病。本病临床上有多系统受累，以肝功能损害和门脉高压为主要表现，常出现消化道出血、肝性脑病、感染等多种严重并发症。肝硬化是一种常见的慢性病，我国城市 50 ～ 60 岁年龄组男性肝硬化死亡率为 112/10 万。肝硬化分为代偿期和失代偿期。代偿期肝硬化属中医"积聚"范畴；失代偿期出现腹部膨胀如鼓，伴小便短少、腹壁青筋暴露等，与中医的"水臌"相类似，可归属于"单腹胀""臌胀"等范畴，此外，还涉及"黄疸""胁痛""水肿""血证"等病证。本节仅讨论代偿期肝硬化。

一、西医病因病理

（一）病因及发病机制

1.病因　引起肝硬化的病因很多，不同地区各不相同，在我国以病毒性肝炎所致的肝硬化为主，西方国家以酒精性肝硬化多见，常见病因有病毒性肝炎、酒精、胆汁淤积、循环障碍、工业毒物或药物、遗传和代谢性疾病、非酒精性脂肪性肝炎（NASH）、免疫疾病、血吸虫病以及原因不明等。

2.发病机制　不同病因引起的肝硬化其病理变化和演变过程基本相同：①肝细胞广泛变性、坏死，肝小叶纤维支架塌陷。②残存肝细胞无序性排列再生，形成不规则结节状肝细胞团，即再生结节。③在炎症的刺激下，汇管区和肝包膜有大量纤维结缔组织增生，形成纤维束，从汇管区向另一汇管区或向肝小叶中央静脉延伸扩展，形成纤维间隔，包绕再生结节或将残存肝小叶重新改建分割成假小叶，一旦假小叶形成，标志病变已进展至肝硬化。

（二）病理

正常肝小叶结构被破坏，代之以假小叶；假小叶内肝细胞索排列紊乱，肝细胞有不同程度的变形、坏死，小叶内中央静脉偏位、缺如或有两个以上，有时汇管区也被包绕在假小叶内；再生的肝细胞体积增大，核大，染色较深，常有双核出现；假小叶周围的纤维组织间隔较薄，一般均匀一致，内有程度不等的淋巴细胞、浆细胞浸润，部分小胆管因受压有淤胆，并有增生的小胆管和无管腔假胆管。

二、中医病因病机

积聚的发生多因情志失调、饮食所伤、外邪侵袭以及病后体虚所致，或黄疸、疟疾等经久不愈而成，且常交错夹杂，混合致病。肝脾受损，脏腑失和，气机阻滞，瘀血内结，或兼痰湿凝滞，而成积聚。

（一）病因

1. 情志失调　情志抑郁，肝气不疏，脏腑失和，气机阻滞，血行不畅，气滞血瘀，日积月累，而成积聚。清·尤在泾《金匮翼·积聚统论》云："凡忧思郁怒，久不得解者，多成此疾。"

2. 饮食所伤　酒食不节，饥饱失宜，或嗜食肥甘厚味、辛辣生冷，脾胃受损，运化失健，水谷精微不布，湿浊积聚成痰，或食滞、虫积与痰气交阻，气机壅结，则成聚证；病久入络，痰浊与气血相搏，结为积块，而成积证。宋·王怀隐等的《太平圣惠方·治食癥诸方》言："夫人饮食不节，生冷过度，脾胃虚弱，不能消化，与脏气相搏，结聚成块，日渐生长，盘牢不移。"

3. 外邪侵袭　寒、湿、热等多种外邪及邪毒侵袭人体，稽留不去，均可导致受病脏腑失和，气血运行不畅，痰浊内生，气滞血瘀痰凝，日久形成积聚。隋·巢元方《诸病源候论·积聚病诸候》谓："诸脏受邪，初未能成积聚，留滞不去，乃成积聚。"

4. 他病续发　黄疸胁痛病后，湿浊留恋，气血蕴结；或久疟不愈，湿痰凝滞，脉络痹阻；或感染虫毒，阻滞脉道，气血不畅，脉络瘀阻；虚劳日久，或久泻、久痢之后，脾气虚弱，营血运行涩滞等，皆可导致积聚的形成。

（二）病机

积聚的基本病机为气机阻滞，瘀血内结。聚证以气滞为主，积证以血瘀为主。本病初起，气滞血瘀，邪气壅实，正虚不甚，病性多属实；积聚日久，病势较深，正气耗伤，病性转为虚实夹杂；病至后期，气血衰少，体质羸弱，转为正虚为主。但积聚过程中的虚实仅为相对而言，因积聚的形成，总与正气不强有关，《素问·经脉别论》云："勇者气行则已，怯者则着而为病也。"

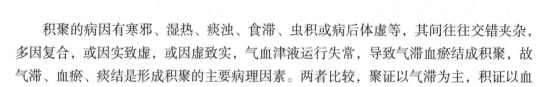

　　积聚的病因有寒邪、湿热、痰浊、食滞、虫积或病后体虚等，其间往往交错夹杂，多因复合，或因实致虚，或因虚致实，气血津液运行失常，导致气滞血瘀结成积聚，故气滞、血瘀、痰结是形成积聚的主要病理因素。两者比较，聚证以气滞为主，积证以血瘀为主，二者又有一定区别。

　　本病病位主要在于肝、脾，病久及肾。肝主疏泄，司藏血；脾主运化，司统血。如肝气不畅，脾运失职，肝脾失调，气血涩滞，壅塞不通，形成腹内结块，导致积聚。肾主藏精，肝肾同源，脾为先天之本，肾为后天之本，肝脾损伤，邪毒久羁，耗气伤阴，久必及肾，故积聚后期多表现为肝、脾、肾三脏功能失调。

　　部分聚证日久不愈，可由气入血转化成积证。癥积日久，瘀阻气滞，脾运失健，生化乏源，可导致气虚、血虚，甚或气阴并亏。若正气愈亏，气虚血涩，则癥积愈加不易消散，甚则逐渐增大，病情进一步发展，还可出现一些严重变证。如积久肝脾两伤，藏血与统血失职，或瘀热灼伤血络，而导致出血；湿热瘀结，肝脾失调，胆汁泛溢，可出现黄疸；气血瘀阻，水湿泛滥，可出现腹满、肢肿等症。积聚与血证、黄疸、臌胀等病证有较密切的联系。

三、临床表现

　　大部分代偿期肝硬化患者无症状或症状较轻，且缺乏特异性；症状可见倦怠乏力、食欲不振、厌食油腻、恶心呕吐、右上腹不适或隐痛、腹胀、轻微腹泻等症状；多呈间歇性，因劳累或伴发病而出现，休息或治疗后可缓解；体征多不明显，可有肝肿大及质地改变，部分有脾肿大、肝掌和蜘蛛痣；肝功能正常或有轻度异常。

四、西医诊断依据

　　1. 主要指征　①内镜或食管钡剂 X 线检查发现食管静脉曲张。②B 超提示肝回声明显增强、不均、光点粗大；或肝表面欠光滑，凹凸不平或呈锯齿状；或门静脉内径＞13mm；或脾脏增大。③腹水伴腹壁静脉怒张。④CT 显示肝外缘结节状隆起，肝裂扩大，左右肝叶比例失调，右叶常萎缩，左叶及尾叶代偿性增大。⑤腹腔镜或肝穿刺活组织检查诊为肝硬化。以上除⑤外其他任何一项结合次要指征，可以确诊。

　　2. 次要指征　①实验室检查：一般肝功能异常（A/G 倒置、蛋白电泳 A 降低、γ-G 升高、血清胆红素升高、凝血酶原时间延长等）。②体征：肝病面容（面色晦暗无华），可见多个蜘蛛痣、肝掌、黄疸、下肢水肿、肝脏质地偏硬、脾大、男性乳房发育。以上次要体征不必具备。

五、中医诊断及鉴别诊断

（一）诊断

1. 腹内结块，或胀或痛为本病主要症状。

2. 聚证以腹中气聚，聚散无常，聚时结块，散则无形，攻窜胀痛，以胀为主，痛无定处，时作时止为临床特征。

3. 积证以腹内积块，触之有形，固定不移，以痛为主，痛有定处为临床特征。

4. 本病常有情志抑郁、饮食不节、外邪侵袭，或黄疸、胁痛、虫毒、久疟、久泻、久痢、虚劳等病史。

5. 腹部 X 线、B 超、CT、MRI 及有关血液检查（如血常规、血清 AFP 等）和组织病理学检查有助于本病的诊断，可明确病变部位及病情轻重。

（二）鉴别诊断

1. 胃痞　积聚与胃痞均可因情志失调导致气滞痰阻、出现胀满等症。但胃痞是指自觉脘腹部痞塞胀满，而外无形征可见，更无包块可及，其病变部位主要在胃；而积聚除腹部胀满外，更有聚证发时有形可见，积证可扪及腹内积块，其病变部位重在肝、脾。

2. 臌胀　两者均可出现腹满等症。积聚的基本病机为肝脾气机阻滞，瘀血内结；而臌胀的基本病机主要为肝、脾、肾三脏受损，气滞、血瘀、水停腹中。臌胀虽同见腹部胀大，但伴有皮色苍黄、脉络暴露等特征，触之多无有形肿块，常伴水液停聚。积聚迁延日久可转化为臌胀。

六、西医治疗

1. 一般治疗　肝功能代偿期患者可参加一般轻工作，避免过度劳累；饮食以高热量、高蛋白和维生素丰富而易消化的软食为宜，禁酒。

2. 药物治疗　①抗病毒药物：对乙肝病毒感染的患者，应积极抗病毒治疗。②维生素类药物：维生素 C 和维生素 B 制剂，有去脂、促进核蛋白形成、促进细胞代谢、解毒及预防肝细胞坏死的作用。③增强抗肝脏毒性和促进肝细胞再生的药物：常用药如益肝灵（水飞蓟宾片）、甘草甜素片等。

七、中医辨证论治

（一）辨证要点

1. 辨初中末期　积证在临床上可分为初、中、末三期。初期正气尚盛，邪气虽实而不盛，表现为积块形小，按之不坚；中期正气已虚，邪气渐甚，表现为积块增大，按之较硬；末期正气大伤，邪盛已极，表现为积块明显，按之坚硬。辨积证初、中、末三期，以知正邪之盛衰，从而选择攻补之法。

2. 辨部位　积块的部位不同，标志着所病的脏腑不同，临床症状、治疗方药也不尽相同，故有必要加以鉴别。如右胁腹内积块，伴见胁肋刺痛、黄疸、纳差、腹胀等症状者，病在肝；左胁积块，伴见患处胀痛、疲乏无力、出血者，病在肝脾；胃脘部有积块，并伴见反胃、呕吐、呕血、黑便等症状者，病在胃；腹部积块伴便秘或腹泻、消瘦乏力或便下脓血者，病在肠。

3. 辨标本缓急　在积聚的病程中，由于病情的发展，常可出现一些危急重症。如出现血热妄行、气不摄血或瘀血内积而吐血、便血；因胃失和降，胃气上逆而剧烈呕吐；因肝胆郁滞，胆汁外溢而出现黄疸等。这些证候对积聚本病而言，属于标，应按照急则治其标或标本兼顾等原则及时处理。

（二）治则治法

聚证病在气分，重在调气，以疏肝理气、行气消聚为基本治则；积证病在血分，重在活血，以活血化瘀、软坚散结为基本治则。临床上要注意根据病情发展、病机演变，区分不同阶段，适当调整攻补策略。如积证初期属邪实，应予消散之法；中期邪实正虚，予攻补兼施；后期以正虚为主，应予扶正消积。明·李中梓《医宗必读·积聚》指出："初者，病邪初起，正气尚强，邪气尚浅，则任受攻；中者，受病渐久，邪气较深，正气较弱，任受且攻且补；末者，病魔经久，邪气侵凌，正气消残，则任受补。"

（三）证治分类

1. 聚证

（1）肝郁气滞证

临床表现：腹中气聚，攻窜胀痛，时聚时散，脘胁之间时或不适，常随情绪波动而起伏，舌淡红，苔薄，脉弦。

证机概要：肝失疏泄，气聚腹中。

治法：疏肝解郁，行气散结。

代表方：逍遥散。

常用药：柴胡、当归、白芍、薄荷疏肝解郁；香附、青皮、枳壳、郁金行气散结；

白术、茯苓、生姜、甘草调理脾胃。

若兼瘀象，加延胡索、莪术；兼热象，合左金丸。寒湿中阻，脘腹痞满，舌苔白腻者，用木香顺气散。

（2）食滞痰阻证

临床表现：腹胀或痛，腹部时有条索状物聚起，重按则胀痛更甚，便秘，纳呆，舌苔腻，脉弦滑。

证机概要：虫积、食滞、痰浊交阻，气聚成结。

治法：导滞通便，理气化痰。

代表方：六磨汤。

常用药：大黄、枳实通腑导滞；沉香、木香、乌药疏利气机；半夏、陈皮燥湿化痰；山楂、神曲健胃消食。

若痰浊中阻，呕恶苔腻者，加半夏、陈皮、生姜；痰湿较重，兼有食滞，腑气虽通，苔腻不化者，加苍术、厚朴；脾虚，便溏纳差者，加党参、白术、炒麦芽；蛔虫结聚，阻于肠道者，配服乌梅丸。

2. 积证

（1）气滞血阻证

临床表现：积块软而不坚，固定不移，胁肋疼痛，脘腹痞满，舌暗，苔薄白，脉弦。

证机概要：气滞血瘀，痹阻脉络，积而成块。

治法：理气活血，通络消积。

代表方：柴胡疏肝散合失笑散加减。前方侧重于疏肝行气，后方偏于活血止痛。

常用药：柴胡、陈皮、川芎、香附行气疏肝；丹参、延胡索、蒲黄、五灵脂活血散瘀。

若烦热，口干，舌红，脉细弦者，加牡丹皮、山栀子、黄芩；气滞血阻较甚，兼有寒象者，加肉桂、吴茱萸、当归，或用大七气汤。

（2）瘀血内结证

临床表现：腹部积块明显，硬痛不移，消瘦乏力，纳差，时有寒热，面色晦暗黧黑，面颈部、胸部或有血痣赤缕，女子可见月事不下，舌质暗或有瘀点，脉细涩。

证机概要：瘀结不消，正气渐损，脾运不健。

治法：祛瘀软坚，健脾益气。

代表方：膈下逐瘀汤。

常用药：香附、乌药、枳壳、陈皮疏肝理气宽中；当归、川芎、桃仁、红花活血祛瘀止痛；三棱、莪术活血软坚消积；人参、白术、炙甘草健脾扶正。

若积块疼痛甚者，加五灵脂、延胡索、佛手；痰瘀互结者，加白芥子、半夏、苍术，或合鳖甲煎丸。

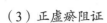

（3）正虚瘀阻证

临床表现：积块坚硬，疼痛逐渐加剧，面色萎黄或黧黑，形脱骨立，饮食大减，神疲乏力，或呕血、便血、衄血，舌质淡紫，舌光无苔，脉细数或弦细。

证机概要：癥积日久，中虚失运，气血衰少。

治法：补益气血，活血化瘀。

代表方：八珍汤。

常用药：人参、白术、茯苓、甘草健脾益气；当归、白芍、熟地黄、川芎养阴补血；三棱、莪术、阿魏、瓦楞子、五灵脂活血化瘀消癥；香附、槟榔行气以活血。

若阴伤较甚，头晕目眩，舌光无苔，脉象细数者，加生地黄、玄参、枸杞子、石斛；牙龈出血、鼻衄者，加牡丹皮、白茅根、茜草、三七；畏寒肢肿，舌淡苔白，脉沉细者，加黄芪、附子、肉桂、泽泻。

第二节　关幼波教授治疗代偿期肝硬化的临证思路

一、关幼波教授对代偿期肝硬化的认识

本病的发生，多因急、慢性肝炎失治、误治或治疗不彻底所致。关老认为，本病由于湿热之邪未彻底清除，或因饮食不节，嗜酒成性，劳逸无度，以伤脏腑、气血，日甚一日，恶性反复而致病，病位在肝，与脾、肾密不可分。一方面，湿热困脾，脾失健运，气血化源不足，湿浊不运，正气不行，湿浊顽痰凝聚胶结。另一方面，热灼阴血，导致肝肾阴虚。由于病久，肝、脾、肾脏腑虚损，而正气日衰，气虚而血行滞缓，以致血瘀，湿热蕴久灼津生痰，痰瘀互结，胶着不化，阻滞血络，循环往复，而成痞块（肝脾肿大），进而凝缩坚硬，推之不移，脉道受阻，故见脉络怒张、青筋暴露（腹壁或食管静脉曲张）；热伤血络或脾失统血而见吐血、衄血、便血。关老认为，气虚血滞是早期肝硬化之本，湿热毒邪稽留血分是标。热灼阴津动血，损及肝肾，湿伤脾阳耗气，气血化源不足，肝肾阴精无以济，而致肝肾阴虚；阴虚生内热，虚热与稽留血分之湿热相合，虚实夹杂而致阴虚血热；肝病日久，气血日衰，阴精日耗，阴病及阳，气衰阳微，而至脾肾阳虚。所以，代偿期肝硬化以肝肾阴虚、阴虚血热、脾肾阳虚三种证型为常见，而湿热毒邪未清、热伤血络和湿热痰阻入于血分发黄，为常见的兼夹证。

关老认为，各证型间往往交错出现或互相转化，应掌握其病情实质，辨证施治。在治疗法则上，应以补气活血、养血柔肝为基础，根据其证型或滋补肝肾，或养阴清热，或温补脾肾。在治疗中，要重视健脾化痰，兼以清除余邪。

二、关幼波教授对代偿期肝硬化的辨治思路

（一）肝肾阴亏，气虚血滞证

1. 主症　面色晦暗或黧黑，身倦乏力，形体消瘦，眩晕耳鸣，失眠多梦，心烦急躁，腰腿酸痛，两胁隐痛喜按，胁下或见痞块，舌红少苔，脉弦细数。

肾水内竭则面色黧黑而晦暗。肾精亏虚，气虚血少，肝血不足，精血失充，故全身乏力，形体消瘦。阴虚阳亢，虚热内扰故眩晕耳鸣，失眠多梦，心烦急躁。腰为肾府，肾主骨，肾阴亏虚故腰腿酸痛。舌红少苔，脉弦细数均为阴虚之象。

2. 治则　补气活血，益肾柔肝。

3. 常用药物　在治疗时，关老以当归补血汤补气养血。白芍、生地黄、何首乌、阿胶珠养血柔肝；党参、白术健脾益气；女贞子、菟丝子、续断、木瓜滋补肝肾；香附、延胡索、地龙疏肝行气，活血通络；鳖甲养阴软坚；青蒿透达阴血伏热；乌梅、甘草酸甘化阴，敛邪解毒。以上均属培本扶正之品。临证中，可佐以藿香、小蓟、蒲公英、地榆、川黄连、茵陈、败酱草芳化清热，凉血解毒。

（二）阴虚血热，气虚血滞证

1. 主症　除前述肝肾阴虚诸证外，兼见血分蕴热诸证，如咽干口燥，齿鼻出血，五心烦热，盗汗，大便干，小便短赤，或有午后低热，两颧微红，或有肝掌、蜘蛛痣，舌质红少苔或龟裂，脉沉细稍数。

阴液亏损，虚热内生，故见午后低热，两颧微红或面部赤缕，口干咽燥，尿短赤，大便干。阴虚火动，热阻血络则见肝掌，蜘蛛痣。热伤血络，则齿鼻衄血。

2. 治则　益气养阴，凉血活血。

3. 常用药物　关老以白芍、丹参、阿胶养血柔肝；草河车、生地黄、藕节、槐花炭清热解毒，凉血止血；红花、泽兰、王不留行活血化瘀；郁金、木瓜疏肝理气；重用生黄芪益气。羚羊角粉专于清肝热，但因药源少，不可轻投，故关老常用金银花配天花粉代之，也有羚羊角粉之效。关老在治疗此类型患者时，在辨证上着重分析其阴虚偏重还是血热偏重，用药也有所侧重。以午后发热为例，偏阴虚者则用炙鳖甲、青蒿、秦艽；偏血热者则用牡丹皮、炒栀子、生地黄炭。其中，生地黄炒炭能入血分，有凉血止血之功。

（三）脾肾阳虚，气虚血滞证

1. 主症　面色枯黄，神疲气怯，口淡不渴，小便清白，大便稀溏，腹胀阴肿，腰酸背寒，或有胁下痞块，手脚发凉，或肢冷肿胀，舌淡苔薄，脉沉弱。

脾阳不足故见神疲气怯，畏寒肢冷，肿胀。肾阳虚亏，不能温养脾胃，故见面色枯

黄无泽，腰酸背寒，便溏腹胀。舌淡苔薄，脉沉弱均属阳气不足之象。

2. 治则　补气温阳，健脾柔肝，养血活血。

3. 常用药物　生黄芪、党参、焦白术甘温益气健脾升阳，淡附子温肾助脾阳，合用而为本方的主要药组。当归、白芍养血柔肝，养阴以和阳；香附、杏仁、橘红疏肝化痰，开胃行气；紫河车为血肉有情之品，益精髓补气血，培元气偏于补先天；党参、白术补气培本偏于补后天，两者合用先后天双补。

关老对于代偿期肝硬化治疗的基本看法抓住了气虚血滞的病理实质，并根据肝、脾、肾三脏实质损害的情况，进行调整。对于脏腑实质性损害所带来的功能性障碍，以扶正为主是其特点，并针对余邪羁留情况，关老分别佐以祛邪之品，禁用克伐攻逐以避免损伤正气。有时因邪正交争，正虚邪衰，余邪甚微，仍可全用扶正，正盛则足以御邪。生地黄、白芍偏于补阴；党参、生黄芪、当归、白芍偏于甘温，补阳。血肉有情之品大补精血：阿胶，其性味甘平，补血止血，滋阴润燥，偏于补阴；紫河车，其性味甘咸温，益气养血补精，偏于补阳。综上所述，识别阴阳，用药恰当，才能取得疗效。

总之，在治疗代偿期肝硬化时，应掌握气虚血滞之本，余邪未尽之标，区别肝肾阴虚、阴虚血热、脾肾阳虚等证型，以扶正补虚为主，根据情况和需要佐以祛邪。

第三节　关幼波教授治疗代偿期肝硬化验案

案 1

周某，男，28 岁，1963 年 2 月 27 日初诊。

主诉：水肿、乏力、胁痛、纳差 1 年半。

现病史：患者自 1961 年下半年开始，自感两下肢轻度水肿，疲乏无力。1962 年 2 月发现肝功能异常，ALT 200U/L，TTT 12 单位。9 月以后症状加重，纳食不佳，肝区虚胀隐痛、恶心、乏力、下肢水肿、尿黄，触诊肝肋下 2 指，复查肝功能 ALT 500U/L，TTT 19 单位。经某院保肝治疗，症状及肝功能均见好转，12 月出院，1 个月后症状重现，肝功能又恶化，面色逐渐晦暗，无黄疸，面部及手掌出现蜘蛛痣，肝肋下触及，脾于肋下 1cm，中等硬度，轻触痛，两下肢轻度可凹性水肿。化验：ALT 正常，TTT 6 单位，白细胞 $3.2×10^9$/L，血小板 $7.9×10^9$/L，蛋白电泳丙种球蛋白 29.5%。酚四溴酞胺试验：30 分钟 15%。肝穿刺病理证实为结节性肝硬化。食管造影：食管下段静脉曲张。住院 2 个多月，经保肝治疗，症状未减，遂来我院就诊。

舌象：舌质红，苔白。

脉象：沉细滑。

西医诊断：结节性肝硬化；食管静脉曲张。

中医辨证：肝肾亏虚，脾失健运，气虚血滞，瘀血阻络。

立法：滋补肝肾，健脾益气，养血柔肝，活血通络。

方药：

生黄芪 15g	白芍 30g	女贞子 15g	党参 12g
菟丝子 15g	川续断 15g	木瓜 12g	阿胶珠 9g
白术 9g	地榆 15g	茵陈 15g	藿香 6g
蒲公英 15g	地龙 9g	香附 9g	小蓟 15g
乌梅炭 3g			

后以上方为主稍有加减，连续服药 4 个月。1963 年 6 月 22 日，关老曾换药如下：

生黄芪 30g	当归 12g	生地黄 15g	鳖甲 24g
何首乌 30g	白芍 30g	青蒿 12g	川黄连 6g
败酱草 9g	延胡索 9g	木瓜 12g	茵陈 15g
乌梅 9g	地榆 15g	小蓟 15g	生甘草 3g

直至 1965 年底均以上两方加减治疗，患者症状好转，肝功能逐渐恢复，两次食管造影复查，证明静脉曲张已消失。1966 年以后，患者中断服药，1970 年 5 月复查食管造影仍未见静脉曲张，血小板计数 $13.6×10^9/L$。

按语： 本例患者详细发病日期不详，症状出现半年后，检查肝功能发现异常。症见面色晦暗，肝区虚胀隐痛，舌质红，脉细，属肝肾阴虚；纳食不佳，疲乏无力，下肢轻度浮肿，乃脾失健运、水湿不化之证；恶心，苔白，尿黄，蜘蛛痣，为湿热蕴于血分未能清除而致；胁下痞硬，食管静脉曲张，属于气虚血滞，瘀阻血络。方中当归补血汤补气养血；白芍、生地黄、何首乌、阿胶珠养血柔肝；党参、白术健脾益气；女贞子、菟丝子、续断、木瓜滋补肝肾；香附、延胡索、地龙疏肝行气，活血通络；鳖甲滋阴软坚；乌梅、甘草酸甘化阴，敛邪解毒；青蒿透达阴血伏热。以上均属扶正培本之品。佐以藿香、小蓟、蒲公英、地榆、川黄连、茵陈、败酱草芳化清热，凉血解毒。纵观关老用药，并无特殊奇异之品，关键在于掌握其病理实质，绝非活血破瘀、消克伐肝之剂所能济。过于攻伐，不仅促使病情恶化，甚至可引起食管静脉破裂出血，这种教训关老是遇见过的，所以他一再强调以扶正补虚为主，以益气健脾养血治中州为关键。中州运化，后天得养，水谷充沛，五脏六腑得充，继而养血柔肝，肝脏阴血充盈，则坚自消而得柔润，功能始恢复。当归、白芍是关老治疗肝硬化最常用的养血柔肝之品，气充血足，气帅血行，阴平阳秘，则瘀血去络脉通。虽见肝脾肿大、食管静脉曲张，但关老仅用鳖甲养阴软坚，地龙活血通络，制方之妙，寓于其中。本例兼见血热未清，瘀血阻络，见有蜘蛛痣，故用生地黄、川黄连、小蓟、地榆凉血解毒。本例的治疗过程大体反映了关老对早期肝硬化治疗的基本看法，即抓住气虚血滞的病理实质，调整肝、脾、肾三脏的实质损害带来的功能性障碍，以扶正为主是其特点，兼以清除余邪，禁用克伐攻逐以免损伤正气。

案 2

吴某，男，30 岁，1975 年 4 月 14 日初诊。

主诉：腹胀乏力 5 年。

　　现病史： 患者于 1974 年下半年开始，自觉乏力、腿酸、食减、腹胀，1 年后肝大，化验检查发现谷丙转氨酶 840 单位，麝香草酚浊度试验 20 单位，诊为肝炎，经保肝治疗后恢复正常。1974 年 10 月 12 日，患者病情加重，疑有腹水，经治疗后好转，12 月症状又加重，故于 1975 年 4 月 14 日来北京中医医院门诊。症见：纳食不香，午后腹胀，两胁胀痛，疲乏无力，二便尚调。

　　既往史： 素有胃病史，12 年前诊为十二指肠球部溃疡、胃黏膜脱垂，1969 年因急性穿孔行手术治疗，有失眠史 10 余年。

　　检查： 腹软，肝于肋下 15cm，剑突下 3cm，质硬，有触痛，脾于肋下 1cm，质硬有触痛，肩、颈、手腕部见数个典型蜘蛛痣，有明显朱砂掌。

　　化验检查： 血小板 29×10^9/L，白蛋白 / 球蛋白 3.4/3.0，麝香草酚浊度试验 20 单位。

　　舌象： 苔薄白。

　　脉象： 沉。

　　西医诊断： 早期肝硬化；脾功能亢进。

　　中医辨证： 气虚血滞，脾肾两虚。

　　立法： 健脾补气，活血化痰，滋补肝肾。

　　方药：

生黄芪 12g	党参 12g	焦白术 9g	藿香 9g
杏仁 9g	橘红 9g	赤芍 15g	白芍 15g
当归 12g	香附 9g	泽兰 15g	阿胶 9g
鳖甲 12g	藕节 12g	王不留行 15g	

乌鸡白凤丸午服 1 丸。

　　治疗经过： 以上方为主，调治 11 个月，症状逐渐好转。1976 年 3 月 18 日，患者复查血小板上升至 105×10^9/L，肝功能正常，白蛋白 / 球蛋白 4.1/2.55，已恢复全日工作，门诊随诊。

　　按语： 本例肝硬化的治疗用药均属扶正之品。方中生黄芪、党参、白术健脾补气；当归、白芍、赤芍、香附、泽兰、阿胶养血柔肝，行气治气；杏仁、橘红健脾化痰；鳖甲滋阴软坚；王不留行走血分，通血脉，利小便；藕节凉血止血兼能化痰；乌鸡白凤丸补气养血，调补肝肾。全方共奏健脾益气、养血柔肝、活血化痰、滋补肝肾之效。经治疗 11 个月，患者肝功能恢复正常，血小板回升，蛋白比值恢复正常，恢复全日工作。

　　案 3

　　王某，男，46 岁，1973 年 3 月 18 日初诊。

　　主诉： 身倦腰酸，手足心热伴衄血 2 年。

　　现病史： 1971 年 7 月 2 日，患者因高热寒战诊为疟疾，大量服用伯氨奎宁及氯化宁治疗。于 10 月 17 日查尿三胆阳性，谷丙转氨酶 205 单位，麝香草酚浊度试验 29 单位，故于 12 月 1 日来京。经某院检查：肝在右肋缘下 6cm，剑突下 8cm，质偏硬，表面光滑。化验：血红蛋白 100g/L，白细胞 5.2×10^9/L，血小板 94×10^9/L，血沉 69mm/h，黄疸指数 12 单位，谷丙转氨酶 495 单位，麝香草酚浊度试验 29 单位，碱性磷酸酶 5 单位，白蛋白 / 球蛋白 2.6/4.4。肝扫描：肝增大，脾显影。门诊印象：奎宁中毒性肝炎，肝硬化。收住院治疗，曾用中西医药及冻干人血白蛋白等多种方法治疗 2 个多月，至 1972 年 2 月出院时肝功能仍未恢复正常，麝香草酚浊度试验 27 单位。1973 年 3 月初复查肝功能，谷丙转氨酶 520 单位，麝香草酚浊度试验 20 单位，于 3 月 18 日来北京中医医院门诊。症见：面色黧黑，身倦腰酸，失眠多梦，心烦急躁，手脚心热，口苦，齿鼻衄血常出不止，小溲黄短，朱砂掌明显。

舌象：舌苔白，质绛。

脉象：弦。

西医诊断：早期肝硬化。

中医辨证：阴虚血热，气虚血滞。

立法：益气养阴，凉血活血。

方药：

生黄芪 25g	生地黄 15g	白芍 15g	丹参 24g
藕节 12g	红花 15g	泽兰 15g	草河车 15g
木瓜 12g	阿胶 9g	郁金 12g	王不留行 12g
槐花炭 12g	羚羊角粉 0.6g（分冲）		

14 剂，水煎服，日 1 剂。

治疗经过：服药 14 剂，复查肝功能明显好转，谷丙转氨酶 142 单位，麝香草酚浊度试验 6.5 单位，效不更方，药味基本如上，共达半年余。1974 年 4 月复查：谷丙转氨酶正常，麝香草酚浊度试验 10 单位，白蛋白 / 球蛋白 4.6/3.2。

按语： 本例患者有明显药物中毒史，且出现轻度黄疸，肝损害严重。从病因上看，本例与病毒性肝炎发展为肝硬化有异，但是从中医辨证均属于阴虚血热。方中白芍、丹参、阿胶养血柔肝；草河车、生地黄、藕节、槐花炭清热解毒，凉血止血；红花、泽兰、王不留行活血化瘀；郁金、木瓜疏筋理气。本方重用生芪益气。羚羊角粉专用清肝热，有时可用金银花配天花粉代之。关老在治疗上，着重分析阴虚偏重还是血热偏重，用药也有侧重。如以午后发热为例，偏阴虚者重用鳖甲、青蒿、秦艽；偏血热者用牡丹皮、炒栀子、生地黄炭。生地黄炒炭能入血分，有凉血止血之功。

案 4

刘某，男，44 岁，1971 年 4 月 4 日初诊。

主诉：气短乏力、腹胀、两足发凉 2 年。

现病史：患者 1963 年 2 月被诊为无黄疸型肝炎，后多次反复。1970 年 10 月以来，肝功能一直明显异常，持续已达 1 年半之久。最近一次化验结果：谷丙转氨酶 350 单位，麝香草酚浊度试验 18 单位，血小板 84×10^9/L，白蛋白 / 球蛋白 2.86/3.14。曾服用中西药物，症状及肝功能无显著变化。1971 年 4 月 4 日来北京中医医院门诊就诊。症见：面色㿠白无泽，气短乏力，全身倦怠，纳少腹胀，便溏，两足发凉。

舌象：舌苔白，舌质淡。

脉象：沉细无力。

西医诊断：早期肝硬化。

中医辨证：脾肾阳虚，气虚血滞。

立法：温补脾肾，益气养血柔肝。

方药：

生黄芪 30g	淡附子 10g	焦白术 10g	党参 12g
香附 10g	杏仁 10g	橘红 10g	白芍 15g
当归 15g	草河车 12g	茵陈 15g	

30 剂，水煎服，日 1 剂。

1971 年 5 月 4 日二诊：此方服用 1 个月后，症状有所好转，两足转温，腹胀轻减，大便仍稀，食纳渐进。复查白蛋白 34.2g/L，球蛋白 31.2g/L。仍服原方，改生黄芪为 45g。

患者继服 2 个月之后，于 1971 年 7 月复查肝功能，白蛋白 34g/L，球蛋白 31.2g/L；1973 年 1 月复查白蛋白 31.6g/L，球蛋白 28.2g/L，后将生黄芪改为每剂 60g，淡附子 15g；服至 1973 年 5 月，复查白蛋白为 33.6g/L，球蛋白为 25.3g/L；至 1973 年 8 月结束治疗时，白蛋白为 38.5g/L，球蛋白为 21.3g/L，谷丙转氨酶正常，麝香草酚浊度试验 8 单位，患者食欲好转，二便正常，但易疲劳、睡眠欠安、舌净、脉沉。

按语： 本例肝硬化，关老在辨证时，抓住其倦怠便溏、四肢发凉、脉沉细无力等虚寒之性的特点，判定为脾肾阳虚、气虚血滞。故重用生黄芪、党参、焦白术甘温益气，健脾升阳，淡附子温肾助脾阳，为本方的主要药组。当归、白芍养血柔肝，养阴以和阳；香附、杏仁、橘红疏肝化痰，开胃行气；茵陈清湿热利水以祛余邪；紫河车为血肉有情之品，益精髓，补气血，培元气偏于补先天；党参、白术补气培本，偏于补后天。本方药虽平淡，但关老抓住了脾肾阳虚的特点，在肝功能严重损害的情况下，从诊断上以辨病为主，在中医治疗上以辨证为主。

本节案 3 为阴虚血热，案 4 为脾肾阳虚，而气虚血滞为其共同见证。所以在治疗上，案 3 用生黄芪、生地黄、白芍偏于补阴；案 4 则用党参、生黄芪、当归、白芍偏于甘温。两例都用血肉有情之品大补精血，案 3 用阿胶，其性味甘平，补血止血，滋阴润燥，偏于补阴；而案 4 则用紫河车，其性味甘咸温，益气养血补精，偏于补阳。识别阴阳，用药恰当，才能取得疗效。

案 3 由于肝肾阴虚进一步发展而致，阴虚血热，虚实夹杂，用羚羊角粉清肝护阴，配合生地黄"壮水之主"；案 4 由于脾肾不足（气虚）发展而致，阳虚有寒，以虚为主，故用附子温肾扶阳"益火之源"。一从阳治，一从阴治，否则"寒不去则气难益，热不去则血更耗"。案 3 和案 4 白蛋白与球蛋白比值明显倒置，关老多从补气血、益肝肾入手，但是仍应分清阴阳和辨别病位，根据其阴阳属性配合相应的血肉有情的胶类药物，对于提高和调整血清蛋白是极为有益的。

第二十三章 肝硬化腹水及自发性细菌性腹膜炎

第一节 肝硬化腹水及自发性细菌性腹膜炎的中西医结合诊治

腹水是肝硬化代偿功能减退最突出的体征，提示已属失代偿期。少量腹水可无明显症状；大量腹水可使腹部明显膨隆，腹壁紧张发亮，脐外凸。在肝硬化失代偿期出现腹部膨胀如鼓，伴小便短少、腹壁青筋暴露等，与中医的"水臌"相类似，可归属于"单腹胀""臌胀"等范畴。

自发性细菌性腹膜炎（spontaneous bacteria peritonitis，SBP）是在肝硬化基础上发生的腹腔感染，是指无明确腹腔内病变来源（如肠穿孔、肠脓肿）的情况下发生的腹膜炎，是病原微生物侵入腹腔，造成明显损害引起的感染性疾病，是肝硬化等终末期肝病患者常见并发症。SBP可迅速发展为肝肾功能衰竭，致使病情进一步恶化，是肝硬化等终末期肝病患者死亡的主要原因。

一、西医病因病机

（一）病因及发病机制

1. 病因　肝硬化腹水的形成常是几个因素联合作用的结果，门静脉高压是腹水形成的主要原因及始动因素。肾素–血管紧张素–醛固酮系统（RAAS）失衡以及低蛋白血症也在腹水的形成中发挥作用。

2. 发病机制　①门静脉高压：当门静脉压力增高超 12mmHg 时，腹腔内脏毛细血管床静水压增高，组织液回吸收减少而漏入腹腔。②RAAS 活性增强：门脉高压引起脾脏和全身循环改变致使 RAAS 活性增强，导致水钠潴留。③其他血管活性物质分泌增多或活性增强，使脾脏小动脉广泛扩张，促使静脉流入量增加，同时引起小肠毛细血管压力增大和淋巴流量增加，可产生钠潴留。④低白蛋白血症：肝硬化时，白蛋白合成功能明显减低，引起血浆胶体渗透压降低，促使液体从血浆中漏入腹腔，形成腹水。⑤淋巴回流受阻：肝内血管阻塞，肝淋巴液生成增多，当回流的淋巴液超过胸导管的引流能力时，可引起腹水。

二、中医病因病机

臌胀病因复杂，主要是由酒食不节、虫毒感染、他病继发转化、情志刺激等因素引发，致肝、脾、肾俱损或功能失调，气血搏结，水湿内停。

（一）病因

1. 酒食不节　如嗜酒过度，或恣食肥甘厚味，酿湿生热，蕴阻中焦，壅滞气机，水谷精微失于输布，湿浊内聚，脾土壅滞，则肝之疏泄失常，气血瘀滞，湿邪与气血交阻日久，便成臌胀。明·张景岳《景岳全书·肿胀》云："少年纵酒无节，多成水鼓。盖酒为水谷之液，血亦水谷之液，酒入中焦，必求同类，故直走血分。"

2. 虫毒感染　多因血吸虫感染，虫毒阻塞经隧，脉道不通，日久失治，肝脾两伤，形成癥积，气滞络瘀，清浊相混，水液停聚，乃成臌胀。

3. 他病继发　凡他病损伤肝脾，致肝脾失调，水湿积聚者，均有继发臌胀的可能，常见如黄疸、积聚、痢疾等。黄疸日久，湿邪阻滞，肝脾受损，气滞血瘀，或癥积不愈，气滞血结，脉络壅塞，正气耗伤，痰瘀不化，水湿停聚；抑或久泻久痢，气阴耗伤，肝脾受损，生化乏源，气血滞涩，水湿停留等，均可形成臌胀。

4. 情志刺激　忧思郁怒，损伤肝脾。肝为藏血之脏，性喜条达，若情志不舒，肝失疏泄，气机不利，则血液运行不畅，致肝脉瘀阻；另一方面，肝气郁结不舒，气机不畅，气不行水，或横逆犯脾胃，脾胃受克，运化失司，以致水湿停留，水湿与血瘀蕴结，日久不化，痞塞中焦，便成臌胀。

（二）病机

臌胀的基本病机主要为肝、脾、肾三脏受损，气滞、血瘀、水停于腹中。病变脏腑先在肝脾，久则及肾。因肝主疏泄，为藏血之官，肝病则疏泄失职，气滞血瘀，进而横逆犯脾；脾主运化，脾病则运化失司，水湿内聚，进而土壅木郁，以致肝脾俱病。疾病日久，累及于肾，肾主水，司开阖，水湿不化，则胀满愈甚。病理因素无外乎气滞、血瘀、水液停聚。清·喻嘉言《医门法律·胀病论》言："胀病亦不外水裹、气结、血凝。"气、血、水三者既各有侧重，又常相互为因，错杂同病。

本病病理性质总属本虚标实。初起，肝脾先伤，肝失疏泄，脾失健运，两者相因，乃致气滞湿阻，清浊相混，此时以实为主；进而湿浊内蕴中焦，阻滞气机，既可郁而化热，而致水热蕴结，亦可因湿从寒化，出现水湿困脾之候；久则气血凝滞，隧道壅塞，瘀结水留更甚。肝脾日虚，病延及肾，肾火虚衰，不但无力温助脾阳，蒸化水湿，且开阖失司，气化不利，而致阳虚水盛；若阳伤及阴，或湿热内盛，湿聚热郁，热耗阴津，则肝肾之阴亏虚，肾阴既损，阳无以化，则水津失布，阴虚水停，故后期以虚为主。至此因肝、脾、肾三脏俱虚，运行蒸化水湿的功能更差，气滞、水停、血瘀三者错杂为患，壅结更甚，其胀日重，由于邪愈盛而正愈虚，故本虚标实更为错综复杂，病势日益深重。

总之，臌胀作为古代中医风、痨、臌、膈四大难症之一，其病机演变复杂，如失治误治，或饮食不节，或服药不当，或劳倦过度，或正虚感邪等，每致变证多端。如阴虚络热，血溢脉外，轻则鼻衄、齿衄、皮肤紫斑，甚或大量呕血、便血；如肝肾阴虚，邪从热化，蒸液生痰，痰热上蒙清窍，引动肝风，则见神昏谵语、痉厥等；如脾肾阳虚，湿浊内蒙，上犯心窍，亦可导致神糊昏厥之变。末期，本病多见邪陷正虚，气阴耗竭，由闭转脱，病情极为险恶。

三、临床表现

腹水表现取决于腹水量的多少。少量腹水可无明显症状，或仅有餐后腹胀；中、大量腹水表现为明显腹胀；腹部移动性浊音阳性。合并 SBP 时可出现发热、黄疸、腹痛，腹部压痛和反跳痛，严重者出现尿少、肾功能衰竭和肝性脑病表现。

四、西医诊断依据

（一）肝硬化腹水

1.症状和体征　肝硬化患者近期出现乏力、食欲减退等或原有症状加重，或新近出现腹胀、双下肢水肿、少尿等表现。查体见腹壁静脉曲张及腹部膨隆等。移动性浊音阳性提示患者腹腔内液体 > 1000mL，若阴性则不能排除腹水。

2.影像学检查　腹部超声，其次包括腹部 CT 和 MRI 检查。

（二）自发性细菌性腹膜炎

SBP 临床表现缺乏特异性，积极主动寻找 SBP 的证据非常重要，目前早期诊断基于以下几个方面。

1.有以下症状或体征之一　①急性腹膜炎表现。②全身炎症反应综合征的表现：发热或体温不升，寒战，心动过速，呼吸急促。③无明显诱因的肝功能恶化。④肝性脑病。⑤休克。⑥顽固性腹水或对利尿剂突发无反应或肾功能衰竭。⑦急性胃肠道出血。

2.有以下实验检查异常之一　①腹水 PMN 计数 $\geqslant 0.25 \times 10^9$/L。②腹水细菌培养阳性。③ PCT > 0.5ng/mL，排除其他部位感染。

五、中医诊断及鉴别诊断

（一）诊断

1. 初期脘腹作胀，食后尤甚，叩之如鼓，继而腹部胀大如鼓，重者腹壁青筋显露，脐孔突起。

2. 常伴有乏力、纳差、尿少及齿衄、鼻衄、皮肤紫斑等出血征象，可见面色萎黄，皮肤或巩膜黄染，手掌殷红，面、颈、胸部红丝赤缕，血痣及蟹爪纹。

3. 本病常有情志内伤、酒食不节、虫毒感染或黄疸、积聚久病不愈等病史。

4. 腹腔穿刺液检查、腹水细胞学检查、血清病毒学检查、粪便常规检查、肝功能检查及 B 超、CT、MRI 食管钡餐造影等检查，常有助本病的诊断，可明确病变部位、性质与损伤程度。

（二）鉴别诊断

肠覃　肠覃主要因湿热瘀毒流连肠道，阻滞气机而致；常见下腹部肿块，早期肿块局限于下腹部，大如鸡卵，以后逐渐增大，可如怀胎之状，按之坚硬，推之可移，无水液波动感；早期以实证居多。肠覃为慢性耗损性疾病，若不积极治疗，预后不佳。臌胀虽同见腹部胀大，但触之常未见有形肿块，常伴水液停聚。

六、西医治疗

（一）腹水的西医治疗方法

首先需限制钠水的摄入，使用利尿剂配合输注白蛋白、血浆或新鲜血液，提高血浆胶体渗透压，增加有效血容量，提高利尿药的疗效。顽固型腹水可选用腹腔穿刺放液体、经颈静脉肝内门体分流术或肝移植等。

（二）SBP 的抗感染治疗

SBP 一旦诊断成立，应早期、联合、足量应用抗感染药物治疗。优先选用主要针对革兰阴性杆菌并兼顾革兰阳性球菌的抗感染药物，如头孢三代、喹诺酮类等，还应选择 2～3 种抗感染药物联合应用，待细菌培养结果出来后调整抗感染药物。

七、中医辨证论治

（一）辨证要点

本病多属本虚标实之证，初期以实为主，其实又有气滞、血瘀、水停的侧重，同时又有肝、脾、肾脏腑之不同；晚期以虚为主，同时可兼见出血、昏迷等危重证候。

1. 臌胀早期

（1）辨病性：腹部膨隆，腹皮绷急，按之空空然，叩之如鼓，喜太息、嗳气，嗳气或矢气后胀减，口苦脉弦，病性偏于气滞；腹部胀大，状如蛙腹，按之如囊裹水，尿少肢肿，周身困乏无力，苔白腻者，病性偏寒湿；脘腹撑急，灼热口苦，小便短赤，大便秘结，苔黄腻者，病性偏湿热；腹大坚满，或脐心外突，脉络怒张，面色黧黑，面、胸、臂红痣血缕，手掌赤痕，舌质暗或有瘀斑，病性偏血瘀。

（2）辨病位：臌胀主要涉及肝、脾、肾三脏。腹大胀满，按之不坚，胁部或胀或痛，攻窜不定者，病变在肝；腹大胀满，食少脘痞，四肢困重，疲倦无力者，病变在脾；腹大胀满，精神委顿，肢冷怯寒，下肢浮肿，尿少者，病变在肾。

2. 臌胀晚期

（1）辨阴阳：腹胀满不舒，朝宽暮急，面色苍黄，神疲乏力，四肢不温，舌淡紫，脉沉细者，病性偏阳虚；腹大胀满，心烦失眠，口燥，衄血，形体消瘦，小便短赤，舌红绛少津，脉弦细数者，病性偏阴虚。

（2）辨危候：臌胀后期，常并发危重证候。如骤然大量呕血，血色鲜红，大便下血，暗红或油黑，伴手足震颤、狂躁、神志昏迷及尿闭，脉数不静或脉大弦紧者，证属浊毒闭窍、生风动血；若神志昏迷，烦躁不安，甚则怒目狂叫，四肢抽搐颤动，口臭便秘，溲赤尿少，舌红苔黄，脉弦滑者，证属痰热扰神；若神志昏迷，汗出肢冷，气促，撮空，两手抖动，脉细弱者，证属正气衰败、真阳欲脱之危候。

（二）治则治法

根据标本虚实的主次确定相应治法。治疗当攻补兼施，祛邪不伤正，扶正不留邪。初期一般以实证居多，治疗以祛邪为主，根据气滞、血瘀、水停之偏重，分别侧重于理气、活血、祛湿利水，或暂用逐水之法，同时配合健脾疏肝之品。后期一般以虚证为主，治疗以补虚为要，根据阴阳的不同，分别采用温补脾肾或滋养肝肾之法，同时配合行气活血利水。臌胀后期伴有出血、昏迷、阳气虚脱等危重证候者，应"急则治其标"，予以迅速止血、开窍醒神、回阳固脱等急救法，病情稳定后，再从根本治疗。

（三）证治分类

1. 常证

（1）气滞湿阻证

临床表现：腹胀按之不坚，胁下胀满或疼痛，饮食减少，食后胀甚，得嗳气、矢气稍减，小便短少，舌苔薄白腻，脉弦。

证机概要：肝郁气滞，脾运不健，湿浊中阻。

治法：疏肝理气，运脾利湿。

代表方：柴胡疏肝散合胃苓汤加减。前方以疏肝理气为主，后方以运脾利湿消胀为主。

常用药：柴胡、枳壳、芍药、川芎、香附疏肝理气，宽中解郁；白术、猪苓、茯苓、泽泻健脾利水；桂枝辛通温阳，助膀胱之气化而增强利水之效；苍术、厚朴、陈皮健脾理气除湿。

若胸脘痞闷，腹胀，嗳气为快，气滞偏甚者，加佛手、沉香、木香；尿少，腹胀，苔腻者，加砂仁、大腹皮、泽泻、车前子；神倦，便溏，舌质淡者，加党参、黄芪、附子、干姜、川椒；胁下刺痛，舌紫，脉涩者，加延胡索、莪术、丹参、鳖甲；头晕失眠，舌质红，脉弦细数者，加制何首乌、枸杞子、女贞子。

（2）水湿困脾证

临床表现：腹大胀满，按之如囊裹水，甚则颜面微浮，下肢浮肿，脘腹痞胀，得热则舒，精神困倦，怯寒懒动，小便少，大便溏，舌苔白腻，脉缓。

证机概要：湿邪困遏，脾阳不振，寒水内停。

治法：温中健脾，行气利水。

代表方；实脾散。

常用药：白术、苍术、附子、干姜振奋脾阳，温化水湿；厚朴、木香、草果、陈皮行气健脾除湿；茯苓、泽泻利水渗湿；甘草、生姜、大枣调和胃气。

若浮肿较甚，小便短少，加肉桂、猪苓、车前子；胸闷咳喘，加葶苈子、苏子、半夏；胁腹痛胀，加郁金、香附、青皮、砂仁；脘闷纳呆，神疲，便溏，下肢浮肿，加党参、黄芪、山药。

（3）湿热蕴结证

临床表现：腹大坚满，脘腹胀急，烦热口苦，渴不欲饮，小便赤涩，大便秘结或溏垢，舌边尖红，苔黄腻或兼灰黑，脉象弦数。

证机概要：湿热壅盛，蕴结中焦，浊水内停。

治法：清热利湿，攻下逐水。

代表方：中满分消丸。

常用药：茵陈、金钱草、山栀子、黄柏清化湿热；苍术、厚朴、砂仁行气健脾化湿；大黄、猪苓、泽泻、车前子、滑石分利二便。

若热势较重，加连翘、龙胆草、半边莲、半枝莲；小便赤涩不利，加陈葫芦、蟋蟀粉；胁痛明显，加柴胡、川楝子；见面、目、皮肤发黄，合茵陈蒿汤。

（4）肝脾血瘀证

临床表现：脘腹坚满，青筋显露，胁下癥结痛如针刺，面色晦暗黧黑，或见赤丝血缕，面、颈、胸、臂出现血痣或蟹爪纹，口干不欲饮水，或见大便色黑，舌质紫暗或有紫斑，脉细涩。

证机概要：肝脾瘀结，络脉滞涩，水气停留。

治法：活血化瘀，行气利水。

代表方：调营饮。

常用药：当归、赤芍、桃仁、三棱、莪术、鳖甲化瘀散结；大腹皮行气消胀；马鞭草、益母草、泽兰、泽泻、茯苓化瘀利水。

若胁下癥积肿大明显，加土鳖虫、牡蛎；病久体虚，气血不足，或攻逐之后，正气受损，加当归、黄芪、党参；大便色黑，加三七、茜草、侧柏叶；病势恶化，大量吐血、下血，或出现神志昏迷等危象，当辨阴阳之衰脱予以生脉注射液或参附注射液滴注。

（5）脾肾阳虚证

临床表现：腹大胀满，形似蛙腹，朝宽暮急，面色苍黄，或呈苍白，脘闷纳呆，神倦怯寒，肢冷浮肿，小便短少不利，舌体胖，质紫，苔淡白，脉沉细无力。

证机概要：脾肾阳虚，温运失常，水湿内聚。

治法：温补脾肾，化气利水。

代表方：附子理苓汤。

常用药：附子、干姜、人参、白术温补脾肾；茯苓、泽泻、猪苓利水消胀；甘草补脾益气。

神疲乏力，少气懒言，食少腹胀，食后尤甚，便溏者，加黄芪、山药、薏苡仁、扁豆；面色苍白，怯寒肢冷，腰膝酸冷疼痛，脉弱无力者，加肉桂、仙茅、淫羊藿；腹筋暴露者，加赤芍、泽兰、三棱、莪术。若腰膝酸重，肢肿，小便不利，痰饮咳喘者，用济生肾气丸。

（6）肝肾阴虚证

临床表现：腹大胀满，或见青筋暴露，面色晦滞，唇紫，口干而燥，心烦失眠，时或鼻衄，牙龈出血，小便短少，舌质红绛少津，苔少或光剥，脉弦细数。

证机概要：肝肾阴虚，津液失布，水湿内停。

治法：滋肾柔肝，养阴利水。

代表方：一贯煎合六味地黄丸加减。前方侧重养阴柔肝，后方重在滋养肾阴。

常用药：熟地黄、山茱萸、山药滋养肝肾；茯苓、泽泻、牡丹皮淡渗利湿；生地黄、沙参、麦冬、枸杞子滋肾柔肝；当归、川楝子养血活血疏肝。

若津伤，口干明显者，加石斛、玄参、芦根；青筋显露，唇舌紫暗，小便短少者，加丹参、益母草、泽兰、马鞭草；阴虚阳浮，耳鸣，面赤，颧红者，加龟甲、鳖甲、牡蛎；湿热留恋不清，溲赤涩少者，加知母、黄柏、金钱草、茵陈；腹内积聚痞块，痛处不移，卧则腹坠，肾虚久泻者，加膈下逐瘀汤。

2. 变证

（1）黄疸

临床表现：身目黄染如金，倦怠乏力，烦躁不宁，纳食欠佳或不欲食，恶心厌油，肝区胀痛，腹部膨隆，双下肢水肿，尿少如浓茶，大便溏，舌暗红，苔黄腻，脉弦滑。

证机概要：热毒壅盛，湿邪困遏，胆汁泛溢。

治法：清热解毒，利湿退黄。

代表方：甘露消毒丹。

常用药：滑石、茵陈、黄芩利湿退黄；石菖蒲、藿香、白豆蔻、木通行气和中；连翘、射干、浙贝母、薄荷清热散结。

若神志不清，目不识人者，加水牛角、石菖蒲、郁金；气虚乏力，少气懒言者，加黄芪、党参、山药、白术；腹部胀大，小便不出者，加车前子、通草、猪苓、泽泻；湿困脾胃，便溏尿少，口中甜者，加厚朴、苍术；纳呆，无食欲者，加炒麦芽、鸡内金。临证可参见黄疸病证进行辨治。

（2）出血

临床表现：轻者可见牙龈出血、鼻衄或肤下瘀斑，重者病势突变，大量呕吐鲜血或大便下血，舌红苔黄，脉弦数。

证机概要：火热熏灼，瘀毒互结，热迫血溢。

治法：泻火解毒，凉血止血。

代表方：犀角地黄汤。

常用方药：水牛角、生地黄泻火解毒；赤芍、牡丹皮凉血止血。

若实热较甚者，加黄连、黄芩、黄柏、栀子；骤然大量呕血，血色鲜红，大便下血，暗红或油黑者，加三七、仙鹤草、地榆炭、大黄炭、白茅根、侧柏叶、茜草；大出血后，气随血脱，阳气衰微，汗出如油，四肢厥冷，呼吸低微，脉细微欲绝者，用大剂独参汤加山茱萸；疾病后期，气阴两虚者，加沙参、西洋参、太子参、山药。临证可参见血证进行辨治。

（3）神昏

临床表现：神昏谵语，昏不识人，发热，黄疸，烦躁不宁，口臭便秘，溲赤尿少，舌质红绛，苔黄燥，脉细数。

证机概要：邪热内陷，热毒互结，蒙蔽心窍。

治法：清热解毒，醒脑开窍。

代表方：清营汤合安宫牛黄丸加减。前方清热凉血，后方豁痰开窍。

常用药：水牛角、生地黄、麦冬、玄参清热凉血；金银花、连翘、竹叶凉营解毒；黄连、丹参凉血散瘀。

若痰浊壅盛，蒙蔽清窍，而见神志昏迷较甚，静卧嗜睡，神情淡漠，舌苔厚腻者，加郁金、石菖蒲；出血严重者，加大蓟、栀子炭、血余炭；痰涎壅盛，烦躁不安者，加竹沥、瓜蒌、胆南星；邪热偏盛而身热较重者，用安宫牛黄丸；热动肝风而惊厥抽搐者，改用紫雪丹；痰浊偏盛而昏迷较重者，改用至宝丹；病情继续恶化，昏迷，汗出肤冷，气促，撮空理线，两手抖动，脉细微弱者，应急予生脉散、参附龙牡汤。

第二节　关幼波教授治疗肝硬化腹水及自发性细菌性腹膜炎的临证思路

一、关幼波教授对肝硬化腹水及自发性细菌性腹膜炎的认识

关老认为肝病发展到肝硬化腹水阶段，基本病机为久病体虚，正不抗邪，水湿内停，正虚为本，邪实为标。正虚为肝、脾、肾三脏虚损，尤以脾虚为主，气血大亏；邪实为湿热余邪，痰瘀阻络，表现为腹水。临床多见虚中夹实，虚实夹杂。

从正虚来说，首先是气血的亏虚。该病多因湿热邪毒内伏日久，长期耗伤人体气血精液，气为血之帅，气虚则血无以帅行，血行不畅而滞留经脉，气血不行则水湿难化，聚而成水。其次是肝、脾、肾三脏实质性的亏损，特别是中州脾虚。脾胃为后天之本，位于中焦，亦为气机升降之枢纽，脾为湿困，脾气虚弱，则气血生化乏源，运行不畅，水湿内停。最后是三焦气化功能失调。三焦为决渎之官，主行水，主要作用为疏通水道，而水液的代谢，其源在脾，其布在肺，其司在肾，三焦与肺、脾、肾的生理功能密不可分。若肺失宣降，脾失健运，肾失开阖，任何一脏功能障碍，均可影响三焦决渎，导致水饮内停。

从邪实来说，首先是湿热余邪。肝硬化腹水多为病毒性肝炎、酒精性肝病等湿热之邪为患迁延所致。本病患者以正虚为主，但仍有少量湿热余邪残留。若蕴毒化热，湿热熏蒸，或见发热，或并发黄疸，严重时痰热互结，蒙闭心包，出现神昏、谵妄。其次是痰瘀阻络。湿热凝聚结痰，或者脾虚生痰，痰阻血络，则血滞瘀阻，水湿难消。最后是腹水。腹水既是本病发展到终末期的病理产物，又是疾病进一步发展的病理因素，为有形之邪，其生成后不断消耗人体的气血精微，导致正气更虚。

二、关幼波教授对肝硬化腹水及自发性细菌性腹膜炎的辨治思路

（一）见"水"不能单纯利水

水湿内停，主要由于正虚（气虚、脾虚、阴虚）肝郁血滞，中州不运，湿热凝聚

结痰，瘀阻血络，更由于肝、脾、肾三脏实质性损害导致功能的失调，三焦气化不利，气血运行不畅，水湿不化，聚而成水。若水蓄日久，或湿热未清，蕴毒化热，湿热熏蒸，或见发热，或并发黄疸。严重时痰热互结，塞闭心包，也可出现神昏、谵妄等肝昏迷之危候。根据"治病必求其本"的原则，所以，以补虚扶正为常法，逐水攻邪为权变。

1. 补气与利水　关老认为肝硬化腹水均有气虚血滞。气为血帅，气虚则血无以帅行，或血行不畅而滞留，气血不行则水湿难化。此类患者多见面色黄，体瘦，语言低弱，气息短促，乏力，腹胀大，肢肿，脉沉细无力，舌苔薄白，或舌净无苔等症，所以，补气与逐水并用，可使气足血行而水化。

2. 养阴与利水　由于湿热未尽，或水蓄日久化热，热耗阴血，肝肾阴虚，瘀血阻络，水湿不化，腹水仍未消，可致阴虚血热，气滞血瘀，脾不健运，水湿内停，除一般症状外，可见日晡潮热、衄血、心烦不安、脉沉弦滑或细数、苔薄白或舌净无苔、舌质红绛。若过用利水之剂则"下后伤阴"，若过用滋阴则湿恋水蓄，所以，关老十分重视滋阴养血与利水并用的法则，且与补气、健脾、活血通络配合应用，使养阴而不呆滞。

3. 健脾与利水　脾居中州，为运化水湿之枢机，脾虚或肝病及脾，运化失职，水湿不能泄利则胀满为臌，临床多见面黄、体瘦、食纳不佳、腹胀便溏、小便不利、苔白或白腻、脉沉细，所以，关老在治疗时健脾与利水并用，脾气足则运化有权，水道通则水蓄得下。

（二）注意疏利三焦以行水

三焦气化不利则水湿停聚，而三焦气化功能上与肺、中与脾、下与肾的功能密切相关，即所谓上焦如雾、中焦如沤、下焦如渎。若肺、脾、肾功能失调，则三焦气化无主，临床除臌胀一般症状外，每因水气上泛而见气短、咳吐、隐痛、胸闷痛，以及少腹胀、尿黄少，脉见弦滑，舌苔白腻或薄白。

（三）重视活血行气化痰以助利水

在臌胀的治水过程中，关老重视活血行气之法。因为肝郁血滞、气血不畅是水湿停聚的重要环节。湿热凝聚结痰，痰阻血络，则血滞瘀阻，水湿难消，从以上所举个例也可清楚说明，关老在"治黄"中所强调过的，归纳起来治水时：补气活血化瘀药常用生黄芪、当归、赤芍、泽兰、红花、益母草、水红花子、藕节、杏仁、橘红；行气活血化痰则加用枳壳、木香、香附、郁金；活血化瘀软坚时加用生牡蛎、鳖甲、地龙、王不留行、阿胶、五灵脂；若兼血热而有瘀，则加用牡丹皮、赤芍、白茅根；若无热象而有血瘀，则可适当加用肉桂、生姜、干姜、桂枝、附子，以助温运活血、通阳利水。对于肝郁血滞，痞块积聚，关老多主张用养血柔肝、养阴软坚之品，如当归、白芍、阿胶、鳖甲、龟甲，即所谓欲软其坚，必先柔其性，很少或不用攻伐破瘀的三棱、莪术之属，水蛭、虻虫则为禁用之例。因为，关老认为肝为血脏，肝郁血滞而致胁下痞块积聚（肝脾肿大）治当活化以疏通其气血，使凝血化散，血脉流通则痞块自消，若妄用攻伐破瘀之剂，非但痞块不消，反而促使其凝结硬化，甚或造成大出血，应当引以为戒。

第三节　关幼波教授治疗肝硬化腹水及自发性细菌性腹膜炎验案

案 1

宁某，女，38 岁。

主诉：腹部胀满反复发作 7 年。

现病史：患者 7 年来腹部反复胀大，经检查确诊为肝硬化腹水，初起时服中药，一度腹水消退，但不久腹水又起，月经断闭，体重 85kg，腹围最大曾达 160cm，腹胀难忍，每月须行腹腔穿刺放液 1 次，每次放水量 7000～8000mL。至 1956 年 12 月份来诊时，放腹水次数已记不清，其后在门诊治疗中常服黄芪煎剂及紫河车粉，先后达 3 年之久，尿量较前增多，腹胀减轻，穿刺放液延长至 4～6 个月进行 1 次，腹围保持在 100cm 以内，月经复至，体型稍胖，行动自如，饮食、睡眠、二便正常，现患者为求进一步诊治入院治疗。查体：发育中等，营养稍差，面色萎黄不泽，心音正常，心尖向左上移位，肺听诊（－），腹部膨隆，腹围 96cm，腹壁静脉曲张，腹水征明显，肝脾触不清，下肢不肿。化验：初诊时肝功能异常，入院时已正常。

舌象：舌净无苔。

脉象：脉沉细缓。

西医诊断：肝硬化腹水。

中医辨证：气虚血滞，水湿内停。

立法：补气活血，利水消肿。

方药：

生黄芪 60g	党参 10g	紫河车 12g	当归 12g
赤芍 10g	白芍 10g	杏仁 6g	鸡内金 10g
香附 10g	泽兰 15g	红花 12g	桃仁 10g
牡丹皮 10g	丝瓜络 12g	茜草 15g	通草 3g
泽泻 12g	车前子 15g	抽葫芦 15g	鲜水葱 30g

14 剂，水煎服，日 1 剂。

治疗经过：关老以上方为基本方加减，黄芪用量逐渐增加，每剂一般均在 30g 以上。入院 3 周后，患者曾放腹水 1 次，放水后立即重用黄芪，最多时 1 个昼夜曾服黄芪达 420g，腹围缩小至 80cm，腹水仅见可疑，肝脾未触及，其后未再放水，治疗 2 个月后，精神好转，面色润泽，体力增加，睡眠、饮食、二便均正常，出院后继续观察。

按语： 生黄芪微火浓煎内服补气功能较强，如若与党参、当归、赤白芍相配更具补气养血之力，紫河车培本扶元，久服大补精髓，上述五味药已兼顾阴阳、脾胃、气血诸方面，为培补气血之主要药。患者腹水达 7 年之久，尽管反复多次大量放水，并未诱发昏迷、肝功能衰竭等危候，反而肝功能渐次恢复正常，腹水稳步消退，实由于培补气血之功。通草、泽泻、车前子、抽葫芦、鲜水葱为祛湿利水之剂。其中抽葫芦甘平滑，利水消肿，专治腹水；鲜水葱又名冲天草，通利小便消肿。关老在重用补气药的基础上，养血益阴，柔肝健脾，同时，配合红花、桃仁、泽兰、茜草、牡丹皮、赤芍等活血化瘀之品，使气血调和，活血而不伤血，气血舒畅则水湿易行，佐以香附、杏仁、丝瓜络疏肝行气，宣肺以开水之上源，通络以条达气机，重点在于大量使用生黄芪，补气以促血行，血行则水化。

另外，对于腹水采用穿刺放液疗法，我国古代医籍中也早有记载。如晋·葛洪《肘后备急方》中说："若唯腹大，下之不去，便针脐下二寸，入数分，令水出孔合，须腹减乃止。"然而因放腹水引起腹腔感染，或因蛋白质和电解质的丢失诱发肝昏迷等不良后果，古人也有类似见解。如《备急千金要方》中说："凡水病忌腹上出水，水出者月死，大忌之。"从本例看，用中药大补气血以弥补因放腹水而出现的并发症是关老治水的体会之一，值得进一步研究。

案 2

许某，男，27 岁。

主诉： 腹部胀满 1 年。

现病史： 患者 1 年来腹渐胀大，下肢浮肿，尿少，尿色茶红，经常鼻衄，肝脾肿大因未同意行脾切除术而来诊治。症见：气短无力，食欲不振，左胁下时时疼痛，腹胀，小便黄少。查体：发育中等，营养差，面色黄，体瘦，语声低弱而缓慢，心浊音界向左扩大，肺（－），腹部膨隆，腹围 90cm，腹壁静脉怒张明显，腹水征阳性，肝未触清，脾在肋下一掌，中等硬度，下肢有指凹性水肿。化验：黄疸指数 5 单位，胆红素 0.4 毫克％，麝浊 5 单位，脑絮（＋），高田反应（＋），血浆蛋白 3.407 克％，球蛋白 1898 克％。

舌象： 舌质暗淡，苔白。

脉象： 沉细。

西医诊断： 肝硬化腹水。

中医辨证： 气血两虚，肝郁血瘀，水湿内停。

立法： 补气养血，理气活血，佐以利水。

方药：

黄芪 30g	丹参 15g	醋柴胡 4.5g	当归 12g
杭白芍 15g	杏仁 10g	橘红 10g	香附 10g
郁金 7.5g	牡丹皮 10g	红花 6g	泽兰 15g
牡蛎 15g	木瓜 12g	牛膝 10g	木香 3g

砂仁 3g	生姜皮 3g	大腹皮 12g	生槟榔 12g
通草 3g	薏苡仁 12g	抽葫芦 15g	冬瓜皮 12g
冬瓜子 12g	车前子 12g（包）		

治疗经过：关老以上方为主，后随症略有加减，患者共服药 3 个月，药后除偶有齿龈出血外，已无任何不适，食睡二便均正常。查体：腹水征消失，腹围 80cm，脾大如前，肝未触及，下肢不肿。化验：黄疸指数 4 单位，胆红素 0.8 毫克 %，麝浊 31 单位，脑絮（−），高田（−），血浆蛋白 3.536 克 %，球蛋白 2.157 克 %。出院门诊观察，继续治疗。

按语：重视调理气血是关老治病的最大特点。疾病不论外感、内伤，急性、慢性，唯使气血和畅，才能给疾病的痊愈创造最有利的条件；反之，气血运行乖涩，往往是造成疾病迁延不愈的因素之一。调理气血必须在辨证论治中加以运用，如病浅症急日短者常取调气和血，病深症缓日久者常取补气养血、补气活血。故关老对肝硬化病例一般以双补气血治本为主，常以八珍汤为基础加减化裁。黄芪补气升阳，固表行水，托里生肌；丹参功同四物，养血活血。所以，黄芪、丹参常配合同用，效果尚好。在理气活血时，要尽量选用既能舒畅气血，又不伤气耗血的药物。关老常用醋柴胡、木瓜疏肝理气。前人有柴胡劫肝阴之说，以其具有升举阳气之力，今柴胡用醋制，酸能入肝，且酸敛之性可以制约柴胡劫阴升发之弊；木瓜亦酸温，能疏肝和络化湿。此外，香附、郁金既能调气又能理血亦属常用。泽兰不但常用，而且有时重用至 30g，因泽兰除能通行肝脾、祛瘀通经之外，还有行水之功，其性微温，其气味清香，故对于痞块、腹水最为相宜。

案 3

史某，男，22 岁，1959 年 1 月 29 日初诊。

主诉：腹胀 1 个月。

现病史：患者 3 个月前发现肝脾肿大，去某地医院诊为肝硬化、脾功能亢进而行脾切除术，经过顺利，近 1 个月来腹部胀大，检查有腹水，遂来诊。症见：恶心，鼻衄，牙龈溢血，胸闷，腹胀，饭后胀甚，午后低热，37.5 ～ 38.5℃，夜间燥热不眠，大便稀，日行 4 ～ 6 次，小溲黄少。检查：发育营养较差，体瘦，皮肤巩膜无黄染，心肺（−），腹部膨隆，左上腹有弧形手术瘢痕，腹围 86cm，腹水征明显，肝未触清，脾已切除，下肢不肿。化验检查：黄疸指数 6 单位，胆红素 0.3 毫克 %，麝浊 5 单位，脑絮（−），高田（−），白蛋白 3.536 克 %，球蛋白 2.545 克 %。

舌象：舌质红。

脉象：沉弦数。

西医诊断：肝硬化腹水；脾切除术后。

中医辨证：阴虚血热，肝郁抑脾，运化无权，中焦水停。

立法：养阴凉血，柔肝理脾，行水利湿。

方药：

银柴胡 3g	青蒿 4.5g	白薇 10g	赤芍 10g
白芍 10g	地骨皮 10g	牡丹皮 10g	生知母 10g
黄柏 10g	酒黄芩 12g	白茅根 30g	连翘 15g
白僵蚕 10g	蝉蜕 10g	鳖甲 10g	生牡蛎 18g
炒枳壳 6g	川厚朴 4.5g	泽泻 10g	茯苓皮 30g
猪苓 10g	冬瓜皮 15g	冬瓜子 15g	抽葫芦 18g
鲜水葱 24g			

治疗经过：关老以上方为主，随症略有加减，患者共服药54剂。至1959年3月23日，患者腹泻渐止，鼻齿衄血明显好转，食睡正常，体温平稳。查腹水消失，腹围65cm，肝未触及。复查黄疸指数5单位，胆红素0.7毫克%，麝浊8单位，脑絮（－），高田（－），白蛋白2.89克%，球蛋白1.70克%。出院门诊继续观察。

按语：本例为肝硬化行脾切除术后，由于内热久蕴，又因手术伤阴耗血，而致阴虚血热，故见低烧衄血、烦躁不眠。关老故以养阴凉血，柔肝理脾，行水利湿为法。方中银柴胡、青蒿、白薇、牡丹皮、白茅根、地骨皮、知母、黄柏养阴清营凉血，透血分伏热。连翘、酒黄芩清热。白僵蚕辛咸性平，能泻热化痰，镇痉散结；蝉蜕甘寒清热，能祛除肝经风热。二者相配对于平素阴虚肝旺夹有风痰，咽红身热者退热效果尤著，兼能解表散风，且不大汗伤阴。关老常以二者并用以治阴虚血热兼有蕴毒之证，有时在用青蒿、银柴胡、地骨皮等除蒸透热不效时合并白僵蚕、蝉蜕而奏效。枳壳、厚朴宽中理气，在此有双重意义。一方面与茯苓、猪苓、泽泻、冬瓜皮、抽葫芦、鲜水葱等利水药同用，以运中焦而泄下焦，共起通利三焦、行水消胀的作用；另一方面与赤芍、鳖甲、生牡蛎等活血软坚药相配伍，借其行气之力以助散瘀消痞之功，且使养血滋阴之味静中有动，防其呆滞不化。但此类药物终属气分药，多用久用难免耗气伤阴，故须因人而异，充分发挥其有利作用。

案4

程某，男，35岁，1963年1月10日初诊。

主诉：腹胀3年。

现病史：患者3年前开始腹胀，身倦乏力，消瘦，下肢浮肿，当地医院检查肝脾肿大，有腹水，来京前曾大吐血1次，诊断为肝硬化腹水伴上消化道出血，来京后确诊同上。谷丙转氨酶540单位，麝浊15单位，脑絮（＋＋），麝絮（＋＋）。钡剂透视未见食管静脉曲张。遂来我院就诊。症见：腹胀胸闷，两胁胀满，睡眠不佳，精神不振，食纳不佳，头痛易怒。检查：外貌消瘦，巩膜皮肤无黄染，蜘蛛痣（－），心肺（－），肝在剑突下三指，质中偏硬，腹围92cm，有明显腹水征，腹壁静脉怒张。血色素12克%，红细胞466万/立方毫米，白细胞6250/立方毫米，血沉40毫米（第一小时），血小板192000/立方毫米。

舌象：舌苔稍白。

脉象：沉滑。

西医诊断：肝硬化腹水。

中医辨证：脾虚失运，气虚血滞，水湿内停。

立法：健脾益气，活血化痰，行气清热利水。

方药：

焦白术 10g	党参 15g	生黄芪 15g	当归 10g
茵陈 15g	酒黄芩 10g	杏仁 10g	橘红 10g
泽兰 10g	王不留行 10g	牛膝 6g	红花 12g
赤芍 12g	白芍 12g	香附 10g	青皮 6g
陈皮 6g	木瓜 12g	大腹皮 12g	蒲公英 15g
败酱草 15g	生姜 3g	厚朴 10g	车前子（包）10g

7 剂，水煎服，日 1 剂。

1963 年 1 月 17 日二诊：服药 7 剂后腹胀减轻，右胁痛，精神不佳如前。继服上方。

1963 年 2 月 8 日三诊：按上方继服 1 月后，腹围减为 80cm，腹水征已不明显，移动性浊音消失，精神好转，身倦仍在。复查肝功能：谷丙转氨酶 28 单位，谷草转氨酶 10 单位，胆红素 0.4 毫克％，黄疸指数 6 单位，麝浊 17 单位，脑絮（++），高田（++）。

后按上方略加减服药 3 个月复查肝功，转氨酶已正常，麝浊 12 单位，脑絮（++），麝絮（++），白蛋白 3.8 克％，球蛋白 2.95 克％。随症加减党参、白术、山药、红花、何首乌、泽兰、王不留行、当归、牛膝、青皮、陈皮、续断、女贞子、桑寄生、鳖甲等药，共服 74 剂。后患者带常服方继服，前后共治疗 14 个月。

1964 年 4 月 24 日复诊：复查时患者称病情一直稳定，目前仅觉饭后腹稍胀，腰背微酸，其他无任何不适。查谷丙转氨酶 10 单位，麝浊 7 单位，脑絮（-），麝絮（+），白蛋白 4.65 克％，球蛋白 2.50 克％。腹水消失，临床症状基本消失。后观察半年，情况稳定。

按语：本例系因脾虚，脾失健运，输转失职所致。水湿内阻，水邪泛滥，升降失职，气道壅隔，故腹胀胸闷、纳差、消瘦、腹水如鼓；血瘀络阻则青筋暴露；肝气郁滞，则胁胀善怒。治以健脾益气为主。药用党参、白术、生黄芪、当归、杭白芍健脾养血柔肝，杏仁、橘红、泽兰、王不留行、牛膝、红花、赤芍活血化痰，香附、木瓜、青皮、陈皮理气开痰，厚朴、大腹皮宽中消胀，生姜、车前子温脾行水，佐以茵陈、酒黄芩、蒲公英、败酱草清热利湿解毒。诸药合用，健脾与利水并用，以扶正为主，利水为辅。

案 5

顾某，女，64 岁。

主诉：腹胀伴下肢浮肿 1 个月。

现病史：患者半年来食欲不振，1 个月前发热后，尿量减少，腹部胀大，下肢浮肿。

症见：口干口苦，食欲不振，胃脘作胀，食后更甚，轻度咳喘，气短，胸满而闷，两胁肋胀痛引腋窝，时或胸腹掣痛，少腹满，尿少而黄，下肢浮肿，大便如常。检查：发育营养较差，体瘦，心（－），呼吸音弱，腹部膨隆，腹壁水肿，腹围 82cm，有明显移动性浊音，肝脾未触清，腰及下肢有指凹性水肿。胸透：左侧胸腔中等量积液，心脏向右移位。化验检查：血胆红素 1 毫克 %，麝浊 12 单位，脑絮（++），白蛋白 2.98 克 %，球蛋白 3.27 克 %。

舌象：舌苔白腻。

脉象：弦滑。

西医诊断：肝硬化腹水；左侧胸腔积液。

中医辨证：脾虚气弱，气滞血瘀，三焦气化不利，水湿泛滥。

立法：健脾益气，疏利三焦，佐以活血化瘀软坚。

方药：

生黄芪 30g	茯苓 60g	炒白术 24g	大枣 4 枚
茵陈 30g	麻黄 18g	杏仁 10g	葶苈子 7.5g
防风 12g	防己 12g	薏苡仁 24g	冬瓜皮 12g
冬瓜子 12g	川厚朴 10g	大腹皮 12g	肉桂 1.5g
车前子（包）30g	木通 10g	猪苓 12g	赤小豆 30g
王不留行 12g	穿山甲 3g	炙鳖甲 12g	桃仁 10g

治疗经过：关老以上方为主，随症略有加减，患者服药 80 剂，咳喘已平，胸腹已不胀痛，食睡均佳，二便正常，无任何不适，仅下午及晚间下肢仍有轻度浮肿。检查：呼吸音正常，胸水征及腹水征均已消失，腹围 73cm，肝脾均未触及，下肢不肿。复查：血胆红素 0.2 毫克 %，黄疸指数 4 单位，麝浊 4 单位，脑絮（－），高田反应（－），白蛋白 3.062 克 %，球蛋白 2.031 克 %，继续观察。

按语： 臌证的发生源于气血运行不畅，气郁血滞和肝、脾、肾三脏功能失调，以致聚水而胀，而三焦气化不利为其水蓄的直接因素。三焦所以能发挥有效的决渎作用，排泄水液，是与肺、脾、肾的生理功能分不开的。因为肺主治节，司呼吸，唯肺气宣达肃降，才能通调水道，下输膀胱。脾主运化，升清降浊。最关键的是肾，因肾主水，司开阖，肾阳的温煦具有调节控制水的输出与排泄的作用。肺、脾、肾三者功能的正常和协调，是维持三焦决渎功能的重要条件。若肺气失于宣达肃降，或脾运不健，或肾气开阖不利，三者中不论那一方面功能受到障碍，均可影响三焦决渎作用。因此，水的代谢，实际上是"其源在脾"，"其布在肺"，"其司在肾"。治疗水肿和腹水，消水之法虽当疏利三焦，实为宣肺以开鬼门，或疏涤肠胃去宛陈莝，或健脾以转枢机，或温肾利水以洁净府，根据病情，灵活运用。本例上有胸水，中有腹水，下肢浮肿，属于水湿弥漫三焦，所以法当疏利三焦。方中麻黄、杏仁、葶苈子、防风宣通肺气，以开发上焦。白术、茯苓、薏苡仁、川厚朴、大腹皮健运脾气，以理中焦。肉桂、防己、木通、车前子、茵陈、猪苓、赤小豆等为温肾通关，以利下焦。冬瓜皮、子并用，兼有通利上下的作用。综合上述各药共起疏利三焦的作用。本方还配合使用生黄芪、大枣以养气血，王不留行、穿山甲（现用替代品）、鳖甲、桃仁等活血化瘀软坚，标本兼顾。关老曾强调指出在疏利三焦的同时，仍应注意补气，以加强和巩固疗效，使"气化则能出矣"，绝非一味疏利，否则亦可戕伤正气，而难以收效。

案 6

刘某，男，51 岁，1958 年 5 月 5 日初诊。

主诉：腹胀伴阴囊及下肢肿胀 1 年。

现病史：患者 1 年多来，自觉腹胀，阴囊及下肢肿胀，曾经医院检查确诊为肝硬化腹水。症见：胃脘胀满，精神不振，食纳不佳，睡眠不安，小便黄少色如浓茶。检查：有明显腹水征，腹围 83cm，肝脾未触及，下肢有明显指凹性水肿。化验检查：麝浊 20 单位，白蛋白 19 克 %，球蛋白 2.9 克 %。

舌象：苔白，舌质暗淡。

脉象：沉弦细。

西医诊断：肝硬化腹水。

中医辨证：肝郁血滞，水湿内停。

立法：活血化痰，利湿行水消胀。

方药：

茵陈 12g	赤茯苓 15g	通草 3g	泽泻 10g
杏仁 10g	橘红 10g	当归 12g	牛膝 6g
生姜皮 3g	杭白芍 15g	牡丹皮 12g	生黄芪 30g

15 剂，水煎服，日 1 剂。

1958 年 5 月 22 日二诊：服上方 15 剂后，小便量逐渐增多，精神好转，睡眠、食纳好转，检查腹围 75cm，移动性浊音不明显，下肢浮肿消失。查麝浊 5 单位，凡登白试验（－），血胆红素 0.1 毫克 %，白蛋白 3.5 克 %，球蛋白 2.6 克 %。继服上方门诊观察。

按语： 患者病程 1 年余，确诊为肝硬化，有明显腹水征，下肢浮肿，辨证为肝郁血滞、水湿内停。关老在治疗时，首先以生黄芪、当归养血益气，使气充血行，且以牛膝、白芍合当归养血柔肝，又以杏仁、橘红化痰通络，继以赤茯苓、通草、茵陈、生姜皮；泽泻利湿行水，佐牡丹皮凉血活血，旨在活血行气，化痰以助水行，符合"治水先治气，气行水自治"的原则。所谓治气，是广义的治气概念，如若气虚，必须补气，气足才能催动血行，否则单纯行气反而伤气，更不利于血行。所以，方中无行气之品，以补气为治，仿王清任补阳还五汤之要旨，补气活血，以利水行，故于服药后患者小便量增多，腹水减少，下肢浮肿消失，非但症状改善，肝功能也趋于恢复。

案 7

郑某，男，33 岁，1958 年 9 月 28 日初诊。

主诉：皮肤黄染伴腹胀 2 个月。

现病史：患者因黄疸伴有腹水 2 个月而住院治疗。症见：唇干口燥，思饮，厌油，纳差，心烦急躁，上腹不适，全腹胀甚，有时体温在 38℃上下，大便正常，小溲短赤。查体：发育中等，营养稍差，体质较弱，全身黄疸明显，心（－），两肺下野叩诊稍浊，腹部轻度膨隆，腹围 88cm，有明显腹水征，肝脾未触清，腰部及足踝部有指凹性水肿。化验：黄疸指数 80 单位，凡登白迅速反应，胆红素定量 6.25 毫克％，麝浊 20 单位，脑絮（＋＋＋），高田反应（＋），血清白蛋白 3.54 克％，球蛋白 2.55 克％。

舌象：舌苔黄厚。

脉象：脉弦滑数。

中医辨证：肝胆湿热，热重于湿，兼有气郁血滞。

立法：清热利湿化痰，理气活血利水。

方药：

茵陈 90g（另煎兑服）	黄连 4.5g	牡丹皮 12g	蒲公英 12g
酒黄芩 30g	通草 3g	木通 10g	瞿麦 10g
海金沙 10g	泽泻 12g	杏仁 10g	橘红 10g
大腹皮 15g	薄荷 4.5g	胡 4.5g	鸡内金 12g
当归 12g	赤芍 15g	白芍 15g	泽兰 15g

治疗经过：关老以上方为主，随病情变化而略有加减，期间患者发热，并用局方至宝丹每日 1 丸，分 2 次吞服。按此法则调治半年之久，患者于 1959 年 5 月 23 日临床痊愈出院。出院时，患者除食量仍少于平常外，已无其他不适，睡眠二便正常。查体：黄疸（－），腹部平坦，腹围 73.5cm，未有腹水征，肝脾均未触知，下肢不肿。化验肝功能在正常范围内。后转门诊继续观察。

按语：上方的作用可以分为如下几组：茵陈、酒黄芩、黄连、蒲公英、通草、木通、瞿麦、海金沙、泽泻清热解毒，利湿退黄。其中重用茵陈至 90g，并配以泽兰、牡丹皮、赤芍，因此患者湿热之邪已深伏血分，故用凉血活血才可加速退黄作用。橘红、杏仁、大腹皮、柴胡理气解郁。薄荷轻清宣散，开郁透邪。患者热郁在里，故仿逍遥散之意，将当归、白芍与柴胡相配，养血柔肝，气血双调。与上述大剂清热化湿相比，虽属辅佐，但因肝硬化患者已有内虚，如不加调理之品，亦难取效，故方中用鸡内金不仅在于消积化瘀，且有健脾开胃作用，其意亦在此。

关老的习惯用药：如伴有发烧不热者加秦艽 10g，青蒿 10g，或加生石膏 30g；高烧时加紫雪散 3g（分吞）；大便秘结者加酒大黄 10g；小便涩痛灼热者，加萹蓄 30g，黄柏 10g，石苇 15g。

案 8

郑某，男，67 岁。

主诉：腹胀 4 个月余。

现病史：患者腹胀已 4 个月，初起下肢肿胀，而后腹胀，腹部膨隆，饭后腹胀加重，夜间不能平卧，夜间呛咳，睡眠不安，尿短赤，下肢肿胀日益加重，经检查确诊为肝硬化腹水。检查：发育中等，营养较差，无明显黄疸，心肺（－），腹部膨隆、脐突，无明显静脉曲张，腹壁紧张坚硬，腹围 96cm，有明显腹水征，肝脾未触清，下肢高度浮肿，按之有凹陷，足心肿平，阴囊稍肿。化验检查：凡登白试验（－），胆红素 0.5 毫克%，黄疸指数 8 单位，麝浊 6 单位，脑絮（＋＋），高田反应（＋），白蛋白 35 克%，球蛋白 17 克%。

舌象：舌苔薄白。

脉象：弦滑稍数。

西医诊断：肝硬化腹水。

中医辨证：肝郁血滞，脾失健运，水湿内停。

立法：活血化瘀，利湿清热，养血柔肝逐水。

方药：

茵陈 30g	赤茯苓 30g	萹蓄 15g	木通 10g
通草 4.5g	半边莲 15g	车前子 12g	大腹皮 10g
生槟榔 10g	杏仁 10g	橘红 10g	延胡索 10g
冬瓜皮 12g	冬瓜子 12g	杭白芍 10g	当归 10g
牡丹皮 6g	郁金 6g	桃仁 10g	麻仁 10g
木香 4.5g	厚朴 10g	抽葫芦 24g	牵牛子 15g

另服分水丹 30 粒，晨起空腹 2 次服，白水送下。

治疗经过：关老以上方为主方，稍事加减，并配合使用分水丹，每次 30 粒，白水送下，服药 90 余剂后，患者精神眠食二便均正常，体力已恢复。检查：腹部平坦，脐突消失，腹水消失，腹围 78cm，脾（－），肝可触及在剑突下二指半，质中等，无压痛，下肢浮肿消失，门诊继续观察。

按语：本例患者病程尚短，一般情况尚好，正气尚支，而且第一次出现腹水，肝功能尚属正常，虽有腹水，下肢浮肿，邪实而正尚未衰惫，是使用攻水逐邪的良好时机。所以，关老除利湿清热、活血化瘀、养血柔肝外，使用牵牛子和分水丹攻邪逐水。

分水丹是关老用于逐水的峻剂。药物组成为甘遂 3g，甘草 15g。上药共为细末，醋糊为丸如黄豆大，每晨空腹服 15～30 粒，白水送下。一般患者药后 1 小时开始感到腹部隐痛，第 1 次大便较多，第 2 次开始泻下水样便，每日数次，疗效理想者腹围开始缩小。如患者情况较好可以连续服用数日，腹水消退大半后渐次停药，继以健脾理气、柔肝养血善后，以巩固疗效。服药期间应该注意：忌盐、发面，以及生冷油腻。泻水后，尿量渐增者效果较好，若尿量依然很少，应佐以利尿、疏利三焦之剂。《珍珠囊补遗》所定"药性十八反"中，甘遂与甘草二味是反药，但临床上二药并用并无毒性反应，唯制法上须要注意的是甘遂与甘草的用量比例是 1∶5，并注意用醋打面糊为丸。若用药过程中患者出现恶心、呕吐绿水时，则应停药。本药多用于肝硬化第一次出现腹水体质尚未衰败者。若反复出现腹水，正气虚衰，用时则应慎重。关老除用上法逐水外，有时还用牵牛子面 3g，空腹白水送服，每日 1 次，其泻水作用比分水丹力小，副反应亦小。

若入煎剂可用炒牵牛子，一般可用到 15 ～ 24g，多用于体虚而在扶正的基础上逐水时较为相宜。

　　总之关老体会，臌证多为久病，正虚之体，而水蓄邪实、体虚是矛盾的主要方面，所以关老一直遵循以补为常法，攻水为权变，见水不能单纯利水，必须根据正虚的情况，或补气、健脾、养阴以扶正，佐以利水，并注意疏利三焦，重视活血行气化痰，或值正气未衰在扶正的基础上抓紧时机适当逐水。

第二十四章　肝性脑病

第一节　肝性脑病的中西医结合诊治

肝性脑病（hepatic encephalopathy，HE）又称为肝性昏迷（hepatic coma），是由严重肝病或门体分流引起的、以代谢紊乱为基础、中枢神经系统功能失调的综合征，临床表现轻者可仅有轻微的智力减退，严重者可出现意识障碍、行为失常和昏迷。本病最常见于终末期肝硬化。如果肝脏功能衰竭和门体分流得以纠正，则肝性脑病可以逆转，否则易于反复发作。多数肝硬化患者在病程的某一时期会发生一定程度的轻微肝性脑病，其在整个肝硬化病程中发生率为30%～84%。肝硬化患者伴肝性脑病的发生率为30%～45%，在疾病进展期发生率可能更高。根据肝性脑病主要临床症状和体征，本病属于中医学"昏迷""神昏""肝厥"等范畴。

一、西医病因病理

（一）病因及发病机制

1. 病因　大部分肝性脑病是由于各种类型肝硬化引起，其中以病毒性肝炎后肝硬化最常见。肝性脑病常有明显的诱因，如上消化道出血、感染、大量排钾利尿、放腹水、高蛋白饮食、外科手术、安眠镇静药、麻醉药、饮酒、便秘等。

2. 发病机制　肝性脑病的发病机制至今尚未完全阐明。目前认为肝性脑病是多种因素共同作用的结果，主要涉及三个环节：①肝功能损伤和（或）门体侧支分流病理生理基础存在。②循环毒素的产生。③突破血－脑屏障的循环毒素特别是氨在不同水平上对脑功能的损害。有关肝性脑病的发病机制主要包含氨中毒学说、假性神经递质学说、γ－氨基丁酸/苯二氮（GABA/BZ）神经递质、氨基酸代谢失衡学说。此外，肝实质损害时硫醇、短链脂肪酸代谢障碍、锰离子异常排泄也可诱发肝性脑病。

（二）病理

急性肝衰竭所致肝性脑病的患者脑部常无明显的解剖异常，但38%～50%的患者有脑水肿。肝硬化患者大脑及小脑灰质以及皮质下可出现 Alzheimer Ⅱ 型星形细胞，病程长者则大脑皮质变薄，神经元及神经纤维消失，皮质深部有片状坏死，甚至小脑和基底部也可累及。

二、中医病因病机

本病的基本病因病机可概括为：在各种致病因素的作用下，肝脾俱损，肝失疏泄，脾失运化，湿热、痰浊、瘀血内盛，郁而成毒，热毒内陷心包；或痰浊上蒙清窍；或肝阴内耗，肝火上炎，肝风内动，上扰心神；或肝病日久，久病及肾，脏腑俱虚，阴阳离决，神明无主。

（一）病因

1. 外邪侵袭　素患肝病，湿热内蕴，又复感外邪，外邪化热入里，热结胃肠，上扰神明，或热入营血，内陷心包，出现神识迷蒙、昏迷。

2. 饮食不节　嗜酒过度，或恣食肥甘厚味，损伤脾胃，脾失健运，聚湿成痰，痰湿上蒙清窍，或痰湿郁而化热，痰热蒙蔽清窍，神识昏迷而成本病。

3. 久病失治　积聚、臌胀、黄疸等病失治或误治，湿热邪毒炽盛，邪毒熏蒸，内陷心包，引动肝风出现神昏、抽搐等。

4. 阴阳两竭　素体气阴不足，又攻逐太过，亡阴亡阳，或暴然呕血、便血，气随血脱，或邪盛正虚，正不胜邪，阳气外脱，均可致神明失用而成本病。

（二）病机

多数学者认为肝性脑病的病位主要在心、脑，与肝、肾密切相关。肝肾亏虚，精血不足，加之感受湿热疫毒之邪，导致热毒炽盛，痰浊内生，腑气不通，闭阻清窍发而为病。

三、临床表现

主要表现为高级神经中枢的功能紊乱（如性格改变、智力下降、行为失常、意识障碍等）以及运动和反射异常（如扑翼样震颤、肌阵挛、反射亢进和病理反射等），其临床过程现分为 5 期。

0 期（潜伏期）：又称轻微肝性脑病，无行为、性格的异常，无神经系统病理征，脑电图正常，只在心理测试或智力测试时有轻微异常。

1 期（前驱期）：轻度性格改变和精神异常，如焦虑、欣快激动、淡漠、睡眠倒错、健忘等，可有扑翼样震颤，脑电图多数正常。此期临床表现不明显，易被忽略。

2 期（昏迷前期）：嗜睡、行为异常（如衣冠不整或随地大小便）、言语不清、书写障碍及定向力障碍，有腱反射亢进、肌张力增高、踝阵挛及巴宾斯基（Babinski）征阳性等神经体征，有扑翼样震颤，脑电图有特征性异常。

3期（昏睡期）：昏睡，但可唤醒，醒时尚能应答，常有神志不清或幻觉，各种神经体征持续或加重，有扑翼样震颤，肌张力高，腱反射亢进，锥体束征常阳性，脑电图有异常波形。

4期（昏迷期）：昏迷，不能唤醒，患者不能合作而无法引出扑翼样震颤。浅昏迷时，腱反射和肌张力仍亢进；深昏迷时，各种反射消失，肌张力降低。脑电图明显异常。

肝性脑病与其他代谢性脑病相比并无特征性。

四、西医诊断依据

肝性脑病的主要诊断依据为：①有严重肝病和（或）广泛门体侧支循环形成的基础及肝性脑病的诱因。②出现精神紊乱、昏睡或昏迷，可引出扑翼样震颤。③肝功能生化指标明显异常及（或）血氨增高。④脑电图异常。⑤心理智能测验、诱发电位及临界视觉闪烁频率异常。⑥头部 CT 或 MRI 排除脑血管意外及颅内肿瘤等疾病。

五、中医诊断及鉴别诊断

（一）诊断

1. 神识迷蒙、抽搐、昏睡或昏迷为本病主要症状。
2. 本病常有积聚、臌胀、黄疸等病史，暴然失血、失液、亡阴、亡阳等可诱发。
3. 腹部 X 线、B 超、CT、MRI 及有关血液检查（如肝功能、血氨等）和脑电图、心理智能测验等检查有助于本病的诊断，可明确病情轻重。

（二）鉴别诊断

1. 中风　中风与肝性脑病均可表现出神识昏蒙。但中风常伴有半身不遂、肌肤不仁、口舌歪斜等；肝性脑病则常伴有皮色发黄、腹胀如鼓，而无半身不遂等表现。

2. 颤证　颤证与肝性脑病均可表现出肢体震颤，但颤证是一种慢性疾病过程，以头部或肢体摇动颤抖、不能自制为主要表现，一般不伴有神昏等表现。

六、西医治疗

西医治疗目的为治疗基础肝病和促进意识恢复。早期治疗远比已进入昏迷期效果更好。在消除诱因的基础上，需控制饮食，通过灌肠和导泻清除肠内积食、积血；口服乳果糖使肠道呈酸性，口服抗生素抑制肠道细菌生长，以减少体内氨的生成和吸收；同时，通过降氨药物、支链氨基酸、GABA/BZ 复合受体拮抗药等促进体内氨的代谢、调节神经递质。

七、中医辨证论治

（一）辨证要点

辨标本缓急　肝性脑病常有肝脏基础病，多由失血、失液等原因诱发，在病情进展中，常可出现一些危急重症。如出现痰迷心窍而烦躁谵语，甚则神昏；因热毒炽盛而神昏谵语、四肢抽搐等。这些表现对肝性脑病而言，属于标，应按照急则治其标或标本兼顾等原则及时处理。

（二）治则治法

中医认为肝性脑病是由于肝肾亏虚，感受湿热疫毒之邪，加之内伤七情，或饮食不节、嗜酒无度等，导致热毒炽盛，热入心包，痰浊内盛，痰迷心窍而发病。

急则治标，采用醒脑开窍法进行治疗，可选用安宫牛黄丸等中成药或汤剂辨证施治，予以开窍醒脑、化痰清热解毒。另外，针对肝性脑病的氨中毒学说和肠源性内毒素学说，中医的"通腑开窍"理论亦被广泛应用于肝性脑病的防治，其中最具代表性的是中药煎剂保留灌肠，如承气汤类、含大黄煎剂、生地黄制剂等。多个临床研究显示使用含大黄煎剂保留灌肠治疗肝性脑病均取得了良好效果，在通便、促进肠道毒性物质排出、降低血氨水平、缩短昏迷时间等方面均有一定作用。

病缓则治本，扶正化瘀片（胶囊）、安络化纤丸和复方鳖甲软肝片等因其扶正补虚、活血化瘀等功效，具有抗肝纤维化/肝硬化、改善肝功能、改善免疫功能、减轻肝脏血液循环障碍、降低门静脉高压等作用，对于肝硬化、肝性脑病的预防可能有一定价值。

（三）证治分类

1. 痰热闭窍证

临床表现：发热面赤，烦躁谵语，渐至昏迷，呼吸气促，或腹部胀大，黄疸，小便短赤，大便秘结，舌红苔黄腻，脉滑数。

证机概要：痰热内盛，蒙闭清窍。

治法：清热化痰，开窍醒神。

代表方：安宫牛黄丸合黄连温胆汤加减，也可使用清开灵或醒脑静注射液。

常用药：陈皮、半夏燥湿化痰；竹茹、黄连清热化痰；茯苓、甘草调理脾胃；枳实破气化痰；麝香、犀角（可用水牛角代，下同）开窍醒神；冰片、郁金化浊通窍。

若四肢抽搐者，可改紫雪丹凉肝息风；大便不通者，加大黄、芒硝泻下通腑；吐血、衄血者，加栀子炭、大黄炭、三七凉血止血；有黄疸者，加茵陈、虎杖利湿退黄。

2. 热毒炽盛证

临床表现：壮热烦躁，神昏谵语，四肢抽搐，身目发黄，其色如金，胁腹疼痛，恶心呕吐，吐血衄血，口干渴，小便深黄，舌红绛，苔黄燥，脉弦数。

证机概要：湿热邪毒熏蒸，内陷心包，引动肝风。

治法：清热解毒，凉血开窍。

代表方：犀角地黄汤加减。

常用药：犀角清心凉血解毒；生地黄凉血滋阴；赤芍、牡丹皮清热凉血、活血散瘀。

若四肢抽搐者，加羚羊角、钩藤、石决明或紫雪丹息风止痉；黄疸甚者，合茵陈蒿汤清热利湿退黄。

3. 阳气虚衰证

临床表现：昏睡或昏迷，呼之不应，面色苍白，口唇青紫，四肢厥冷，呼吸微弱，大汗淋漓，身目发黄，腹胀，少尿或无尿，大便失禁，舌暗淡，苔白滑润，脉微欲绝。

证机概要：素体气阴不足，攻逐太过，阳气外脱。

治法：益气回阳，救逆固脱。

代表方：参附龙牡汤加减。

常用药：人参大补元气；附子温壮元阳；龙骨、牡蛎补肾固脱；白芍、甘草护阴潜阳。

若口干欲饮，舌红少津，属气阴两竭者可用生脉饮。

第二节　关幼波教授治疗肝性脑病的临证思路

一、关幼波教授对肝性脑病的认识及辨治思路

肝性脑病是肝脏病的严重合并症，也是导致死亡的常见原因之一。肝性脑病多见于肝硬化后期和重型病毒性肝炎。

关幼波教授体会：根据肝性脑病的临床病势，分别按急性肝性脑病和慢性肝性脑病进行辨证施治，分型简要，切合临床实际，便于掌握。

（一）急性肝性脑病

1. 主症　急性肝性脑病多见于病毒性肝炎，急性或亚急性重型肝炎，病传迅猛险恶，死亡率较高，古人也说"疫疠瘟黄杀人最急"，可见当时已认识到此病由传染而得，发病急骤，死亡率高。中医称之为"急黄""疫黄""瘟黄"，对其病理过程也有"毒热攻窜，湿热互结，波及心肝，胀满躁扰，神昏而死"的记载。关幼波教授体会：急性肝性脑病系因湿热结痰，痰热蕴毒，毒火攻心以致内闭，由于毒热势急，迅速耗灼气阴，因此开始多属实热，很快出现正虚之候。

临床又可分为痰热偏盛和痰湿偏盛两类。前者除神昏外，兼见高热，面红，目赤，气粗，口臭，唇燥，谵语，烦躁不安，大便秘结，小便短赤，舌质红、舌苔黄糙或焦黑，脉数或弦大；后者神志模糊，呆钝，身重，舌强，口中黏腻，频吐痰沫，喉中有痰声，舌苔腻，脉滑数。

2. 治则　治疗前者当以清热解毒、开窍醒神为主，后者当以芳化除湿、开窍醒神为主。

3. 常用药物　关幼波教授常用的清热解毒药物有黄连、黄芩、黄柏、栀子、金银花、蒲公英、紫花地丁、绿茶、野菊花、草河车、板蓝根等；化痰的药物有杏仁、橘红、半夏、瓜蒌、竹沥水、天竺黄等；凉血解毒的药物有牡丹皮、赤芍、小蓟、白茅根、藕节等；芳香化浊的药物有藿香、佩兰、杏仁、玫瑰花、绿萼梅等；开窍的药物有石菖蒲、远志、莲子心，或局方至宝丹；若毒热炽盛者，用安宫牛黄丸；平肝镇惊息风的药物有钩藤、木瓜、石决明、全蝎等；热盛者可用羚羊角粉。

（二）慢性肝性脑病

1. 主症　慢性肝性脑病多见于肝硬化，肝实质性破坏和肝功能损害，呈慢性发展过程，后期肝功能衰竭，失去了代偿能力，出现了神经系统的证候，终末期可以全昏迷。

关幼波教授认为：此类患者多因久病自虚，气血不足，阴阳俱损，肝阴不足，血不养肝，虚风内动，另外湿毒热邪伏于血分，进一步发展并鼓动虚风，邪正交争，以致时而意识昏蒙、烦躁易怒、视物不清、头晕健忘、疲乏嗜卧、脘胀满、纳食不香等，且多由忧郁忿怒或过劳而致痰迷窍闭，以致神昏等。

2. 治则　以补虚扶正、醒神开窍为主，佐以清利余邪。

3. 常用药物　同急性肝性脑病。

第三节　关幼波教授治疗肝性脑病验案

案 1

马某，男，21 岁，外院会诊病历，1971 年 4 月 1 日初诊。

主诉：身目发黄、腹胀 2 月，加重伴反应呆钝 1 个月。

现病史：患者于 1968 年开始发现肝功能异常，之后曾出现过黄疸，经住院治疗而愈。1971 年 2 月因过劳受凉，再次出现黄疸，检查并有腹水，于 3 月 1 日再次住院，至 4 月 2 日黄疸加重，腹水增多。查：谷丙转氨酶 430 单位，麝浊 18.5 单位，黄疸指数 100 单位以上，总胆红素 30.8 毫克 %，血浆蛋白 3.5 克 %，球蛋白 3.1 克 %，凝血酶原时间 25.5 秒，活动度 47%，经多次会诊诊为病毒性肝炎、亚急性重型肝炎，并主张中西结合治疗。西医治疗包括激素（去氢氢化可的松 80 毫克 / 日），抗感染（青霉素 200 万单位 / 日，链霉素 1 克 / 日，黄连素 0.6 克 / 日），利尿药（双氢克尿噻 100 毫克 / 日，安体舒通 40 毫克／日），以及输注血浆、葡萄糖等支持疗法，并用中药复方 6912 注射液每日 100 毫升加于葡萄糖液中静脉点滴（6912 注射液配方：茵陈、黄连、黄柏、黄芩、栀子、大黄），同时请中医院会诊。症见：神志尚清，反应呆钝，一身黄染，色如橘皮，两胁疼痛，脘腹作胀，口干思饮，大便不畅。

舌象：舌质红，苔黄干。

脉象：弦滑。

西医诊断：病毒性肝炎；亚急性重型肝炎（肝性脑病前期）。

中医辨证：毒热炽盛，波及心肝，弥漫三焦，势欲动风。

立法：泻热解毒，清肝凉血。

方药：

茵陈 60g	黄连 10g	黄芩 15g	牡丹皮 15g
黄柏 15g	酒大黄 10g	栀子 15g	赤芍 15g
金银花 30g	蒲公英 15g	紫花地丁 5g	野菊花 15g
板蓝根 30g	草河车 15g	枳实 10g	瓜蒌 30g
半夏 10g			

30 剂，水煎服，日 1 剂。上方煎后分 4 次服，并送服局方至宝丹，每次半丸，每日 2 丸。

1971 年 5 月 11 日二诊：经中西医结合治疗，患者尿量每日维持在 3000 毫升左右。上方加减续服至 5 月中旬，患者腹水减少，黄疸逐渐消退。肝功能已有好转。黄疸指数 30 单位，血清总胆红素 6.4 毫克%，直接胆红素 5.0 毫克%，间接胆红素 1.4 毫克%，谷丙转氨酶 220 单位，麝浊 6 单位。患者自觉症状减轻，舌苔薄白，脉沉滑，停用 6912 注射液，西药、激素等开始逐渐减量，拟以清热解毒与健脾柔肝兼施。方药如下。

茵陈 45g	败酱草 30g	蒲公英 30g	生黄芪 30g
焦白术 10g	茯苓 15g	藿香 10g	香附 10g
当归 12g	白芍 12g	泽兰 15g	车前子 15g
六一散 12g（包）			

30 剂，水煎服，日 1 剂。

1971 年 8 月 17 日三诊：关老以上方为主，随症略有加减。到 8 月 10 日去氢氢化可的松已全部停用，腹水消失。化验肝功能：黄疸指数 7 单位，总胆红素 1.3 毫克%，谷丙转氨酶 130 单位以下，麝浊 6 单位以下，麝絮（−），血浆蛋白 3.7 克%，球蛋白 2.5 克。患者自觉双下肢无力，关节酸胀，舌苔白，脉沉滑。前方改茵陈为 30g；加黄精 12g，续断 15g，赤芍 12g，红花 12g。

1971 年 10 月 28 日四诊：以上方调治，复查肝功能已全部正常。黄疸指数 7 单位以下，谷丙转氨酶 130 单位以下，麝浊 6 单位以下，麝絮（−），血浆白蛋白 3.8 克%，球蛋白 2.1 克%。患者自感乏力，纳食不香，大便不畅，苔净，脉沉滑。拟以健脾益气、养肝柔肝之剂以善其后。方药如下。

生黄芪 15g	党参 12g	焦白术 10g	藿香 10g
草豆蔻 6g	佛手 10g	茵陈 15g	瓜蒌 15g
冬瓜皮 12g	大枣 10 枚	赤芍 12g	白芍 12g
泽兰 15g	焦四仙 30g	鸡内金 12g	生牡蛎 15g

30 剂，水煎服，日 1 剂。

患者出院后不久即恢复全日工作，随访至 1975 年底，除过重体力劳动外，其他活动如常，饮食正常，体重恢复至 65kg 左右，除有时过累后食欲不振、晚间腹胀外，其他无不适，肝脾均未触及。肝功能检查除谷丙转氨酶偶有波动（110 单位～ 170 单位）外，其他各项均属正常。后又随访至 1977 年底，情况仍属良好。

按语： 患者始于急性病毒性黄疸型肝炎，之后近期临床治愈，后因过劳受凉而又再次急性发作，出现急性肝坏死，神智呆钝、腹水、黄疸俱见，已有早期肝性脑病之势，病情危重。因其神识呆钝、全身色黄如橘皮色、口干思饮、大便不畅、舌质红、脉弦滑，四诊所见，证属湿热蕴毒，毒热炽盛，热盛于湿，欲犯心包，因其正气尚未衰，元气未脱，邪虽盛而尚未陷，窍蒙神呆而尚未闭，犹可中西医结合积极抢救力挽危局。方以黄连解毒汤、五味消毒饮合方加减，并配以局方至宝丹芳香开窍。黄连解毒汤功能苦寒直折，泻火解毒，配合茵陈、酒大黄清利肝胆，荡涤肠胃之热，使邪从二便排出。金银花、板蓝根、野菊花、蒲公英、紫花地丁、草河车清热解毒。以上诸药泻三焦之邪火，荡涤血分蕴郁之毒热。牡丹皮、赤芍凉血活血。其中黄连、半夏、瓜蒌为小陷胸汤，功能清热涤痰、宽胸开结，配以枳实破气消痰除痞，合局方至宝丹之芳香开窍，以防止肝风蠢动，痰热攻心。

服药一个半月余，病去大半，拟以清补兼施，补法又忌呆滞，而取健脾柔肝；再调服 3 个月左右，随着激素的减量，相应增加生黄芪、党参、白术、茯苓、黄精、续断、当归、白芍等健脾益气、调补肝肾之剂，同时清热解毒之品相应减量或停用；至出院时中药已转为以健脾益气、调肝养血为主。在治疗的全过程中，中西医密切配合，故收效尚佳。

关幼波教授体会：对于使用激素的病例，欲减量或停用激素时，中药仍可以起到配合的作用，可以根据病传和机体状况，采用不同的法则。本例以健脾益气、调补肝肾之参、芪、术、苓、归、芍、精、断为用。若气血虚者，则常重用生黄芪、丹参以气血双补；至于脾肾阳虚者，当以温补命门着手，可用附子、肉桂、仙茅、淫羊藿等。总的原则是补偿和调整在激素停减过程中机体气血阴阳的失衡状况。

案 2

陈某，女，10 岁，1970 年 6 月 5 日初诊。

主诉：黄疸、全身浮肿 8 个月，出现腹水 2 个月。

病史：患儿于 1 年多以前，因乏力、纳呆，检查肝功能异常，诊为急性病毒性肝炎，以后迁延未愈。8 个月以前，出现黄疸，全身浮肿，尿中红细胞满视野。近 2 个月来出现腹水，于 1970 年 5 月 10 日入院治疗。入院时检查，全身皮肤巩膜黄染，扁桃体 2 度肿大，心率 100 次 / 分，心尖部轻度收缩期杂音，腹部膨隆，腹围 70cm，腹壁静脉曲张，肝脾触诊不满意，有明显移动性浊音，下肢可凹性水肿。化验：血清胆红素定量 3.3 毫克 %，麝浊 13 单位，麝絮（+++），谷丙转氨酶 300 单位，白蛋白 / 球蛋白 2.1/3.0，血氨 130 微克 %。尿蛋白微量，红细胞满视野。西医诊断：肝炎后肝硬化，合并急性肾小球肾炎。6 月 2 日（入院后第 22 天），患儿烦躁不安，哭叫不已。当时检查：膝腱反射亢进，踝阵挛及巴宾斯基征（+），血氨上升为 157 微克 %，诊断为肝性脑病早期。西医主要处理：地塞米松每日 1.5 毫克，安体舒通每日 200 毫克。于 6 月 5 日请中医会诊。症见：面色橘黄，面部及下肢浮肿，腹胀如鼓，青筋暴露，时有躁汗自出，小便不利，尿红赤，大便日行数次有黏液。

舌象：舌苔薄黄稍腻。

脉象：滑细数。

西医诊断：肝硬化腹水；早期肝性脑病；合并急性肾炎。

中医辨证：气虚血滞，湿热弥漫三焦，蒙闭清窍。

立法：清热利湿，芳香开窍，佐以调补气血。

方药：

茵陈 80g	酒黄芩 10g	木通 3g	槐花炭 6g
车前子 12g	生黄芪 15g	当归 10g	赤芍 12g
白芍 12g	茯苓皮 12g	焦白术 10g	藿香 10g
杏仁 10g	橘红 10g	冬瓜皮 12g	香附 10g

5 剂，水煎服，日 1 剂。

至宝丹每次半丸，每日 2 丸。

治疗经过：上方连服 5 剂，患儿烦躁已止，大便自调。6 月 12 日出现腹腔感染，患儿腹痛，发热，尿少，查白细胞 16.800/ 立方毫米，加用青链霉素肌注，中药以前方合麻黄连翘赤小豆汤化裁，共进 20 剂，感染控制，停青链霉素，地塞米松改为强地松，每日 10 毫克，停安体舒通改为氨苯蝶啶每日 300 毫克。其后中药仍按前方，有时加入水红花子 12g，泽兰 12g，木瓜 12g，桂枝 3g。

患儿共住院 114 天，肝功能全部恢复正常，尿中红细胞消失，改以脾肾双补法善后。随访至 1972 年 4 月，患儿肝功能正常，尿检（-），一般状况良好，已复学。

按语： 患儿肝炎进展较快，发病半年后出现黄疸，伴发急性肾炎，2 个月前出现腹水，3 天来烦躁不安，血氨上升，出现踝阵挛、巴宾斯基征等病理反射，以及肝性脑病早期征象。从中医观点来看，患儿周身橘黄、烦躁、两脉滑细数、苔黄、全身浮肿、腹胀如鼓，此乃湿热弥漫三焦之征。水道不利，故见尿短；湿热下注膀胱，故尿红赤；湿热浸于大肠，故大便有黏液；湿热瘀阻血分，熏蒸肌腠，故周身发黄；湿热不得外泄，上扰神明，蒙闭清窍，故烦躁不安。由于湿邪久羁，脾为湿困，中气不运，以致脾虚气虚。气为血帅，气虚则血运瘀滞，故见腹胀、浮肿、腹壁青筋暴露。治宜清热化湿，通利二便，益气行血，健脾芳化。方中茵陈、酒黄芩、车前子、木通、冬瓜皮、茯苓皮清热化湿利水。藿香、橘红、杏仁、香附疏调中焦，芳化开郁。中焦气机舒展，上下通调，三焦得运，则小便方可通利，湿热之邪方有出路，实为治疗之关键。生黄芪、白术补气健脾，当归、赤芍、白芍养血行血，槐花炭清热止血，至宝丹开窍醒神。而后关老曾配合麻黄连翘赤小豆汤化裁，此方宣肺清热利湿，对急性肾炎及肝硬化腹水可收兼顾之效。

案3

刘某，男，37岁，1975年5月30日初诊。

主诉：脾切除术后3年，失眠伴发作性意识模糊2年。

现病史：患者因肝硬化于1972年行脾切除术，手术经过良好。术后患者逐渐失眠，甚至通宵不寐，严重时连续十几昼夜不得安睡，渐至夜间发作性舌蹇，上唇麻木，两臂不能抬高，每次历时十几分钟，以后曾出现无意识动作以及说胡话，白天则头晕头痛，记忆力极差，缺乏思考能力，急躁易怒，鼻衄，视物不清，大便干硬难解，经各种中西药物及针灸、理疗、耳针等治疗达2年多，仍不能控制，故于1975年5月30日来我院门诊。症见：右手及面部发麻，午后双上肢不能高抬，失眠，夜间盗汗，发作性意识模糊，口臭干燥，大便3～5天一行。查：谷丙转氨酶185单位，血氨0.18毫克％。

舌象：舌苔黄。

脉象：沉弦。

西医诊断：慢性肝性脑病。

中医辨证：气血两虚，肝胆余热未清，湿痰蒙窍。

立法：调补气血，芳化痰湿，清肝开窍。

方药：

生黄芪15g	当归10g	赤芍15g	白芍15g
夜交藤30g	茵陈15g	藿香10g	佩兰10g
杏仁10g	橘红10g	郁金10g	远志10g
石菖蒲10g	黄连4.5g	琥珀粉1.2g（分冲）	
羚羊角粉0.6g（分冲）			

治疗经过：关老以上方为主，后因患者睡眠不实而加用酸枣仁15g，百合12g，合欢皮12g，共服药百剂左右。患者睡眠渐渐好转，头痛头晕、急躁易怒等症基本消失，视物清楚，记忆力和思考力有所恢复，舌苔薄白，脉转沉滑。肝功能化验：谷丙转氨酶正常，血氨0.14毫克％。追访半年，查血氨降至0.1毫克％，诸症未再发作。

按语：患者肝脾久病，运化失司，痰湿内生，又经脾切除，气血大伤。气虚则肢麻不举。阴虚血亏则少寐盗汗，口鼻干燥，大便难行。其上唇麻木，为气血虚少之故。人中穴位居统一全身阴阳的任督脉交会之处，说明患者全身气血皆虚。"肝得血则能视"，血虚不能养肝，则视物模糊。烦急易怒、头痛、脉弦、苔黄，均属肝胆余热未清之故。复因痰随火升蒙闭清窍，故时发迷糊。关幼波教授从调养气血入手，以治其本，清肝宁心、化痰开窍治其标，标本兼顾。方中生黄芪、当归、白芍、酸枣仁、百合补气血，养心阴。佩兰有省头草之称，与藿香、石菖蒲、郁金、远志、川黄连、橘红、杏仁等同用，芳香化浊，除痰解毒，清心开窍，配合羚羊角粉、琥珀清肝热，安神化瘀，使阴血逐渐充实，痰热涤除，则夜寐始安，肝功能改善，发作性迷糊得以消除。

综上所述，对于肝性脑病的中医辨证治疗，因其为肝病的并发症状，所以总的治疗原则仍以治疗原发病和患者的身体情况为依据，并应注意以下几点：

1. 应当注意预防肝性脑病的发生，并及时中西医结合积极治疗。由于肝性脑病病传险恶，死亡率高，所以应当早期预防。关幼波教授体会，肝病若黄疸持续不退，脉数疾，甚或高烧、目直、神钝、频躁，即为肝性脑病前期的先兆，并应参考生化检查进行判断。若属于热盛则应重用清热解毒，此外尚可加羚羊角粉以清肝平逆。若属于湿浊蒙闭，则应加用芳香化浊之剂，如藿香、佩兰、杏仁、玫瑰花、绿萼梅等。若已出现早期肝性脑病的症状，则应中西医结合积极救治。从患者的整体情况出发，积极治疗诱发因素，采取控制感染、止血、支持疗法、激素的使用、滴注谷氨酸钠或钾等措施，同时也应当正确评价中医中药的治疗作用，不能偏执己见。

2. 在配合西药的治疗中，除了充分发挥中药清热解毒、凉血镇惊、开窍醒神的治疗作用外，同时在临床上仍可观察到：中药的清热解毒剂，具有一定的抑菌、杀菌，或减毒的作用；凉血止血药物，具有一定的促进凝血、止血作用；特别是对于西医使用激素后的配合用药，值得进一步研究。

3. 对于肝性脑病的发生，除了一般所谓之痰湿、痰火、动风外，湿热蕴毒、毒火攻心是急性肝性脑病的主要因素。对于慢性肝性脑病患者，除了重视其本病补虚扶正以外，也要注意解毒。

4. 中药开窍剂适用于闭证。对于痰热湿浊蒙闭或毒火攻心，以致神昏窍闭者，均可使用开窍药。痰热盛者，宜用安宫牛黄丸，取其清热解毒、开窍镇惊之效；痰湿蒙闭者，宜用局方至宝丹，取其芳香清心开窍之功；另如石菖蒲、远志、莲子心等均可加入。对于肝性脑病，一般凉开剂使用的机会较多，温开剂使用的机会较少。若昏迷过深，面色苍白，自汗，脉细欲脱，或见大出血，阳气式微者，已见脱证，开窍药物应慎用或禁用，应当以扶正固脱为要。

第二十五章　上消化道出血

第一节　上消化道出血的中西医结合诊治

上消化道出血（upper gastrointestinal hemorrhage）是指十二指肠悬韧带（Treitz 韧带）以上的食管、胃、十二指肠和胆胰等病变引起的出血，包括胃空肠吻合术后吻合口附近病变引起的出血。本病常表现为急性大出血，是临床常见急症，在高龄、有严重伴随病、复发性出血患者中病死率高达 25% ～ 30%，应予高度重视。上消化道出血属中医"血证"范畴，根据出血部位不同，上消化道出血涉及"吐血""便血"病证。

一、西医病因

引起上消化道大出血的原因很多，临床上以消化性溃疡、食管胃底静脉曲张破裂、急性胃黏膜损害和胃癌为常见。

1. 上消化道疾病　包括食管疾病，如食管炎、食管癌、急性食管损伤、食管贲门黏膜撕裂等；胃、十二指肠疾病，如消化性溃疡、急性胃黏膜损害、胃癌、胃黏膜脱垂、胃手术后病变等。其中消化性溃疡是上消化道出血的主要原因。

2. 门脉高压　可引起食管胃底静脉曲张破裂或门脉高压性胃病。

3. 上消化道邻近器官或组织的疾病　包括胆道疾病（胆结石、胆管癌等）引起胆道出血、胰腺疾病累及十二指肠、主动脉瘤破入上消化道及纵隔肿瘤或脓肿破入食管等。

4. 全身性疾病　主要有血管性疾病（如过敏性紫癜）、血友病、尿毒症和各种严重疾病引起的应激性溃疡等。

二、中医病因病机

凡由多种原因引起火热熏灼或气虚不摄，致使血液不循常道，或上溢于口鼻诸窍，或下泄于前后二阴，或渗出于肌肤所形成的疾患，统称为血证。也就是说，非生理性的出血性疾患，称为血证，在古代医籍中，亦称为血病或失血。

（一）病因

1. 感受外邪　外邪侵袭以风、热、燥、火之邪为主。如损伤上部脉络（阳络），则引起衄血、咯血、吐血；热邪或湿热之邪损伤下部脉络（阴络），则引起尿血、便血。

2. 饮食不节　饮酒过多或过食辛辣厚味，滋生湿热，热伤脉络，引起衄血、吐血、便血；或损伤脾胃，脾胃气虚，血失统摄，而引起吐血、便血。

3. 情志过极　恼怒过度，肝郁化火，上逆犯肺，灼伤肺络，则引起衄血、咯血；肝火横逆犯胃，灼伤胃络，则引起吐血或便血。

4. 劳欲太过　神劳伤心，体劳伤脾，房劳伤肾，劳欲过度，可导致心、脾、肾气阴的损伤。若损伤于气，则气虚不能摄血，以致血液外溢，而形成衄血、吐血、便血、紫斑；若损伤于阴，则阴虚火旺，虚火迫血妄行，而致衄血、尿血、紫斑。

5. 久病体虚　久病阴精伤耗，阴虚火旺，迫血妄行，而致出血；或久病正气亏损，气虚不摄，血溢脉外，而致出血；或久病入络，血脉瘀阻，血不循经，而致出血。

（二）病机

血证的基本病机可归结为火热熏灼、迫血妄行，气虚不摄、血溢脉外两大类。《景岳全书·血证》云："血本阴精，不宜动也，而动则为病。血为荣气，不宜损也，而损则为病。盖动者多由于火，火盛则逼血妄行；损者多由于气，气伤则血无以存。"火热有实火及虚火之分。外感风热燥火、湿热内蕴、肝郁化火等，均属实火；而阴虚火旺之火，则属虚火。气虚之中，又有气虚、气损及阳和阳气亏虚之别。

血证病理性质有虚实两端。由外感风热燥火、湿热内蕴、肝郁化火等所致者，属于实证；由阴虚火旺及气虚不摄所致者，属于虚证。久病入络，血脉瘀阻，血不循经而致者，为虚实夹杂。实证和虚证虽各有其不同的病因病机，但可以相互转化，一般实证向虚证转化为多。如始为火盛气逆，迫血妄行，但在反复出血之后，则会导致阴血亏损，虚火内生，或因出血过多，血去气伤，以致气虚阳衰，不能摄血。因此，阴虚火旺及气虚不摄，既是引起出血的病理因素，又是出血所导致的结果。

此外，出血之后，倘若离经之血未排出体外，留积体内，蓄结而为瘀血，瘀血又会妨碍新血的生长和气血的正常运行，使出血反复难止。

三、临床表现

上消化道出血的临床表现主要取决于出血量及出血速度。呕血与黑便为上消化道出血的特征性表现。急性大量失血由于循环血容量迅速减少而导致周围循环衰竭，多见于短时间内出血量大于 1000mL 患者，一般表现为头昏、心悸乏力、平卧突然起立时发生晕厥、肢体冷感、心率加快、血压偏低等，严重者呈休克状态。慢性出血可表现为贫血，急性大量出血后可有失血性贫血，表现为面色苍白，口唇、指甲苍白等。

四、西医诊断依据

1. 消化道出血的确定　根据呕血、黑便和失血性周围循环衰竭的典型临床表现，血象改变和呕吐物、粪便隐血试验强阳性进行诊断。

2. 出血量的估计　每日出血量 50～100mL 可出现黑便，胃内蓄积血量在 250～300mL 可引起呕血。出血量超过 400～500mL，可出现乏力、心慌等全身症状；短时间内出血量超过 1000mL，可出现周围循环衰竭表现。

3. 出血是否停止　上消化道大出血经过恰当治疗，可于短时间内停止出血。临床上出现下列情况应考虑继续出血或再出血：①反复呕血或黑便次数增多、粪质稀薄，伴有肠鸣音亢进。②周围循环衰竭的表现经充分补液、输血而未见明显改善，或虽暂时好转而又恶化。③血红蛋白浓度、红细胞计数与血细胞比容继续下降，网织红细胞计数持续增高。④补液和尿量足够的情况下，血尿素氮持续或再次增高。⑤胃管抽出物有较多鲜血。

4. 出血的病因诊断　病史、症状与体征能为出血的病因提供重要线索，明确出血原因有赖于内镜检查，在此主要分析病因、症状所提供的线索：①慢性、周期性、节律性上腹痛多提示出血来自消化性溃疡，特别是在出血前疼痛加剧，出血后减轻或缓解，更有助于消化性溃疡的诊断。②有服用非甾体抗炎药或应激状态者，可能为 NSAIDs 溃疡或应激性溃疡或急性糜烂出血性胃炎。③过去有病毒性肝炎、血吸虫病或酗酒病史，并有肝病与门静脉高压的临床表现者，可能是食管胃底静脉曲张破裂出血。④对中年以上的患者近期出现上腹痛，伴有厌食、消瘦者，应警惕胃癌的可能性。

五、中医诊断及鉴别诊断

（一）诊断

1. 吐血

（1）有胃痛、胁痛、黄疸、癥积等宿疾。

（2）发病急骤，吐血前多有恶心、胃脘不适、头晕等症。

（3）血随呕吐而出，常会有食物残渣等胃内容物，血色多为咖啡色或紫暗色，也可为鲜红色，大便色黑如漆，或呈暗红色。

（4）实验室检查，呕吐物及大便潜血试验阳性。纤维胃镜、上消化道钡餐造影、B超等检查可进一步明确引起吐血的病因。

2. 便血

（1）有胃肠道溃疡、炎症、息肉、憩室或肝硬化等病史。

（2）大便色鲜红、暗红或紫暗，或黑如柏油样，次数增多。

（3）实验室检查如大便潜血试验阳性。

（二）鉴别诊断

1. 吐血

（1）咯血：咯血与吐血血液均经口出，但两者截然不同。咯血是血由肺来，经气道随咳嗽而出，血色多为鲜红，常混有痰液，咯血之前多有咳嗽、胸闷、喉痒等症状，大量咯血后，可见痰中带血数天，大便一般不呈黑色。吐血是血自胃而来，经呕吐而出，血色紫暗，常夹有食物残渣，吐血之前多有胃脘不适或胃痛、恶心等症状，吐血之后无痰中带血，但大便多呈黑色。

（2）鼻腔、口腔及咽喉出血：这些部位的出血，血色鲜红，不夹杂食物残渣，在五官科做有关检查即可明确具体部位。

2. 便血

（1）痢疾：痢疾初起有发热恶寒等症，其便血为脓血相兼，且有腹痛、里急后重、肛门灼热等症。便血无里急后重，无脓血相兼，与痢疾不同。

（2）痔疮：痔疮属外科疾病，其大便下血的特点为便时或便后出血，常伴有肛门异物感或疼痛，肛门直肠检查可发现内痔或外痔，与内科所论之便血不难鉴别。

六、西医治疗

一般治疗，绝对卧床休息，保持呼吸道通畅，必要时给氧。活动性出血期间禁食。密切观察生命体征和检验指标变化。立即查血型和配血，尽快建立有效输液通路，补充血容量。食管胃底静脉曲张破裂出血，出血量大，再出血率高，死亡率高，可采用药物止血、气囊压迫止血、内镜治疗、手术治疗等控制出血，同时预防再出血。

七、中医辨证论治

（一）辨证要点

1. 辨病证的不同　血证以出血为主症，但由于引起出血的原因以及出血部位的不同，应注意辨清不同的病证。从口中而出的血液，有吐血与咯血之分；小便出血有尿血与血淋之别；大便下血则有便血、痔疮、痢疾之异。应根据临床表现、病史等加以鉴别。

2. 辨脏腑病变之异同　同一血证，可以由不同的脏腑病变引起。如同属鼻衄，但病变脏腑有在肺、在胃、在肝的不同；吐血有病在胃、在肝之别；齿衄有病在胃、在肾之分；尿血则有病在膀胱、在肾或在脾的不同。

3. 辨证候之虚实　一般初病多实，久病多虚。由火热迫血所致者属实，由阴虚火旺、气虚不摄甚至阳气虚衰所致者属虚。实热证，病势急，病程短，血色鲜紫深红，质浓稠，血涌量多，体质多壮实，兼见实热症状。阴虚证，病势缓，病程长，血色鲜红或淡红，时作时止，血量一般不多，形体偏瘦，兼见阴虚内热症状。气（阳）虚证，病多久延不愈，血色暗淡，质稀，出血量少，亦可暴急量多，体质虚弱，伴阳气亏虚症状。

（二）治则治法

治疗血证，应针对各种血证的病因病机及损伤脏腑的不同，结合证候虚实及病情轻重而辨证论治。《景岳全书·血证》说："凡治血证，须知其要，而血动之由，惟火惟气耳。故察火者但察其有火无火，察气者但察其气虚气实。知此四者而得其所以，则治血之法无余义矣。"概而言之，对血证的治疗可归纳为治火、治气、治血三个原则。

1.治火　火热熏灼，损伤脉络，是血证最常见的病机，应根据证候虚实的不同，实火当清热泻火，虚火当滋阴降火，并应结合受病脏腑的不同，分别选用适当的方药。

2.治气　气为血帅，气能统血。故《医贯·血症论》说："血随乎气，治血必先理气。"对实证当清气降气，虚证当补气益气。

3.治血　在治血过程中，当遵循《血证论》提出的止血、消瘀、宁血、补虚"治血四法"。要达到治血的目的，要根据各种证候的病因病机进行辨证论治，并适当选用凉血止血、收敛止血或祛瘀止血的方药。血止之后，还要消除离经之瘀血，并注意宁血，预防再次出血，最后是补虚，补养虚损的气血以善后。

（三）证治分类

1.吐血

（1）胃热壅盛证

临床表现：吐血色红或紫暗，常夹有食物残渣，伴脘腹胀闷，嘈杂不适，甚则作痛，口臭便秘，大便色黑，舌红，苔黄腻，脉滑数。

证机概要：胃热内郁，热伤胃络。

治法：清胃泻火，化瘀止血。

代表方：泻心汤合十灰散加减。前方清胃泻火，后方清热凉血、收涩止血。

常用药：黄芩、黄连、大黄苦寒泻火；牡丹皮、栀子清热凉血；大蓟、小蓟、侧柏叶、茜草根、白茅根清热凉血止血；棕榈皮收敛止血。且大蓟、小蓟、茜草根、大黄、牡丹皮兼有活血化瘀作用，止血而不留瘀。

若胃气上逆，见恶心呕吐者，加代赭石、竹茹、旋覆花；热伤胃阴，见口渴、舌红而干、脉象细数者，加麦冬、石斛、天花粉。

（2）肝火犯胃证

临床表现：吐血色红或紫暗，伴口苦胁痛，心烦易怒，寐少梦多，舌红，苔黄，脉弦数。

证机概要：肝火横逆，胃络损伤。

治法：泻肝清胃，凉血止血。

代表方：龙胆泻肝汤。

常用药：龙胆草、柴胡、黄芩、栀子清肝泻火；泽泻、车前子清热利湿；生地黄、当归滋阴养血；白茅根、藕节、墨旱莲、茜草凉血止血。

若胁痛甚者，加郁金、制香附理气活络定痛；见有积块者，加鳖甲、龟甲、牡蛎软坚散结；血热妄行，吐血量多，加水牛角、牡丹皮、赤芍、大黄炭。

（3）气虚血溢证

临床表现：吐血缠绵不止，时轻时重，血色暗淡，伴神疲乏力，心悸气短，面色苍白，舌淡，脉细弱。

证机概要：中气亏虚，统血无权，血液外溢。

治法：健脾益气摄血。

代表方：归脾汤。

常用药：党参、茯苓、白术、甘草补气健脾；当归、黄芪益气生血；木香理气醒脾；阿胶、仙鹤草养血止血；炮姜炭、白及、乌贼骨温经固涩止血。

若气损及阳，脾胃虚寒，症见肤冷、畏寒、便溏者，治宜温经摄血，改用柏叶汤，以侧柏叶止血，艾叶、炮姜炭温经止血。

吐血若出血量多，易致气随血脱。若出现面色苍白、汗出肢冷、脉微欲绝等症，亟当用独参汤等益气固脱，并结合西医方法积极救治。

2. 便血

（1）肠道湿热证

临床表现：大便状若柏油，或色红黏稠，伴大便黏滞不爽，或有腹痛，口苦口臭，舌红，苔黄腻，脉濡数。

证机概要：湿热蕴结，脉络受损，血溢肠道。

治法：清化湿热，凉血止血。

代表方：地榆散合槐角丸加减。两方均能清热化湿，凉血止血，但地榆散清化湿热之力较强，槐角丸兼能理气活血。

常用药：地榆、茜草、槐角凉血止血；栀子、黄芩、黄连清热燥湿，泻火解毒；茯苓淡渗利湿；防风、枳壳、当归疏风理气活血。

若便血日久，湿热未尽而营阴已亏，应清热除湿与补益阴血双管齐下，虚实兼顾，扶正祛邪，可选用清脏汤或脏连丸。

（2）热灼胃络证

临床表现：便色如柏油，或稀或稠，常有饮食伤胃史，伴胃脘疼痛，口干尿赤，舌淡红，苔薄黄，脉弦细。

证机概要：胃热内郁，热伤胃络，血滋肠道。

治法：清胃止血。

代表方：泻心汤合十灰散加减。前方清胃泻火，后方清热凉血、收涩止血。

常用药：黄芩、黄连、大黄苦寒泻火；牡丹皮、栀子清热凉血；大蓟、小蓟、侧柏叶、茜草根、白茅根清热凉血止血；棕榈皮收敛止血。

若出血较多，增加大小蓟的用量，加仙鹤草、白及、地榆炭、紫草、三七等，亦可选用生大黄粉调蜂蜜口服。

（3）气虚不摄证

临床表现：便血淡红或紫暗不稠，伴倦怠食少，面色萎黄，心悸少寐，舌淡，脉细。

证机概要：中气亏虚，气不摄血，血溢胃肠。

治法：益气摄血。

代表方：归脾汤。

常用药：党参、茯苓、白术、甘草补气健脾；当归、黄芪益气生血；酸枣仁、远志、龙眼肉补心益脾，安神定志；木香理气醒脾；阿胶、槐花、地榆、仙鹤草养血止血。

若中气下陷，神疲气短，肛坠者，加柴胡、升麻、黄芪益气升陷。

（4）脾胃虚寒证

临床表现：便血紫暗，甚则色黑状如柏油，反复发作，伴脘腹隐痛，素喜热饮，面色不华，神倦懒言，平素便溏，舌淡，苔白滑，脉细。

证机概要：中焦虚寒，统血无力，血溢胃肠。

治法：健脾温中，养血止血。

代表方：黄土汤。

常用药：灶心土、炮姜温中止血；白术、附子、甘草温中健脾；地黄、阿胶珠养血止血；黄芩苦寒坚阴以反佐；白及、乌贼骨收敛止血；三七、花蕊石活血止血。

若阳虚较甚，畏寒肢冷者，去黄芩、地黄之苦寒滋润，加鹿角霜、干姜、艾叶温阳止血。

便血严重时应予禁食。轻症便血应注意休息，重症者则应卧床。应注意观察便血的颜色、性状及次数。若出现头昏、心慌、烦躁不安、面色苍白、脉细数等，常为大出血的征兆，应积极救治。

第二节　关幼波教授治疗上消化道出血的临证思路

一、关幼波教授对血证的认识

血证系指以出血为主症的病证，包括咯血、吐血、衄血、尿血、便血、损伤出血等，临床各科，急、慢性病中都可以见到。关幼波教授在治疗血证时，多遵王清任、唐容川的经验，而且也有自己的体会。

血来源于水谷之精微，入心化赤而为血，主于心，统于脾，而止于肝。血在气的统帅下"循经而行"，外养四肢百骸，内注五脏六腑，周流不息，奉养全身，既不会溢越脉道，也不会停蓄瘀塞，即所谓气血和调。气与血相辅相成，正如《难经》中所说"气主煦之，血主濡之"，血的运行依赖于气的推动，而气的温煦又靠血的濡润。无气帅行之血，就不能发挥其濡养周身之功。诸如，皮肤之密固，肌肉之温润，水谷之腐熟、消化，脏腑生理功能的维持，都依赖于气的温煦和鼓动。但是，无血濡润之气，便为"躁气"或"浮气"，非但不能温煦周身，推动各脏腑的生理功能，反而能贼害机体，成为"病气"。气与血相互依赖，相互为用。气属阳，血属阴，阴平阳秘，气血和调，"精神乃治"。所以，气血为整体功能活动的能源，而气血的生成、布化和功能协调，又要靠五脏的生理功能来供应和维持。正如张景岳所说："血富于冲，所至皆是。盖其源源而来，生化于脾，总统于心，藏受于肝，宣布于肺，施泄于肾，灌溉一身，无所不及。故凡为七窍之灵，为四肢之用，为筋骨之和柔，为肌肉之丰盛，以至滋脏腑，安神魂，润颜色，充营卫，津液得以通行，二阴得以调畅。凡形质所在，无非血之用也。"又如唐容川说："血生于心火而下止于肝，气生于肾水而上主于肺，其间运上下者脾也。"所以气血的生成、布化与五脏的生理功能有关，而血证与心、肝、脾三脏的关系比较密切。

（一）对于血证病因病理的看法

宋代医家杨士瀛曾说过："气为血帅，气行则血行，气止则血止。"血在气的统帅下，畅行脉中，循其经常之道，有约束、有规律地轨布流动，环行无端，称为"循经"而行。如果某种因素，影响了气血的流动，或使气与血发生了质与量的变化，气血的"循经"而行发生障碍，开始或为血流缓慢（即"血滞"或"血不和"），继而郁积不散，形成"血郁""蓄血"，而后凝结成形，即为"瘀血"，或血流急速，壅阻脉道，也可以引起血滞、血郁，形成瘀血。瘀血（或称败血、恶血、死血）既成则阻隔经络，新血虽然循经源源而来，由于瘀血的阻挡，不能循其常道川流而去，血既止而气也不能行，气血逆乱，壅遏冲击，以致逆经决络，溢出脉道，造成出血。溢出脉道之血不论能否排出体外，统称为"离经之血"，也就是失去气所统帅之死血，血的形态与性质发生了根本的改变，就成为有害的致病因素，既影响新血的生成（血虚），又能引起疼痛、发热和再出血，即所谓"瘀血不去，新血不生"或"瘀血不去，新血不宁"，瘀血疼痛、瘀血发热等。

（二）形成瘀血的因素

影响气血运行而形成瘀血的因素是多方面的，归纳起来可以有以下三个方面：①血流急速，壅遏凝聚以致血瘀。②血行迂缓，瘀积凝结以致血瘀。③脉络损伤以致血溢瘀结。

由于瘀血以致血溢离经而出血，血瘀气阻，血病及气，阴阳失衡，对于全身也会发生影响。所以，除了出血的症状外，由于气血不通，经络阻隔，可以引起疼痛、麻木；血瘀蕴蓄生热，灼津耗液，伤及血阴，也可以引起发热，严重时煎熬阴血而为干血痨；

流于肌表则发斑疹，凝于肌膜肉理则为痈疡；阻于神机则为狂妄；结于脏腑则为癥积。有色可见者则为紫、为兰、为青、为黑；有形可察者则为痈疽、为肿、为枯、为痿；阻于肠胃者则为胀满；阻于胸则为噎膈；下注于小肠则为痔；流于关节则为瘫痪或为痹、为疼。

二、关幼波教授对上消化道出血的辨治思路

（一）治疗原则

1. 见血不治血，止血非上策　关老认为在吐血的治疗中，不能一见出血而单纯止血，首先要辨明邪正的虚实以及证候的虚实。火热亢盛而致出血，为邪实；气虚而致出血，为正虚。在临床上，随着疾病的发展变化，实证可以向虚证转化，出血过多，气随血伤，可致气不摄血。气虚不摄血既是出血的结果，又是再出血的病因，如此循环反复，致使血证缠绵不愈，险象环生，医者不可不察。

2. 血证多诱因，因除血归经　血为百病之胎，凡影响气血正常运行的各种因素，都可以引起血证。血证的病理变化是火、虚和瘀，而瘀血既是出血的病因，又是出血的后果，是病理变化的关键。所以在治疗血证时，应当审证求因，不能单纯止血。关老认为：单纯止血，只是"兵来将挡，水来土掩"之权宜之计，实属下策，在明辨邪正虚实的基础上，还必须针对引起气血不畅、瘀血阻络的直接或间接因素，彻底清除诱因，使瘀血消散，经络通畅，血能循经而行，才能血止病除。关老还指出疏通气血并非单纯活血，更非单纯止血，而是泛指消除一切引起血运不畅的法则，化散瘀血，血行归经而达止血。

实践证明，血证用寒凉止血药，是消除因热而致血瘀的积极手段之一，然而，血"遇寒则凝"，如过用寒凉剂，则血凝结而致瘀血，事与愿违，反而加重出血。因此，关老认为，见血不能单纯止血，应抓住血证的病理实质，审证求因，去除影响体内气血运行的因素，活血行血以化瘀，疏通经络，血行归经而治其本，根据病情佐以凉血止血而治其标，才能血止病除。

3. 治血必治气，气和血亦祛　气与血一阴一阳，气主煦之，血主濡之，气为血之帅，血为气之母。血无气帅，就不能发挥濡养周身之功；气无血濡，则成为"浮气""燥气"，而成为戕害机体的"病气"。气血相互为用，相互依赖，气与血的关系密不可分，血病气必病，气病血必伤，所以，治血必治气。

血证的病理实质为瘀血阻络，血行不畅，溢络而出。这里既有血病又有气病，气与血两者中，气是占主导地位的，欲活血化瘀，势必益气行气。瘀血阻络而致出血，出血日久必伤及气，致气血两伤，气虚则血滞，又可形成血瘀而出血不止，故治宜益气摄血。益气包括补中和升陷：补中是针对中气不足，脾失统血，采取补中气、健脾气，而使统摄有权，血循归经；升陷是针对元气下陷，气不摄血，除用补中健脾外，尚需配合

葛根、升麻等升阳气的药物，升提下陷之气，使气充以摄血。

此外，"气有余便是火"，气郁可以化火，火为热之渐，热迫血妄行，血随气行，气道不顺则血逆而走。故在治疗时，当以疏气解郁、降逆调气为法。概括来说，治血必治气，实者当清气降气，虚者当补中升陷。气逆不顺，往往兼有余而化火，故降逆气又应兼泻火，气和则血亦祛。

4.急则治其标，固本更重要　长期出血造成脏腑虚损而百病滋生，急性大量出血会造成生命威胁。对于血证的治疗，应遵"急则治标，缓则治本"的大法，关老认为，急则虽治标，固本更重要：①祛除瘀血阻络为本。各种原因而致的出血，出血为标，而引起各种出血的病理实质，即瘀血阻络致血不循经为本。特别是急性出血，治标虽为急，但维护患者的整体情况更为重要。急性大量出血，病势凶险，易致脱证；长期持续出血，耗伤元气，而致气血两伤。因此，除了针对引起出血的诱因进行止血治标外，还应针对瘀血阻络的病理实质之本，行气活血化瘀，并应针对出血而造成的元气损伤、气血两伤，进行扶正固本。②治疗脾胃后天之本。这也是扶正固本的一个方面。脏腑的气血来源于先天，而滋生于后天，脾胃为气血生化之源，后天气血的滋生有赖于脾的健运，气充血足，气血条达而致和平。此外，脾主统血，脾气虚弱，气不摄血或血行迟缓，致血瘀阻络而血溢脉外。故治血当治脾，亦为治血之本。

（二）辨证施治

1.实证（火热熏灼）

（1）主症：吐血，血色鲜红或紫暗，口苦咽干，头痛目眩，口渴引饮，胁痛；兼见身热，鼻干，咳嗽，便秘，尿赤，心烦易怒，寐少梦多，口臭；舌质红，苔薄黄或白，脉滑数。

热灼胃络，肝火横逆犯胃，胃气不降，随血上逆则吐血。肝火循经上攻则头痛目眩，旁及两胁则胁痛且口苦。胃热上冲则口气臭。口渴引饮、大便秘结俱为胃热津伤之候。舌红脉数为火热熏灼之象。

（2）治则：清热泻火，凉血止血。

（3）常用药物：生地黄、赤芍、牡丹皮、生石膏、知母、玄参、大蓟、小蓟、藕节、当归、白芍、阿胶珠、白茅根、生代赭石、旋覆花、竹茹。（生石膏、知母清气分之热；生地黄、牡丹皮、赤芍、大蓟、小蓟、白茅根清血分之热，且可凉血、止血、祛瘀；玄参滋阴降火；藕节行气止血；当归、白芍、阿胶珠补血止血；生代赭石、旋覆花、竹茹和胃降逆。）

毒热盛者，加金银花、天花粉、蒲公英、草河车、水牛角等以清热解毒；高热者可服紫血散；神昏者选用安宫牛黄丸；心烦急躁者，加醋柴胡、香附、龙胆草疏肝解郁，清泻肝火；出血急迫者，加三七粉、白及粉、侧柏炭或合用十灰散化裁；热盛阴伤者，加沙参、五味子、麦冬、石斛、女贞子、旱莲草等以滋阴清热；湿邪偏盛者，去生地黄、生石膏、玄参，加藿香、佩兰、杏仁、薏苡仁、白术等以芳化健脾利湿。

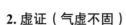

2. 虚证（气虚不固）

（1）主症：吐血缠绵不止，时轻时重，血色多为暗淡，纳呆神疲，心悸气短，头晕乏力；兼见面色苍白，夜寐不安，腰膝酸痛，夜尿频数；舌苔白，舌质淡，脉沉细。

脾主统血，为后天气血生化之源，脾失统摄，血不循经，则致吐血。脾失健运，四肢肌肉失养，则纳呆神疲；气血亏虚，髓海失养而头晕；心失所养而心悸、夜寐不安；肾失开阖，当阖不阖而尿频；肾精亏虚，肾府失养故腰膝酸痛；舌淡、脉沉细为气血两虚之候。

（2）治则：益气养血，行气止血。

（3）常用药物：生黄芪、党参、白术、阿胶珠、茯苓、当归、生地黄、白芍、香附、藕节、生甘草。

本方为八珍汤去川芎，以避免其辛温走窜，改为藕节以行气止血。参、苓、术、草益气，归、地、芍养血。方中生黄芪用量宜大，重用之以增强补气之功，取"有形之血不能速生，无形之气所当急固"之意。阿胶珠补血止血。

痞满腹胀者，加木香、砂仁、厚朴以宽中理气消胀；夜寐不安者，加首乌藤、柏子仁、远志、龙眼肉、炒酸枣仁等以安神定志；大便溏薄者，去生地黄，加山药、薏苡仁、芡实以健脾涩肠止泻；畏寒肢冷者去生地黄，加炮姜、肉桂以温阳散寒；中气下陷脱肛者，加葛根、升麻以升阳益气；腰膝酸软明显者，加川续断、桑寄生、菟丝子以补益肾气；腰凉畏寒者，加仙茅、淫羊藿以温阳益肾；有痞块癥积者，加杏仁、橘红、生牡蛎、鳖甲以软坚散结。

第三节　关幼波教授治疗上消化道出血验案

案 1

党某，男，48 岁，外院会诊病例，1960 年 9 月 8 日初诊。

主诉：呕血、黑便 3 天。

现病史：患者于 1960 年 9 月 5 日开始腹痛，解柏油样大便，每日 3～4 次，身有微热，头昏口干，恶心欲吐，当日住某院，入院次日便血未止，脉搏 120 次/分，血压 86/66mmHg，血红蛋白下降至（3～4.5）克%，2 天中先后输血共 2800mL，病情稍见稳定。于 9 月 7 日，患者又相继呕吐咖啡样血性液体约 400mL，乃于 9 月 8 日晨，急行剖腹探查术。术中未找到可疑的出血部位，术后仍出血不止，同时并发肺炎，遂请关老会诊。症见：高热（39℃），面色黧黑，神识昏蒙，头汗如油，唇干舌燥，呼吸急促，呃逆频作，时欲冷饮，今日已解柏油大便 2 次，量较多。

舌象：舌苔黄燥而垢。

脉象：沉细无力。

西医诊断：急性消化道出血。

中医辨证：血热炽盛，迫血妄行，营阴大伤，正气欲脱。

立法：滋阴清热，凉血活血，佐以止血扶正固脱。

方药：

西洋参 10g	犀角 3g	生地黄 60g	鲜茅根 60g
炒知母 10g	炒黄柏 10g	玄参 10g	白芍 30g
鲜石斛 30g	天花粉 15g	麦冬 15g	阿胶珠 10g
地骨皮 10g	川贝母 10g	仙鹤草 10g	侧柏炭 10g
炒地榆 10g	金银花炭 15g	三七粉 2.4g（分冲）	

1 剂，用伏龙肝 60g 先煎，去渣煎群药。局方至宝丹 1 丸分服。

1960 年 9 月 9 日二诊：服上方 1 剂后未再呕血，便血亦减少，但身热仍重，发热未退，脉数无力，舌脉同前，用人参白虎汤加减。

西洋参 10g	生石膏 30g	玄参 10g	知母 10g
鲜茅根 30g	仙鹤草 10g	杏仁 10g	瓜蒌 12g
川贝母 10g	杭白芍 30g	生地黄 10g	金银花 30g
荷叶炭 10g	地骨皮 10g	天花粉 15g	石斛 30g
麦冬 15g	藕节 10g	牛膝 10g	青蒿 10g
灯芯 1.5g			

2 剂，水煎服，日 1 剂。（安宫牛黄丸 1 丸分吞。）

1960 年 9 月 11 日三诊：服上药 2 剂后，身热已退，今日体温未超过 37℃，未再便血，精神好转，血压 120/90mmHg，血色素 8.5 克 %，红细胞 270 万 / 立方毫米，仍有咳嗽痰多，舌苔薄白，脉沉数已较有力。再拟清热凉血止血、润肺化痰为法。方药如下。

生石膏 12g	玄参 10g	炒知母 10g	炒黄柏 10g
杏仁 10g	生地黄 30g	白芍 30g	当归 10g
天花粉 15g	川贝母 10g	金银花 15g	瓜蒌 12g
仙鹤草 10g	侧柏炭 10g	荷叶炭 10g	海浮石 10g
黛蛤散 10g	阿胶珠 10g	白茅根 15g	地榆炭 6g

3 剂，水煎服，日 1 剂。

1960 年 9 月 16 日四诊：服上方 3 剂后，病情稳定，精神食欲转佳，咳喘已平，唯觉头晕心慌，舌苔白，脉沉细。方药如下。

西洋参 10g	生地黄 10g	白芍 30g	当归 12g
阿胶珠 10g	椿皮炭 10g	荆芥穗炭 10g	乌梅炭 10g
焦白术 10g	酒黄芩 10g	荷叶炭 10g	伏龙肝 15g
陈皮 6g			

三七粉、白及粉各 1g 混匀分 2 次吞服。

药后，患者病情继续好转，精神体力逐步恢复，改用八珍汤加味，调理气血，以善其后。观察 3 个月余，诸症已平，痊愈出院。

按语： 本例上消化道出血，未明确出血部位，由于患者出血较多，处于休克状态，虽经大量输血及止血剂，仍出血不止，同时并发肺炎，气阴受损太甚，以致邪热炽盛而正气欲脱，故见神识昏沉、头额汗出如油、呼吸短促、脉数无力，此乃阴血大脱、阳气将亡之候。其主病机在于邪热入血，迫血妄行，阴血大伤以致正气濒于消亡。治以扶正固脱为要务，急撤血分之大热，扶助正气，才能有效控制出血。故重用生地黄、鲜茅根、犀角、玄参、知母、黄柏、麦冬、鲜石斛、川贝母、天花粉、地骨皮滋阴血清血热，凉血宁血，通调气血，仿犀角地黄汤与清营汤之意，所不同者，在于滋阴益气，故用西洋参、杭白芍、阿胶珠扶正固脱，佐以仙鹤草、侧柏炭、炒地榆、金银花炭、三七粉凉血活血止血。热象退后选用荆芥穗炭、椿根皮、乌梅炭等固涩升提止血药。另用至宝丹清心开窍，以安心神。

本患者有黑色柏油便，中医当属远血，故方中用伏龙肝先煎去渣，再煎群药，以温中和胃、涩肠固下，有止呕、止泻、止血的作用，用此一味辛温之品，以制寒凉太过。本例以扶正固本为主，佐以凉血活血止血而治标，中西医密切结合，挽救了患者的生命。

第二十六章　肝肾综合征

第一节　肝肾综合征的中西医结合诊治

肝肾综合征（hepatorenal syndrome，HRS）是严重肝病患者病程后期出现的功能性肾衰竭，肾脏无明显器质性病变，是以肾功能损伤、血流动力学改变和内源性血管活性物质明显异常为特征的一种综合征，常继发于各种类型的肝硬化失代偿期、肝衰竭、重型病毒性肝炎、原发性肝癌等严重肝病。临床表现为自发性少尿或无尿、血肌酐和尿素氮升高、电解质紊乱，但肾脏病理无明显器质性病变。肝肾综合征在肝硬化腹水患者中的 1 年发生率为 18%，5 年发生率为 39%。在肝功能衰竭患者中的发病率高达 60% ～ 80%，终末期肝病患者发生肝肾综合征的病死率超过 90%。根据肝肾综合征的临床表现以及中医对其病因病机的认识，该病可归属于"关格""臌胀"等范畴。

一、西医病因病理

（一）病因及发病机制

1. 病因　HRS 常见于各种类型的失代偿肝硬化，也可见于其他严重肝病。其常见的诱因有上消化道出血、大量放腹水、利尿过度、外科手术后、感染、腹泻、应激状态等，但也有部分患者可在无明显诱因下发生 HRS。

2. 发病机制　HRS 的发病机制目前尚未完全清楚，一般认为主要是由于严重的肝功能障碍导致的血流动力学改变进而影响到肾功能。

（二）病理

一直以来，HRS 被认为是功能性改变，无肾实质损害，但从未有组织学证实。近来认为 HRS 可以是功能性的，也可以有一定程度的肾实质损伤，主要基于：①肝硬化伴肾功能不全患者的肾活检资料表明，临床上无明显蛋白尿和血尿者并不能排除肾损伤。②肾小管损伤标志物在鉴别 HRS 及 ATN-AKI 中的研究表明：尿 NGAL 水平明显升高常提示 ATN 存在。

二、中医病因病机

关格是以脾肾虚衰，气化不利，浊邪壅塞三焦，致小便不通与呕吐并见为主症的一种疾病，属危重病证范围。小便不通谓之关，呕吐时作称之格。

（一）病因

关格多因水肿、淋证、癃闭等病证久治不愈，或失治误治，迁延日久而引起。

（二）病机

本病基本病机为脾肾衰惫，气化不利，湿浊毒邪内蕴三焦。病理性质为本虚标实，脾肾虚衰为本，湿浊毒邪为标。病位在脾（胃）、肾（膀胱），以肾为关键，涉及肺、肝、心多脏。初起病在脾肾，后期可损及多个脏器。若肾阳衰竭，寒水上犯，凌心射肺，则转为心悸、胸痹；若阳损及阴，肾阴亏耗，肝阳上亢，内风自生，则可致眩晕、中风；若浊邪内盛，内陷心包，则为昏迷、谵妄，甚至阴阳离决，危及生命。

三、临床表现

HRS临床主要表现为动脉血压降低、肾血流量减少、低尿钠、无尿或少尿以及体内氮质异常。

1. 实验室检查 ①尿液检查：可正常或含少量蛋白和红细胞。尿钠≤10mmol/L，尿比重＞1.020，尿血肌酐之比为（20～30）:1，尿血渗透压之比＞1。②血液生化检查：血清钠进行性降低，属稀释性低血钠；低血钾或高血钾；血尿素氮和肌酐升高；肾小球滤过率和肌酐清除率均降低。

2. 影像学检查 ①肾脏同位素发射计算机辅助断层显像（ECT）：可显示肾血流量减少，肾小球滤过率下降。②肾血管造影：显示叶间动脉、弓形动脉呈节珠状扭曲。③肾脏病理学检查：肾脏组织基本正常，无特殊性病理变化，晚期个别病例可能出现缺血性坏死的病理损害。

四、西医诊断依据

HRS的诊断标准：①肝硬化合并腹水。②无休克。③血肌酐（Scr）升高大于基线水平50%以上，大于1.5mg/dL（133μmol/L）。④至少停用2天利尿剂（如使用利尿剂）并且使用人血白蛋白1g/（kg·d），直到最大100g/d扩容后肾功能无持续性改善（Scr＜133μmol/L）。⑤近期无肾毒性药物使用史（非甾体抗炎药、氨基甙类抗菌药物、造影剂等）。⑥无肾实质疾病。

五、中医诊断及鉴别诊断

（一）诊断

1. 症状　具有小便量少和呕吐并见的临床特征。

2. 病史　有水肿、淋证、癃闭等肾病病史。

3. 理化检查　结合肾功能、B 超、CT 等检查，有助于明确诊断。

（二）鉴别诊断

癃闭　癃闭主要是指以排尿困难，尿量减少，甚则小便闭塞不通，点滴全无为主症的一类病证。关格是小便不通和呕吐并见的一种病证。二者皆有小便不通，癃闭一般无呕吐症状，而关格必有呕吐。不过癃闭可发展为关格，而关格并非都由癃闭发展而来，亦可由水肿、淋证发展而成。肝肾综合征与癃闭二者皆有小便不通，但前者多由臌胀、黄疸、癥瘕等肝脏病发展而来，临床表现为腹胀如鼓，或伴肢体水肿，或伴身目发黄；而癃闭多是因败精阻塞、阴部手术等，使膀胱气化失司，水道不利引起，临床表现为小便不利，点滴不畅，或小便闭塞不通，小腹胀满甚至胀痛，故两者可鉴别。

六、西医治疗

HRS 预后差，一旦确诊，应尽早开始治疗，防止肾功能衰竭进一步恶化。卧床休息，给予高热量、易消化饮食，密切监测血压、尿量，保持液体平衡。应用血管收缩药物收缩明显扩张的内脏血管床和升高动脉压，改善循环功能。经颈静脉肝内门体分流术可改善 Ⅰ 型 HRS 患者的肾功能。严重者可选用肾脏替代治疗、肝移植等。

七、中医辨证论治

（一）辨证要点

本病辨证应首辨虚实，本虚主要是脾肾阴阳衰惫，标实主要是湿浊毒邪。以本虚为主者，应分清是脾肾阳虚还是肝肾阴虚；以标实为主者，应区分寒湿与湿热的不同。次辨病位，应分清在脾胃、在肾、在心、在肝的不同。

（二）治则治法

治疗一般应攻补兼施，标本兼顾。早期以补为先，兼以化浊利水。晚期阶段，应补中有泻，补泻并重，泻后即补，或长期补泻同用，灵活掌握。

（三）证治分类

1. 脾肾阳虚，湿浊内蕴证

临床表现：小便短少，色清，甚则尿闭，面色晦滞，形寒肢冷，神疲乏力，浮肿腰以下为主，纳差，腹胀，泛恶呕吐，大便溏薄，舌淡体胖，有齿印，苔白腻，脉沉细。

证机概要：脾肾阳虚，湿浊内蕴，弥漫三焦。

治法：温补脾肾，化湿降浊。

代表方：温脾汤合吴茱萸汤加减。

常用药：附子、干姜、淫羊藿温补肾阳；人参、白术、茯苓益气健脾；姜半夏、陈皮、制大黄、六月雪化湿降浊；吴茱萸、生姜降逆止呕。

若痰湿壅肺者，合用小青龙汤；水气凌心者，加用己椒苈黄丸；尿少或小便不通者，合用滋肾通关丸。

2. 肝肾阴虚，虚风内动证

临床表现：小便短少，呕恶频作，头晕头痛，面部烘热，腰膝酸软，手足抽搐，舌红，苔黄腻，脉弦细。

证机概要：肾阴亏虚，阴不制阳，肝风内动。

治法：滋补肝肾，平肝息风。

代表方：杞菊地黄丸合羚角钩藤汤加减。

常用药：熟地黄、山药、山茱萸、枸杞子滋补肝肾；泽泻、茯苓利湿泄浊；牡丹皮清肝泻火；羚羊角、钩藤、石决明平肝息风；贝母、竹茹、胆南星、竹沥化痰止呕；制大黄、败酱草、六月雪降浊解毒。

若大便秘结，加生大黄以通腑降浊；浊邪入营动血者，合用犀角地黄汤、清营汤等，同时配合至宝丹或紫雪丹。风阳内动，导致中风者，按中风论治。

3. 肾气衰微，邪陷心包证

临床表现：无尿或少尿，全身浮肿，面白唇暗，四肢厥冷，口中尿臭，神志昏蒙，循衣摸床，舌卷缩，淡胖，苔白腻或灰黑，脉沉细欲绝。

证机概要：肾阳虚衰，湿毒内盛，扰动心神。

治法：温阳固脱，豁痰开窍。

代表方：急用参附汤合苏合香丸加减，继用涤痰汤。

常用药：人参、附子回阳固脱；苏合香丸开窍醒神；胆南星、石菖蒲、半夏、竹茹豁痰开窍。

若昏迷不醒者，用醒脑静注射液静脉滴注；见气阴耗竭征象者，用生脉散；狂躁痉厥，服紫雪丹；心阳欲脱者，急用参附龙牡汤。

此外，关格患者，还可用保留灌肠法加强通腑降浊解毒的作用。

第二节　关幼波教授治疗肝肾综合征的临证思路

一、关幼波教授对肝肾综合征的认识

肾是人体重要的脏器之一，包括元阴（又称肾精或肾水）和元阳（又称肾阳或命火），前者为物质基础，后者为动力。命火催动肾精转化为功，即为肾气（又称元气）。肾气的盛衰与人体的生长、发育、生殖，以及各脏腑的生理功能密切相关。肾又主人体的水液代谢、主开阖以调节水量，所以说"肾主水"。肾主骨生髓通脑，其华在发，开窍于耳，通于前后二阴。

肾宜藏不宜泄，所以肾病多见虚证，如肾阴虚、肾阳虚、肾不纳气、肾气不固、肾虚水泛等；另外，也常与其他脏腑并病，如肺肾阴虚、肝肾阴虚、心肾不交、脾肾阳虚等。肾病涉及的范围较广，包括水肿、腰痛、痿证、淋证等皆与肾密不可分。其发病原因也很复杂，因人而异，但不外乎外感、内伤、外伤三类。关老对"治肾"有独特认识，主要有以下几个方面。

二、关幼波教授对肝肾综合征的辨治思路

（一）辨证要点

1. 肾为先天之本，虚证寻内因　肾为先天之本，主藏精及命门火，以虚证为多见，诸如肾阴虚、肾阳虚，以及由于肾虚引起的功能障碍，如肾不纳气、肾气不固、肾虚水泛、阴虚阳亢等，都是因为肾不摄藏、过于遗泄所致。其他如肾之热，系阴虚生内热；肾之寒，系阳虚生外寒。由于肾阴肾阳来源于先天，补充于后天五脏六腑之精气，因此，先天禀赋不足，后天内伤七情、劳倦过度等为其主要致病因素。故在临床辨治中应当多从内因寻求，也就是以扶正为主，补虚以治本。

2. 肾与膀胱相表里　肾与膀胱相表里，肾司开阖，主水液代谢的平衡，膀胱主小便的蓄存与排泄，肾气充足则膀胱气化功能正常，共同完成水液代谢。如果肾阳不足或肾气不足，则膀胱气化不利。膀胱虚寒可出现小便失禁或癃闭。若湿热蕴结膀胱，则出现尿频、尿急、尿浑浊或尿血。在临证辨治时应当辨别正虚与邪实的程度，要辨别清楚虚实寒热的属性，否则湿热未清，纯补反而有害，正虚不固，单纯泄利更能伤正。

3. 补肾先健脾　肾为先天之本，脾为后天之本。脾的运化功能有赖于命门火的温煦蒸化，命门之火又有赖于后天之精气的滋养。因此，两者互相滋助，互相依存。故在肾虚当补之际，关老往往采用脾肾双补，使脾运得健，气血津液充盛，则可济养于先天，先后天相互滋助。

4. 补肾填精，充实气血　肾为藏精之舍，精是构成人体和维持生命活动的物质基础。构成人体之精为"生殖之精"，维持生命之精为"水谷之精"。五脏六腑精气充盈，则归藏于肾，所以气血充沛，脏腑功能才能旺盛，继而藏精于肾。在人体的生命过程中，肾精不断被消耗，并不断得到水谷之精的滋养与补充，水谷之精也是化生气血的来源。所以，关老在补肾填精时，特别强调对于气血的调理。

（二）辨证分型

1. 肾阴虚证

症状：腰脊酸痛，耳鸣耳聋，头目眩晕，咽干盗汗，下肢无力，梦遗滑精，尿黄频数，或咳嗽气短，心烦失眠，急躁易怒，视物模糊，月经量少或愆期。

舌象：舌质红。

脉象：细数。

证候分析：肾阴不足则腰脊酸痛，下肢无力。阴虚生内热故咽干。阴虚阳亢迫津外出而盗汗。阴虚肝旺则头目眩晕。虚火妄动则耳鸣耳聋、梦遗滑精、尿黄频数。肺阴不足则咳嗽气短。阴血亏虚不能养心则心悸健忘，虚火亢盛则心烦失眠。水不涵木而视物模糊、急躁易怒。肝血亏虚则月经量少或愆期。舌红，脉细数为阴虚内热之象。

方药：北沙参、五味子、麦冬、当归、续断、覆盆子、菊花、泽泻、枸杞子、白芍、生地黄、牛膝。

此方由生脉饮合一贯煎化裁而来。生地黄、续断、枸杞子、牛膝补肝肾之阴；沙参、麦冬养肝胃之阴；当归、白芍养血和血；菊花清肝热；泽泻泻相火；五味子、覆盆子固肾涩精缩尿。

伴有咳嗽者加杏仁、川贝母、瓜蒌等清热化痰；心烦失眠者去牛膝，加炒酸枣仁、首乌藤、远志养血安神；视物模糊加石斛、谷精草等养阴清肝明目；急躁易怒者加生代赭石、旋覆花、香附、郁金等平肝理气；经行量少者加泽兰、益母草、丹参养血通经；膀胱湿热，尿少赤痛者加萹蓄、草薢、瞿麦、六一散利水通淋；肾与膀胱有结石者加茵陈、海金沙、金钱草、鸡内金清热利湿排石。

2. 肾气不固证

症状：小便频数，甚至尿崩不止，遗精早泄，腰膝酸软无力。

舌象：舌苔白。

脉象：沉细。

证候分析：肾司开阖，肾气亏虚而膀胱失固，当阖不阖，故尿频数不尽。夜间阴盛阳衰，阳气不固而夜尿频。肾气虚则腰膝酸软无力。舌苔白，脉沉细为肾气虚。

方药：生地黄、山药、山茱萸、桑寄生、续断、芡实、诃子肉、当归、白芍、生黄芪、菟丝子、香附。

生地黄、山药、山茱萸、桑寄生、菟丝子、续断、芡实补益肾气；当归、白芍、生黄芪气血双补；香附为血中气药，在养血中行气，而防补过呆滞。

遗精早泄明显者加金樱子、石榴皮、五味子、乌梅固精收涩；尿频尿崩者加鹿角霜、胡桃、淫羊藿等温肾壮阳，固肾缩尿。腰酸腿软明显加杜仲、牛膝、狗脊补肾强腰。

3. 肾阳虚证

症状：腰酸腿软，畏寒肢冷，阳痿，尿少水肿；或周身水肿，心悸气喘，食少便溏，痰多稀薄；女子不孕。

舌象：舌苔白。

脉象：沉细弱。

证候分析：肾阳虚弱故腰酸腿软、畏寒肢冷、阳事不举、女子不孕。肾阳不足，气化不利，当开不开故尿少水肿。肾阳虚不能温运脾阳，则食少便溏。脾肾阳虚，水液排泄障碍，故而全身水肿。水气上泛凌心，心阳不振则心悸气短。水邪上逆犯肺为痰则痰多稀薄。苔白，脉沉细为肾阳虚之象。

方药：熟地黄、山药、山茱萸、附子、肉桂、党参、白术、当归、白芍、肉苁蓉。

熟地黄、山药、山茱萸、肉苁蓉滋补肾阴；当归、白芍养血和血；附子、肉桂温肾壮阳。以上药物在滋阴的基础上补阳，以求阴生阳长、阴中求阳之意。党参、白术健脾益气，以期后天补先天。

男子阳事不举、女子不孕者加仙茅、淫羊藿、阳起石、巴戟天等以壮肾阳；大便溏泻者加吴茱萸、补骨脂、肉豆蔻、诃子肉温补脾肾，固肠止泻；下肢水肿明显者加茯苓、生姜温阳利水；全身高度水肿者加麻黄、生姜、生石膏宣肺化湿，加茯苓运中利水，加冬瓜皮、防己、车前子从下焦利水；阴阳两虚，气滞血瘀，肢体麻痛，肌力减退者加桂枝、川芎、红花、丹参等温通活血。

第二十七章　原发性肝癌

第一节　原发性肝癌的中西医结合诊治

原发性肝癌主要包括肝细胞癌（hepatocellular carcinoma，HCC）、肝内胆管癌（intrahepatic cholangiocarcinoma，ICC）和混合型肝细胞癌－胆管癌（combined hepatocellular–cholangio carcinoma，cHCC–CCA）三种不同病理学类型，其中HCC占75%～85%、ICC占10%～15%。原发性肝癌是目前我国第4位常见恶性肿瘤及第2位肿瘤致死病因，严重威胁我国人民的生命和健康。肝癌属于中医学中"肝积""癥瘕""积聚""臌胀""黄疸""痞气""癖黄"等范畴，现代中医病名统称为肝癌。

一、西医病因病理

（一）病因及发病机制

1. 病因　在我国，HCC的最常见病因是乙型肝炎病毒和（或）丙型肝炎病毒感染、长期酗酒（酒精性肝病）、非酒精性脂肪性肝炎、食用黄曲霉毒素污染的食物以及血吸虫病等多种原因引起的肝硬化。近年的研究提示年龄、糖尿病、肥胖、吸烟和药物性肝损等也是HCC的危险因素。同时，本病还表现为一定的遗传倾向性，所以有肝癌家族史的人群也是HCC的高危人群。

2. 发病机制　尽管引起肝癌的病因相对明确，但是导致肝癌发生、发展的确切机制和途径仍不明确。

（二）病理

1. 形态分型　①块状型：最多见。癌块直径在5cm以上，大于10cm者称巨块。②结节型：为大小和数目不等的癌结节，一般直径不超过5cm。③弥漫型：有米粒至黄豆大小的癌结节散布全肝。④小癌型：孤立的直径小于3cm的癌结节或相邻两个癌结节直径之和小于3cm者称为小肝癌。

2. 组织学分型　①肝细胞型：癌细胞呈多角形，核大，核仁明显，胞质丰富；癌细胞排列成巢状或索状，癌巢之间有丰富的血窦；癌细胞有向血窦内生长的趋势。②胆管细胞型：癌细胞呈柱状或立方状，胞质呈嗜碱性，无胆汁小滴，偶有黏液分泌；排列成腺泡囊或乳头状；间质组织多。③混合型：上述两型同时存在，或呈过渡形态，此型更少见。

3. 转移途径　肝内血行转移发生最早、最常见，是肝癌切除术后复发的主要原因。肝外转移有血行转移、淋巴转移和种植转移三种途径。

二、中医病因病机

本病的形成与演变过程大致可分为三个阶段：初起多由情志不遂，郁怒不畅，而致肝气不疏；继续发展则成肝郁气滞，气机失于宣发，阻于血络，血滞成瘀，痰瘀互结，日渐成积，毒邪内生，病从无形至有形；如果不及时发现而积极治疗，则病情迁延，久则伤阴耗气，肝脾肾互损，气血水互结，出现臌胀、黄疸之证而终不能治。

1. 气滞血瘀，痰结成积　气为血帅，气行则血行，气滞则血滞；痰湿内停，痰气交阻，痰瘀互结，结于胁下，日渐成积。《黄帝内经》谓："肥气在左胁下，如覆杯。"《难经》曰："肝之积，名曰肥气，在左胁下，如覆杯，有头足，久不愈，令人发咳逆，痎疟，连岁不已。"

2. 肝气不疏，脾失健运　情志不遂，郁怒寡欢，日久不解，则肝气不疏，木不疏土；或因饮食劳倦伤脾，脾失健运，则痰湿内生，湿郁化热，毒热瘀积。

3. 郁结发黄，水聚成臌　积久不去，蕴热成毒，熏灼胆汁而发黄，或肝脾不调，殃及肾水，终至肝、脾、肾功能失调，气血水互结，聚于腹中，形成臌胀。《诸病源候论·癖黄候》谓："水饮停滞，积聚成癖，因热气相搏，则郁蒸不散，故胁下满痛而发黄，名曰癖黄。"

总之，本病的病位在肝，损及脾土，始于气滞，发于血瘀，终归于气血水互结而成黄疸、臌胀。其病机可归纳为正气亏虚，邪毒凝结于内。

三、临床表现

原发性肝癌起病隐匿，早期症状常不明显，也称亚临床期，出现典型的临床症状和体征时一般已属中期、晚期。

1. 症状

（1）肝区疼痛：肝区疼痛多为肝癌的首发症状，表现为持续钝痛或胀痛。疼痛部位常与肿瘤位置有关，癌结节破裂出血可致剧烈腹痛和腹膜刺激征，出血量大时可导致休克。

（2）消化道症状：食欲减退、腹胀、恶心、呕吐、腹泻等消化道症状，可由肿瘤压迫、腹水、胃肠道淤血及肝功能损害而引起。

（3）全身表现：全身表现包括进行性乏力、消瘦、发热、营养不良和恶病质等。

（4）副癌综合征：副癌综合征以自发性低血糖、红细胞增多症较为常见，有时还可伴有高钙血症、高脂血症、血小板增多、高纤维蛋白原血症等。

2.体征　肝大、脾肿大、腹水、黄疸、血管杂音、肝区摩擦音，以及肝外转移时转移部位相应的体征。

四、西医诊断依据

肝癌的诊断包括病理诊断和临床诊断。病理诊断依据组织学和（或）细胞学检查结果；临床诊断主要依据病史、临床症状、体征、实验室检查、影像学检查等。

1.病理诊断　病理报告重点描述肿瘤的部位、大小、数量、颜色、质地、与血管和胆管的关系、包膜状况、周围肝组织病变、卫星结节、肝硬化类型、肿瘤至切缘的距离及切缘受累情况等。需要合理结合应用免疫组化，必要时检测基因组学等相关指标，对原发性肝癌与转移性肝癌、肝细胞癌与肝内胆管细胞癌等进行鉴别诊断。

2.临床诊断　慢性肝病或肝硬化患者，至少每隔 6 个月进行 1 次超声及 AFP 检测。若 AFP ≥ 400ng/mL，增强 MRI、动态增强 CT 扫描、Gd–EOB–DTPA 增强 MRI（EOB–MRI）、超声造影（CEUS）4 项检查中至少有 1 项显示动脉期病灶明显强化、门静脉期和（或）平衡期肝内病灶强化低于肝实质（即"快进快出"肝癌典型特征），则可做出肝癌临床诊断。发现肝内直径 ≤ 2cm 结节，上述 4 项检查中至少有 2 项显示典型的肝癌特征，则可做出肝癌临床诊断。发现肝内结节 > 2cm，上述 4 项检查中只要有 1 项典型的肝癌特征，即可临床诊断为肝癌。

五、中医诊断及鉴别诊断

（一）诊断

1. 不明原因的右胁不适或疼痛，原有肝病症状加重伴全身不适、胃纳减退、乏力、体重减轻等均应纳入检查范围。

2. 右胁部肝脏进行性肿大，质地坚硬而拒按，表面有结节隆起，为有诊断价值的体征，但已属晚期。

（二）鉴别诊断

1.黄疸　黄疸以目黄、身黄、小便黄为主，主要病机为湿浊阻滞、胆液不循常道外溢而发黄，起病有急缓，病程有长短，黄疸色泽有明暗，以利湿解毒为治疗原则。而肝癌以右胁疼痛、肝脏进行性肿大、质地坚硬、腹胀大、乏力、形体逐渐消瘦为特征，中晚期可伴有黄疸。此时，黄疸仅是一个症状而不是独立的病种，以扶正（补益气血）祛邪（疏肝理气、活血化瘀、清热利湿、泻火解毒、消积散结等）、标本兼顾为治疗原则，并需结合中西医抗癌治疗。此外，可结合血清总胆红素、直接胆红素、尿胆红素测定、血清谷丙转氨酶、甲胎蛋白、肝脏 B 超、CT 扫描等以明确诊断。

2. 臌胀　肝癌失治，晚期伴有腹水的患者可有腹胀大、皮色苍黄、脉络暴露的症状而为臌胀。肝癌所致之臌胀，病情危重，预后不良，在臌胀辨证论治的基础上，需结合西医抗癌治疗，可结合实验室检查明确诊断，协助治疗。

六、西医治疗

早期肝癌以手术切除为主，也可使用射频消融或肝移植的方法根治疾病。中期患者则主张综合运用手术、血管介入、靶向治疗、免疫治疗、射频消融、放射治疗、化疗等方式进行多学科联合治疗，以控制疾病进展、延长生存时间。晚期患者以减轻患者痛苦为目的，可采用对症支持治疗、舒缓疗护等治疗方式。

七、中医辨证论治

（一）辨证要点

辨病邪的性质，分清痰结、湿聚、气滞、血瘀、热毒的不同，以及有否兼夹；辨标本虚实，分清虚实标本的主次；辨脏腑阴阳，分清受病脏腑气血阴阳失调的不同；辨病程的阶段，明确患者处于早、中、晚期的不同，以选择适当的治法和估计预后。

（二）治则治法

治疗原则是扶正祛邪，攻补兼施。要结合病史、病程、证候、实验室检查等综合分析，辨证论治，重点把握不同癌病及不同病程阶段，扶正与祛邪的主次先后。早期邪盛，正虚不明显，重在祛邪抗癌，重攻轻补；中期正气日渐耗损，宜攻补兼施；晚期正气虚弱，重在补虚扶正，辅以祛邪抗癌。手术之后机体虽正气亏虚，但常余邪未尽，易于复发转移，仍当扶正与祛邪相结合。扶正与祛邪相结合是中医辨治肝癌的重要治疗原则。扶正重在健脾益气、补益肝肾，祛邪重在活血化瘀、清热解毒、行气化湿等。

（三）证治分类

1. 肝郁气滞证
临床表现：胁肋胀痛，走窜不定，疼痛因情志变化而增减，胸闷腹胀，嗳气频作，胀气得嗳气则舒，善太息，纳差，口苦，舌苔薄白，脉弦。

证机概要：肝郁气滞。

治法：疏肝理气，柔肝止痛。

代表方：柴胡疏肝散加减。

常用药：陈皮、柴胡、川芎、枳壳、白芍、炙甘草、香附。

胁痛明显者，可加青皮、延胡索增强理气止痛之功。

2. 气滞血瘀证

临床表现：两胁胀痛，腹部结块，推之不移，脘腹胀闷，纳呆乏力，嗳气反酸，大便不实，舌质红或暗红，有瘀斑，苔薄白或薄黄，脉弦或涩。

证机概要：气滞血瘀。

治法：疏肝理气，活血化瘀。

代表方：逍遥散合桃红四物汤加减。

常用药：柴胡、当归、白芍、白术、茯苓、生姜、薄荷、炙甘草、熟地黄、川芎、桃仁等。

脾气不足者，加黄芪、党参；纳呆者，加山楂、麦芽、鸡内金。

3. 肝胆湿热证

临床表现：胁肋胀痛，口苦口黏，胸闷纳呆，恶心呕吐，小便黄赤，发热或不发热，身目发黄，舌红，苔黄腻，脉弦滑数。

证机概要：湿热熏蒸肝胆。

治法：疏肝利胆，清热利湿。

代表方：龙胆泻肝汤加减。

常用药：龙胆草、柴胡、黄芩、栀子、连翘、知母、麦冬、黄连、人参、甘草等。

兼见发热，黄疸者，加茵陈、黄柏；若大便不通，腹胀腹满者，加大黄、枳实、厚朴。

4. 湿热瘀毒证

临床表现：胁下结块坚实，痛如锥刺，脘腹胀满，目肤黄染，日渐加深，面色晦暗，肌肤甲错，或高热烦渴，口苦咽干，小便黄赤，大便干黑，舌质红有瘀斑，苔黄腻，脉弦数或涩。

证机概要：湿热瘀毒互结不解。

治法：清利湿热，化瘀解毒。

代表方：茵陈蒿汤合鳖甲煎丸加减。

常用药：茵陈、栀子、大黄、鳖甲胶、阿胶、柴胡、黄芩、半夏、党参、干姜、厚朴、桂枝、白芍、射干、桃仁、牡丹皮、大黄、凌霄花、葶苈子、石韦、瞿麦等。

肝区痛剧者，加乳香、没药、延胡索、郁金等；腹水明显者，加牵牛子、泽兰、大腹皮等。

5. 肝肾阴虚证

临床表现：腹大胀满，积块膨隆，形体羸瘦，潮热盗汗，头晕耳鸣，腰膝酸软，两胁隐隐作痛，小便短赤，大便干结，舌红少苔或光剥有裂纹，脉弦细或细数。

证机概要：肝肾阴虚，虚火上炎。

治法：养阴柔肝，软坚散结。

代表方：滋水清肝饮合鳖甲煎丸加减。

常用药：熟地黄、当归、白芍、酸枣仁、山茱萸、茯苓、山药、柴胡、栀子、牡丹皮、泽泻、黄芩、干姜、大黄、桂枝、厚朴、阿胶、瞿麦、桃仁、葶苈子、半夏等。

兼气虚者，加黄芪、太子参；低热者，加青蒿、银柴胡、地骨皮等。

6. 热毒炽盛证

临床表现：黄疸迅速加重，其色如金，皮肤瘙痒，高热，胁痛腹满，神昏谵语，烦躁抽搐，或见衄血，便血，肌肤瘀斑，舌质红绛，苔黄而燥，脉弦滑或数。

证机概要：热毒炽盛，入血动血，蒙蔽清窍。

治则：清热解毒，凉血开窍。

代表方：千金犀角散加减。

常用药：犀角（水牛角代）、黄连、升麻、栀子、茵陈等。

腹大有水，小便短少，加白茅根、车前草、马鞭草；动风抽搐者，加钩藤、石决明、羚羊角粉，或加服紫雪散。

第二节 关幼波教授治疗原发性肝癌的临证思路

一、关幼波教授对原发性肝癌的认识

《诸病源候论·癥瘕病诸候》中说："癥瘕者，皆由寒温不调，饮食不化，与脏气相搏结所生也。"关老认为，肝癌是气滞有形，血瘀有物，固定不移，痛有定处，虽得之于气，但受病于血。慢性肝炎治疗不彻底，或祛邪不利、忽视扶正，或饮食不节、酗酒成性，或情志不遂、暴怒伤肝，或过于劳累，日久终致脏腑功能的衰退（病位在肝，涉及脾肾）、气血的失调、正气的虚损。尤其是肝癌晚期，气虚血滞，气、血、痰互相搏结不化，加上正气的极度衰败，毒邪过盛，肿瘤迅速发展，出现正不胜邪之危象。

二、关幼波教授对原发性肝癌的辨治思路

对于肝癌的辨证分型，关老认为，应该通过四诊八纲，辨病与辨证相结合，进行整体治疗。

1. 扶正为主，祛邪为辅 肝癌一旦发现，均应正虚。扶正主要是调补肝脾肾，益气养血，即以无形胜有形，正复积自除，机体可以依靠正气的恢复以及扶正中药调节免疫功能来抑制或消灭肿瘤细胞。祛邪为辅，关老不赞同采用大剂量、经药理检验证明有抗癌作用的中药组成苦寒清泄、攻伐消痞之品，否则"徒伤胃气……反以速其危"，乃犯虚虚实实之戒。

2. 活血化痰，软坚化癥 肝癌得之于气，受病于血，当调和气血，以使阴平阳秘。

怪病责之于痰，除益气养血外，注意活血化痰以利于肿瘤的回缩，应佐以软坚化痰之品，而不宜予水蛭、虻虫等破血消瘀之品以徒伤其正，而加速病情的恶化。

3. 注意调理脾胃　脾胃为后天之本，调理肝脾肾，益气养血扶正，首先要注意调理脾胃，"损其肝者缓其中"，中州得运则气血可生，水湿可运，痰无所生，气机得畅，此乃"有胃气则生也"。

第三节　关幼波教授治疗原发性肝癌验案

案 1

王某，男，2 岁，1982 年 10 月 8 日初诊。

现病史（母代诉）：1981 年 8 月其母发现患儿上腹部有一包块而就诊。患儿当时面色萎黄，精神倦怠，食欲不振，二便正常，无黄疸、发热、呕吐等症状。

查体：体温 36.7℃，脉搏 90 次 / 分，体重 9kg，轻度贫血征，巩膜皮肤无黄染，浅表淋巴结未见肿大，无颈静脉怒张，心肺（－）。剑突下肝体可触及一 5cm×6cm 包块，边界清，质硬，表面不光滑，稍可移动，触之不哭闹，右肋下可触及肝脏 1cm，质软。叩诊肝上界位于右锁骨中线第五肋间，脾脏可扪及边缘，余未见异常。

实验室检查：血色素 10.8 克 %，红细胞 290 万 / 立方毫米，白细胞 6350/ 立方毫米，肝功能正常；甲胎蛋白（对流电泳法）阳性；B 超探查发现肝左叶占位性病变，疑肝左叶肿瘤。

1981 年 9 月 9 日，患儿在全麻下行剖腹探查术。术中见肿瘤位于肝脏左外叶，约 7cm×5cm×5cm，肝右叶正常，肝门及胃周围未见肿大淋巴结，行肝左叶切除术，病理报告示胚胎型肝母细胞瘤。患儿术后情况良好，但于手术 5 个月后 B 超复查时又发现肝右叶有新的占位性病变，回声特点与 1981 年 8 月 26 日肝左叶特点相同，经多次定期 B 超复诊，根据肝母细胞瘤发病特点，结合病史考虑，诊断为肝母细胞瘤复发是有根据的。患儿不适宜进行第 2 次手术，故进行保守治疗，用中西药治疗半年余，病情不见好转。1982 年 9 月 27 日，B 超复查肝右叶锁骨中线附近可见 2.8cm×2.4cm 及 1.6cm×1.6cm 占位性病变两处，于 1982 年 10 月 8 日请关老会诊。症见：患儿发育正常，精神欠佳，面色萎黄少光泽，精神倦怠，食欲不振。

舌象：苔薄而微黄。

脉象：沉弦。

西医诊断：肝母细胞瘤（复发）。

中医辨证：气虚血滞，毒热未清。

立法：宜先活血解毒，再以扶正祛邪。

方药：

　　　　草河车 10g　　　　山慈菇 6g　　　　全瓜蒌 10g　　　　野菊花 10g

焦白术 10g	酒黄芩 10g	赤芍 10g	白芍 10g
全当归 10g	泽兰 10g	香附 10g	生牡蛎 10g
鸡内金 10g	鳖甲 10g		

25 剂，水煎服，日 1 剂。

1983 年 1 月 17 日二诊：患儿于 11 月初开始服药，服 5 剂后，食量增加，精神好转，服药 20 剂后，饮食正常，精神饱满，苔薄黄腻，两脉弦。B 超复查：肝右叶较大，回声欠匀。继以活血解毒，佐以扶正之品。

生黄芪 10g	草河车 10g	山慈菇 6g	瓜蒌 15g
野菊花 10g	山楂 10g	白芍 10g	焦白术 10g
酒黄芩 10g	生牡蛎 10g	鸡内金 10g	丹参 10g
醋香附 10g	鳖甲 10g	藕节 10g	

25 剂，水煎服，日 1 剂。

1983 年 3 月 1 日三诊：服药 25 剂，患儿精神及食欲均已正常，但时有低热，苔薄黄，两脉弦滑。患儿毒热内蕴，气阴受损，经祛邪扶正治疗，体内阴阳正处在消长之中，低热是客观反映，故治法不变，稍佐解肌退热之品，以促阴平阳秘，气血调和。

生黄芪 15g	草河车 10g	山慈菇 10g	瓜蒌 20g
野菊花 10g	泽兰 10g	丹参 10g	生牡蛎 10g
鸡内金 10g	赤芍 10g	白芍 10g	牡丹皮 10g
鳖甲 10g	香附 10g	醋柴胡 3g	

20 剂，水煎服，日 1 剂。

服药 2 剂后，患儿时有轻度腹泻，清水样便，日 3～5 次。服药 5 剂后，腹泻次数明显增加，甚至达日 10 次以上，患儿精神及饮食均正常，毫无疲倦体乏之征象，低热也有明显减退，服药则泻，停药则当日即止。关老指出：患儿虽日泻 10 余次，但精神、饮食、活动均正常，低热也有减退，说明胃气未伐，正气未损，腹泻是由于瘀血散、毒邪去所致，因此继服 10 剂观察。患儿又服药 5 剂后，腹泻次数逐日减少，服药 9 剂时腹泻已止。

1983 年 3 月 27 日四诊：患儿虚热退，腹泻止，纳食佳，精神好，舌苔薄黄，两脉弦滑。患儿正气已复，瘀邪已散，治法应以益气扶正为主，软坚化瘀辅之。

生黄芪 15g	炒苍术 10g	炒白术 10g	青皮 10g
陈皮 10g	藿香 5g	茯苓 10g	瓜蒌 10g
赤芍 10g	白芍 10g	泽兰 10g	香附 10g
山慈菇 5g	鳖甲 10g	山药 10g	生姜 3g

20 剂，水煎服，日 1 剂。

1983 年 4 月 26 日五诊：服药 20 剂，患儿精神及食欲甚佳，舌苔薄白，脉沉滑。B 超复查：肝内未见占位性病变。宗前法以巩固疗效。

| 生黄芪 10g | 炒苍术 10g | 炒白术 10g | 青皮 10g |

陈皮 10g	草河车 10g	泽兰 10g	香附 10g
丹参 10g	赤芍 10g	生牡蛎 10g	山慈菇 10g
鸡内金 10g	白芍 10g		

30 剂，水煎服，日 1 剂。

1983 年 6 月 15 日六诊：经过 8 个月治疗，患儿自觉症状消失，精神及饮食甚佳，体重明显增加，舌苔薄白，脉沉滑。B 超复查：肝内未见占位性病变，回声正常。治疗同前。

生黄芪 10g	炒苍术 10g	炒白术 10g	藿香 5g
茯苓 10g	草河车 10g	牡丹皮 10g	泽兰 10g
香附 10g	生牡蛎 10g	青皮 10g	陈皮 10g
山慈菇 10g	鳖甲 10g	鸡内金 10g	赤芍 10g
白芍 10g	土贝母 5g	瓜蒌 10g	

60 剂，水煎服，隔日 1 剂。

1983 年 10 月 10 日复查：患儿无所苦，发育良好，精神、体力甚佳，纳食正常。B 超复查：肝内未见占位性病变。

按语： 肝母细胞瘤多发生于 2 岁以下患儿，是婴幼儿原发于肝脏的胚胎性实质性肿瘤。本病临床上基本上是手术治疗，而胚胎型肝母细胞瘤由于分化程度低，恶性程度高，手术预后甚差。本患儿为 2 岁幼儿，手术后半年又复发，证属气虚血滞、毒热未清，治疗中以扶正为主。一方面以生黄芪、当归、白芍、赤芍、泽兰、丹参等益气养血，兼以行血祛瘀；另一方面以鸡内金、藿香、茯苓、炒白术、炒苍术、山药等健脾利湿，调理脾胃。方中香附为血中气药，青皮、陈皮、藕节行气醒脾，疏肝解郁，调畅气机。通过健脾益气，养血活血，正气得充而邪实可却。关老又以祛邪为辅，方中以山慈菇、瓜蒌、草河车、土贝母等清热解毒化痰散结，佐以鳖甲、生牡蛎等软坚消痞。综观全方，既无过于滋补之品，又无过于攻伐之品，而在于治病求本，患儿经治疗 5 个月，正气已复，肝脏肿瘤消失。半年后随访，患儿一直稳定，体重增加，未再复发。

关老又认为，小儿体质与成人不同，脏腑娇嫩，气血未充，经脉未盛，精气不足，是谓稚阴稚阳，更不可攻下无度；小儿又系纯阳之体，生机蓬勃，故又不可温补无节。故本患儿宜扶正固本为主，化瘀攻坚为辅，要充分体现中医的整体观念，辨证论治的特色。关老不赞同一法定乾坤，一方贯用始终，也不赞同一方一法用之百人。本例六诊处方，充分体现了关老的这个观点。

案 2

彭某，男，59 岁，1991 年 10 月 8 日初诊。

主诉：乏力、消瘦、肝区隐痛 3 个月。

现病史：患者 20 年前曾患肝炎，经治疗肝功恢复正常。近 3 个月来觉全身乏力，活动后加重，纳食减少，夜难入睡，晨起便溏，精神弱，体重减轻，肝区隐痛，遂于 1991 年 9 月 29 日到某医院检查，谷丙转氨酶正常，HBsAg（＋），HBeAb（＋），

HBcAb（＋），AFP 380 毫微克／毫升（放免法）。CT 扫描：肝脏外形不规则，明显增大，肝右后部有约 10cm×9.6cm×8cm 大小的混合密度区，CT 值 15～44.2Hu。于 10 月 8 日前来就诊。症见：面色萎黄无光泽，精神弱，身体消瘦，乏力腿软，倦怠懒言，肝区隐痛，失眠多梦，纳食一般，大便急，晨起便溏。

舌象：舌苔稍白。

脉象：沉滑。

西医诊断：原发性肝癌（肝右叶巨块型）。

中医辨证：气虚血滞，痰瘀交阻，蕴久成积。

立法：补气扶正，活血化痰，软坚消积。

方药：

党参 15g	醋柴胡 10g	炒白术 10g	炒苍术 10g
旋覆花 10g	生代赭石 10g	白芍 10g	香附 10g
砂仁 10g	茯苓 15g	山慈菇 10g	续断 10g
薏苡仁 10g	山药 10g		

14 剂，水煎服，日 1 剂。

治疗经过：关老以上方为主，根据辨证加用过当归、马齿苋、败酱草、王不留行、泽兰、延胡索、木瓜。服药 2 个月后，12 月 16 日肝扫描示肝右叶癌瘤缩小至 5cm 大小，患者食欲增加，精神好转，眠安，大便已成形。化验检查：AFP18.3 毫微克／毫升。1992 年 1 月 8 日，AFP 降至 13.9 毫微克／毫升。服药 5 个月，于 1992 年 3 月 11 日复查 CT：肝右叶内可见一类圆形低密度灶，边界清，最大层面约 5cm×4cm，较 1991 年 9 月 29 日片比较，病灶明显缩小。患者精神好，心情舒畅，面色转红润，体重增加，由原 57.5kg 增至 62.5kg，睡眠好，纳食有增，大便成形，唯觉右少腹隐痛，于原方加川楝子、乌药行气止痛。

按语：患者系原发性肝癌（巨块型），20 年前曾患肝炎，后因肝功能恢复正常未坚持治疗，直至近 3 个月来觉全身乏力，纳食减少，身体消瘦，经检查才发现。证属气虚血滞，痰瘀交阻，日久成痞。患者正气已虚，肝右叶肿块已发展到 10cm×9.6cm×8cm 大小，从临床实践来看，清热解毒、破瘀散结之品，对正气尚支的良性肿瘤有治疗效果，而对正气已虚，根深蒂固的恶性肿瘤，则难以奏效。如果一味攻伐，孟浪从之，不但非益，反徒伤其正，加速病情恶化。所以，关老以扶正为主。方中党参、茯苓、白术健脾补气扶正，根据现代药理学研究，有提高细胞免疫和补体水平及抑制体液免疫之作用，通过扶正而抑制癌肿的发展。患者有脾虚便溏，故以苍术、山药、薏苡仁、马齿苋健脾利湿止泻，砂仁醒脾行气和中。方中当归、白芍、泽兰、续断养血活血，滋补肝肾。王不留行性走而不守，善利血脉；伍以香附、延胡索、木瓜疏肝通络，散瘀止痛。方中用生代赭石、旋覆花以平肝降气化痰。方中山慈菇、败酱草以清热解毒、消痈散结为辅。全方没有大队清热解毒、苦寒伤胃之品，没有破血逐瘀、耗气伤正之味。关老以健脾补气扶正为主，养血活血、行气化痰为治，以散结祛邪为辅。患者服药 3 个

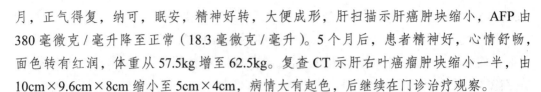

月，正气得复，纳可，眠安，精神好转，大便成形，肝扫描示肝癌肿块缩小，AFP 由 380 毫微克 / 毫升降至正常（18.3 毫微克 / 毫升）。5 个月后，患者精神好，心情舒畅，面色转有红润，体重从 57.5kg 增至 62.5kg。复查 CT 示肝右叶癌瘤肿块缩小一半，由 10cm×9.6cm×8cm 缩小至 5cm×4cm，病情大有起色，后继续在门诊治疗观察。

案 3

李某，男，67 岁，1993 年 12 月 4 日初诊。

主诉：右胁不适、乏力半年。

现病史：患者半年前觉右胁不适、乏力。3 个月后到某医院检查：HBsAg（−）、HBeAg（−）、抗 HBc（＋），肝功能正常，甲胎蛋白 416 毫微克 / 毫升。B 超示肝右叶可见 11cm×12cm 巨型肿块。CT 扫描可见 11.5cm×12.4cm 低密度区。经西医化疗、输液支持疗法未见明显效果。11 月 20 日，B 超检查肝右叶肿块 11.5cm×13cm，有增大趋向，患者心情焦虑，于 12 月 4 日请关老诊治。症见：面色萎黄，精神疲惫，情绪低沉，身体瘦弱，纳食不甘，入睡难，多梦，乏力气短，右胁隐约不适，腰酸腿软，二便自调。B 超、CT 检查同上。

既往史：15 年前患有肝病，经治 1 年后肝功能正常。素无烟酒嗜好。

舌象：舌苔白，舌质稍暗。

脉象：沉滑。

西医诊断：原发性肝癌（巨块型）。

中医辨证：气虚血滞，痰瘀互结，日久成积。

立法：补气扶正，活血化痰，软坚消积。

方药：

生黄芪 30g	党参 10g	白术 10g	首乌藤 30g
当归 10g	香附 10g	生地黄 10g	夏枯草 10g
白芍 15g	砂仁 6g	泽兰 15g	山慈菇 10g
续断 10g	杏仁 10g	旋覆花 10g	生代赭石 10g

30 剂，水煎服，日 1 剂。

1994 年 1 月 4 日二诊：上方服用 1 个月，患者入睡安好，纳食有增，乏力气短均见好转，CT 扫描肝右叶肿块为 10cm×11cm，甲胎蛋白降至 30 毫微克 / 毫升。患者顿觉心情振奋。舌苔稍白，脉沉滑。上方去首乌藤、旋覆花、生代赭石；加炒山甲 10g，橘红 10g；生黄芪改为 50g，党参改为 15g，以加强益气活血、化痰散瘀之效。

1994 年 2 月 25 日三诊：继服上药 2 个月后，患者除右胁偶有隐约不适、腰酸软外，无明显不适，面色萎黄亦已消失，舌苔薄白，脉象沉滑。拟方如下：

生黄芪 40g	党参 10g	白术 10g	当归 10g
泽兰 15g	生牡蛎 15g	山慈菇 10g	夏枯草 10g
续断 10g	黄精 10g	薏苡仁 10g	桑寄生 30g
炒山甲 10g	鸡内金 10g	草河车 10g	鳖甲 10g

　　1994 年 3 月 4 日四诊： 患者 3 月 1 日 B 超示肝右叶肿块缩小至 7cm×9cm，后继续服用中药巩固治疗。

　　按语： 本例患者，由于发现了肝癌，思想压力很大，虽经西医治疗，而肿瘤仍有发展。关老在思想上为其树立信心。在治疗上，关老认为凡恶性肿瘤者，皆正气已虚，盘根错节，进展迅速，不可贪求速效而拾末遗本，贻误病情，而以扶正为本，祛邪为辅。究其原因，痰瘀互结，日久成积，又当活血化痰、软坚散结，视其证而取其药。方中生黄芪、党参、白术、砂仁益气健脾而扶正。首乌藤、当归、生地黄、白芍、泽兰、炒山甲养血活血、祛瘀通络。生代赭石、旋覆花、杏仁、橘红、夏枯草平肝理气、化痰散结。续断、桑寄生伍以上述养血之品，以滋补肝肾，仍为扶正之法。鸡内金、生牡蛎、鳖甲、薏苡仁健脾利湿，软坚消痞。香附疏肝气，行血气。黄精补而不腻，治久病体虚。方中仅以山慈菇、草河车清热解毒为辅。服药 1 个月后肿块缩小，服药 3 个月后肿块再渐缩小，自肿瘤发现半年，患者精神状态良好。

　　虽然肝癌自出现症状至死亡，一般多在 3 个月，然而如果正确引导，妥善治疗，延续数年而健在者大有人在。以上仅举 3 例，说明只要患者树立信心，战胜自我，及时正确治疗，延长生命，减轻患者的痛苦，是完全可能的。

第二十八章　肝血管瘤

第一节　肝血管瘤的中西医结合诊疗

肝血管瘤（hepatic hemangioma）通常被认为是胚胎发育过程中血管过度发育或分化异常导致的血管畸形，临床上可分为硬化性血管瘤、血管内皮细胞瘤、肝毛细血管瘤和海绵状血管瘤。海绵状血管瘤最为多见，任何年龄均可患病，多见于女性。肝血管瘤是肝脏常见的良性间叶性肿瘤，占肝脏所有良性肿瘤的73%，发病率为5%～7%。有部分患者因血管瘤进展，出现腹痛等症状或并发自发破裂出血，存在一定的致命风险而需进行治疗。肝血管瘤通常无症状，肿瘤过大可对邻近组织和脏器压迫导致右季肋区不适感或胀痛、消化不良、恶心、呕吐等症状。

肝血管瘤是因肝失疏泄，气滞血瘀，日久瘀积于肝所致的一类积聚疾病，结合肝血管瘤表现，可将其归属于"肝癥瘕"范畴。

一、西医病因病理

（一）病因及发病机制

1. 病因　肝血管瘤发病可能与先天性发育异常、女性激素刺激有关。血管瘤早期可能起源于血管瘤内皮细胞的体壁调控传导途径上的某个环节变异，进一步引起变异内皮细胞的单克隆系过度繁殖扩增，在多种肿瘤生长促进因子的作用下导致血管瘤形。肝脏血管瘤的发生可能与雌激素关，病因可能与口服避孕药物相关。

2. 发病机制　肝脏血管瘤的病理生理学尚未完全了解，多考虑是静脉血管病变，呈继发扩张，而不是肥大或增生的生长模式。一种假设表明，肝血管瘤是由异常的血管生成和促血管生成因子的增加引起的。血管内皮生长因子作为内皮细胞的重要促血管生成因子，可通过信号转导通路促进血管的生长发育，增强新陈代谢的调控。一些血管瘤有雌激素受体，其在青春期、孕期或口服避孕药期迅速生长。

（二）病理

肝血管瘤大小从直径不到1～40cm以上均有见，多为1～3cm，可发生于肝脏的任何部位，以肝右叶包膜下多见，多为单发，仅约 10% 为多发，肉眼观察肿瘤呈紫红或蓝紫色，不规则分叶，质地柔软，有弹性，与周围的肝实质分界清楚，无包膜，切面呈海绵状，组织上肝海绵状血管瘤切面呈蜂窝状，血窦腔由纤维组织分隔，大的纤维隔内有小血管和残余胆管分布，血窦壁内由内皮细胞覆盖，血窦腔内充满血细胞及机化血栓，纤维隔和管壁可发生钙化或静脉石。

二、中医病因病机

肝癥瘕的发生是因先天不足、情志失调、饮食所伤、他病续发等病因所致，由于情志不畅，肝气郁结，不能鼓动血行，血液瘀结，脉络阻塞，凝结成块而成，或由于肝郁不舒，不能疏泄脾土，脾运不健，痰湿凝结成块。

（一）病因

1. 先天因素　先天不足，气血亏损，导致机体的阴阳血气偏盛偏衰，血气乖乱，最终导致痰瘀相互胶结，阻滞肝脏络脉，日久而成癥瘕，系癥瘕发生的内在要素，尤以肝、脾两脏为关键。正如《杂病源流犀烛》云："癥者……其原由胃气衰，脾元弱，邪正相搏，积于腹中。"脾气不健，气血化生不足，水湿内停，脉道濡涩，痰瘀互结，难分难解，此系脾脏亏虚而为病。若肝脏阴血亏虚，木体失养，疏泄不及，气机不畅，气滞血瘀，脉道不利，日久必瘀，伏着不化，癥瘕乃成。

2. 情志失调　情志不遂，勃然气郁或大怒，皆可使肝失条达，疏泄不利，络痹气阻；气为血帅，气行则血行，气滞则血滞。正如《景岳全书》所云："或恚怒伤肝，气逆而血留，或忧思伤脾，气虚而血滞……则留滞日积而渐以成癥矣。"

3. 饮食所伤　饮食失节，饥饱失宜，或恣食肥厚生冷，脾胃虚弱，运化失健，水谷精微不布，食滞湿浊凝聚成痰，气机壅结，痰浊气血搏结，气滞血阻，肝络瘀塞，日久则可形成本病。《丹溪心法·积聚痞块》篇云："块乃有形之物也，痰与食积死血而成也。"

4. 他病续发　肝囊肿日久则肝失疏泄加重，久病由水分及血分，可伴有肝血管瘤，研究表明约 10% 的肝血管瘤患者会并发肝囊肿。水湿致病，重浊黏滞，易袭阴位，阻滞气机，日久则损伤阳气，水湿盘踞肝脉，阻于气分则白带绵绵时下，波及血分则阻滞血脉，气血乖乱，血不归经，伏留络脉，而成肝癥瘕。

（二）病机

本病病位在肝脾；病机主要是气机阻滞，瘀血内结或痰湿阻滞；正气亏虚是发病内在因素。《素问·痹论》"淫气乏竭，痹聚在肝"，说明血脉痹阻于肝是肝癥瘕的主要病机。

肝癥瘕的病位主要在肝，与脾胃及肾关系密切。《金匮要略》云"见肝之病，知肝传脾，当先实脾"，根据五行学说肝气郁结，木郁乘土则会加重脾脏的负担。肝主疏泄和脾主健运的功能都有赖于肾阳的温煦和推动，同时肾主水液代谢，肾脏亏虚则会水液运行不畅，加重痰湿的蕴结。慢性肝病有"久病多虚，久病多瘀，久病入络"的特点，肝癥瘕往往多种病理因素相互夹杂以致正气亏损、脏腑功能失调，亦为疾病缠绵难愈之因。

关于肝癥瘕的病机转化：若正气愈亏，气虚血涩，则病灶逐渐增大，病情进一步发展，痰瘀互结日久形成积证；同时，还可出现一些严重变证；若日久肝脾两伤，藏血与统血失职，或瘀热灼伤血络，而导致出血。

三、临床表现

绝大部分肝血管瘤无明显临床症状，也不伴有肝脏功能损害。部分肝血管瘤可能因为压迫邻近脏器，出现右上腹部胀痛、消化不良、食欲减低、恶心、呕吐等症状，也可能合并慢性胃肠炎、消化道溃疡、慢性胆管炎及胆囊炎等疾病。部分肝血管瘤可合并罕见并发症，如血小板减少、凝血功能异常、出血性紫癜、Kasabach–Merritt 综合征等。巨大血管瘤可能因自发或外在因素导致破裂出血后出现急性腹痛、腹膜炎、腹腔积血等。

四、西医诊断依据

肝血管瘤的诊断目前主要依赖于影像学检查，其中常规首选超声检查。典型肝血管瘤二维超声表现为肝内高回声团块，边界清，通常直径＜ 3 cm；体积较大的肝血管瘤可因出现血栓、纤维化及钙化等而缺乏典型超声表现。

五、中医诊断及鉴别诊断

（一）诊断

1.肝血管瘤较小时可无任何症状，肿瘤逐渐增大后常表现为纳差、嗳气、恶心、呕吐、腹胀、腹痛等症状，严重者可导致瘤体破裂及凝血功能异常，从而影响生活质量。

2.患者偶有肝炎病史，各年龄均有，男性多发，有饮酒、吸烟史，性格急躁易怒，肝功能多正常，AFP 多为阴性。

3.临床诊断需综合病史、临床表现及影像学检查。目前诊断主要依赖于包括超声、CT 和 MRI 等在内的影像学检查，其中超声检查为首选。

（二）鉴别诊断

积证　肝癥瘕与积证均可因先天因素、情志失调而导致气滞血瘀，而出现腹胀腹痛等症状。但积证触之有形，结块固定不移，痛有定处，病在血分，多为脏病，西医学中多种原因引起的腹腔肿瘤、肝脾肿大、增生型肠结核等，多属"积"之范畴，中期及晚期者较多，病情发展较快，预后差，生存期短，疗效差。肝癥瘕多无明显症状，体表多触及不到结块，疼痛少见，多以胀满疼痛为主，西医学中肝血管瘤多属"肝癥瘕"范畴，病情发展缓慢，预后好，生存期长，疗效好。

六、西医治疗

小血管瘤可采取动态随访，无需手术干预。肝血管瘤内高表达 VEGF 和抗 VEGFr2 抗体，索拉菲尼、贝伐珠单抗可使巨大肝血管瘤体积显著缩小。有伴发症状或者出现严重并发症的肝血管瘤、进行性增大的肝血管瘤、肝血管瘤导致的严重焦虑等精神症状者、须预防性治疗的肝血管瘤，可选用手术切除、局部消融术、肝动脉介入栓塞术、肝移植等。

七、中医辨证论治

（一）辨证要点

1. 辨虚实　根据疼痛性质及兼症可辨别虚实。若腹部疼痛为胀痛、刺痛、灼痛、绞痛，且伴有心烦易怒、纳呆恶心、厌食油腻、烦热口苦、渴不欲饮、嗳气频繁、小便赤涩、大便秘结等症状者，病性属实；若腹痛性质为冷痛、空痛、隐痛等，且伴有倦怠乏力、纳呆、遇劳累则作、便溏等症状者，病性多属虚。

2. 辨病性　胸胁胀满，肝区胀痛，嗳气或矢气后胀减，心烦易怒，口苦脉弦，病性偏于气滞；脘腹撑急，灼热口苦，小便短赤，大便秘结，苔黄脉数，病性偏血热；胸闷腹胀纳呆，泛吐清水痰涎，苔白腻，脉滑，病性偏痰湿；倦怠乏力，胁肋隐痛，遇劳加重，便溏，舌淡脉细弱，病性偏肝脾两虚。

（二）治则治法

该病中医治疗以行气通络、祛瘀化痰为基本治则。注意根据病情发展、病机演变，区分不同阶段，适当调整攻补策略。如见倦怠乏力、腹胀纳呆、舌淡红、脉细等病性属虚者，以补益肝脾为主；若可见胸胁胀满、疼痛拒按、舌红、脉弦等病属邪实者，予消散之法；若见邪实正虚，予攻补兼施。初期正邪不显，扶正为上；中期病邪入络，宜用活络；晚期正虚瘀积，当补虚消积。

（三）证治分类

1. 肝气郁结证
临床表现：胸胁胀满，肝区胀痛，心烦易怒，腹满食少，苔薄黄，脉弦。

证机概要：肝气郁滞，脉络痹阻。

治法：疏肝解郁，行气通络。

代表方：柴胡疏肝散加减。

常用药：柴胡、香附疏肝解郁理气；川芎活血行气止痛；陈皮、枳壳理气行滞；芍药、甘草养血柔肝，缓急止痛；甘草调和诸药。

若胁肋痛甚者，酌加郁金、青皮、当归、乌药等以增强行气活血之力；肝郁化火者，可酌加山栀子、黄芩、川楝子以清热泻火。

2. 痰湿留滞证

临床表现：胸部闷塞，胁肋胀痛，腹胀纳呆，不欲饮水或喜热饮，或泛吐清水痰涎，苔白腻，脉弦滑。

证机概要：痰湿蕴结，伏留络脉。

治法：祛湿化痰，散结消癥。

代表方：二陈汤合消瘰丸加减。

常用药：半夏燥湿化痰；橘红理气行滞化痰；浙贝母、牡蛎化痰散结；玄参清热软坚散结。

若痰涎较多，可加苍术、厚朴以增燥湿化痰之力；兼见热象，可加胆星、瓜蒌以清热化痰；治寒痰，可加干姜、细辛以温化寒痰；治食痰，可加莱菔子、麦芽以消食化痰；治郁痰，可加香附、青皮、郁金以解郁化痰；若病灶较大，可加海藻、昆布、牡蛎以软坚化痰。

3. 瘀血阻络证

临床表现：胁肋隐痛或胁下痞块，面色晦暗，脘腹胀满，纳差便溏，神疲乏力，口干且苦，赤缕红丝，舌暗红，苔白，脉涩。

证机概要：气滞血瘀，留滞成癥。

治法：理气活血，散结消癥。

代表方：鳖甲煎丸加减。

常用药：鳖甲软坚散结，赤硝破坚散结，大黄攻积祛瘀，蜂窠、桃仁、凌霄花、牡丹皮破血逐瘀，厚朴舒畅气机，瞿麦、石韦利水祛湿，半夏、射干、葶苈祛痰散结，柴胡、黄芩清热疏肝，干姜、桂枝温中通阳，人参、阿胶、白芍补气养血。

4. 血分邪热证

临床表现：肝胁胀痛，触痛明显而拒按，或牵引肩背，伴纳呆恶心，厌食油腻，烦热口苦，渴不欲饮，嗳气频繁，小便赤涩，大便秘结或溏垢，舌边尖红，苔黄腻或兼亦黑，脉象弦数。

证机概要：火热炽盛，热迫血分。

治法：清热解毒，凉血止痛。

代表方：轻证用丹栀逍遥散，重者用凉血地黄汤。

常用药：丹栀逍遥散中柴胡疏肝解郁、升阳行气，牡丹皮清热解毒、活血凉血，栀子清热利湿，当归养血行气止痛，白芍养血敛阴，白术健脾益气。凉血地黄汤方中黄连、黄芩、炒栀子、玄参清三焦火热之邪、凉血解毒；生地黄清热凉血，滋阴生津，既止出血，又补阴虚；当归养血活血，止血柔肝；生甘草清热解毒。

肝区疼痛者，加延胡索、茵陈、郁金、鸡内金等；烦热口渴严重者，加龙胆草、黄芩；胃脘灼痛明显而伴反酸、烧心者，加黄连、吴茱萸、瓦楞子；小便短赤者，加芦根、车前子，或滑石、通草；大便秘结者，加瓜蒌、槟榔、大黄。

5. 肝脾两虚证

临床表现：倦怠乏力，腹胀纳呆，胁肋隐痛或胀痛绵绵，遇劳累则作，悒悒不乐，大便溏薄，舌淡，或胖嫩，苔薄白，脉细弱或沉细无力或虚细弱。

证机概要：肝脾不足，气机不畅，脉道不利。

治法：养血柔肝，益气健脾。

代表方：参苓白术散合四物汤加减。

常用药：人参健脾益气，白术、茯苓燥湿健脾，山药、薏苡仁、扁豆健脾化湿，砂仁芳香化湿，桔梗宣肺养肺，甘草调和诸药，当归、川芎、芍药、熟地黄益气补血。

乏力倦怠者，加生黄芪益气；便溏者，加干姜、黄连；纳呆者，加石菖蒲、藿香、白豆蔻醒脾化湿和中；腹痛绵绵不休者，加阿胶、鸡血藤、白芍补血通经活络。

第二节　关幼波教授治疗肝血管瘤的临证思路

关老不仅博采中医各家之长，而且重视吸取西医之长，他把西医的病名和中医的辨证相结合，就是将辨证与辨病相结合进行施治。

肝癥瘕的发生是因先天不足、情志失调、饮食所伤、他病续发等病因所致。该病病机是瘀血内结或痰湿阻滞。"痰瘀"学说是关老学术思想的中心点之一。痰有狭义和广义之分。狭义之痰是指咳吐而出之痰。关老认为广义之痰是脏腑一切废物的统称，首先应从广义去理解，狭义之痰也包括在广义痰的范围之内。他认为痰的生成原因是多方面的，如脾不健运、肾气不足、津液不能正常输布或肺气受阻，不能通调水运，则三焦气化失司，过剩的水液不能排出体外，水湿停留积聚，不能被利用，稀薄者为饮，稠浊者为痰，即所谓津液有余（量的变化）而生痰；肝肾阴亏，津液不足或热灼阴耗津，机体阴液之中水少津亏，汁稠重浊，气催不动，流行不畅，不易生化，亦可停而为痰，即所谓津液不足（质的变化）而生痰；另外，各种原因引起的气虚，气化不利，气不帅血，推动不利，津液流缓，怠堕沉积也可生痰。对于"瘀血"，关老认为，在生理情况下，血在气的统帅下，畅行脉中，循其常道，有约束、有规律地输布流动，环行无端，称为"循经"而行。若因某种因素如气滞、寒滞、久病等影响了气血的流动，或气与血发生质与量的变化，气血"循经"而行发生障碍，开始为血流遇缓（血滞或血不和），继而郁积不散形成血郁，成"血郁""蓄血"，而后凝结成形，即为"瘀血"，或热迫血络，血流急速，壅阻脉道，也可形成血滞、血郁形成瘀血。由于瘀血的阻挡，血不能循其常道川流而去，血即止，气也不能行，气血逆乱，壅遏冲击，以致逆经决络，溢出脉道；或不慎外伤，脉络破损，血液离经外溢，均可造成出血。总之，溢出脉道之血，不论能否排出体外，统称为"离经之血"，也称为"瘀血"。

关老认为通过超声等影像学检查发现脾大、多囊肝、肝血管瘤等，根据病情轻重，标本缓急，采用辨证与辨症相结合，或以软坚散结，或以养血柔肝，或以活血化瘀，或以清热利湿等法则兼以施治。

第二十九章　门静脉血栓形成

第一节　门静脉血栓形成的中西医结合诊治

门静脉血栓形成包括门静脉主干和（或）其分支静脉内的血栓形成，可造成管腔部分性或完全性阻塞，是终末期肝硬化最常见的严重并发症之一。血栓累及范围和阻塞程度不同，临床表现亦不同，向上可延伸至肝内门静脉分支，向下可累及脾静脉和（或）肠系膜静脉。部分患者无明显症状，临床易被忽视。该病在普通人群中的发病率为（0.7～1.0）/10 万人，患病率为 3.7/10 万人，在肝硬化患者中的患病率为 2.1%～16.2%，在肝移植手术患者中的患病率为 5.5%～26%。门静脉血栓主要进行西医诊疗操作，中医仅为辅助治疗。

一、西医病因病理

（一）病因

病因主要有炎症性、肿瘤性、凝血功能障碍性、腹腔手术后、外伤性等多种因素，可分为局部因素（如门静脉损伤、局部炎症、感染）和全身因素（如先天遗传性或后天获得性高凝状态）。最常见的病因是肝硬化及充血性脾大，由于门静脉压力升高，造成门静脉及其属支的向肝性血流的减少和血流速度的减慢造成涡流，而致血小板堆积形成血栓。

（二）发病机制

门静脉血栓形成主要归于三大要素，包括血流缓慢、局部血管损伤和血液高凝。门静脉血栓形成首先是血小板黏附在血管内皮损伤后裸露的胶原表面，黏附的血小板释出二磷酸腺苷和血栓素 A2 促使更多的血小板黏附、聚集形成血小板血栓（血栓头部）；内皮损伤激活内、外源性凝血系统，在血小板小梁之间形成纤维蛋白析出，纤维蛋白网之间网络大量红细胞，形成血栓体部，最后局部血流停止，血液凝固，形成血栓尾部。

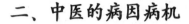

二、中医的病因病机

门静脉血栓的发生主要因内伤积损、情志过极、饮食不节、体态肥盛等，引起气虚血滞，或肝阳暴张，或痰热内生，或气虚痰湿，引起内风旋动，气血逆乱，横窜经脉，导致血瘀肝脉，发为本病。

1. 内伤积损　随着病程进展，正气渐虚，或恣情纵欲，或劳逸失度，损伤五脏之气阴，气虚则无力运血，肝脉瘀滞；阴虚则不能制阳，内风动越，突发本病。或者手术结扎脾静脉，损伤脉络，血液运行失常，形成瘀血，手术损伤气血，气虚则无力推动血液运行，气机郁滞不通则不能推动血行，血不行则瘀。

2. 情志过极　七情所伤，肝气郁结，气郁化火，或暴怒伤肝，肝阳暴张，内风动越，血瘀肝脉而发病，尤以暴怒引发本病者最为多见。

3. 饮食不节　过食肥甘厚味醇酒，伤及脾胃，酿生痰热，痰瘀互阻，积热生风，导致肝脉瘀滞而发病。

4. 体态肥盛　肥盛之人多气衰痰湿，易致气血瘀滞，日久血液滞涩，瘀于肝之血脉，发为门静脉血栓。

本病一年四季均可发生，但与季节变化有关。入冬猝然变冷，寒邪入侵，可影响血脉运行。《素问·调经论》谓"寒独留，则血凝泣，凝则脉不通"，是以容易发为本病。

病变脏腑主要在血脉，又与脾胃、肝胆、心有关。该病的主要病机概而论之，有火（热）、痰、瘀、虚四端，在一定条件下四者相互影响，相互转化，引起内风旋动，气血逆乱，横窜肝经，或火盛气血逆乱，直冲肝脉。此外，气虚而无力帅血，导致血液留滞不行，血瘀肝脉而发本病，即所谓"虚气留滞"；痰饮与瘀血常互为因果，胶结为患，造成顽证。临床上，四端之间常互相影响，或兼见，或同病，如气虚与血瘀并存，痰浊和瘀血互结等。

三、临床表现

早期无症状或症状较轻，可有短暂的腹痛、发热和全身炎症反应。部分急性门静脉血栓形成患者可有发热、腹痛、腹胀、腹泻等非特异性表现。当肝硬化患者门静脉血栓出现部分阻塞时，可无症状或临床症状不典型，随着门静脉血栓的逐渐蔓延，门静脉高压加重导致反复发生曲张静脉破裂出血和难治性腹水。当发生完全性门静脉血栓或血栓严重累及肠系膜静脉时，可引起严重的肠缺血、肠坏死、腹膜炎、脓毒血症、休克、代谢性酸中毒、器官衰竭等。

四、西医诊断依据

1. 主要指征　可根据临床表现、实验室检验以及影像学检查明确诊断。部分患者无明显临床症状，主要靠影像学检查及时发现：①彩色多普勒超声可见门静脉管腔中的固体物（血栓回声）；门静脉周围出现许多匍行血管，正常门静脉结构消失（海绵样变性）；侧支循环；门静脉段扩张（＞15mm）等。②门静脉造影可见门静脉充盈缺损，显示门静脉海绵样变侧支血管。③腹部 CT 或 MRI 可见门静脉管腔内可见低密度条状或块状充盈缺损病灶，完全闭塞型表现为"双轨样"改变。符合以上任何一条影像表现，即可确诊。

2. 次要指征　①临床表现：按临床症状分为急性和非急性，前者表现为急性腹痛（发病初期，症状与体征不一致）、恶心、呕吐等相关症状，后者通常无相关症状。②实验室检验：反映肝功能损伤、凝血异常、脾功能亢进的临床生化指标可能出现异常。以上次要体征不必具备。

五、中医诊断及鉴别诊断

（一）诊断

1. 多无明显症状，急性发病者以急性腹痛、恶心、呕吐为本病主要症状。
2. 本病患者常有慢性肝病病史或肝胆手术或脾脏切除术史。

腹部 B 超、CT、MRI 及有关血液检查（如肝功能、凝血功能等）有助于本病的诊断，但是确诊有赖于血管造影（如经脾门静脉造影、肠系膜上动脉造影的静脉相）或 MRI。

（二）鉴别诊断

胆瘅　胆瘅即胆囊炎，二者的共同表现是腹部不适和恶心。胆瘅的重要症状为上腹或右上腹不适感，进食油腻食物后可加剧，恶心较常见，胆总管有结石时多伴呕吐，一般不发热或仅有低热（急性发作者除外）。而门静脉血栓患者多无明显症状，部分可出现急性腹痛，甚或伴有恶心和呕吐。二者病位不同，并发症也不同。

六、西医治疗

急性门静脉血栓形成的治疗目的为复通闭塞的门静脉，避免急性血栓发展为慢性血栓；防止血栓蔓延，降低血栓蔓延至肠系膜上静脉的风险，避免发生肠坏死。慢性门静脉血栓形成的治疗目的为预防和治疗门静脉高压产生的并发症，并恢复阻塞的门静脉血流。溶栓治疗仅用于血栓蔓延至肠系膜上静脉和继发肠缺血患者。对于高度怀疑急性门静脉血栓形成累及肠系膜上静脉引起腹痛、便血、腹膜刺激征者，应尽早行剖腹探查术。对慢性门静脉血栓形成患者进行个体化治疗，以血管介入治疗为主，联合抗凝和溶栓治疗。

七、中医辨证论治

（一）辨证要点

1. 辨标本缓急　在门静脉血栓的疾病进程中，可能出现急性发病者以急性腹痛、恶心、呕吐为本病主要症状。因气血逆乱，血行滞涩，肝络不通，不通则痛，表现为腹痛急性发作。气机逆乱，胃气上逆，则表现为恶心、呕吐。这些症状对门静脉血栓本病而言，属于标，应按照急则治其标或标本兼顾等原则及时处理。

2. 辨虚实　对于腹痛剧烈，痛处不移者，多为实证。若伴有疼痛夜间加剧，面色晦暗，口唇色紫，面颈胸部或有血痣赤缕，舌质紫暗，脉细涩，多为瘀血阻络证；若伴有口苦口干，身体沉重，舌红苔腻或薄黄，脉滑，多为湿热血瘀证；若伴有痰多，胸闷，大便偏溏，舌质紫暗，苔白腻，脉弦涩，多为痰瘀互结证。若疼痛隐隐，则为虚证。伴面色晦暗，气短，神疲懒言，纳差，舌淡胖，有瘀点，脉沉涩，多为气虚血瘀证。

（二）治则治法

该病在血分，重在活血，以活血化瘀、通络止痛为基本治则。要注意根据病情发展、病机演变，区分不同阶段，适当调整攻补策略。

（三）证治分类

1. 瘀血阻络证

临床表现：局部刺痛，痛处不移，痛而拒按，夜间加剧，肌肤粗糙如鳞甲，面色晦暗，口唇色紫，面颈胸部或有血痣赤缕，女子可见月事不下，舌质紫暗或有瘀斑，脉沉涩或细涩。

证机概要：瘀血内阻，血行不畅。

治法：逐瘀消积，行气止痛。

代表方：膈下逐瘀汤。

常用药：香附、乌药、枳壳、陈皮疏肝理气宽中；当归、川芎、桃仁、红花活血祛瘀止痛；三棱、莪术活血软坚消积；人参、白术、炙甘草健脾扶正。

2. 湿热血瘀证

临床表现：胁肋不适，口苦口干，烦躁不安，甚至出现午后发热，身体沉重，困倦乏力，颈胸臂有血痣，舌质偏红或有瘀点，或舌下脉络迂曲，苔腻或薄黄，脉涩、滑或弦细。

证机概要：湿热瘀阻，血脉不通。

治法：活血化瘀，清热利湿。

代表方：三仁汤合桃红四物汤。

常用药：三仁汤中杏仁苦辛，宣利上焦肺气，气化则湿化；白豆蔻芳香化湿，行气，调中；生薏仁甘淡，渗利下焦湿热，健脾。三仁合用，能宣上、畅中、渗下而具清利湿热，宣畅三焦气机之功。半夏、厚朴辛开苦降，化湿行气，散满消痞。佐以滑石、竹叶、通草，甘寒淡渗，利湿清热。桃红四物汤以强劲的破血之品桃仁、红花为主，力主活血化瘀；以甘温之熟地黄、当归滋阴补肝，养血调经；芍药养血和营，以增补血之力；川芎活血行气，调畅气血，以助活血之功。

3. 痰瘀互结证

临床表现：肝区隐痛不适，痰多色白质黏，伴有胸闷、食欲不振、大便偏溏，舌质紫暗或有瘀斑，舌苔白腻，脉弦涩。

证机概要：痰浊与瘀血相互搏结，肝脉阻结。

治法：化痰活血，消瘀通络。

代表方：二陈汤合鳖甲煎丸。

常用药：半夏辛温性燥，善能燥湿化痰，且又和胃降逆。橘红既可理气行滞，又能燥湿化痰。鳖甲软坚散结，入肝络而搜邪，又能咸寒滋阴；灶下灰消癥祛积；清酒活血通经；赤硝破坚散结；大黄攻积祛瘀；土鳖虫、蜣螂、鼠妇、蜂窠、桃仁、紫葳、牡丹皮破血逐瘀；厚朴舒畅气机；瞿麦、石韦利水祛湿；半夏、射干、葶苈祛痰散结；柴胡、黄芩清热疏肝；干姜、桂枝温中通阳，以调畅郁滞之气机，消除凝聚之痰湿，平调互结之寒热；佐以人参、阿胶、白芍补气养血，使全方攻邪而不伤正。

4. 气虚血瘀证

临床表现：腹胀疼痛，面色晦暗，气短，神疲懒言，头晕目眩，纳差，易于感邪，舌淡胖，有瘀点，或舌底脉络迂曲，脉沉涩、沉细或细涩。

证机概要：气虚血行不畅，血脉瘀阻。

治法：益气扶正，活血化瘀。

代表方：补阳还五汤。

常用药：重用生黄芪，补益元气，意在气旺则血行，瘀去络通。当归尾活血通络而不伤血；赤芍、川芎、桃仁、红花协同当归尾以活血祛瘀；地龙通经活络，力专善走，周行全身，以行药力。

第二节　关幼波教授对门静脉血栓的临证思路

一、关幼波教授对门静脉血栓的认识

血栓相当于中医学的"瘀血"。瘀血既是病理产物，又是致病因素。气为血帅，气止血止，气滞则血瘀，肝气郁结或久病气虚均可导致气滞血瘀、失血；或热灼阴血，血海黏滞缓慢可致瘀血；湿热或痰湿阻滞血脉亦可造成瘀血。

影响气血运行而形成瘀血的因素是多方面的，归纳起来可以有以下三个方面。

1. 血流急速，壅遏凝聚以致血瘀

（1）外因：火毒、毒热、温热之邪，深入血分，燔气灼血，则气狂奔而血澎湃，急速壅遏，热与血结，阻于脉道，以致血瘀，经络阻隔，溢经决络造成出血，即所谓血热妄行。

（2）内因：五志化火，气失濡润，气有余便是火，忧思烦闷，气机郁阻，或暴怒伤肝，怒则气上，气行逆乱，血流急速而奔腾无羁，壅遏阻络以致血瘀，经络阻隔。正如《三因极一病证方论》中曰血瘀"或因大怒，肝血并溢，停蓄不散，两胁疼痛……皆由瘀血在内"所致，比较清楚地说明郁怒而致血瘀的病因病理。

2. 血行遇缓，瘀积凝结以致血瘀

（1）气虚不能摄血：气既为血之帅，气足才能统摄血行，使之循常道而行。若因气虚，无力催血，以致血行遇缓，滞涩沉积，瘀血阻络，脉道瘀塞，则血泛旁溢，即所谓"气虚血滞"以致气不摄血。

（2）脾虚不能统血：脾胃的生化是清阳上升，浊阴下降，而主宰升清降浊的枢纽在于脾。若因脾虚中气不足，清气壅遏而不能升，浊气横逆而不得降，不能统帅血行，则血行迁缓，逐渐沉积瘀滞形成瘀血，阻塞脉道。

（3）阴虚血燥，虚火妄动：阴虚营亏，津液不足，不能充养脉道。阴虚则虚热内生，血阴暗耗，由于营阴灼耗，血的形质发生改变，不能濡润脉道，以致血行迟缓，涩滞凝结，形成瘀血，阻塞脉络。

（4）血虚血郁以致血瘀：血虚则气滞，脉道不充，血亏则气少，气少则不能催动血行以致气血运行不畅，血流遇缓，滞涩瘀阻，形成瘀血，阻塞脉道。

（5）寒凝血滞以致血瘀：血得寒则凝，如《灵枢·痈疽》中说"寒邪客于经络之中，则血泣，血泣则不通，不通则卫气归之"，血泣凝结形成瘀血，阻塞脉络。

3. 脉络损伤以致血溢瘀结　由于跌打外伤挤压，暴力直接损伤脉道，脉管破裂，血溢脉外，形成瘀血；或因寒热直接伤于血络，血瘀阻络，造成瘀血。

由于血瘀气阻，血病及气，阴阳失衡，对于全身也会发生影响。由于气血不通，经络阻隔，可以引起疼痛、麻木；血瘀蕴蓄生热，灼津耗液，伤及血阴，也可以引起发热，严重时煎熬阴血而为干血痨；流于肌表则发斑、疹，凝于肌腠肉理则为痈疡；阻于神机则为狂妄；结于脏腑则为癥积。有色可见者则为紫、为蓝、为青、为黑。有形可察者则为痈疽、为肿、为枯、为瘘；阻于肠胃者则为胀满；阻于胸则为噎膈；下注于小肠则为痔；流于关节则为瘫痪或为痹、为疼。

二、关幼波教授对门静脉血栓的辨治思路

关老认为要抓住血瘀的病理实质，针对病因，祛除影响气血运行的因素，行血活血使瘀血化散，经络疏通，使血循归经，而治其本，并根据具体情况和需要，佐以凉血止血的药物以治其标，标本兼顾，才能取得较好的效果。

另外，痰湿（饮）与瘀血密切相关。痰阻血脉，血行不畅，遂成瘀血，瘀血日久，又可化为痰水，二者互为因果，互相转化，而成痰瘀交阻，胶着不解，导致病情日益加重，恶性循环，形成癥瘕痞块，出现脏腑气血阴阳等一系列失调性变化，终致"顽疾""怪症"。

关老高度重视痰瘀的病因病理，六淫、疫疠、七情、饮食、劳逸、瘀血、痰饮等致病因素是发病的外因，但是否发病，必须通过内因起作用。《黄帝内经》曰："正气存内，邪不可干。"正气是内因，阴平阳秘，气血调和，邪不能独伤人。若阴阳气血失调，导致虚实寒热的变化，造成正气的虚损，则人体无力抗邪而发病。

门静脉血栓相当于痰阻血络造成的癥积痞块，痰凝阻络，气滞血瘀，凝痰与瘀血胶结形成癥积痞块，日益增大，阻于经络，居于胸腹之中。

关老认为治痰的基本原则为：见痰休治痰，辨证求根源；治痰必治气，气顺则痰消；治痰要治血，血活则痰化；怪病责于痰，施治法多端。

关于"治痰要活血，血活则痰化"详述如下。治痰必治气，气血相互为用，关系密切。气属阳，痰与血同属阴，易于胶结凝固。气血流畅则津液并行，无痰以生，气滞则血瘀痰结，气虚则血涩少而痰凝，血瘀气滞则络阻，津液不能行，血少脉道不充，遇缓流塞，津液不能布化畅通，瘀积而生疾。所以，善治痰者，必先治气，同时也要治血。所谓治血，也应理解为广义的治血。根据具体情况，见有血瘀者应活血化瘀，血热者应清热凉血，血寒者应温通血脉，血虚者应补血助气，并应根据需要配合治气、育阴等法则，以及相应的脏腑功能调节，等等。关老非常重视气血，在补气时注意补血，在活血时不忘补气，在肝病的治疗中，从始至终贯彻活血化瘀的原则。

第三十章 肝囊肿病

第一节 肝囊肿的中西医结合诊治

肝囊肿（liver cysts）是指肝脏上的囊泡状病变，是由单个细胞层排列的充满液体的病变，囊肿增大后可出现肝大、右上腹不适、腹胀、腹部钝痛及腹部包块，囊肿出血或扭转可出现急性腹部剧痛。该病是较常见的肝脏良性疾病，可以发生于正常肝脏的各个部位，但以肝右叶和包膜下肝缘为多发。单纯性肝囊肿最为常见，患病率为2.5%～18.0%，而多囊肝病患病率为1/10000～1/158000，肝脏黏液性囊性肿瘤估计患病率低于单纯性肝囊肿的5%。本节仅讨论单纯性肝囊肿。本病在中医上可称为"肝水瘤"，也可归属于中医"胁痛""积聚""痰饮"等范畴。

一、西医病因病理

（一）病因及发病机制

1. 病因 可分为先天因素和潴留因素。先天因素包括遗传因素、基因突变、胚胎时肝内胆管和淋巴管发育障碍、胎儿期胆管炎病史等。潴留性原因包括肝内胆管炎症、水肿、瘢痕或结石阻塞、胆汁潴留、肝钝性挫伤等。

2. 发病机制 先天性单纯肝囊肿的发生与胎儿胆管板发育异常有关。当胆管板与胆管树分离并发展为囊性结构时，由于胆管板畸形而产生囊性病变。多囊肝病是常染色体遗传病，发病主要是由于相应的致病基因发生不同类型的突变，导致重要蛋白功能异常引起的。肝内胆管由于炎症、水肿、瘢痕或结石阻塞引起分泌增多，或胆汁潴留，也可因肝钝性挫伤，导致病变囊内充满血液或胆汁，包膜为纤维组织，为单发性假性囊肿。

（二）病理

肝囊肿大小不等，直径由数毫米至 20mm 以上，可占据整个肝叶。囊肿呈圆形、椭圆形，多为单房，亦有多房或带蒂囊肿。包膜完整，表面乳白色或呈灰色，囊壁厚度 0.5～5mm，囊内液体透明，有出血或胆汁时呈咖啡色。

二、中医病因病机

积聚的发生多因先天不足、情志失调、饮食所伤所致，且常交错夹杂，混合致病。肝脾受损，脏腑失和，气机阻滞，瘀血内结，或兼痰湿凝滞，而成肝囊肿。

（一）病因

1. 先天不足　由于母亲妊娠期间，忧思郁怒太过，或感受湿热、痰湿邪气，邪毒与气血互结，蕴于肝胆，气血凝滞，脉络瘀阻，气机升降失常，渐渐形成本病的发病基础。但由于初生儿至阳之体，精充气足，与邪共生并祛邪外出，邪出而阴物仍存，与自体共生，待人体阳气渐衰之时，一遇六淫或七情等外邪引动，乃发为各类型肝囊肿。

2. 情志失调　其发生主要与情志失调，即抑郁或暴怒有关，肝郁气滞，影响水液代谢，日久蕴结形成肝囊肿，正如《素灵微蕴·卷四》谓："粪溺疏泄，其职在肝。以肝性发扬而渣滓盈满，碍其布疏之气，则冲决二阴，行其疏泄，催以风力，故传送无阻。"若情怀不畅，愤郁不伸，意欲不遂，情志不达，多思过虑，病邪不散，均可引起肝气郁滞，气机不畅。

3. 饮食所伤　该病与机体水液代谢失常密切相关。若平日饮食生冷刺激，损伤脾胃之气，水湿不化，停聚而成痰饮，流注于肝脏而成囊肿。饮食不节，脾胃实滞，亦能直接影响三焦气化之通路，从而导致气阻水停，肝失疏泄，脾失健运，痰浊瘀积于肝，则成肝囊肿。

（二）病机

肝囊肿的基本病机为肝失疏泄，痰瘀互阻。《类证治裁》明确指出肝失疏泄可成痰饮之病："肝木性升散，郁则气逆，为嗳，为痰……皆肝气横决也。"本病初起，气滞血瘀，邪气壅实，正虚不甚，病性多属实；日久，病势较深，正气耗伤，病性转为虚实夹杂。

由于母亲妊娠期间情志失调，七情郁结，五志化火，火灼伤阴精，阴阳不得相生，故渐渐耗伤人体之正气，气虚则不足以卫外，从而导致胞宫内胎儿抵御外邪的能力减弱，使邪气有机可乘，聚于肝胆二经，蕴久而成疾；或由于妊娠期间感受湿热、痰湿邪气，邪毒与气血互结，蕴于肝胆，气血凝滞，脉络瘀阻，气机升降失常，渐渐形成本病的发病基础；或因情志抑郁，肝气郁滞，或因食积、过食辛辣、酒毒内蕴，湿热蕴结，致湿浊阻于肝络，疏泄失司，形成囊肿。

本病病位主要在于肝，病久及脾、肾。肝主疏泄，司藏血；脾主运化，司统血。如肝气不畅，脾运失职，肝脾失调，气血涩滞，壅塞不通，导致该病发生。

因此，从肝囊肿的表现，结合肝失疏泄之病机、症状，临床中将肝囊肿纳入肝之水液代谢失常病症进行治疗。肝囊肿久则肝失疏泄加重，久病由水分及血分，可伴有肝血管瘤，研究表明约 10% 的肝血管瘤患者会并发肝囊肿。

三、临床表现

肝囊肿直径达 10cm 以上时可能会出现压迫症状，比如压迫胃、压迫肠出现上腹部饱胀感，压迫膈肌影响呼吸，肝门部的囊肿压迫胆管可出现黄疸；多囊肝压迫使正常肝组织越来越少，肝功能受到影响。如果囊肿内细菌入侵感染，可以出现腹痛与发热；创伤性肝囊肿除了有外伤史外，还可以有右上腹部疼痛、发热等；炎症性肝囊肿常见的症状是反复发作的腹痛、发热、黄疸；肿瘤性肝囊肿可以出现腹部膨隆、腹胀、消瘦等。

四、西医诊断依据

1. 超声　超声是诊断单纯性肝囊肿的首选方法。单纯性肝囊肿呈圆形或椭圆形，无回声，边缘尖锐光滑，壁薄，后部回声增强。单纯性肝囊肿可能导致胆管受压，周围胆管扩张诱发囊肿通常位于中央。

2. X 线检查　可选择肝动脉造影，巨大囊肿动脉期显示血管受压移位，实质期可出现边缘光滑的无血管区。

3. CT 平扫　可见单发或多发圆形低密度区，边界光滑。若囊肿合并出血、感染、胆瘘等，病灶 CT 值会有所升高。

4. MRI　囊内表现为 T1WI 低信号、T2WI 高信号，囊内富含蛋白质和细胞碎屑则表现信号不均增强扫描，与 CT 表现相同。

符合 1、3、4 任意一个指征可以确诊，肝动脉造影不并具备。

五、中医诊断及鉴别诊断

（一）诊断

1. 右上腹不适、腹胀、腹痛为本病主要症状。

2. 本病常有情志抑郁、饮食不节，母亲妊娠期间情志不调或感受湿热、痰湿邪气病史。

3. 腹部超声、CT、MRI 及相关实验室检验、囊肿抽吸液化验等有助于本病的确诊，可明确病变具体位置、大小及病情轻重。

（二）鉴别诊断

1. 积证　积证与该病均有因气滞血瘀所致腹胀痛症状。但积证有形，结块固定不移，痛有定处，常合并消瘦、乏力、食欲减退等症状，病在血分，病情较重，预后较差；而该病多触及不到结块，以胀满为主，合并感染时可有腹痛，病在水分，病情进展慢，预后较好。

2. 胃痞　肝囊肿与胃痞均可因情志失调导致气滞痰阻，从而出现腹部胀满等症。但胃痞是指自觉脘腹部痞塞胀满，而外无形征可见，更无包块可及，其病变部位主要在胃；而肝囊肿腹胀主要集中于右上腹，若合并感染还可见到发热、腹痛，甚至黄疸等表现，其病变部位重点在肝。

六、西医治疗

单纯性肝囊肿并不具有恶变倾向，直径小于4cm且无症状的患者可随访观察。而对于单纯性肝囊肿体积较大或者出现压迫症状或伴随出血、感染等并发症的患者，可根据囊肿的部位、性质、年龄等因素采取穿刺引流、硬化剂注射、开腹手术及腹腔镜手术等治疗方式。

七、中医辨证论治

（一）辨证要点

1. 辨标本缓急　在该病程中，由于病情的发展，常可出现一些危急重症。如囊肿破裂、囊内出血、囊蒂扭转等情况引起剧烈腹痛；囊肿感染会出现高热、腹部剧痛等症状；因肝胆郁滞，胆汁外溢而出现黄疸等。这些症状对于本病而言，属于标，应按照急则治其标原则及时处理。

2. 辨虚实　实证中以气滞、血瘀、痰饮为主，症见疼痛较为明显而拒按，舌苔腻或舌色暗红，脉象有力。虚证之中以脾虚、肾虚为主，疼痛隐隐，绵绵不休，伴有脾肾亏虚之全身征象。久病者多虚实夹杂。

（二）治则治法

本病多在先天不足基础上感邪而发，故应标本兼治。化痰软坚、祛瘀消结治其标，正如《古今医鉴》言"胁痛者……治之当以散结顺气、化瘀活血为主，平其肝而导其气，则无有不愈矣"；健脾渗湿益肾治其本。

（三）证治分类

1. 肝郁气滞，水饮稽留证
临床表现：腹部胀满，胁肋不适，时有胃脘胀满，常随情绪波动而起伏，舌淡红，苔薄，脉弦。

证机概要：肝失疏泄，水饮停滞。

治法：疏肝解郁，通调水道。

代表方：四逆散。

常用药：柴胡疏肝解郁，升发阳气，透邪外出；白芍敛阴养血柔肝，与柴胡合用，以补养肝血，条达肝气，可使柴胡升散而无耗伤阴血之弊；枳实理气解郁，泻热破结，与白芍相配，又能理气和血，使气血调和；甘草，调和诸药，益脾和中。

疼痛较重者，可加延胡索、白芍；气郁甚者，加香附、郁金以理气解郁；有热者，加栀子以清内热；伴有肝血管瘤，因证配入三七粉、水蛭、大黄。

2. 脾失健运，痰饮停聚证

临床表现：腹胀或痛，纳呆，四肢无力，胸脘痞闷，咳痰清稀色白，或呕吐，大便溏薄，舌淡红，苔白腻，脉细滑。

证机概要：脾气虚弱，脾失健运，水湿不化，停聚而成痰饮。

治法：健脾燥湿，攻逐痰饮。

代表方：六君子汤送服控涎丹。

常用药：人参益气补中，健脾养胃；辅以白术健脾燥湿，陈皮祛痰，半夏止咳镇吐；佐以茯苓甘淡渗湿健脾，且茯苓与白术合用健脾除湿，促其运化；使以炙甘草甘温调中。控涎丹攻逐痰饮。

若痰湿较重，可加猪苓、陈皮健脾化痰，肝在无痰湿郁结下，也自然能使气机条达，再用槟榔和青皮疏肝行气化痰，气行则痰自消；囊肿偏大者，加浙贝母、橘红、制半夏、泽泻。泽泻为治疗肝囊肿之要药。

3. 气滞血瘀，脉络不通证

临床表现：右上腹部疼痛，固定不移，间断胁肋疼痛，脘腹痞满，舌暗红，苔薄白，脉弦。

证机概要：气滞血瘀，痹阻脉络。

治法：理气活血，通络消积。

代表方：四逆散合金铃子散。

常用药：川楝子行气疏肝；枳实、木香、柴胡增强川楝子行气疏肝之功效；延胡索活血止痛；白芍养阴止痛；桂心养心安神；炙甘草调和诸药。

胁痛在右者，需加入丝瓜络、姜黄；胁痛及左（两胁俱痛）时，还要加入当归、川芎、赤芍等药；伴发热者，加金银花；伴黄疸者，加茵陈、栀子、大黄。

第二节　关幼波教授治疗肝囊肿的临证思路

关老认为治疗肝囊肿，应该根据病情轻重、标本缓急，采用辨病、辨证与辨症相结合的方式。该病治疗可参考积聚、胁痛等章节，结合关幼波教授痰瘀学术思想与经验进行论治。肝囊肿相关胁痛的病因主要如下。

一、肝气郁结，气机阻络而致胁痛

关幼波教授认为，胁痛是由于情志不遂，肝气郁结，失于条达而气滞阻络，不通则痛。其疼痛特点为两胁胀痛或窜痛无定处，胸部满闷，喜太息，急躁易怒，每因情绪变化而加重或缓解，舌苔薄白，脉弦。治宜疏肝解郁，理气止痛。

常用药物有醋柴胡、香附、木瓜、青皮、陈皮、生代赭石、川楝子等。柴胡醋炒入药，取其酸入肝，直达病所之意。香附以疏理肝气郁结为特长，肝病单见左胁痛者用之相宜。关老经常青皮与陈皮合用以疏通肝胃之气滞。木瓜酸温入肝脾，功能舒肝利筋脉、和胃祛湿止痛。木瓜能和肝止痛，行气而不伤气，开胃而不伤脾。川楝子性味苦寒，行气泻热止痛，肝郁气滞兼有瘀热者用之最为相宜。

二、肝郁血滞，血瘀而致胁痛

关幼波教授认为肝郁气滞，肝失疏泄条达，日久气病及血，气滞不行则血行迁缓，瘀阻血络可致胁痛，瘀血凝聚而成癥瘕、痞块。其疼痛特点为痛有定处，刺痛不移，按之痛甚，入夜尤剧，伴胸胁胀满，按之痞块肿硬，面色黧黑，口唇紫暗，可见肝掌、蜘蛛痣，舌质紫暗或有瘀斑，脉细涩。治宜行气活血，化瘀止痛。

常用药物有泽兰、益母草、红花、川芎、延胡索、藕节、丹参、王不留行、赤芍、牡丹皮等。泽兰为肝经血分药，活血祛瘀，通经行水，疏肝气，和营血，缓疼痛，通经散结而不伤正气。益母草辛苦微寒，为血中气药，疏气活血，祛瘀生新，胎前产后皆可应用。红花少用养血，多用活血。川芎辛温，活血通经行气，祛风止痛，能升能散，上升颠顶，旁达四肢，下行血海，走而不守，多用于肝郁血滞之胁痛。延胡索既入血分又入气分，为治疗气滞血瘀而疼痛之良药。藕节甘涩平，除凉血活血外，有行气止痛之功。丹参以活血祛瘀为主，兼有补血、清血中热之功效。王不留行通经止痛，性走而不守，善利百脉。赤芍适用于血瘀血热之疼痛。牡丹皮清血中伏热，为活血良药，血中气药，止血要药。

第三十一章　细菌性肝脓肿

第一节　细菌性肝脓肿的中西医结合诊治

肝脓肿（liver abscess，LA）是致病菌通过胆道、肝动脉、门静脉、直接蔓延等途径侵入肝脏引起的肝内局灶性、化脓性病变，是临床上常见的消化系统感染性疾病之一。其中细菌性肝脓肿（pyogenic liver abscess，PLA）最常见，占肝脓肿发病率的80%。近年来，血糖控制不佳、胆道疾患、免疫力低下、胃肠屏障破坏等成为细菌性肝脓肿的主要发病因素，发病率有上升趋势。本病临床以发热、肝区疼痛和肝肿大为主要表现，属于中医学"肝痈"范畴。

一、西医病因病理

（一）病因及发病机制

1. 胆源性感染　临床上胆系结石、急性胆囊炎、肝胆恶性肿瘤、肝胆侵入性操作等，导致细菌逆行至肝脏引起继发性肝内感染。

2. 门静脉感染　腹腔内感染（如急性阑尾炎、腹腔内手术、肠瘘等所致腹膜炎）及肠道感染，导致细菌经门静脉及其分支进入肝脏引起感染。

3. 血流播散感染　当体内存在肺部感染、感染性心内膜炎等时，细菌可经肝动脉进入肝脏，引发肝脓肿。

4. 直接肝脏感染　当肝脏因外伤出现破损时，如车祸或刀刺伤等，细菌可直接经过破损处侵入肝脏。

5. 隐源性感染　隐源性肝脓肿患病率不断上升，可能是由于结肠黏膜屏障受损，尤其是肺炎克雷伯杆菌阳性的患者。

（二）病理

细菌侵入肝脏后可引起炎症反应，进而形成多数小脓肿，中心为肝细胞坏死区，内含肝细胞碎屑、白细胞残片及细菌，其周围的肝细胞退行性变，炎细胞浸润，外有纤维组织增生。小脓肿可以逐渐扩大，互相融合成较大的脓肿。伴有门静脉炎者，门静脉及其分支管壁发炎、扩张，内含血块和脓汁。

二、中医病因病机

（一）病因

1.外感湿热毒邪 湿热毒邪入侵，内蕴不解，影响肝之疏泄，气机郁结，血行不畅，气血与湿热毒邪互结，胁下热壅血瘀，血败肉腐化脓成痈。

2.饮食所伤 饮食不洁，或过食生冷，或嗜酒过度等，皆伤脾胃，脾胃运化失健，水谷不化反聚为湿，继而影响肝之条达，气滞血阻，气、血、湿相搏胁下，郁而化热，蕴酿成痈。

3.情志失调 情志抑郁或恼怒而伤肝，使肝失疏泄，气机郁结。气血运行不畅，影响脾胃运化，湿浊内生。气、血、湿互结，日久蕴热而化毒，浸淫肝脉致湿、热、毒结于胁下而成痈。

（二）病机

恣食肥甘酒肉易酿生湿热，或肝失疏泄、胆失洁净致郁而化火，或感受疫毒侵袭肝脏等，引起湿热火毒蕴结，侵袭肝脏，气血凝炼，伤阴耗液，经络闭塞，肝络受损，热盛肉腐，成脓为痈。久则阴液耗伤，阴阳失调，甚至正气衰败，无力抗邪。如《黄帝内经》所言"邪溢气壅，脉热肉败，荣卫不行，必将为脓"，"虚邪之中人也……抟于脉中，则为血闭不通，则为痈……热盛其寒，则烂肉腐肌为脓"。正邪相争加之脓毒较剧则发为高热；邪毒在肝，阻遏气机，加之病久成瘀，不通则痛，出现右胁疼痛；湿聚热郁，湿热熏蒸肝胆使胆汁外溢而发为黄疸等。

三、临床表现

（一）症状

1.肝区疼痛，初期常为持续性钝痛，晚期时常有锐利的剧痛，可向右肩放射。

2.发热患者可有畏寒发热，体温一般在38～40℃，呈弛张型或间歇热型，寒热往来，甚至一日数次，常伴脉数、畏寒、寒战、明显汗多等现象。革兰氏阴性菌感染后可出现中毒性休克。毒血症严重者尚可引起中毒性心肌炎和肝、肾损害。

3.消化道症状，可见食欲减退、疲倦乏力，恶心呕吐等较常见，严重者进食困难。

4.多发性肝脓肿较易引起黄疸；右叶顶病变若累及右肺下叶及胸膜可引起咳嗽、胸痛、呼吸困难。

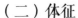

（二）体征

1. 肝肿大，肝区压痛，肝区局限性隆起，右胸呈饱满状态，肋间隙加宽，并有肋间触痛。若脓肿移向表面，则其皮肤红肿，且可触到波动的肿块。

2. 脾脏肿大仅见于慢性病例。

3. 黄疸多为轻度，且后期出现。

4. 腹水较罕见，多见于危重患者。

5. 肺部改变多为呼吸运动受限，呼吸音减弱，肺底啰音及摩擦音。

（三）并发症

右肝脓肿可穿破形成膈下脓肿，进而发生脓胸、肺脓肿或肝－支气管瘘，如同时穿破胆管咯出胆汁样物则为胆－支气管瘘。病变侵及脓肿内或胆道血管可分别导致脓腔大出血或胆道出血。少数穿破至十二指肠或结肠可形成内瘘。并发脓毒血症或穿破至腹腔引起腹膜炎者病情严重。

四、西医诊断依据

感染性疾病（尤其是胆道感染、菌血症者）出现高热、肝区疼痛及肝区叩击痛、肝大并触痛者，应高度怀疑本病。结合腹部 B 超、CT 和 MRI 诊断多不困难，B 超、CT 可检出大于 2cm 脓肿病灶，而 MRI 可检出小于 2cm 脓肿病灶。肝穿刺抽得脓液即可确诊。

五、中医诊断及鉴别诊断

（一）诊断

1. 本病好发于中年男性，起病多急。

2. 发热，肝区钝痛，深呼吸及体位改变时可加重，常伴恶心呕吐、纳呆、腹胀、腹泻等症。

3. 肝脏肿大触痛明显，或可见黄疸。

4. 白细胞总数增高，中性粒细胞或嗜酸粒细胞增加较明显。B 超、CT 可检出大于 2cm 脓肿病灶，而 MRI 可检出小于 2cm 脓肿病灶。肝穿刺抽得脓液即可确诊。

（二）鉴别诊断

1. 肝痨　有低热、盗汗等痨病证候，X 线右上腹检查或可见钙化点，结核杆菌试验阳性。

2. 肝癌　一般非突发，甲胎蛋白阳性并持续增高，B 超、CT 检查可作鉴别。

3. 胆瘅　呕吐明显，胆囊触痛明显，B 超等检查有助鉴别。

六、西医治疗

一旦考虑为细菌性肝脓肿，需尽早使用抗生素治疗，应用能覆盖革兰氏阴性及革兰氏阳性细菌的大剂量广谱抗生素。该病多合并有厌氧菌感染，应加用抗厌氧菌药物。随着影像技术的广泛应用，B 超或 CT 引导下经皮肝穿刺抽脓或置管引流术已成为治疗细菌性肝脓肿的首选方案。对于经皮肝穿刺抽脓或引流效果不佳，脓肿破溃或有破溃可能的特殊部位脓肿（如尾状叶、膈顶部及左外叶）患者，可考虑外科手术治疗。

七、中医辨证论治

（一）辨证要点

本病按病理演变过程，可分初期、蕴脓期、成脓期和溃脓期等不同阶段。脓未成则邪毒炽盛，邪实为主；脓已成，耗伤正气，正虚邪恋；脓毒去，则正自复，渐转为邪衰正虚。

1. 初期为湿热蕴结，出现发热恶寒、胸胁胀满、右胁胀痛、全身困重等症。湿热毒邪搏于肌表，故见发热恶寒；蕴结于肝，肝失疏泄，气机不利，故胸胁胀满疼痛；湿热熏蒸，上扰心神则心中烦热，迫津外出则汗时出；湿热困脾，清阳不展，浊邪不化，故身困、大便不爽、恶心欲吐；热扰膀胱，气化不利，故小便短赤；舌红苔黄腻，脉弦滑数为湿热内盛、蕴结于肝之象。

2. 蕴脓期为热塞血郁，多见壮热或持续高热、烦躁、右胁痛剧、口苦咽干等症。热毒炽盛，充斥于里，故壮热、高热不退、烦躁；热与血结，血液凝滞，阻于肝脉，故右胁痛剧、腹肌挛急；热盛阳明，扰于膀胱，耗伤津液，故尿黄便结、口苦口干；舌红苔黄、脉弦数有力，均为热毒炽盛、充斥肝胆之征。

3. 成脓期，出现胸胁胀痛固定不移呈针刺样，右胁下可及包块等气滞血瘀之象。热壅血郁，肉腐血瘀，可见刺痛作胀，固定不移，可触及包块；脓毒蕴热内蒸故身热；面晦唇暗、舌质暗红、苔薄黄、脉弦细或弦涩为血瘀肝郁之征。

4. 溃脓期为正虚邪恋，以低热、胁隐痛、乏力纳差、舌红少苔等为特征。脓溃之后，邪毒渐去，正虚未复，故面色无华、形体消瘦；气阴两伤，故头昏乏力、四肢酸软、舌红、脉虚细数；邪恋正虚，脓毒不尽，故右胁时而隐痛。

（二）治则治法

本病早期湿热蕴肝，治当清肝解毒、化湿理气。继则热势更甚，为热壅血郁之证，治当清热解毒、活血化瘀。腐肉痈脓已成，则为肉腐血瘀证，则当托毒溃脓、活血逐瘀。本病后期为溃脓期，此时正虚邪恋，治当益气养阴、托毒排脓。本型患者宜结合肝穿刺抽脓以增疗效。

（三）证治分类

1. 湿热蕴蒸证

临床表现：寒热交作或高热寒战，右胁痛甚拒按，局部或微微隆起，或皮色微红，舌红苔黄腻，脉滑或数。

证机概要：湿热蕴结，气血壅滞。

治法：清热解毒利湿，佐以化瘀。

代表方：轻证用舒郁涤痰汤；中证用茵陈蒿汤加甘露消毒丹加减；重证用犀角散。

常用药：茵陈清热利湿退黄，以除肝胆脾胃之湿热；黄芩、连翘、栀子、大黄等苦寒燥湿，清热解毒；滑石、木通等清热利湿，使湿热、疫毒从小便而去。

2. 热毒壅盛证

临床表现：胁痛剧烈，胁肋饱满，面部皮色或白或紫红，身热持续不退，时时汗出，口苦纳呆，甚则神昏、谵语、发斑、发黄，舌红绛，苔黄，脉洪数。

证机概要：热毒血壅，化腐成脓。

治法：凉血解毒，化瘀排脓。

代表方：轻证用柴胡清肝汤加减；中证用内疏黄连汤加减；重证用加味黄连解毒汤加减。

常用药：黄连、黄芩、黄柏、栀子清泻三焦之火；牡丹皮、生地黄、金银花、连翘清热、凉血兼解毒；甘草固护中焦脾胃。

3. 正虚毒恋证

临床表现：胁肋刺痛，面色少华，纳谷不香，形体消瘦，精神萎靡，午后潮热，舌淡白，苔黄或花剥，脉细数。

证机概要：脓溃不散，正虚邪恋。

治法：扶正托邪排脓。

代表方：轻证用内托生肌散；中证用加味四妙汤；重证用托里消毒散。

常用药：重用黄芪配以当归补中兼通，以滋血分。人参、茯苓、白术、甘草四君子汤补益肺脾，以益气分。气血双补为托法，防止毒邪内陷。皂角刺、桔梗透脓而载毒外泄，为透法。金银花、白芷、连翘以解毒。川芎、白芷味薄气雄，能散能升又可引经。

第二节 关幼波教授治疗细菌性肝脓肿的临证思路

一、关幼波教授对细菌性肝脓肿的认识

细菌性肝脓肿属于中医学"肝痈""胁痛"范畴，临床以发热、肝区疼痛和肝肿大为主要表现。关老认为肝脓肿为内痈。《诸病源候论·内痈候》言："内痈者，由饮食不节，冷热不调，寒气客于内，或在胸膈，或在肠胃，寒折于血，血气留止，与寒相搏，壅结不散，热气乘之，则化为脓，故曰内痈也。"肝痈者，多因感受疫毒，或阳亢肝郁而化火，火热之邪侵袭肝胆，肝络失和；或嗜食肥甘厚味，肝胆湿热蕴结，肝脏气血壅滞，热盛肉腐，化肉为脓；或情致怫郁，湿热疫毒蕴结于里可致肝失疏泄，络脉瘀阻，热毒熏蒸，肝失所养，最终血败肉腐久酿成脓；可兼夹气滞、血瘀、阴虚等。《医宗金鉴》言："肝痈愤郁气逆成，期门穴肿更兼疼，卧惊肢满溺不利，清肝滋肾即成功。"机体感受外来毒邪，卫气奋起抵御，正邪相争加之脓毒较剧，则发为高热；邪毒在肝，阻遏气机，加之病久成瘀，而致气血运行不畅，肝胆疏泄失司出现右胁疼痛；湿聚热郁，熏蒸肝胆，胆汁外溢而发为黄疸；肝为藏血之脏，气为用，邪毒在体内瘀积日久还可耗伤气血，气不条达，血不畅而致机体疏布功能失调出现周身乏力；由于肝木克脾土而影响脾胃的运化，清阳不升，浊阴不降，故而出现食欲不振、恶心欲呕、大便不爽等症状。

关老认为：肝脓肿起病较急，初起多以发热为主症，患者及初诊医师往往容易失治误治，入院时病情大多已到成脓期，此时病情凶险，辨治稍有差池，则易使邪毒内窜，加重病情；肝痈发生、发展、变化与气血、脏腑、经络等有着密切关系，在治疗过程中要注意疮疡的局部变化，重视患者的整体情况，分清寒热、虚实、表里、阴阳；应利用西医学的影像学检查，延伸中医四诊范围，提高诊断效率；根据疾病发展的不同阶段和患者所表现出的不同症状辨证施治，灵活采用消、托、补等法随证施治。

二、关幼波教授对细菌性肝脓肿的辨治思路

（一）初起期

1. 主症 寒热交作，或持续高热，烦躁，右胁痛剧，腹肌挛急，局部或微微隆起，或皮色微红，全身困重，恶心欲吐，口苦咽干，小便短赤，大便秘结，舌红苔黄腻，脉弦滑数。

2. 治则 清热化湿，解毒消痈。

3. 常用药 肝痈初起，脉紧且数，胁肋部压痛尚可忍者，此时尚未成脓。《疡科纲

要》曰："治痈之要，为成者必消之，治之于早，虽有大证而可以消于无形。"湿热蕴结于肝，肝失疏泄，气机不利，上扰心神，困阻中焦，清阳不展，浊邪不化，治疗当以健脾化湿、疏肝理气、清热解毒、凉血消痈。常用药物如白头翁、黄连、黄柏、黄芩、苦参、秦皮、蒲公英、败酱草等。其中白头翁、败酱草清热解毒，消痈散结，凉血止痢；蒲公英清热解毒，消痈散结。此外，可配伍郁金、木香、厚朴、当归以调和气血。

（二）成脓期

1. 主症　胁肋胀痛固定不移呈针刺样，右胁下可及包块，身热，面晦唇暗，舌质暗红，苔薄黄，脉弦细或弦涩。

2. 治则　托里消毒。

3. 常用药　肝痈成脓期，可见胸胁部疼痛拒按，脉浮且数，宜采用托法。黄芪、党参、炒白术、茯苓等可扶助正气；仙鹤草、败酱草、连翘、白花蛇舌草、苦地丁、野菊花、紫草、赤芍、丹参、牡丹皮等清热燥湿，凉血解毒，使肝痈之火邪，湿热瘀结泻下而除，逐瘀而散。补托者，重用黄芪，取其补气以托脓外出的功效。黄芪补气亦能生血，血充则肉长，故可生血生肌，为疮痈圣药；并且黄芪补气亦可推动血行，活血化瘀，防止脓毒长时间的瘀阻停滞。党参培补元气。炒白术可加强补养中气之用，健脾胃运化。甘草生用可清热解毒，调和诸药。以此四药扶助正气，健脾渗湿，解毒托脓。连翘可除筋骨不能透达之热，且能消肿散结，为疮家圣药。败酱草祛瘀解毒，消痈排脓，还可透毒外出，使内痈消于内而托于外。赤芍、丹参为活血和营透毒之品，使痈疡消散，脓溃而出。常用药对为白及与白蔹的配伍。取白及收敛止血、消肿止痛生肌之功，加白蔹清热解毒、消痈散结、生肌止痛之效，使脓毒渐化，疮痈渐消，从而达到托疮生肌的功效。

（三）溃脓期

1. 主症　右胁时而隐痛，低热，乏力纳差，四肢酸软，面色苍白，短气少言，食少便溏，舌淡苔白，脉虚细数。

2. 治则　扶正托毒，活血生肌。

3. 常用药　肝痈乃消耗性疾病，加之穿刺引流手术打击及抗生素等寒凉药物的使用，可致患者阳气不足。偏于脾阳虚者，予建中汤类；偏于肾阳虚者，予肾气丸类。疾病日久，耗伤精血，阴精亏虚，偏血虚者予归脾汤、八珍汤，偏肾阴虚者予六味地黄丸。常用药物可用黄芪、党参、白术、肉桂等培本固元，鼓舞气血生长，预防复发。湿热毒邪壅滞气血，气虚或久病入络均可致瘀，故可酌加木香、枳实、槟榔、丹参、当归、三七、赤芍、川芎、白芍等化瘀止血，调和气血，补血和血。《景岳全书》载："凡欲治病者，必须常顾胃气。"过用寒凉易损伤脾阳，使病情迁延难愈，且脾胃作为气血生化之源，脾健则疮愈，并能防止复发。

关老认为，肝脓肿患者入院时症状往往较重，病情危急，初诊患者时应辨病与辨证相结合，联合应用西医学检测手段，做好早期正确诊断与积极治疗，截断其化脓成痈的过程，防止邪毒入脏腑危及生命。本病三期并非截然分开，故治法也不应拘泥于一期一法，应结合辨证灵活运用。其一，行气止痛必不可少。肝脓肿患者往往可症见右胁疼痛，在清热解毒的同时需配合理气药的使用，使气机得畅，疼痛易消。常选用姜黄活血行气，通经止痛；八月札疏肝理气，活血散瘀止痛；郁金活血行气止痛，利胆退黄；白芍平肝缓急止痛等。其二，活血化瘀贯穿后期始终。肝脓肿患者病久日长，往往会有血瘀之势。瘀毒得清，则脓毒易消，正气得复，疾病向愈，因此在解毒消痈的同时配合活血化瘀之药可加快肝脓肿的消散和吸收。常选用灯盏细辛活血化瘀；桃仁活血化瘀，润肠通便；红藤解毒消痈，活血止痛；地龙清热息风通络；水蛭破血逐瘀消癥等。其三，固护正气治病之本。肝脓肿患者久病多虚，所以扶助正气尤为重要，正气得复，脓毒易散，故常重用黄芪以及四君、四物的加减应用。

第三十二章 阿米巴肝脓肿

第一节 阿米巴肝脓肿的中西医结合诊治

阿米巴肝脓肿（amoebic liver abscess）是由于溶组织阿米巴滋养体从肠道病变处经血流进入肝脏，使肝发生坏死而形成，实为阿米巴结肠炎的并发症，但也可无阿米巴结肠炎而单独并发者。本病以长期发热、右上腹或右下胸痛、全身消耗及肝脏肿大压痛、血白细胞增多等为主要临床表现，且易导致胸部并发症。回盲部和升结肠为阿米巴结肠炎的好发部位，原虫可随肠系膜上静脉回到肝右叶，故肝右叶脓肿者占绝大部分，临床以发热、肝区疼痛和肝肿大为主要表现，属于中医学"肝痈"范畴。

一、西医病因病理

（一）病因及发病机制

寄生在宿主肠壁内的溶组织阿米巴滋养体可经门静脉系统侵入肝脏，亦可从结肠肝脏接触面直接侵入。如侵入的滋养体数量较多，可引起肝脏小静脉炎及其周围组织的炎症反应（早期称为阿米巴肝炎），可导致血管栓塞和局部循环障碍，使肝组织缺血坏死。滋养体不断分裂繁殖，可造成肝小叶的坏死液化而成为小脓肿，滋养体从坏死组织向周围扩散，使脓肿不断扩大，邻近的脓肿融合成单个大脓肿。

（二）病理

最早在肝实质形成白色圆形或卵圆形区，为组织开始溶解所致，此时尚无脓肿壁；稍久则呈棕黄色，开始形成脓肿壁，为由纤维组织所构成的狭隘白色境界；时间长而大的脓肿，有纤维层包绕一块溶解的及坏死的棕红色肝组织；成熟的脓肿有明显的壁，内含咖啡色或巧克力色的溶解的和坏死的组织，呈蜂窝状凹凸不平。

二、中医病因病机

（一）病因

1. 外感湿热毒邪　湿热毒邪入侵，内蕴不解，影响肝之疏泄，气机郁结，血行不畅，气血与湿热毒邪互结，胁下热壅血瘀，血败肉腐化脓成痈。

2. 饮食所伤　饮食不洁，或过食生冷，或嗜酒过度等，皆伤脾胃，使脾胃运化失健，水谷不化反聚为湿，继而影响肝之条达，气滞血阻，气、血、湿相搏胁下，郁而化热，蕴酿成痈。

3. 情志失调　情志抑郁或恼怒而伤肝，使肝失疏泄，气机郁结。气血运行不畅，影响脾胃运化，湿浊内生。气、血、湿互结，日久蕴热而化毒，浸淫肝脉致湿、热、毒结于胁下而成痈。

（二）病机

本病多为正气虚弱，感受疫毒，或嗜酒肥甘而生热，或阳亢肝郁而化火，致火热成毒，瘀滞于肝，使血肉腐败而成痈。其中热毒是致病主因，热毒熏滞于肝致气血凝阻、肉腐成脓为致病机制，证属本虚标实。

三、临床表现

（一）症状

1. 肝区疼痛呈持续性钝痛，随呼吸运动及体位变更而增剧。脓肿位于肝顶部可引起右肩部疼痛，位于下部可出现右上腹痛及左侧腰痛，左叶脓肿可出现剑突下疼痛。

2. 发热不规则，或突然高热，或间歇热，或弛张热。体温大多晨低，午后上升，傍晚达高峰，夜间热退伴盗汗，长者可持续数周至数月。

3. 伴发症状有乏力、纳差、恶心、呕吐、腹胀、腹泻，脓肿位于肝顶部可引起气急、胸痛、呼吸困难、咳嗽，少数病例出现黄疸。

（二）体征

肝脏不同程度肿大，右胁间隙饱满，界限不清，有指压性浮肿及局部压痛，右上腹肌紧张，明显压痛，或肺底啰音，或胸膜摩擦音。脓肿在肝表面可触及活动性及硬性包块。

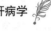

（三）并发症

1. 继发感染　继发感染后，脓液呈灰黄色或乳白色，有臭味，出现脓毒性高热，白细胞计数增多，单用抗生素难以奏效。

2. 脓肿穿破　穿破部位可为胸腔、肺、支气管、心包、腹腔、小肠、结肠、胃、胆等处，使临床症状更加严重复杂。

3. 原虫血源性播散　阿米巴可由肝静脉、下腔静脉播散至肺，也可由肝、肺经心及颈内动脉而至脑，引起阿米巴肺脓肿、阿米巴脑脓肿。

四、西医诊断依据

1. 腹泻史　阿米巴肝脓肿可发生于阿米巴肠病的病程中、病后不久甚或数年之后，轻症阿米巴肠炎只有短暂腹泻或消化不良症状。

2. X 线检查　常见右膈抬高，膈面局限性隆起，运动减弱。有时见右侧胸膜反应（少量积液）、右下肺炎及盘状肺不张等，提示由膈下病变引起，阿米巴肝脓肿为常见病因。

3. 超声探查　多发性肝脓肿仅出现肝普遍性增大和弥漫性肝实质纹理紊乱，似弥漫性肝实质病变；局限性肝脓肿早期肝组织坏死液化不完全，病变部位常不出现无回声区，与肝内实质占位性病变鉴别有困难。

4. CT 检查　病变呈圆形或椭圆形均匀或欠均匀的低密度区，CT 值为（−10）～（+35）HU，一般多在 20HU 以下。由于炎性反应致边缘模糊，使用造影剂强化后，脓肿周围的充血带呈环状密度增高影。肝囊肿的密度似脓肿，但边缘光滑，无周围充血带。肝肿瘤吸收值为 35 ～ 50 HU，明显高于肝脓肿。

五、中医诊断及鉴别诊断

（一）诊断

1. 阿米巴痢疾或腹泻病史可供参考。
2. 有发热、右上腹痛、肝脏肿大、压痛、叩痛等典型临床表现。
3. B 超检查有液性暗区。
4. 若再具备以下条件之一即可确诊：①穿刺抽出典型的巧克力色脓液。②脓液中找到阿米巴滋养体。③抗阿米巴治疗有效。

（二）鉴别诊断

1. 肝痨　有低热、盗汗等痨病证候，X 线右上腹检查或可见钙化点，结核杆菌试验阳性。

2. 肝癌　一般非突发，甲胎蛋白阳性并持续增高，B 超、CT 检查可作鉴别。

3. 胆瘅　呕吐明显，胆囊触痛明显，B 超等检查有助鉴别。

六、西医治疗

抗阿米巴药物针对组织型阿米巴可迅速控制病情，辅以杀肠腔型阿米巴药硝基咪唑类（甲硝唑和替硝唑）以达根治，合并细菌感染者配合其他抗生素使用。如经甲硝唑治疗后仍无改善，且超声显示有明确脓腔及积脓时，应穿刺抽脓。对于脓肿位置较深（距离体表超过 8cm），合并细菌感染、脓液黏稠不易吸出者，多发性脓肿穿刺引流困难或失败者，左叶肝脓肿向心包穿破，穿刺易污染腹腔者，应考虑手术。

七、中医辨证论治

（一）辨证要点

本病按病理演变过程，可分初期、蕴脓期、成脓期和溃脓期等不同阶段。脓未成则邪毒炽盛，以邪实为主；脓已成，耗伤正气，正虚邪恋；脓毒去，则正自复，渐转为邪衰正虚。

1. 初期为湿热蕴结，出现发热恶寒、胸胁胀满、右胁胀痛、全身困重等症。湿热毒邪搏于肌表，故见发热恶寒；蕴结于肝，肝失疏泄，气机不利，故胸胁胀满疼痛；湿热熏蒸，上扰心神则心中烦热，迫津外出则汗时出；湿热困脾，清阳不展，浊邪不化，故身困、大便不爽、恶心欲吐；热扰膀胱，气化不利，故小便短赤；舌红苔黄腻、脉弦滑数为湿热内盛，蕴结于肝之象。

2. 蕴脓期为热塞血郁，多见壮热或持续高热、烦躁、右胁痛剧、口苦咽干等症。热毒炽盛，充斥于里，故壮热、高热不退、烦躁；热与血结，血液凝滞，阻于肝脉，故右胁痛剧、腹肌挛急；热盛阳明，扰于膀胱，耗伤津液，故尿黄便结、口苦口干；舌红苔黄、脉弦数有力，均为热毒炽盛、充斥肝胆之征。

3. 成脓期，出现胸胁胀痛固定不移呈针刺样，右胁下可及包块等气滞血瘀之象。热壅血郁，肉腐血瘀，可见刺痛作胀，固定不移，可触及包块；脓毒蕴热内蒸故身热；面晦唇暗、舌质暗红、苔薄黄、脉弦细或弦涩为血瘀肝郁之征。

4. 溃脓期为正虚邪恋，以低热、胁隐痛、乏力、纳差、舌红少苔等为特征。脓溃之后，邪毒渐去，正虚未复，故面色无华、形体消瘦；气阴两伤，故头昏乏力、四肢酸软、舌红脉虚细数；邪恋正虚，脓毒不尽，故右胁时而隐痛。

（二）治则治法

本病早期湿热蕴肝，治当清肝解毒、化湿理气。继则热势更甚，为热壅血郁之证，治当清热解毒、活血化瘀。腐肉痈脓已成，则为肉腐血瘀证，则当托毒溃脓、活血逐瘀。本病后期为溃脓期，此时正虚邪恋，治当益气养阴、托毒排脓。本型患者宜结合肝穿刺抽脓以增疗效。

（三）证治分类

1. 毒聚期

（1）肝郁火旺证

临床表现：发病急骤，右胁肋痛甚，不能侧卧，发热面红，口苦咽干，头晕目眩，舌红苔黄，脉象弦数。

证机概要：湿热郁蒸肝胆。

治法：清肝泻火。

代表方：柴胡清肝汤加减。

常用药：柴胡、生地黄、当归、赤芍养血疏肝；连翘、牛蒡子、黄芩、栀子、天花粉清热解毒泻火；防风疏风发郁；甘草调和诸药。

肝火重者，可加龙胆草、牡丹皮；大便秘结者加大黄。

（2）肝经瘀血证

临床表现：胁痛骤作，连及腰部，季肋肿胀，胁下痞块，拒按，舌暗红，脉弦滑或弦细。

证机概要：湿热蕴结，气血壅滞。

治法：疏肝活血化瘀。

代表方：清肝活络汤加减。

常用药：当归、赤芍、桃仁、三七、泽兰养血活血化瘀；郁金、枳壳、瓦楞子行气破结化瘀；苏梗、青皮疏肝理气。

（3）湿痰壅结证

临床表现：发病较缓，右胁下胀闷疼痛，身热不扬，周身困重，乏力，面色滞暗，苔白腻，脉弦滑。

证机概要：气滞湿阻，痰瘀胶结。

治法：理气化痰，活血通络。

代表方：疏肝涤痰汤加减。

常用药：香附、佛手、橘红、瓜蒌仁、半夏、竹茹、苏梗、茯苓、枳壳理气化痰利湿；当归、三七养血活血化瘀；郁金开郁散结。

2. 毒盛期

临床表现：肝区胀痛增剧，胁肋膨满，右上腹出现瘀块，腹皮硬，手不可近，按之痛甚，局部皮色或白或红或紫；若瘀块中软，为内痈已成；伴寒战高热，自汗，面目发黄，形体消瘦，倦怠乏力，口苦纳呆；舌苔黄燥，脉弦数。

证机概要：热毒血壅，肝郁气滞。

治法：清肝泻火排脓。

代表方：柴胡清肝汤加减。

常用药：柴胡疏肝理气；生地黄、当归、赤芍养血凉血柔肝；冬瓜仁、败酱草、生薏苡仁、天花粉清热解毒排脓；黄芩、栀子清热泻火。

3. 毒溃期

临床表现：本病恢复期，肝脓肿虽缩小或消失，但由于热毒蕴结日久，伤阴耗津，口干咽燥喜冷饮，大便干结，苔少，舌质稍绛，脉细数。

证机概要：气阴亏耗，邪恋难消。

治法：清热解毒，养阴生津。

代表方：益胃汤加减。

常用药：沙参、生地黄、芦根、玉竹、玄参等养阴生津；连翘、山栀子、牡丹皮、竹叶、枳壳、大黄以清热解毒，活血行气。

第二节　关幼波教授治疗阿米巴肝脓肿的临证思路

一、关幼波教授对阿米巴肝脓肿的认识

阿米巴肝脓肿多有肠道阿米巴痢疾病史，起病缓慢，以持续发热、盗汗、食欲不振、全身衰竭、肝脏增大、肝区疼痛和局限性压痛、隆起为主要临床表现。关老认为，阿米巴肝脓肿在临床上表现复杂多样，极易误诊，需重视流行病学及阿米巴痢疾病史的调查。阿米巴肝脓肿属于中医学"肝痈"范畴。"肝痈"之名最早见于《素问·大奇论》，言："肝雍，两胠满，卧则惊，不得小便。"肝痈者，起病急骤，传变迅速，严重者可危及生命，故当急治之。阿米巴滋养体为致病之关键，即感受疫毒之邪。内因在于嗜食肥甘厚味，或嗜酒无度，情志不遂，体倦劳作，内外相引，营壅卫滞，血败肉腐，化而成脓。久食肥甘厚味，脾胃运化不及，内生痰湿，热郁血凝，湿热瘀血凝结于肝；《灵枢·论勇》言"酒者……其气慓悍……肝浮胆横"，酒气慓悍，与肝胆之气同类相求，是以过酒则直冲肝胆，令肝气悖逆，肝气悖逆，气逆血阻；情志不遂，气机郁结，肝气不疏，痰瘀内结；劳作不当，闪挫损伤，血液离经，瘀滞肝内，郁而生热化火，热盛肉腐而成痈脓。

关老认为本病诊治的关键在于审证察机，首别阴阳虚实，次辨有脓无脓。《外科经义·托里法》云："脓未成者使脓早成，脓已溃者使新肉早生，气血虚者托里补之，阴阳不和托里调之。"未成脓者予疏肝、理气、活血、化瘀等内消法；成脓者使其外溃。托法分为补托和透托，运用补益气血和透脓的药物，扶助正气，托毒外出，以免毒邪扩散和内陷。肝痈成脓初期，正盛邪实，正邪交争剧烈，辨证施治不当，易导致邪毒内陷的变证，此时宜采用透托之法，对应于肝脓肿行经皮经肝穿刺引流术后，引流通畅者。

补托法适用于肝痈成脓后期，正气不足，不能胜邪，对应于肝脓肿穿刺引流术后，引流不畅或引流液稀薄，症状反复者。溃脓期，此期毒势已去，邪气已除，治疗宜用补法，使用补养的药物以补益正气，助其新生，使疮口早日愈合，促进机体恢复。肝痈作为危急重症，治疗是否及时，是其临床转归顺逆的关键。

二、关幼波教授对阿米巴肝脓肿的辨治思路

（一）初期

1.主症　发热微恶寒，或见高热，时起时伏，夜寐盗汗，口苦而黏，胁下疼痛，引及左肩，腹部微胀，舌苔黄腻，脉滑数。B超提示肝脓疡未液化。

2.治则　清肝泻火，利湿解毒。

3.常用药　关老认为，痈属热毒，可用龙胆草、栀子、柴胡、金银花、蒲公英、青蒿等，可酌加薄荷等发表药起"火郁发之"之用；邪热阻滞，腑气不通，予大黄、玄明粉等通腑泻热，釜底抽薪；肝失疏泄，气滞血阻，当理气止痛，可用延胡索、枳壳、枳实、厚朴、木香等，还可助攻下通腑；可酌加山慈菇、皂角刺、穿山甲等消痈散结，使痈消于未成之时。

（二）酿脓期

1.主症　发热较高，右肋下肿块形成，疼痛拒按，引及右肩疼痛，疼痛常随呼吸体位变更时增剧，腹胀且痛，大便或干，或兼见咳嗽、气喘等症，或伴有轻微黄疸，舌苔黄微腻，质红，脉来弦数。B超提示肝脏抬高，运动受限，胸膜反应或肺底有云雾状阴影。

2.治则　活血排脓，清热解毒。

3.常用药　火毒蕴结肝脏，热壅血瘀，蕴毒化脓，患者常有高热恶寒、午后热甚，当重用金银花、紫花地丁、连翘、蒲公英、败酱草、茵陈等清热化湿、解毒消痈，截断热邪传变；热毒入血动血，可予牡丹皮、赤芍、茜草、桃仁等凉血散瘀消痈，仙鹤草、白及等收涩止血；大便秘结者加生大黄；可加天花粉、皂角刺、穿山甲、白芥子等透脓托毒；酌加附子以助温通托毒之力。如脓成量多不能吸收者应积极予以外科手术排脓治疗。湿邪瘀毒，郁而化热，伤阴耗气，需益气救阴，可用麦冬、五味子、黄芪之属。待脓块渐消，可加用白蔹、参、芪之类托毒生肌，并根据体质予以调理以善后收功。

（三）溃脓期

1.主症　高热明显下降，但未能退尽，仍有低热，右胁疼痛缓解，肿块逐渐缩小，腹微胀，消瘦神疲，汗多或盗汗，尚欲饮食，舌苔微黄，质红，脉细弦微数。B超提示肝脓疡吸收好转期。

2. 治则　扶正活血，托脓祛邪。

3. 常用药　在托邪外出、邪正交争的过程中，可耗伤气血，亦可由于抗生素性偏寒凉，过于攻伐，耗气伤阳，延缓病情恢复。此时邪去正虚，肝、脾、肾不足，气阴两虚，需益气存阴、固护中焦、扶正祛邪。以黄芪、党参、当归、白芍等补益中气、和营血，重用"生血、生肌、排脓、内托疮痈圣药"的黄芪为君药，以补中益气，生肌疗痈；同时选用"止痛长肉""痈疽疮疡，心腹痛要药"的乳香和"生肌止痛""治金疮不瘥，痈疽方中多用之"的白及收敛愈疡；可加用三七、赤芍、川芎等化瘀止血，补血生肌，调血和血；辅以藿香、白术、苍术、陈皮、枳壳、郁金等运脾祛湿，疏肝理气。诸药健脾养血，又能祛除湿瘀，疏通络脉，调畅气机，以防病情反复。

关老对阿米巴肝脓肿的治疗以内痈理论为根据，对应肝痈的初期、成脓期、溃脓期。肝痈初期，以邪实为主，湿热蕴积为基本病机；肝痈成脓期，以正虚邪恋为主，热毒壅滞、肝郁脾虚为基本病机；肝痈溃脓期，以本虚为主，肝脾肾亏虚、气阴两伤为基本病机。在内科辨证论治的基础上，借鉴外科疮疡的治疗方法，将消、托、补三大法则融于本病的治疗。活动期（初期）予消法，清热燥湿，疏肝理气，解毒消痈；恢复期（成脓期）予托法，托里消毒，清热凉血，配合使用西医学的经皮经肝穿刺引流术或手术切开排脓等手段，使邪有出路；缓解期（溃脓期）予补法，扶正托毒，活血生肌，顾护胃气。肝痈为内痈，各期均需重视通便药物的使用，以使毒邪外泄，防内痈在内溃破。

第三十三章　肝血吸虫病

第一节　肝血吸虫病的中西医结合诊治

肝吸虫病又称华支睾吸虫病，是一种常见的食源性寄生虫病，是由肝吸虫寄生在人的肝胆管内所引起的以肝胆病变为主的一种严重危害人类健康的人畜共患病。流行于我国的血吸虫病为日本血吸虫或曼氏血吸虫所致。肝血吸虫病患者在国内呈现出区域分布的特点，以南方地区多见，特别是长江流域，湖北、湖南、江西、安徽 4 个省的患病群体占全国的 94.0%。本病临床上容易造成误诊或漏诊。血吸虫病，虽在中医文献里未见此名，但根据该病的临床特点，特别是晚期血吸虫病肝硬化所引起的肝脾肿大、门脉高压、腹水、腹壁静脉怒张等改变，可归属于"虫蛊""虫鼓""蛊胀"等范畴。

一、西医病因病理

（一）病因及发病机制

血吸虫病的病原是血吸虫。血吸虫病是人畜共患疾病。血吸虫囊蚴在人十二指肠的消化液作用下，幼虫破囊而出，受胆汁趋向性驱使进入肝脏的小胆管内发育为成虫，虫体依靠吸盘吸附在肝内小胆管壁、肝外胆管或胆囊内；虫体、虫卵及其毒性分泌物引起肝内小胆管的阻塞、胆汁淤积而发生阻塞性黄疸；胆汁淤积还利于细菌繁殖，继发感染可引起胆管炎、胆囊炎、胰腺炎；虫体碎片和虫卵可成为结石的核心，易引起胆管或胆囊结石；经过长期反复刺激、炎症，导致临近肝细胞变性、坏死、萎缩，最终可致肝硬化，甚至诱发肝癌或胆管癌。

（二）病理

急性期虫卵随门静脉血流到达肝脏，肝轻度增大，表面及切面可见多个大小不等的灰白或灰黄色粟粒样大小的结节。镜下汇管区附近见许多虫卵结节，肝细胞可受压萎缩，也可有变性及小灶性坏死。慢性期肝内可见慢性虫卵结节和汇管区周围大量纤维组织增生，肝因严重纤维化而变硬、变小，形成血吸虫性肝硬化，进而引起严重的门静脉高压，甚至导致患者死亡。

二、中医病因病机

初期由于表里受邪。虫邪蛊毒经由皮毛侵入而首先犯及肺卫,肺与大肠相表里,蛊毒由脏入腑,由表入里,下迫大肠,传化失司,甚至败坏肠膜脂膏。中期由于肝脾受损。肺朝百脉,蛊毒虫邪随血脉传变,引起脏腑器官受损。由于肝为藏血之脏,脾有统血之功,蛊毒虫邪裹于血中,随血而藏于肝,侵于脾,导致肝脾受损则最为常见。末期由于肝脾瘀滞日久,累及肾脏,命门火衰,久病入络,气郁血瘀进一步加重,水裹气结血凝结为痞块,发生积水而胀满。

三、临床表现

临床常常将肝血吸虫病分为早期和中晚期。在早期发病时,患者无典型的临床症状,多在体检或因其他疾病而被诊断;而中晚期患者的临床表现也缺乏特异性,可有乏力、食欲减退、肝区不适、腹胀腹痛、畏寒、发热、黄疸等症状。若治疗不及时,血吸虫卵则会形成虫卵肉芽,并随着纤维组织的增生致使肝功能失代偿,可引起脾肿大、门脉高压症、腹水等临床表现,甚至出现自发性腹膜炎、肝肾综合征等严重并发症。所以,对肝脏纤维化改变的预防和治疗是防治晚期血吸虫病的关键所在。

四、西医诊断依据

1. 流行病学　有与疫水接触史。

2. 临床特点

(1)急性血吸虫病:畏寒、发热,伴以全身疼痛、乏力、腹痛腹泻,肝大及压痛,脾大,皮肤出现荨麻疹,淋巴结肿痛。

(2)慢性血吸虫病:轻重不等的腹痛、腹泻,时发时止,营养不良,劳动力减退,肝脾肿大,可并发肠息肉、肠狭窄、腹部痞块、贫血、内分泌功能障碍等。

(3)晚期血吸虫病:贫血、消瘦,营养性水肿,可有门脉高压症状,如巨脾、腹水等,幼年期患病可影响发育,出现侏儒症。

3. 实验室检查

(1)急性期白细胞计数增加,嗜酸性粒细胞增多。慢性期白细胞计数基本正常,嗜酸性粒细胞轻度或中度增多,重症可有肝功能异常。晚期红细胞及血色素减少,白细胞和血小板可减少。

(2)粪便常规或沉淀法检出血吸虫卵或孵化出毛蚴,或直肠黏膜压片查到活卵。

(3)皮内试验阳性,尚可用间接血凝、ELISA 等法进行血清检测。

五、中医诊断及鉴别诊断

（一）诊断

急性蛊虫病指感染蛊虫疫毒所致，以肤痒、咳嗽、发热、腹痛腹泻、胁下痞块、大便检查见蛊虫（血吸虫）卵等为主要表现者。慢性蛊虫病指蛊虫病病程超过 6 个月，以腹痛腹泻、消瘦、贫血等为主要表现者。晚期蛊虫病指蛊虫病病程迁延日久，以体瘦、胁下痞块、腹水为主要表现者。

（二）鉴别诊断

1. 疟疾 其往来寒热休作有时，无疫水接触史，寒战时血液涂片或骨髓涂片或找到疟原虫。

2. 痢疾 血象检查中性粒细胞显著增高，大便培养有痢疾杆菌生长，查不到蛊虫卵。

3. 肺热病 血象检查中性粒细胞明显增高，大便查不到蛊虫卵，无腹痛、便下红白黏冻等症，肺部 X 线检查有助于鉴别诊断。

六、西医治疗

血吸虫病患者治疗首要的是病原学治疗。吡喹酮可用于各期各型血吸虫病患者，是一种广谱抗蠕虫药物。对于急性期血吸虫病高热、中毒症状重者应住院治疗，给以补液，保证水和电解质平衡，加强营养及全身支持治疗。慢性和晚期血吸虫病除一般治疗外，应及时治疗并发症、改善体质、加强营养，必要时采用中西医结合治疗。

七、中医辨证论治

（一）辨证要点

1. 急性期（初期） 肺肠或肝胆受累，发热、泻痢、黄疸。虫邪蛊毒经由皮毛侵入，首先犯及肺卫，卫阳被郁，肺失清肃；病甚者，蛊热不解，由表入里，并由肺脏下迫大肠，传化失司；蛊毒败坏肠膜脂膏，形成所谓"肠蛊痢"；蛊毒虫邪，结于血中，肝胆受累，则可伴见肝胆湿热。

2. 慢性期（中晚期）及并发症 肝脾受损，积聚痞块，蛊胀出血。蛊毒虫邪裹于血中，随血而藏于肝、侵于脾，导致肝脾受损最为常见。蛊毒虫邪沉积于肝脾，气机郁滞，经隧阻涩，日积月累，使积聚痞块由此而生。

（二）治则治法

本病应根据病程长短、病情轻重分期辨证。急性期以杀虫、解蛊毒为主，辅以解表清里、滋养气阴为基本治则，力求灭虫彻底，以达到根治目的。慢性期（中晚期），有兼证者，先治兼症，后治主症。有积水者，先除积水，后破癥块。虚证当补，实证当攻。虚证为主者，先补其虚，后务其实；实证为主者，先攻其实，后务其虚。寓补于攻，寓攻于补。补有温补滋补，补阴补阳，补气补血，以及补不同脏腑之侧重；攻有峻下缓下，分消，通瘀，行气，软坚之各殊。临证务须权衡病位虚实，揣度邪正消长，才能审时度势，按生克论制化、行攻补，将克制变为生化，从乘侮转为促进，方能药证相对，过程中不忘杀虫、解蛊毒以图其根本。

（三）证治分类

1. 急性期（表里受邪证）

临床表现：发热恶寒，或往来寒热，头身疼痛，胸胁苦满，无汗，发疹奇痒，时现时隐，咳嗽胸痛，或恶心呕吐，腹痛腹泻，苔白或黄，脉多浮数或弦数。病甚者，邪热传里，发热持续，汗出，口渴，便秘或腹泻，便脓血，神志迟钝，谵妄，苔黄或黄燥，脉浮数或滑数。

证机概要：蛊虫外侵，卫阳郁遏。

治法：杀虫，解蛊毒，和解表里。

代表方：柴胡桂枝汤加减。

常用药：桂枝汤（桂枝、芍药、生姜、甘草）具有温通营卫、通行气血之功，合小柴胡汤（柴胡、黄芩、半夏、人参、大枣、甘草）通达表里上下，共奏和解表里、祛邪外出之效。

若干咳胸闷者，加浙贝母、百部；痰中有血者，加白茅根、茜草；腹痛剧烈者，加木香、香附。

2. 慢性期

（1）湿阻气滞证

临床表现：面色萎黄，神疲乏力，胁肋胀痛，里急后重，腹痛腹泻，大便不爽或有脓血，腹部癥块，舌苔黄腻，脉弦细。

证机概要：蛊虫下迫大肠，败坏肠膜脂膏。

治法：行气化湿，疏肝理脾。

代表方：芍药汤加减。

常用药：白芍、当归养血柔肝；黄芩、黄连、大黄清热解毒，引热下行；木香疏肝理气；槟榔杀虫破积，降气行滞；少佐肉桂，既可助归、芍行血和营，又能制芩、连苦寒之性；炙甘草调和诸药。

若胁痛明显者，加柴胡、郁金；脘闷腹胀者，加木香、枳壳。

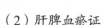

（2）肝脾血瘀证

临床表现：面黄有血丝，或蟹爪纹路，皮肤红丝赤缕，腹壁青筋，两胁肋胀痛，胁下坚块，呕血或便血如漆，鼻衄牙宣，心烦易怒，口燥便秘，舌质暗紫或有瘀点、瘀斑，脉弦涩。

证机概要：蛊虫沉积肝脾，气滞血瘀，痞块即成。

治法：活血化瘀，行气通络。

代表方：桃红饮加减。

常用药：桃仁、红花、川芎、当归养血活血；威灵仙通经络，而散痞结。

若胁痛明显者，加柴胡、姜黄；鼻衄牙宣者，加血余炭、大蓟、小蓟；呕血黑漆者，加地榆、水牛角；大便干结者，加麻仁，杏仁。

3. 晚期（肝肾阴虚证）

临床表现：腹大胀满，面色憔悴，形体消瘦，潮热盗汗，手足心热，口干咽燥，烦热不安，便秘尿少，舌质红绛，少苔，脉弦细。

证机概要：蛊虫不散，耗气伤血，肝肾阴虚。

治法：滋补肝肾，养阴清热。

代表方：一贯煎加减。

常用药：北沙参、麦冬、当归、生地黄、枸杞子养阴养血，补肝肾；川楝子疏肝理气。

若口干者，加石斛、知母；盗汗者，加浮小麦、糯稻根；烦热易怒者，加龙骨、牡蛎；大便干结者，加大黄、番泻叶；午后潮热者，加地骨皮、鳖甲。

第二节　关幼波教授治疗肝血吸虫病的临证思路

一、关幼波教授对肝血吸虫病的认识

关老认为，"血吸虫"即中医之"蛊虫"，感染初期时间短暂，临床症状并不典型，以发热、皮肤出疹、腹痛、腹泻、咳嗽少痰等为主。初期为表里受邪，当虫邪蛊毒经由皮毛侵入，而首先犯肺，卫阳被郁，则发热恶寒、身困倦疼痛、发疹；肺失清肃，则咳嗽、胸痛、咳痰咯血。蛊热不解，由表入里，此即所谓"溪温""蛊疫"初得之病机。在蛊虫感染后继续发展到慢性及晚期时，患者会出现形体消瘦、羸瘦贫血、精神疲惫不佳、面色萎黄或㿠白、肝区自觉痛或压痛明显、腹大肢瘦、便秘、尿赤、少尿或无尿、舌苔发白或发黄、脉弦细或沉迟等症状。蛊毒由脏入腑，肺与大肠相表里，下迫大肠，传化失司，则腹痛、便秘或泄泻；蛊毒败坏肠膜脂膏，又可出现下痢脓血，形成所谓"肠蛊痢"。中期由于肝脾受损。肺朝百脉，蛊毒虫邪随血脉漂流，引起脏腑器官受损。由于肝为藏血之脏，脾有统血之功，蛊毒虫邪裹于血中，随血而藏于肝，侵于脾，导致肝脾受损最为常见。蛊毒虫邪沉积于肝脾，使气机郁滞，经隧阻涩，久之，积聚痞块由此而生。末期由于水裹气结血凝。肝脾郁滞日久，由气郁血瘀进一步酿成气结血凝，而结为痞块。即血吸虫卵沉积肝脏，引起血吸虫性肝纤维化（或肝硬化）、门脉高压，进而出现肝脾肿大、腹水、上消化道出血等一系列证候群，危及生命。关老急性期以杀虫、解蛊毒为主，辅以解表清里、滋养气阴为基本治则。慢性及晚期治疗较为复杂，多有兼证，虚证当补，实证当攻，审时度势，攻补兼施。

二、关幼波教授对肝血吸虫病的辨治思路

（一）急性期（表里受邪，营卫失和证）

（1）主症：发热恶寒或往来寒热，头身疼痛，胸胁苦满，无汗，发疹奇痒，时现时隐，咳嗽胸痛，或恶心呕吐，腹痛腹泻，苔白或黄，脉多浮数或弦数。

（2）治则：杀虫解毒，和解表里。

（3）常用药：虫邪蛊毒首犯肺卫，卫表不固，营卫失和，治疗当以和解表里、调和营卫。以桂枝、芍药配以甘草，辛甘化阳，酸甘化阴，调和营卫，鼓舞中焦胃气，气血生化；柴胡透泄邪气从外而散，疏泄气机之郁滞，黄芩助柴胡以清邪热，柴胡升散，得黄芩降泄，则无升阳劫阴之弊；半夏、生姜降逆和胃；辅以生姜、大枣，攻补兼施，疏解肝胆之气郁，和中扶正，疏利三焦。营卫调和，枢机调畅，通达表里上下，共奏和解表里、祛邪外出之效。

（二）慢性期

1. 气滞湿阻，湿热蕴结证

（1）主症：面色晦暗，或目黄肤黄，或有瘀斑，胁肋胀痛，里急后重，腹部癥块，腹痛，烦热，口干苦，尿赤短涩，便秘或溏垢不爽，舌苔黄腻或灰黑，脉弦细数。

（2）治则：清肝泻热，健脾化湿。

（3）常用药：肝主疏泄，气机不畅，横逆乘脾，脾运失司，聚而生湿，郁而化热，湿热胶结，阻滞中焦，熏蒸肝胆，胆汁外溢，而成黄疸。治疗当以清热化瘀、利湿化浊。可选用茵陈、藿香、佩兰、黄芩、金钱草等芳香宣化，清热利湿退黄；辅以当归、白芍柔肝养血；牡丹皮、小蓟、泽兰、白茅根、郁金、垂盆草等活血凉血，行气活血，补而不滞，行而不伤；炒白术甘温健脾，苦温燥湿，配伍淡渗之茯苓，既可祛邪，又可扶正，使湿无所聚，痰无由生；党参性味平和，补虚而不留邪，使补而不滞；升麻、葛根善引脾胃清阳之气，从而体现"脾宜升则健"的特性，起健脾利湿退黄的作用，调补后天之本，增强脾胃运化。

2. 血瘀肝络，气滞水停证

（1）主症：面色萎黄或有红纹，或蟹爪纹路，皮肤红丝赤缕，腹壁青筋，两胁肋胀

痛，胁下坚块，呕血或黑便，鼻衄牙宣，心烦易怒，口燥便秘，舌质暗紫或有瘀点、瘀斑，脉弦涩。

（2）治则：活血化瘀，行气通络，利水消癥。

（3）常用药：本病病位在肝，涉及脾、肾等脏，为本虚标实之证。本案患者为肝病日久，肝失疏泄，气滞血瘀，瘀阻肝络，加之肝病及脾，脾失运化，水湿停聚，与瘀血互结，日久不化，久病及肾，肾阳不足，无力温养脾土，水湿更甚，水停则血行不利，血瘀又致水停，互为因果，虚实夹杂，病情复杂。气以行血，血以载气，气生于水，水化于气，故以当归、白芍柔肝养血，活血和营；桃仁、丹参、三七活血化瘀，使血行则水行；黄芪、党参、炒白术、茯苓补气健脾，气不虚则血行通利；加之猪苓、冬瓜皮、桑白皮、大腹皮等通调水道，消胀化湿；枳壳行气以利水，水利血行；辅以枸杞子、山药补益肝肾；桂枝助阳化气利水；炙甘草调和诸药。

（三）晚期

1. 肝肾阴虚，潮热熏蒸证

（1）主症：腹大胀满，面色憔悴或黧黑，形体消瘦，潮热盗汗，手足心热，口干咽燥，烦热不安，便秘尿少，舌质红绛，少苔，脉弦细。

（2）治则：滋补肝肾，养阴清热。

（3）常用药：重用黄芪，大补元气，以助气血之化生，而扶正以祛邪；"肝肾同源"，精血相生，当以气味俱厚、血肉有情之品以滋养肝肾之阴，可选用地黄、阿胶、鳖甲、龟甲等滋阴益精；当归、白芍养血活血，补血而不留瘀；枸杞子、山茱萸养血滋阴柔肝，补肾；辅以山药、白术等平补而偏温之品重建其中气，滋化其源；茯苓、猪苓、泽泻等淡渗化湿，健脾利水；佐以川楝子苦寒，疏肝清热，行气止痛，并能防诸滋阴药滋腻碍脾。伴有双下肢浮肿者，加用防己、水红花子、大腹皮等化湿利水。

2. 正气衰败，阴阳两虚证

（1）主症：面色枯暗，骨瘦如柴，颧突目陷，大肉削脱，毛发稀疏，肌肤甲错，神萎无力，舌质淡白、干萎或舌光如镜，脉象细小无力，或反浮大虚弦。

（2）治则：温阳育阴，填补精血。

（3）常用药：蛊毒虫邪沉积，肝失疏泄，脾失运化，肾失温煦，气滞、痰聚、血瘀、水结，瘀阻脉络，暗耗精血，正气衰败，阴阳两虚。生黄芪，味甘，气微温，气薄而味浓，乃补气之圣，故重用黄芪，大补元气，兼有升阳、固表、利水消肿之用。配以当归、白芍养血柔肝，以达气血双补之效；党参、白术、茯苓健脾渗湿，益气补脾，护后天之本，助气血之化生；熟地黄、山茱萸、山药、枸杞子皆甘润滋补之品，可滋阴益肾，养肝补脾，填精补血；配伍附子、肉桂温肾助阳而消阴翳；菟丝子、杜仲益肝肾，强腰膝，健筋骨，阴阳并补，且补阴而无凝滞之弊，补阳而无燥热之害；牛膝引药下行，川芎活血行气，使补而不滞；加入姜、枣为引，调和脾胃。

第三节　关幼波教授治疗肝血吸虫病验案

案

肖某，男，46 岁，1977 年 1 月 29 日初诊。

主诉：肝区痛，腹胀 4 年余。

现病史：1972 年 9 月，患者因恶心厌油腻、胃胀，ALT 680U/L，TTT 20U 就诊，经口服中西药物治疗，但肝功能反复波动。1974 年 12 月检查：白蛋白 / 球蛋白 1.8/3.06，胆固醇 8.24mmol/L，乙肝表面抗原（－）。肝脏超声示密集微小波，集中前 1/2，出现衰减。1977 年 1 月 15 日做肝吸虫皮试（＋），复查 ALT 570U/L，TTT 20U，白蛋白 / 球蛋白 3.34/4.32，脾大，肋下 1.5cm。1977 年 1 月 25 日十二指肠胆汁引流：3 管全部 70mL胆汁总量中，共有肝吸虫卵 1535 个。追询患者 1963 年曾在北京某饭店多次吃过生鱼片。1 月 29 日请关老诊治。症见：肝区痛，胃痛，腹胀，尿黄，大便干稀不调，鼻出血，腰痛，肝掌（＋）。

舌脉：舌暗红，苔白中心有裂纹。

脉象：脉沉滑。

西医诊断：肝血吸虫病；慢性肝炎。

中医辨证：脾虚湿困，胃失和降，热蕴血分。

立法：健脾和胃，凉血利湿。

方药：

炒白术 10g	炒苍术 10g	旋覆花 10g	党参 15g
木瓜 12g	冬瓜皮 12g	茵陈 12g	生代赭石 10g
白芍 15g	生地黄炭 15g	小蓟 15g	赤芍 15g
泽兰 15g	草豆蔻 6g		

30 剂，水煎服，日 1 剂。

另服乌鸡白凤丸，每天中午 1 丸。明矾 30g，鸦胆子 15g（去皮），研粉，装胶囊饭后口服，每次 1 粒，每天 3 次。每粒胶囊约含鸦胆子 183mg，明矾 365mg。

5 月 11 日二诊：上方及丸药常服，胶囊剂间断 5 天再服。4 月 29 日复查胆汁引流液：肝吸虫卵 15 个，ALT 206U/L，TTT 11U，白蛋白 / 球蛋白 3.23/2.76。前方加百部10g、大枣 10 枚。丸剂、胶囊剂同前，又服 10 天。

5 月 23 日三诊：复查胆引流液 100mL 胆汁有 22 个肝吸虫空泡变形虫卵，继服上药治疗。

1978 年 3 月随访，曾 2 次胆汁引流未见虫卵，肝功能全部恢复正常。

按语： 该患者病史长达 5 年，属典型漏诊病例。追问病史，有多次食用生鱼片史。这提示在肝吸虫病高发区，或对有吃生鱼片史者，一线临床医师在诊疗工作中应对肝吸虫病引起足够重视，从流行病学史、非特异性临床表现、病原学检测和辅助检查结果中提高肝吸虫病的鉴别诊断技术，对出现病因不明的肝胆病变患者，应及时进行肝吸虫病排查。

　　本例患者胃痛、腹胀、大便干稀不调、苔白、脉沉滑为脾虚湿困之象。方中党参、炒苍术、炒白术、草豆蔻健脾益气，温中燥湿。患者肝区痛、肝掌、鼻出血、腰痛、尿黄、蛋白倒置、舌红为热蕴血分之象。患者至关老处就诊时，已有正不胜邪、肝肾两虚之象。故方予旋覆花、生代赭石平肝理气；木瓜和中化湿，敛耗散之津液，舒筋通络；茵陈、冬瓜皮清热利湿；白芍、赤芍、生地黄炭、小蓟、泽兰养血凉血，活血治血；乌鸡白凤丸补气血、养肝肾。

　　本病的治疗中将鸦胆子、明矾研末装胶囊口服，属关老治疗本病的独特之处。鸦胆子出自清代的《本草纲目拾遗》，明代以前未见记载。《岭南采药录》记载：鸦胆子，治牛患疔毒，捣汁饲之，治冷痢久泻，又能杀虫。《医学衷中参西录》记载本药：凉血解毒，善治热性赤痢，二便因热下血。然关老用其治疗肝吸虫病取得了良好疗效，为我们将来开发研究中药开拓了思路。关老强调怪病责之于痰，在治疗中采用明矾燥湿化痰，同时配合鸦胆子杀虫有一定的协同作用。

　　该患者随访1年，2次胆汁引流未见虫卵，肝功能正常稳定，关老以复方治疗整体、扶正，以单味药治疗局部、祛邪，扶正与祛邪兼顾，辨证与辨病结合，在本病的治疗中效果显著，亦为我们治疗寄生虫病提供了思路，在中医理论指导下，去分析、认识、观察新的内容和方法可以更好地发展现代中医，挖掘中医优势。

第三十四章　肝结核

第一节　肝结核的中西医结合诊治

肝结核（tuberculosis of the liver）是由结核菌通过血行播散（主要经肝动脉和门静脉），或淋巴系统，或直接蔓延，侵入肝脏而引起的疾病。其基本病理为肉芽肿，即由小的粟粒结节发展为融合的结节性肿块，以至干酪性坏死甚至最终形成脓肿，是长期严重威胁人类健康的多系统传染性疾病。我国结核病年均发病数约为 130 万，约占全球发病数的 14%，肝结核约占肺外结核的 3.5%，近年有上升趋势。由于其临床表现不具特异性，早期可无任何症状，或被其他脏器结核症状所掩盖，往往难以及时作出临床诊断及相应的治疗，根据其临床症状体征，可归属于中医学"肝痨"范畴。

一、西医病因病理

（一）病因及发病机制

1. 原发复合征早期血行播散　多发于幼年，因幼年结核患者免疫力弱，位于原发病灶的结核菌，可沿血流播散到肝脏等器官。其播散灶可很快发病，也可潜伏多年后再度活动。

2. 后期血行播散　在全身免疫力降低时，体内原有的淋巴结结核或其他部位的结核病灶可破溃进入血循环导致全身粟粒性结核，包括肝结核。

3. 局部结核病灶的直接感染　腹腔结核或脊柱结核可直接扩散到肝脏而引起肝结核。

（二）病理

肝结核常见病理表现如下。

1. 粟粒性结核　最常见，肝内孤立结核，肉眼不能查见；但若数个结核结节融合在一起，则肉眼可辨；一般呈灰色，日久则略带黄色；在慢性病例可破裂而形成小脓肿，或愈合而钙化。

2. 结核瘤　是较大范围的结核性肉芽肿和（或）干酪样物质，可单发或多发，其原发病灶通常为肠系膜淋巴结、肠和肺。

3. 结核性肝脓肿　通常体积小而多发，可与肝周围炎或肝周围脓肿伴发，脓肿可破裂至腹膜腔，形成弥漫性腹膜炎。

二、中医病因病机

本病多因劳伤之人，表里虚，血气弱，肤腠懈，风邪内侵，沉滞脏腑，随其所感，而致病发，见表虚内热证；外邪著肝，肝郁伤脾，土木不养，中焦气运失调，见脾虚肝旺之证；脾失健运，饮食留滞，久则化热，湿热内蕴，又可致肝胆失疏，属肝胆湿热证；湿热中阻，日久不消则煎灼津液，加之壮火食气，则气少血滞，发为阴虚瘀阻之证。本病病位多在肝、脾，有关于肺，久则及肾。病性则以虚为主，亦可见本虚标实证。

三、临床表现

（一）症状和体征

1. 起病情况多数缓慢，也有以高热、发冷、肝大为首发症者。各年龄均可发病，但以青年人居多。平均发病年龄为 30 岁左右。

2. 结核病的全身症状有潮热、发冷、出汗、乏力、消瘦、衰弱等。

3. 消化道症状有恶心、呕吐、腹胀、腹痛、腹泻。腹痛多在右上腹，可有轻微隐痛或不适感，或剧烈刺痛，并可放射至右肩。

4. 肝肿大，有的甚至肋下和剑突下各达 15cm；肝表面一般光滑，质中等硬度，少数有明显结节。肝区可有压痛，如肝内结核脓肿形成，则肝痛及压痛更为明显；脓肿破裂时，常有剧烈腹痛、休克和腹膜炎表现。

（二）并发症

肝内结核脓肿形成可继发感染；脓肿穿破，常有剧烈疼痛同时伴有休克征。脓肿穿入胸腔，可引起胸膜炎及胸腔积液；脓肿穿入腹腔，或引起弥漫性腹膜炎；穿入胆道，可引起胆道感染、阻塞性黄疸。

四、西医诊断依据

西医临床诊断要点如下：①长期原因不明的发热，尤其是弛张热和高热，伴发冷、盗汗、消瘦、厌食、右上腹痛等。②肝肿大，脾肿大，腹水、黄疸等。③进行性贫血，白细胞数正常或偏低，血沉快，肝功能试验异常，结核菌素试验强阳性等。④有结核病史。有上述情况都应考虑本病。

诊断应采取综合措施，当临床表现提示有本病可能时，宜做病理检查，如不能确诊，可以试用抗结核治疗。

五、中医诊断及鉴别诊断

（一）诊断

1.本病大多起病缓慢，青壮年居多，女略多于男，一般有肺痨等病史。
2.临床表现有潮热、盗汗、乏力、消瘦等痨病共有表现。
3.肝脏局部症状缺乏特异性，一般以右胁疼痛反复发作为主症，多为隐痛，亦可剧痛，可向右肩及腹部放射。
4.肝脏肿大，表面光滑，中等硬度有压痛，或可触及结节或有脾肿大。
5.实验室检查结果不恒定，缺乏特异性，血常规检查见贫血、淋巴细胞偏高，血沉加快，结核菌素试验阳性，约半数患者有肝功能损害，转氨酶增高。

（二）鉴别诊断

本病临床少见，当有右胁痛及肝肿大时，首先应考虑其他常见疾病，如肝热、慢性蛊虫病等。若能排除其他常见病，且有痨病史及痨病一般表现者，则应考虑本病。

六、西医治疗

本病应以抗结核治疗为主。治疗原则为早治、联用、规律、适量、全程。常用的抗结核药物有异烟肼、利福平、乙胺丁醇、吡嗪酰胺、对氨基水杨酸钠、链霉素、卡那霉素、氨硫脲、卷曲霉素等。

七、中医辨证论治

（一）辨证要点

1.辨病机　若右胁痛，兼见口燥、咽干、烦热盗汗、腰膝酸软，多系肝肾阴虚所致；若兼见恶寒发热或寒热往来，口苦咽干，舌红苔黄多系热毒瘀肝所致；若胁痛如针刺，推之不移，舌紫有瘀斑多系肝瘀痰结证。

2.辨虚实　病程短者，多以邪实为主；病程久者，多以正虚为主。总的来说，本病是在正虚基础上感染痨虫，病理产物蓄积所致。

3.辨邪气性质　根据临床表现可有气滞血瘀，痰结，湿热之不同。

（二）治则治法

治疗当以补虚培元和抗痨杀虫为原则，根据体质强弱分别主次，但尤需重视补虚培元、增强正气，以提高抗病能力。调补脏器重点在肝，并应注意脏腑整体关系，同时补益肺脾肾。治疗大法应根据"主乎阴虚"的病理特点，以滋阴为主，火旺的兼以降火，如合并气虚、阳虚见证者，则当同时兼顾。杀虫主要是针对病因治疗。

（三）证治分类

1. 脾虚肝旺证

临床表现：胁肋胀痛，腹动悸而急，腹中有痕，时有时无，便秘和腹泻交替，易怒忧郁，心烦失眠，或有寒热往来，舌红，苔白，脉弦或弦而无力。

证机概要：肝木郁滞，横克脾土，运化失常。

治法：培土抑木，健脾行气。

代表方：桂枝加芍药汤加减。

常用药：桂枝、白芍、甘草、大枣、生姜，调和营卫，理脾和中。

2. 湿热滞脾证

临床表现：肝区疼痛，或隐痛或剧痛，并向右肩胛放射，胁下痞块，潮热，头身汗出，或身目面黄，尿色深黄，大便干结，舌红，苔黄腻，脉弦滑数。

证机概要：湿热蕴蒸，肝郁脾虚。

治法：清利湿热。

代表方：茵陈蒿汤合香连丸加味。

常用药：茵陈、栀子、大黄、黄连、金钱草清热利湿，凉血退黄；木香疏肝理气；白芍养血柔肝。

3. 阴虚瘀阻证

临床表现：胁痛隐隐，触痛明显，潮热盗汗，两颧潮红，或有黄疸，或伴咳嗽、胸痛，或伴失眠、遗精，舌红少苔，脉细数无力。

证机概要：阴伤气耗，瘀结不散。

治法：滋阴降火，活血软坚。

代表方：大补阴丸合失笑散加减。

常用药：熟地黄、龟甲滋阴补血；知母、黄柏养阴退虚热；五灵脂、蒲黄、桃仁、丹参活血散结。

若见黄疸加用茵陈、金钱草；若咳嗽、胸痛，加沙参、麦冬、百合、百部；潮热明显者，加地骨皮、银柴胡、鳖甲；盗汗明显者，加牡蛎、浮小麦等。

第二节　关幼波教授治疗肝结核的临证思路

一、关幼波教授对肝结核的认识

本病是以右胁痛、右胁下肿块、潮热盗汗等为主要表现的痨病类疾病。关老认为痨伤之人，表里虚，血气弱，痨虫侵及肝脏，蚀耗肝阴。古时痨伤之人多体虚力弱，且痨虫具有极强的传染性，故而难以治愈，预后极差。明·徐春甫《古今医统大全·痨瘵门》言："尸注者，挟外鬼邪之气，流注身体……每节气更变，辄至大恶，积月累年，必至于死。死后复注旁人，乃至灭门，故为尸疰。"外感痨虫是发病的必要因素，内因在于七情怫郁、饮食不节、劳倦内伤、素体虚弱等以致正虚难于抗邪，痨虫乘虚而入。痨虫自口鼻而入，首先犯肺，肺为娇脏，喜湿恶燥，阴津虚耗，伤肺损络，阴虚之极而成肺痨。血气虚弱，脏腑羸瘦，气阻血滞，水谷精微，停滞不运，生湿生热，酿痰成瘀，兼之热气熏蒸，而变生诸虫，阴阳失调，虚无以制，流于他脏，流注于肝，则成肝痨。痨虫蚀肝，耗极肝阴，气滞血阻，虚热熏蒸，痰瘀胶结，而成积块，不通则痛，故而右胁疼痛；痨虫噬肺，而致咳嗽、咯血；脾胃虚损，气血无以化生，故其形羸瘦、腹胀泄泻、肢体无力；血气不荣，肾水枯竭，真阴不足，肾主骨，骨髓枯竭，虚热以生，以其先从骨热，故曰骨蒸。

关老认为在本病的发病中，气阴不足是发病基础，痨虫侵袭是致病关键，多慢性起病，病程漫长，耗伤人体气血阴液，向气阴两虚、阴阳俱虚发展转化。在疾病初期，邪气盛而正气已衰，病邪深入或经攻伐之后，正气衰而未复，变生诸虫，虚无以制，流于他脏。根据本病表现为阴虚及气阴两虚的特点，当以补虚培元、治痨杀虫为治疗原则，在固护肝阴、培土扶正的同时，以滋阴降火、清热豁痰、活血祛瘀而抗痨杀虫。

二、关幼波教授对肝结核的辨治思路

（一）脾虚湿滞，热毒瘀肝证

1. 主症　胁肋灼痛，胁下痞块，局部压痛，恶寒发热或寒热往来，口苦咽干，腹动悸而急，便秘和腹泻交替，易怒忧郁，心烦失眠，舌红，苔黄，脉弦细或数。

2. 治则　培土抑木，清热化瘀。

3. 常用药　脾胃为后天之本，气血生化之源，治疗当以培补中州为要，后天水谷充沛，五脏六腑始能得养。"正气存内，邪不可干。"在治疗时，可用生黄芪、党参、炒白术、苍术等甘温之品益气健脾，燥湿固中。脾主运化，因脾胃受困故而湿热内生，中焦必然受累，或偏于中上二焦，或偏于中下二焦，甚则弥漫三焦。偏于中上二焦者，配以藿香、佩兰、茵陈等芳香除浊，清热化湿；偏于中下二焦者，可配以黄芩、黄连、大黄、黄柏、龙胆草、金钱草等清热解毒，利湿降浊。肝以疏为畅，"气血冲和，万病不生，一有怫郁，诸病生焉"，可配以郁金、菊花、桑叶、决明子等疏肝清热；肝病既成，必由气及血，热毒内郁，当以牡丹皮、小蓟、白茅根、赤芍、泽兰等凉血解毒，佐以当归、白芍，固护肝阴。

（二）肾水枯竭，虚火上炎证

1. 主症　胁痛隐隐，触痛明显，两颧潮红，潮热盗汗，手足心热，腰膝酸软，头目眩晕，耳鸣耳聋，或伴咳嗽、胸痛，或伴失眠、遗精，舌红少苔，脉细数。

2. 治则　滋阴降火，清热抗痨。

3. 常用药　"肝为刚脏，非柔养不克"，可以甘缓、酸补，补益肝阴、肝血，可选用当归、白芍、鸡血藤、阿胶等补血和血之品。当归辛行温通，白芍酸敛苦泻，两者合用，一行一敛，辛而不过散，酸而不过收，正和"肝体阴而用阳"之特性。"肝肾同源"，精血相生，以气味俱厚，血肉有情之品以滋养肝肾之阴，可选用地黄、阿胶、枸杞子、女贞子、龟甲等。肺金为水之上源，"金水相生"，以培金生水，津液之源不断，肝肾之阴亦得滋养，而无滋肝肾腻滞之弊，可选用沙参、石斛、麦冬、玄参等。脾胃为后天之本，配以山药、茯苓等培土生木。配以香附、延胡索、川芎等疏肝行气活血通络。青蒿、黄柏、地骨皮等透达阴血伏热。

（三）寒热失调，肝络痰瘀证

1. 主症　肝区疼痛，或刺痛或剧痛，右胁下肿块推之不移，局部压痛，潮热盗汗，或身目面黄，尿色深黄，大便干结，舌红，苔黄腻，脉弦滑数。

2. 治则　祛痰化瘀，软坚散结。

3. 常用药　肝主疏泄，肝气畅调，脾气散精，三焦通调，水精四布，五经并行，痰瘀无所生。反之，痨虫蚀肝，肝失疏泄，脾失运化，三焦气化不利，通道阻滞，痰瘀皆生。痰瘀同为阴邪，其性黏滞，易于胶结，当以标本同治，痰瘀同调。选用当归、白芍、鸡血藤、阿胶、女贞子、枸杞子等补血和血之品，以固护肝阴；以苍术、白术、茯苓、半夏等顾护中州，健脾化痰；以浙贝母、泽泻、胆南星、玄参、竹茹、莱菔子等清热化痰；薤白、半夏、白芥子等温化寒痰；以小蓟、白茅根、赤芍、牡丹皮等活血兼以凉血。关老精于配伍，而善用对药，如泽兰配藕节。泽兰辛散肝郁，芳香舒脾，活血散结通络，"通肝脾之血"，可横行肝脾之间，活血而不伤血，养血而不滞血，兼以利水。藕节入肝、肺、胃经，入肺可升，入胃能降，行上下通行之血，其通而有节，止中有行散之意，散瘀止血，凉血养血，利水通经，兼有开胃之长，为血中气药，气血兼行。两者合用，通行全身之血，药性轻灵平和，行血不动血，活血又养血。

关老治肝之病，以中焦为本，脾胃居中焦，具冲合之性，通达上下，是气机升降之枢纽。肝主疏泄，以调畅为常，与脾胃关系密切。沈金鳌《杂病源流犀烛·虚损痨瘵源流》中言："虚损痨瘵，真元病也。虚者，气血之虚。损者，脏腑之损。虚久致损，五脏皆有。"肝痨者，脏腑虚损以至痨虫蚀肝，耗损肝阴，治疗当以正邪同治，以肝、脾、肾、肺同补同调，清热、理气、化痰、祛瘀、解毒以祛邪外出。正如《医学正传·劳极》所言："一则杀其虫，以绝其根本；一则补其虚，以复其真元。"

第三十五章　乙型肝炎病毒相关性肾炎

第一节　乙型肝炎病毒相关性肾炎的中西医结合诊治

乙型肝炎病毒相关性肾炎（hepatitis B virus associated glomerulonephritis，HBV-GN），是一种由乙型肝炎病毒侵入机体后经直接或间接免疫反应介导形成的肾小球性肾炎。HBV-GN 是我国常见的继发性免疫复合物性肾小球肾炎，肾脏损伤是 HBV 感染最常见的肝外表现，通常表现为免疫复合物介导的肾小球疾病，如膜性肾病（membranous nephropathy，MN）、膜增生性肾小球肾炎（membranoproliferative glomerulonephritis，MPGN）、局灶节段性肾小球硬化、微小病变肾病等，其中 MN 和 MPGN 是最常见的病理类型。由于 HBV-GN 发病隐匿，迁延不愈，且缺乏安全有效的治疗方案，因此病情严重时患者可出现肾功能不全，最终发展为尿毒症。

一、西医发病机制

乙型肝炎病毒相关性肾炎（HBV-GN）的发病机制目前并不十分清楚，涉及病毒、宿主以及环境等相互作用。

（一）免疫发病机制

乙肝病毒抗原抗体复合物的沉积是 HBV 相关性肾小球疾病的主要细胞免疫机制。在乙肝病毒颗粒不同部位存在三种主要抗原：表面抗原（HBsAg）、核心抗原（HBcAg）和 e 抗原（HBeAg）。免疫复合物沉积于系膜区和内皮细胞下，导致膜增生性肾小球肾炎或系膜增生性肾小球肾炎。

（二）病毒因素

乙肝病毒可直接感染肾脏，可侵袭肾脏肾小球上皮细胞、系膜细胞及肾小管上皮细胞，另外在肾间质组织也有分布，并且 HBV-DNA 在血液循环中、肾脏组织上的表达越多，HBV-GN 临床表现也越重。

（三）其他机制

随着分子生物学的快速发展，近年来关于 HBV-GN 的发病机制亦有许多新发现，如人黑素瘤缺乏因子 2（AIM2）、Toll 样受体 4（TLR4）等均发现与 HBV-GN 的发病有关。

二、中医病因病机

乙型肝炎病毒相关性肾炎属于中医"尿浊""虚损""水肿""臌胀""积证"等范畴。中医认为本病是本虚标实之证，其致病内因为正气不足，主要责之脾肾阳虚，外因是湿热疫毒。目前针对乙型肝炎病毒相关性肾炎的病机，多数认为是本虚标实，虚实夹杂。初期为湿热蕴结于肝，下及于肾；中期湿热瘀毒互结；后期则肝肾阴虚，或脾肾阳虚多见。病位主要在肝、脾、肾。

三、临床表现

HBV-GN 有不同于一般原发性肾小球肾炎的特点：其发病率高，病理类型多，几乎涵盖所有原发性肾小球肾炎，HBV-GN 发展至晚期会引起肾间质纤维化，临床表现以程度不同的蛋白尿、血尿、水肿为主。

四、西医诊断依据

目前 HBV-GN 的诊断标准是 1989 年 HBV-GN 座谈会拟定的主要内容：①血清存在 HBV 抗原。②满足肾小球肾炎的诊断，排除狼疮性肾炎等其他类型的继发性肾炎。③肾组织切片中存在 HBV 抗原。其中第 3 项为最基本条件。

五、中医诊断

（一）诊断

1. 患者出现全身水肿或双下肢水肿、小便混浊或短赤、尿中带血等表现。
2. 伴随口苦、恶心、呕吐、乏力、纳差、胁痛、腹胀等消化道症状。
3. 实验室检查明确血清存在 HBV 抗原，肾组织切片中存在 HBV 抗原。

（二）鉴别诊断

1. 水肿与臌胀　两者均可见肢体水肿，腹部膨隆。臌胀的主症是单腹胀大，面色苍黄，腹壁青筋暴露，四肢多不肿，反见瘦削，后期或可伴见轻度肢体浮肿。而水肿则头面或下肢先肿，继及全身，面色㿠白，腹壁亦无青筋暴露。臌胀是由于肝、脾、肾功能失调，导致气滞、血瘀、水湿聚于腹中。水肿乃肺、脾、肾三脏气化失调，而导致水液泛滥肌肤。

2. 尿浊与膏淋　尿浊是以小便浑浊，白如泔浆，尿时无涩痛不利感为主症。而膏淋虽也表现为小便浑浊乳白或如米泔水，或伴有絮状物，但排尿时热涩疼痛，尿时阻塞不畅。二者以有无疼痛为鉴别要点。尿浊基本病机为湿热下注，脾肾亏虚所致；而膏淋多因湿热下注，阻塞脉络，脂汁外溢所致。

六、西医治疗

最大限度地减少病毒复制，减轻肾脏损伤是 HBV-GN 治疗的关键。治疗通常以抗病毒为主，以保护肝肾功能、降酶、支持对症治疗等为辅，激素及免疫抑制剂的使用尚存在较大争议。

七、中医辨证论治

（一）辨证要点

根据本病进展和演变可将其分为早期、中期、稳定期和晚期。早期初感湿热疫毒，热毒浸淫，此期以肝病为主。中期为疾病缠绵，正虚邪恋，肝病相对稳定或肝病同时，湿热疫毒瘀血侵及肾体肾络，肝病及肾或肝肾同病，此期，有肝病重于肾病、肝肾同病、肾病重肝病轻三种情况。稳定期患者主要以本虚为主，病程较久，湿热疫毒已退，脾肾之气未复，或为早、中期经正确治疗，患者湿热疫毒瘀血的标证得解，但脾肾正气亦现匮乏。晚期疾病进展，气血阴阳俱虚，浊毒内扰，肾失气化封藏，脾失运化。

（二）治则治法

早期初感湿热疫毒，热毒浸淫，应清热利湿解毒，同时考虑到湿热疫毒侵袭，导致肝肾络脉损伤，瘀血阻络，因此，应配合凉血化瘀通络的中药。中期疾病缠绵，正虚邪恋，湿热疫毒瘀血侵及肾体肾络，肝病及肾或肝肾同病，本期治疗应脾肾同治，标本兼治，以健脾益肾、清热利湿为主。稳定期患者主要以本虚为主，治疗应注重治脾、治肾、治本，以健脾益肾为主。晚期疾病进展，患者在本病的晚期，脾肾阳虚，可导致肾的气化功能失司，从而影响到"肾主水"和"肾主藏精"功能，本期治疗应补益脾肾或阴阳双补、泻浊解毒。

（三）证治分类

1. 早期

临床表现：发热，口苦，胁痛，恶心，呕吐，乏力，全身沉重或有黄疸，小便黄赤。此期以肝病为主。

证机概要：湿热侵袭，气血不运。

治法：清热利湿。

代表方：茵陈蒿汤合大黄䗪虫丸加减。

常用药：茵陈、青蒿、熟大黄、炒栀子、土鳖虫、炙水蛭、白芍、桃仁、柴胡、黄芩、虎杖、牡丹皮、生甘草。

早期初感湿热疫毒，热毒浸淫，应清热利湿解毒，同时考虑到湿热疫毒侵袭，易损伤肝肾的络脉，导致肝肾络脉损伤，瘀血阻络，因此，应配合凉血化瘀通络的中药。

2. 中期

临床表现：厌食油腻，胁痛胁胀，烦躁易怒，口苦口黏口干，肝区胀痛，小便黄赤，气短懒言，腰膝酸软，四肢酸重，纳呆食少，溲黄短赤，大便黏臭不爽，或皮肤巩膜色泽枯黄，或见低热、舌苔黄厚腻或薄黄，脉滑数或沉细数。

证机概要：湿热疫毒，损及肝肾。

治法：健脾益肾，清热利湿。

代表方：巩堤丸合茵陈蒿汤。

常用药：菟丝子、韭菜子、炒白术、制附子、补骨脂、茯苓、益智仁、山药、茵陈、青蒿、熟大黄、炒栀子。

中期疾病缠绵，正虚邪恋，肝病相对稳定，或肝病同时湿热疫毒瘀血侵及肾体肾络，肝病及肾或肝肾同病，此期，有肝病重于肾病、肝肾同病、肾病重肝病轻三种情况。本期治疗应脾肾同治，标本兼治，以健脾益肾、清热利湿为主。

3. 稳定期

临床表现：面色晦暗或灰黄，精神萎靡，喜暖怕凉，畏寒肢冷，食纳不香，完谷不化，胸闷痞满胸胁胀痛，大便溏，小便清长，全身疲乏无力。

证机概要：疫毒虽退，正气未复。

治法：健脾益肾。

代表方：巩堤丸加减治疗。

常用药：菟丝子、韭菜子、炒白术、制附子、补骨脂、茯苓、益智仁、山药、五味子、生黄芪、党参、鹿角霜。

稳定期患者主要以本虚为主，病程较久，湿热疫毒已退，脾肾之气未复，或为早、中期经正确治疗，患者湿热疫毒瘀血的标证得解，但脾肾正气亦现匮乏。本期治疗重在本虚，应注重治脾、治肾、治本，以健脾益肾为主。

4. 晚期

临床表现：面色不华，神疲乏力，四肢倦怠，腹胀纳差，全身水肿或双下肢水肿，小便混浊，舌暗苔焦黑，脉沉细或沉缓。

证机概要：浊毒内扰，阴阳两虚。

治法：补益脾肾或阴阳双补。

代表方：真武汤（脾肾阳虚）或济生肾气丸（阴阳俱虚）合苏叶黄连汤。

常用药：茯苓、白术、白芍、生姜、附子、熟地黄、泽泻、山茱萸、山药、牛膝、熟大黄、煅牡蛎、枳壳、土茯苓、槐花、竹茹、炙杷叶等。

晚期疾病进展，气血阴阳俱虚，浊毒内扰，肾失气化封藏，脾失运化。患者在本病的晚期，脾肾阳虚，可导致肾的气化功能失司，从而影响到"肾主水"和"肾主藏精"功能。本期治疗应补益脾肾或阴阳双补，泻浊解毒。

第二节　关幼波教授治疗肝炎相关性肾炎的临证思路

一、关幼波教授对肝炎相关性肾炎的认识

关幼波教授认为肝炎相关性肾炎应分期论治。早期患者感染湿热疫毒，侵犯人体，湿热蕴结，日久湿热郁久不解，化生热毒，热毒灼伤肾络，导致湿热、热毒、瘀血胶结难去，治疗应偏重治肝、治标，以清热利湿为主。

中期疾病缠绵，正虚邪恋，肝病相对稳定，或肝病同时湿热疫毒瘀血侵及肾体肾络，肝病及肾或肝肾同病，此期，有肝病重于肾病、肝肾同病、肾病重肝病轻三种情况。患者病情缠绵，湿热疫毒损伤脾肾，导致脾肾气虚，脾虚则水湿不化，肾虚则精微不固，而出现水肿和蛋白尿、血尿。本期治疗应脾肾同治，标本兼治，以健脾益肾、清热利湿为主。

稳定期患者主要以本虚为主，病程较久，湿热疫毒已退，脾肾之气未复，或为早、中期经正确治疗，患者湿热疫毒瘀血的标证得解，但脾肾正气亦现匮乏。本期治疗重在本虚，应注重治脾、治肾、治本，以健脾益肾为主。

晚期疾病进展，气血阴阳俱虚，浊毒内扰，肾失气化封藏，脾失运化。本期治疗应补益脾肾或阴阳双补。

二、关幼波教授对肝炎相关性肾炎的辨治思路

早期患者感染湿热疫毒，侵犯人体，湿热蕴结，日久湿热郁久不解，化生热毒，热毒灼伤肾络，湿热、热毒、瘀血互相胶结难去，治疗应偏重治肝、治标，以清热利湿为主。关老常以茵陈、青蒿、金钱草、炒栀子、黄芩、黄柏、车前子等清热解毒利湿；湿

热损伤肝肾的络脉，瘀血阻络，故配以赤芍、牡丹皮、丹参等凉血活血之品。黄疸明显者佐以瓜蒌、川贝母清热化痰。关老认为，湿热相搏瘀阻血脉则发黄疸，湿热凝痰，痰瘀血络则黄疸难退，所以初期清热解毒、凉血活血、清热化痰等法则的使用必不可少。同时，祛邪之药，多属苦寒攻伐之味，在治疗中，一方面要本着病去则药止的原则，以防攻伐太过，脾胃受伤多；另一方面为防其伤正，亦可于方中少佐扶正之品，如焦白术、大枣、甘草等，以保中州不为苦寒之品所伤，而药味不可过多，剂量不宜过大。

中期疾病缠绵，正虚邪恋，肝病相对稳定，或肝病同时湿热疫毒瘀血侵及肾体肾络，肝病及肾或肝肾同病，治疗应脾肾同治，标本兼治，以健脾益肾、清热利湿为主。关幼波教授认为肾脾当健，后天济先天。肾为先天之本，脾为后天之本，脾的运化功能有赖于命门火的温煦蒸化，命门之火又有赖于后天之精气的滋养。因此，两者相互滋助，相互依存。故在肾虚当补之际，关老往往采用脾肾双补而又以补肾为主的法则，脾运得健，气血精液充盛，则可济养先天，先天后天相互滋助而并茂，否则单纯补肾而易于呆滞，事倍而功半，或虚不受补徒劳无益，脾肾兼顾则可事半功倍。关幼波教授重用黄芪，取其补气升阳、利尿消肿之功，以白术、茯苓、山药健脾利湿，水肿明显者加用冬瓜皮、五加皮、防己、车前子利水消肿，佐以当归、白芍、五味子养血敛阴、气血两治，使宣而有散，散而有聚，以达脏腑气血之平衡。治疗过程中，当蛋白尿增多时，重用菟丝子 30g，鹿角霜 15g，金樱子 15g，续断 15g；尿中白细胞增多时加当归 12g，连翘 12g，赤小豆 30g；血尿明显时加血余炭 10g，槐花炭 15g，生地黄炭 12g，旱莲草 15g，小蓟 15g，茅根 30g。

稳定期患者主要以本虚为主，病程较久，湿热疫毒已退，脾肾之气未复，治疗重在本虚，应注重治脾、治肾、治本，以健脾益肾为主。关幼波教授常用黄芪、茯苓、党参、白术、仙茅、淫羊藿、五味子、鹿角霜等脾肾两治，阴阳兼顾。

晚期疾病进展，气血阴阳俱虚，本期治疗应补益脾肾或阴阳双补。补肾填精使整体气血充盈。肾为藏精之舍，精是构成人体和维持生命活动的物质基础，构成人体之精称"生殖之精"，维持生命之精称"水谷之精"。人体生命的维持，必须依赖后天水谷之精来滋养。五脏六腑的精气充盈，则归藏于肾，而五脏六腑的功能全赖气的推动和血的营养。所以，气血充沛是脏腑功能的体现，气血充沛，脏腑功能旺盛，才能藏精于肾。在人体整个生命过程中，肾精不断被消耗，也不断得到水谷之精的滋养与补充，水谷之精也是化生气血的来源。所以，关幼波教授在补肾填精时，特别强调对于气血的调理，气血充沛则肾精得填，肾气得固。关幼波教授常用淡附子、鹿角霜、仙茅、淫羊藿温肾阳以振命火，生黄芪、当归、白芍、熟地黄、何首乌、阿胶等补气养血，立足整体功能而调理。

第三十六章　肝病合并糖代谢异常

第一节　肝病合并糖代谢异常的中西医结合诊治

多种肝脏疾病如病毒性肝炎、肝硬化和肝癌等均可导致糖耐量异常、血糖升高而发生糖尿病，这类糖尿病可称为肝源性糖尿病（hepatogenous diabetes，HD），即继发于肝实质损害而发生的糖尿病证候群。肝源性糖尿病通常常缺少糖尿病典型的多饮、多食、多尿、消瘦等"三多一少"的症状，多以慢性肝病症状如乏力、纳差、腹胀、肝区不适或疼痛、恶心、呕吐、黄疸及肝功能异常为主要临床表现。肝源性糖尿病空腹血糖常正常或轻度升高，以餐后血糖明显升高为主，相关糖尿病周围神经病变、周围血管病变、糖尿病酮症酸中毒等并发症发生率也较低。慢性肝病患者中 50% ～ 80% 可出现糖耐量异常，其中 20% ～ 30% 可最终发展为糖尿病。

一、西医发病机制

1.胰岛素抵抗　胰岛素受体数目减少，活性减低，引起糖代谢紊乱而升高血糖。而胰岛素拮抗物质增多，可加重外周组织胰岛素抵抗情况而使血糖升高。

2.酶活性降低　肝细胞损害后，糖代谢所需要的各种酶数量及活性明显降低，导致糖原合成、利用转化受抑制，周围组织摄取氧化糖的能力降低，加快糖代谢紊乱，导致血糖升高。

3.胰岛素分泌和代谢异常　胰岛素分泌和代谢异常，机体胰岛细胞敏感性降低，同时高血糖持续刺激胰岛细胞，若超过其代偿能力，可引起相对的胰岛素分泌缺乏，甚至功能衰竭。

4.肝炎病毒　肝炎病毒可引起胰岛 β 细胞功能失调，导致胰岛素的加工、分泌减少，同时肝炎病毒基因与胰岛 DNA 结合生成的变性胰岛素竞争性抑制真性胰岛素，从而发生胰岛素抵抗和高胰岛素血症，造成自身抗体和免疫失调。

二、中医病因病机

《灵枢·本脏》云"肝脆，则善病消瘅易伤"，《灵枢·邪气脏腑病形》云"肝脉急甚者为恶言……小甚为多饮，微小为消瘅"，可见肝病易致消渴的理论自古有之。至清代时，黄坤载在《四圣心源·消渴》中提出"消渴者，足厥阴之病也"，在《素灵微蕴·消渴解》又云"消渴之病，则独责之肝木"，明确了消渴与肝的关系，此说成为后世糖尿病从肝论治之源，亦作为肝源性糖尿病中医论治之基础。目前，中医对此病的基本认识，可统一为此病由肝而致，治疗亦当以肝为先。

三、临床表现

本病多以慢性肝病症状，如乏力、纳差、腹胀、肝区不适或疼痛、恶心、呕吐、黄疸及肝功能异常为主要临床表现，糖尿病典型的多饮、多食、多尿、消瘦等"三多一少"的症状并不典型。

四、西医诊断依据

西医诊断标准如下：①在糖尿病发生之前有明确的肝病史，有时与肝病同时发生。②无糖尿病既往史和家族史，糖尿病临床症状轻或无。③有明确肝功能损害的临床表现，有血生化检查和影像学检查的证据。④符合美国糖尿病协会（ADA）的糖尿病诊断标准：空腹血糖 ≥ 7.0mmol/L，餐后 2 小时血糖 ≥ 11.1mmol/L，但部分患者空腹血糖正常或仅轻度增高。⑤胰岛素释放试验显示，空腹血浆胰岛素水平偏高，餐后胰岛素反应不良或反应延迟。血清 C 肽释放试验一般正常或下降，C 肽与胰岛素的比值明显减少。⑥血糖和糖耐量的好转或恶化与肝功能的改变相关。⑦排除原发性糖尿病以及肾上腺、垂体、甲状腺等疾病所引起的继发性糖尿病。

五、中医诊断及鉴别诊断

（一）诊断

1. 病史　糖代谢异常之前有明确的肝病史。

2. 主要症状　以慢性肝病症状为主，如乏力、纳差、腹胀、肝区不适或疼痛、恶心、呕吐、黄疸等。

3. 实验室检查　肝功能异常，糖耐量、血糖异常。

（二）鉴别诊断

肝癖　通常症状轻微或无症状，有肝区不适、易疲倦、食欲不振、恶心、呕吐、乏力等，进一步发展可出现糖代谢异常，出现消渴症状。

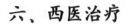

六、西医治疗

目前尚无针对肝源性糖尿病诊治的相关指南。由于肝源性糖尿病继发于肝病之后，其严重程度与肝功能的损害呈正相关，所以需积极治疗原发肝病，同时合理选择降糖药物控制血糖，缓解肝病和糖尿病的相关症状，防止病情发展和防治并发症。

七、中医辨证论治

（一）辨证要点

1. 首辨虚实 肝消总属本虚标实之证，辨证时首当分清虚实、标本之主次。本病早期多以实证为主，或为虚实夹杂；后期损阴伤阳，则虚多实少。本虚为正气不足，阴阳亏虚；标实为湿热、气滞、血瘀等留着于肝。无论病程新久，均应根据临床症状辨明本虚标实之主次。

2. 次辨脏腑病位 HD 的病变脏腑主要在肝，后期可及脾、肾。病位在肝，可见胁肋胀痛、身目发黄、急躁易怒、肝区疼痛不适、胁下积块等肝病症状、体征，并常伴有不同程度的肝功能异常；累及于脾，运化升清功能失职，则兼见纳呆、食少、便溏、肢体困倦等症；迁延至肾，肾阴亏虚。

（二）治则治法

HD 的总体治疗原则为补虚泻实，调整阴阳。实证当视湿热、气滞、血瘀之证分别予清利湿热、疏肝解郁、活血柔肝之法进行治疗；虚证则根据阴阳之偏盛偏衰，病位兼脾、兼肾之不同加以施治。

（三）证治分类

1. 肝经湿热证

临床表现：腹胀，胁肋胀痛，食少纳呆，甚或身目发黄，黄色鲜明，口干口苦，渴不引饮或渴不多饮，小便短赤，舌质红，苔黄腻，脉濡数或弦数；常伴转氨酶、黄疸指数升高，尿糖或血糖升高；多见于慢性活动型肝炎合并 HD 者。

证机概要：湿热蕴结，熏蒸肝胆。

治法：清肝泻热，利湿运脾。

代表方：茵陈蒿汤。

常用药物：茵陈、柴胡、黄柏、栀子、大黄、黄连、夏枯草、龙胆草等。

纳呆食少明显，可加炒麦芽、鸡内金以消食和胃；脘痞恶心，加法半夏、石菖蒲燥湿除痞；针对肝病解毒可加用垂盆草、马鞭草、白花蛇舌草以清热解毒；降酶可选用茵陈、虎杖、板蓝根、五味子等保肝降酶。

2. 肝郁脾虚证

临床表现：倦怠乏力，纳差，恶心，胸胁脘腹胀满或胀痛，情绪抑郁或急躁易怒，尿黄，便秘或便溏，或口干多饮、多尿、多食，舌质红或淡红，苔薄白，脉弦或缓。慢性肝炎或早期肝硬化无黄疸的 HD 患者可见此证。

证机概要：肝郁不疏，脾虚不运。

治法：疏肝健脾。

代表方：逍遥散。

常用药物：当归、白芍、柴胡、茯苓、薄荷、郁金、陈皮等。

肝区痛甚可加姜黄；乏力明显加生黄芪以补气健脾；腹胀加木香、炒莱菔子行气消胀；腹泻加炒山药、莲子以健脾止泻。

3. 瘀阻肝络证

临床表现：面色黧黑，口唇色暗，肝区疼痛，胁下积块，腹露青筋，口干咽燥，夜间明显，甚者可见肝掌、蜘蛛痣、皮肤瘀斑等，舌暗红，舌底络脉迂曲，或舌面见瘀点、瘀斑，脉细涩或结代。多见于 HD 中后期。

证机概要：气滞血瘀，肝络阻滞。

治法：活血化瘀，疏肝通络。

代表方：血府逐瘀汤加减。

常用药物：桃仁、红花、生地黄、当归、赤芍、川芎、柴胡、枳壳、牛膝、桔梗等。

临证可根据瘀血的程度不同以及伴随症状，选择适宜的活血化瘀通络之品。如已见舌质偏暗，说明瘀血尚轻，可用桃仁、红花、当归、川芎等活血之品；如舌有瘀点、瘀斑或舌下络脉增粗迂曲，说明瘀血较重，可用三棱、莪术等破血逐瘀之品；如出现舌底瘀点、瘀斑，并见肝掌、蜘蛛痣，说明病深入络，可加用水蛭、地龙等通络之品。

4. 肝肾阴虚证

临床表现：肝区隐痛，心烦失眠，眩晕，耳鸣，乏力，口干口渴，腰膝酸软，腹部胀满，胁下痞块，舌质红有裂纹，苔少或无苔，脉弦细等。慢性肝炎后期、肝硬化并发 HD 患者多见此证。

证机概要：肝肾阴虚，开阖失司。

治法：滋补肝肾，养阴疏肝。

代表方：一贯煎。

常用药物：生地黄、北沙参、当归、枸杞子、麦冬、川楝子。随症加女贞子、熟地黄、黄精、何首乌、鳖甲、龟甲等，以增强滋养肝肾阴液之功；同时，可于滋阴药中适当配伍麦芽、砂仁等以免滋腻碍胃，运化失利。

气虚乏力，重用黄芪，加党参、白术以健脾益气；如伴皮肤瘙痒可选乌梅；伴大便溏泄用石榴皮、诃子；伴失眠选酸枣仁；伴腰膝酸软选山茱萸等。

5. 脾肾阳虚证

临床表现：面色晦滞，神疲乏力，胁下虚闷或坠胀，腹胀食少，畏寒肢冷，腰膝酸软，忧郁善恐，口不渴或渴不欲饮，舌淡胖或有齿痕，脉沉细。多见于疾病后期。

证机概要：脾肾阳虚，气血两亏。

治法：温阳益气。

代表方：金匮肾气丸。

常用药物：生地黄、山茱萸、山药、茯苓、泽泻、牡丹皮等，可加巴戟天、肉苁蓉、菟丝子等以温补脾肾阳气。

畏寒，肢冷，舌淡，加附子、肉桂以阴阳双补；心悸不宁，脉细弱，加熟地黄、酸枣仁以养阴补心。

第二节　关幼波教授治疗肝病合并糖代谢异常的临证思路

一、关幼波教授对肝病合并糖代谢异常的认识

关老认为本病与典型的消渴不尽相同，在临床上典型的"三多一少"（多饮、多食、多尿及消瘦）患者较少。有的患者口渴多饮，但不善饥，形体不瘦反而肥胖；有的患者善饥，口渴但不欲饮，反而尿多，特别是夜尿多；有的患者多食善饥，但食后胸胁胀满不舒；有的患者饥饿时易出现低血糖，而见心慌、极度乏力、自汗，甚至肢颤等。

本病主要由于素体阴虚、饮食不节、情志失调、劳逸过度等所致，以阴虚为本，燥热为标，肺燥而致上消，胃热而致中消，肾虚而致下消。阴虚燥热，日久阴损及阳，可见气阴两伤或阴阳俱损，并可变证百出。关老认为，一般的消渴病因为阴虚燥热，而肝病合并消渴多因湿热所致，脾为湿困，中州失运，湿从热化，湿热阻滞三焦，热重于湿而引起。

二、关幼波教授对肝病合并糖代谢异常的辨治思路

关老认为，肝病合并消渴临床上常见两种证型：湿热偏于中上二焦，以消渴善饥为主症；湿热偏于中下二焦，以善饥多尿为主症。脾为湿困，热盛于湿，阻遏中上二焦者病情尚轻；湿热消灼阴精，脾肾不足，湿热未清，阻遏中下二焦则病情较重。

关老在治疗时，以治疗肝病为主，根据所出现的消渴症见而加减用药，辨证与辨症相结合。常用的健脾益气药为生黄芪、党参、山药。口渴多饮，胃热较盛者加用人参白

虎汤，用生石膏，以北沙参代人参，清胃热而不伤津；口渴明显，舌苔厚腻者重用生石膏；如无舌苔加乌梅、诃子肉等以生津液。关幼波教授强调脾胃功能失调在消渴发病中的重要作用，因此，调理脾胃是治疗中不可缺少的一步，常以北沙参、麦冬、黄精等益气养胃，调理脾胃功能。多谷善饥者，加白术、茯苓、山药等调理脾胃。同时，关老以芍药、甘草合用治疗消渴，取其酸甘化阴之功，同时白芍可补脾胃，临床应用时白芍的用量较大，一般可用至 30g。关老认为，芍药、甘草合用可降低血糖。

关老常用的养阴生津药为天花粉、石斛、生地黄、玉竹。若肝肾阴虚者，常配合乌梅、白芍、甘草。他体会这三味药酸甘化阴而偏于养肝阴，临床实践证明有降血糖之效，或可加葛根以生津液。肾虚者，常用五味子、诃子肉、淫羊藿、鹿角霜固肾敛阴，以期阴中求阳，阳中求阴，调补阴阳，促进脾肾功能，且有降尿糖之效。心慌自汗明显者，常用北沙参、麦冬、五味子、浮小麦、芡实等。

第三节　关幼波教授治疗肝病合并糖代谢异常验案

案 1

苏某，男，60 岁，1975 年 5 月 14 日初诊。

主诉：右胁下疼痛半年余，伴多食善饥。

现病史：患者半年来右胁经常隐痛。超声波检查：肝脏出波中度衰减，加大增益仍不饱和。血压波动在 180/110mmHg 左右。素有冠心病史。症见：乏力，肝区痛，心前区有发作性疼痛，多饮，善饥，多食，尿量增多，常常自汗，体胖。

化验：谷丙转氨酶 280 单位，麝香草酚浊度试验 6 单位，空腹血糖 228 毫克%，胆固醇 180 毫克%，尿糖（+++）。

舌象：舌苔薄白，质正常。

脉象：沉滑。

西医诊断：慢性迁延性肝炎合并糖尿病。

中医辨证：阴虚血热，肝肾不足，气阴两伤之消渴。

立法：补气养血，清热育阴。

方药：

生黄芪 15g	赤芍 30g	甘草 10g	北沙参 15g
玉竹 10g	天花粉 15g	乌梅 10g	五味子 10g
生地黄 10g	川芎 10g	瓜蒌 15g	郁金 10g
生龙骨 30g	生牡蛎 30g	浮小麦 30g	

14 剂，水煎服，日 1 剂。

另，五味子 120g，丹参 30g，青黛 15g 共为细末，每次冲服 3g，日服 2 次。

6 月 4 日二诊：上方服 14 剂后，自觉症状稍有好转，但化验结果变化不大，仍诉烦渴、多饮、夜尿频数。前方去瓜蒌、郁金、川芎、生龙骨、生牡蛎，浮小麦，加重养阴清热之剂，方药如下。

生黄芪 15g	白芍 45g	甘草 12g	葛根 10g
山药 15g	生地黄 20g	石斛 15g	天花粉 15g
玉竹 10g	南沙参 15g	北沙参 15g	五味子 10g
麦冬 15g	生石膏 30g	诃子肉 10g	乌梅 10g

14 剂，水煎服，日 1 剂。

另，鹿角霜 90g，研成细末，早晚各冲服 3g。

6 月 19 日三诊：上方服 14 剂后，自觉口干、饥饿感减轻，其他症状均有好转。化验：谷丙转氨酶 80 单位，胆固醇 215 毫克%，血糖 100 毫克%，尿糖微量，酮体阴性。继以上方治疗。

8 月 6 日四诊：复查肝功能正常，血糖 100 毫克%，尿糖微高，胆固醇 190 毫克%，血压 160/80mmHg。以后坚持常服此方，于 1975 年 11 月复查血糖、尿糖均属正常，能坚持全日工作。

按语： 本例患者属于气阴两伤，阴虚血热，而湿热尚轻，所以开始重用益气养阴，佐以五味子、青黛、丹参凉血活血、清肝敛阴，虽然症状减轻而化验结果变化不大。后重加清热养阴之品，如生石膏、诃子肉、麦冬，并用鹿角霜填精补阴，药后症状明显改善，化验检查也趋于正常，整个治疗特点是养阴清热之中，重点治脾肾（即中下二焦）。

案 2

关某，男，28 岁，1972 年 4 月 14 日初诊。

主诉：口干、胁痛加重，伴齿龈衄血月余。

现病史：患者于 1967 年 8 月因急性病毒性黄疸型肝炎，肝功能明显损害，大量输入葡萄糖而继发糖尿病，经住院近 2 年，病情稳定出院。出院后，肝功能时有波动，近 1 个月来肝功能明显异常，口干、右胁疼痛加重，伴齿龈衄血、尿黄，于 1972 年 4 月 14 日来我院门诊治疗。症见：口干口苦，尿黄，两胁胀痛，时有齿龈衄血。

检查：急性病容，神清合作，皮肤巩膜未见黄染，心肺未见异常，腹部平软，肝未触及，脾于肋下 1.5cm，中等硬度，腹水征（−），下肢不肿。

化验：谷丙转氨酶 472 单位，麝香草酚浊度试验 18 单位，空腹血糖 190 毫克%，尿糖（+++）、白细胞 5700/mm³，血小板 11.3 万 /mm³。

舌象：舌苔黄，边尖红。

脉象：弦细。

西医诊断：慢性活动性肝炎；继发糖尿病。

中医辨证：阴虚血热，气阴两伤，湿热未清之消渴。

立法：益气养阴，凉血清热，活血利湿。

方药：

北沙参 15g	麦冬 10g	五味子 10g	生地黄 10g
丹参 15g	车前子 15g	车前草 15g	茵陈 30g
龙胆草 10g			

30 剂，水煎服，日 1 剂。

治疗经过：按上方加减，患者共服药 80 剂，于 1972 年 8 月 2 日复查，谷丙转氨酶正常，麝香草酚浊度试验 6.5 单位，胆固醇 154 毫克％，血糖 100 毫克％，尿糖（－），恢复全日工作。11 月 29 日门诊复查时称，3 个多月来自觉良好，饮食正常，能坚持工作。复查肝功能正常，血糖稳定，尿糖（－）。

按语： 本例患者属于阴虚血热，湿热较重，故用龙胆草、茵陈、车前子、车前草清利肝胆湿热，沙参、麦冬、五味子养阴敛气，生地黄、丹参凉血活血。治疗特点是清利湿热之中，重点治心脾（中上二焦）。本方为我院肝病组协定处方"复肝 4 号"。若见气血不足者，可加生黄芪 10g，当归 10g；纳差苔腻者，可加藿香 10g，青皮 10g，陈皮10g。

案 3

张某，男，22 岁，1974 年 5 月 28 日初诊。

主诉：腹胀，口渴，尿多 1 年余。

现病史：患者于去年 1 月开始腹胀，大便溏泄，当时检查肝脾不大，谷丙转氨酶314 单位，麝香草酚浊度试验 7 单位，诊为急性病毒性无黄疸型肝炎，后因大量吃糖而出现尿糖阳性，肝炎一直不愈，于 1974 年 5 月 28 日来诊。症见：腹胀，大便稀溏，两胁胀痛，口干喜饮，尿多，周身困乏，睡眠欠佳。

化验：谷丙转氨酶 226 单位，麝香草酚浊度试验正常，空腹血糖 140 毫克％，尿糖（＋），胆固醇 286 毫克％。

舌象：舌苔薄黄，边尖红。

脉象：沉弦。

西医诊断：肝炎并发糖尿病。

中医辨证：脾失健运，气阴两伤之消渴。

立法：健脾益气，养阴和血。

方药：

生黄芪 15g	苍术 10g	白术 10g	沙参 15g
五味子 10g	麦冬 15g	续断 15g	补骨脂 10g
玉竹 10g	天花粉 15g	白芍 25g	乌梅 10g
葛根 10g	当归 10g	生甘草 10g	

30 剂，水煎服，日 1 剂。

治疗经过：关老以上方为基础，随症加减共治疗 1 年余，精神体力增进，大便恢复正常，口已不干，有时尚觉腹微胀，劳累时两胁隐约不适。检查空腹血糖 120 毫克％，尿糖（－），肝功能正常，胆固醇 186 毫克％。

按语： 本例患者系湿热蕴蓄脾胃，且湿重于热，复因调治不当，吃糖过多，助湿化热，湿困脾阳，热灼阴血，阴虚及气，气阴两伤，故以健脾益气、养阴和血为治。方中生黄芪补气；苍白术、补骨脂、葛根补脾肾，升阳化湿以止泻；沙参、麦冬玉竹、天花粉养阴生津；当归、白芍、续断和血而补脾肾；五味子、乌梅、甘草酸甘化阴，固敛精气。诸药相合，脾运湿化，阴生热除，气充血和，精气得固，不但症状改善，化验检查也恢复正常。

第三十七章　心力衰竭继发肝脏疾病

第一节　心力衰竭继发肝脏疾病的中西医结合诊治

心力衰竭（心衰）是一种复杂的临床综合征，由于心脏不能提供充足的富氧血供及循环淤血，心衰患者在晚期常出现多个器官功能损害。目前，有学者提出了新的概念——心肝综合征（cardiohepatic syndrome，CHS）。越来越多证据表明急性或慢性心力衰竭出现时，肝脏特异性标记物出现异常，这些病理损害多不是肝脏原发疾病的损害，而主要是心衰引起的肝脏缺血及淤血对其产生的损害。根据临床表现，本病属于中医"胁痛""臌胀""黄疸"等范畴。

一、西医病因病理

1.急性缺血性肝炎　急性失代偿性心力衰竭（acute decompensated heart failure，ADHF）患者心输出量减少所致的灌注受损可引起急性肝细胞坏死，这通常被称为缺氧性肝炎、缺血性肝炎或休克肝，又被称为 CHS1 型。在机体正常工作时，心脏本就对肝小叶中央的肝细胞供血及供氧量较低，在出现心力衰竭时，血氧饱和度的下降更加重了肝细胞的缺血缺氧状态，导致肝细胞坏死，出现转氨酶升高、胆汁淤积等表现。

2.慢性淤血性肝病（CHS2）　CHS2 型以慢性心功能不全导致的慢性肝损伤为特征，又称心源性或充血性肝病。慢性充血性心衰继发肝病主要归因于三个方面：肝静脉压升高、肝血流量减少以及动脉血氧饱和度降低。慢性淤血性肝病肝功能异常主要表现为白蛋白降低及血清胆汁淤积标志物升高，TBIL、GGT、ALP 往往比转氨酶升高更明显。

二、中医病因病机

胁痛的基本病机为肝络失和，病理变化可分为"不通则痛"与"不荣则痛"两类。病性有虚实之分，以实证多见。心源性肝病所致的胁痛病理因素多因血虚、气滞、血瘀。其中，因肝郁气滞，瘀血停着所致胁痛多属实证，为"不通则痛"；因阴血不足，肝络失养所致胁痛则为虚证，属"不荣则痛"。虚实之间可以相互转化，临床可见虚实夹杂之证。

三、临床表现

本病的临床表现为食欲减退，右上腹不适及疼痛，黄疸，肝脏肿大，淡漠，持续精神错乱，震颤和肝性昏迷。慢性肝淤血的临床表现为右上腹部不适，恶心，呕吐，厌食，消瘦，肝脏肿大和腹水增加。心源性肝硬化本身并不引起严重的门脉高压和食管胃底静脉曲张破裂出血，但可致脾肿大和腹水，而肝掌、蜘蛛痣和"海蛇头"少见。

四、西医诊断依据

1. 急性缺血性肝炎　应具备以下指标：①具有可引起缺血性肝炎的原发病，特别是合并左心心力衰竭、各种休克及动脉低氧血症时。②缺血后 3 天内出现 ALT、LDH、AST 的显著而持续的升高，AST/LDH 小于 1.5。③缺乏肝炎病毒感染的血清学标记物，并排除毒素和化学物所致的肝损害。④缺血或缺氧纠正后，血清肝酶可迅速恢复。⑤组织病理学特征为肝小叶中央细胞坏死，不伴或少有炎细胞浸润。

2. 慢性淤血性肝病　应具备以下指标：①有器质性心脏病史，充血性心力衰竭半年以上。②颈静脉怒张，肝静脉压显著升高。③肝脏被动淤血，肝脏大，有触痛，肝功能检查指标异常。④随着充血性心力衰竭的改善，肝功能迅速改善。⑤肝穿刺活检组织检查有助于确诊。

五、中医诊断及鉴别诊断

（一）诊断

1. 主要表现为食欲减退、右上腹不适及疼痛、黄疸、肝脏肿大，严重者可出现淡漠、持续精神错乱、震颤和肝性昏迷。

2. 本病常有急性或慢性心功能不全病史。

3. 腹部 B 超、CT、MRI 及有关血液检查（如 AST、ALT、BNP 等）和组织病理学检查有助于本病的诊断。

（二）鉴别诊断

1. 悬饮　悬饮亦可见胁肋疼痛，但其表现为饮留胁下、胸胁胀痛、持续不已，伴见咳嗽、咳痰，呼吸时疼痛加重，常喜向病侧睡卧，患侧肋间饱满，叩诊呈浊音，或兼见发热，一般不难鉴别。

2. 积聚　两者均可出现腹满等症。积聚的基本病机为肝脾气机阻滞，瘀血内结，而臌胀的基本病机主要为肝、脾、肾三脏受损，气滞、血瘀、水停腹中。臌胀虽见腹部胀大，但伴有皮色苍黄、脉络暴露等特征，触之多无有形肿块，常伴水液停聚。积聚迁延日久可转化为臌胀。

六、西医治疗

急性缺血性肝炎治疗以维持适当的心输出量和降低右心室充盈压为宜，重点治疗原发病，尽快纠正肝缺血缺氧，同时注意保护其他重要脏器。积极而强有力的利尿会使血容量进一步降低，加重肝脏缺血而造成肝细胞进一步坏死，不宜轻易使用。多巴胺可增加肝脏血流量并具有强心作用，可供选用。

七、中医辨证论治

（一）辨证要点

1. 辨在气在血　胁痛在气，以胀痛为主，且游走不定，痛无定处，时轻时重，症状随情绪变化而起伏；胁痛在血，以刺痛为主，且固定不移，疼痛持续不已，局部拒按，入夜尤甚。《景岳全书·胁痛》云："但察其有形无形，可知之矣。盖血积有形而不移，或坚硬而拒按；气滞流行而无迹，或倏聚而倏散。"

2. 辨属虚属实　本病多本虚标实，实证之中以气滞、血瘀为主，多病程短，来势急，症见疼痛较重而拒按，脉沉涩。虚证多为阴血不足，脉络失养，症见其痛隐隐，绵绵不休，且病程长，来势缓，并伴见全身阴血亏耗之证。

3. 辨属阴属阳　本病多为本虚标实。阳虚者多为脾肾阳虚，症见腹大胀满，形如蛙腹，神疲怯寒，面色苍黄，脉沉迟无力；阴虚多为肝肾阴虚，症见腹大胀满，甚或青筋暴露，口干舌燥，脉弦细数。

（二）治则治法

心力衰竭继发肝脏疾病总属本虚标实之证，根据临床表现属于中医"胁痛""臌胀""黄疸"等范畴。胁痛的基本病机为肝络失和，心衰继发肝脏疾病中表现出胁痛多因气血不足，血行不畅，瘀血内停，或阴血不足，肝络失养所致，属"不荣则痛"。治疗宜补中寓通，采用滋阴、养血、柔肝之法，适当加入疏肝理气之品，临床常多法并用。心衰继发肝脏疾病中表现臌胀者为肝、脾、肾三脏功能失调，血瘀、水停腹中。正如《医门法律·胀病论》所说："胀病亦不外水裹、气结、血瘀。"治疗宜在健脾养肝补肾基础上，加用化气利水、活血化瘀之法。

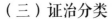

（三）证治分类

1. 胁痛

（1）气虚血瘀证

临床表现：心悸怔忡，胸闷气短，甚至喘咳，神疲乏力，伴胸胁刺痛，痛有定处，痛处拒按，入夜痛甚，胁肋下或见癥块，舌质紫暗，脉沉涩。

证机概要：气虚血瘀，肝络痹阻。

治法：益气活血，祛瘀通络。

代表方：保元汤合血府逐瘀汤加减。前方益气养血；后方活血化瘀，行气止痛。

常用药：黄芪、党参、肉桂益气扶阳；当归、川芎、桃仁、红花活血化瘀，消肿止痛；柴胡、枳壳疏肝调气，散瘀止痛；制香附、川楝子、郁金善行血中之气，行气活血，使气行血畅。

（2）气阴两虚证

临床表现：心悸气短，身重乏力，伴胁肋隐痛，悠悠不休，遇劳加重，口干咽燥，心中烦热，头晕目眩，舌红少苔，脉弦细而数。

证机概要：肝肾阴亏，精血耗伤，肝络失养。

治法：益气养阴，柔肝理气。

代表方：生脉饮合一贯煎。

常用药：生地黄、枸杞子、黄精、沙参、麦冬、五味子滋补肝肾，养阴柔肝；当归、白芍、炙甘草滋阴养血，柔肝缓急；延胡索疏肝理气止痛。

若阴亏过甚，舌红而干，加石斛、玉竹、玄参、天冬；心神不宁，心烦不寐者，加酸枣仁、五味子、栀子、合欢皮；肝肾阴虚，头目失养，见头晕目眩、视物昏花者，加女贞子、旱莲草、黄精、熟地黄、桑椹、菊花；阴虚火旺，加黄柏、知母、地骨皮；神疲乏力明显者，加太子参。

2. 臌胀

（1）脾肾阳虚证

临床表现：腹大胀满，形如蛙腹，朝宽暮急，神疲怯寒，面色苍黄或白，脘闷纳呆，下肢浮肿，小便短少不利，舌淡胖，苔白滑，脉沉迟无力。

证机概要：脾肾阳虚，气化失司。

治法：温肾补脾，化气利水。

代表方：附子理中汤合五苓散加减。神疲乏力，肾阳虚衰较甚，症见面色白、怯寒肢冷、腰膝酸软者，可改用济生肾气丸。

常用药：附子、干姜、肉桂温补肾阳；党参、白术、甘草补气健脾除湿；猪苓、茯苓、泽泻、车前子淡渗利水；熟地黄、山茱萸、山药、牛膝滋肾填精；牡丹皮活血化瘀。

（2）肝肾阴虚证

临床表现：腹大胀满，甚或青筋暴露，面色晦滞，口干舌燥，心烦失眠，牙龈出血，时或鼻衄，小便短少，舌红绛少津，少苔或无苔，脉弦细数。

证机概要：气滞血瘀，阴虚水泛。

治法：滋养肝肾，化瘀利水。

代表方：一贯煎合膈下逐瘀汤加减。

常用药：熟地黄、山茱萸、山药滋养肝肾；茯苓、泽泻、牡丹皮淡渗利湿；生地黄、沙参、麦冬、枸杞子滋养肝肾；当归、川楝子养血活血疏肝；五灵脂、赤芍、桃仁、红花、牡丹皮活血化瘀；川芎、乌药、延胡索、香附、枳壳行气活血。

第二节　关幼波教授治疗心力衰竭继发肝脏疾病的临证思路

一、关幼波教授对心力衰竭继发肝脏疾病的认识

关老认为心力衰竭继发肝脏疾病虽然临床表现与急性病毒性肝炎、早期肝硬化等疾病症状相似，临床表现可为食欲减退、右上腹不适及疼痛、黄疸、肝脏肿大、腹水甚至肝性昏迷等，但心衰继发肝脏疾病多为本虚标实，临床应以扶正治其本，辅以祛邪治其标。

二、关幼波教授对心力衰竭继发肝脏疾病的辨治思路

脾居中州，为后天之本，气血生化之源，运化之枢纽，又为肝病波及之要害。张仲景《金匮要略·脏腑经络先后病脉证》曰："见肝之病，知肝传脾，当先实脾。"故在治疗中均应注意调理中州，稍佐祛邪，使湿热之邪无处藏身，而且又无由以生。若湿从寒化，以致脾肾阳虚，中气不运，当以健脾助阳、温化寒湿，仍以调理中州为要。

若属脾虚，证见消瘦、食欲不振、便溏或泄、舌质淡体胖有齿痕，治宜健脾补气，常用党参、白术、苍术、黄芪、山药、莲肉等。若属于肝阴不足，证见面色萎黄、肝区隐痛、劳累加重、身倦体乏、失眠、唇舌色淡、脉沉细，治宜养血柔肝，常用白芍、当归、生地黄、川芎、香附、沙参、枸杞子、川楝子、丹参、石斛、首乌藤等。若属于肝肾阴虚，证见五心烦热、腰膝酸软、舌淡白脉沉弱，治宜滋补肝肾，常用熟地黄、山药、女贞子、旱莲草、泽泻、地骨皮、鳖甲、牡丹皮等。若属肾阳虚，证见腰酸腿软、形寒肢冷、脘闷纳呆、下肢浮肿、舌淡胖，苔白滑、脉沉迟无力，治宜温补肾阳，常选用仙茅、淫羊藿、肉苁蓉、补骨脂、杜仲、鹿角胶等。

中阳不振，运化失司而聚湿生痰；肾阳不足，水气上泛为痰；阴虚肝热，灼津生痰。气虚、肝郁、血虚可出现瘀血；阳气不足，运化无力亦可致瘀血。痰与瘀血既是病

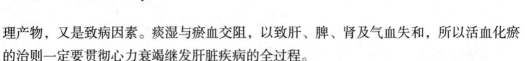

理产物，又是致病因素。痰湿与瘀血交阻，以致肝、脾、肾及气血失和，所以活血化瘀的治则一定要贯彻心力衰竭继发肝脏疾病的全过程。

痰湿与瘀血凝聚于肝脾，形成癥积痞块（肝脾肿大），临床证见面色晦暗、舌质暗或瘀斑、胁下痞满而痛、触之有块，应在活血化瘀的基础上，配合软坚散结的药物。关幼波教授认为心衰继发肝病见痞块者主要是与肝阴虚，肝血虚，血虚血瘀，痰湿阻于血络有关，治疗的法则应当以补肝肾之阴、养血柔肝为主，以达到软坚消痞的目的。关老一般选用当归、白芍，生地黄、丹参、王不留行、藕节、龟甲、鳖甲、生牡蛎、泽兰等，配合其他活血、消炎、化瘀之品，使肝脾回缩，肝功能也会趋于正常。

第三十八章　急性胆囊炎

第一节　急性胆囊炎的中西医结合诊治

急性胆囊炎是由胆囊管梗阻、化学性刺激和细菌感染等引起的胆囊急性炎症性病变，是临床常见急腹症之一。95%以上的患者伴有胆囊结石，称结石性胆囊炎；5%的患者不伴有结石，称非结石性胆囊炎。

一、西医病因病理

急性胆囊炎分为急性结石性胆囊炎和急性非结石性胆囊炎两种。结石性胆囊炎主要是由结石阻塞胆囊管导致胆汁滞留引起一系列炎症反应，其中90%～95%的患者为急性结石性胆囊炎。非结石性胆囊炎病理变化较为复杂，其病因目前仍不清楚，通常在严重创伤、烧伤、腹部非胆管手术、全身性感染、脓毒血症等危重患者中发生，也有研究认为其是较长时间全胃肠外营养疗法、胰液反流、艾滋病的并发症，严重危害患者的健康和生命。另外，10%～20%的急性胆囊炎患者伴有轻度黄疸。

二、中医病因病机

中医虽无急性胆囊炎的病名，但早在《黄帝内经》中便有相关论述。《灵枢·五邪》曰："邪在肝，则两胁中痛。"《素问·缪刺论》曰："邪客于足少阳之络，令人胁痛不得息。"《灵枢·本脏》谓："胆胀者，胁下满而痛引小腹。"根据急性胆囊炎右上腹疼痛的主要临床表现，本病可归属于中医"胁痛""胆胀""黄疸"的范畴。

胆为六腑之一，"中正之官，决断出焉"，附于肝，与肝相表里，有"亦藏""亦泻"的特点。六腑的生理功能"以通为用"，以畅通为基础，通则顺，顺则治，治则无病，所谓"传化物而不藏"是也。治疗六腑病症，必须把握住"以通为治"的原则。胆囊之病，或因于气机郁滞而排泄不利，或因于湿热内闭而排泄受阻，或因于瘀血停滞而胆管不通，或因于肝阴亏虚而胆管干涩，皆影响胆汁的顺利排泄，胆汁与气血、湿热等邪气交互搏结，内阻不通则发为胁痛，外泛肌肤发为黄疸，病虽不同，病机则一，皆"不通为患"也。治疗上，一方面或利肝理气，或清热利湿，或活血化瘀，或滋阴柔肝，辨证用药以祛疾病之成因；另一方面疏肝利胆，通腑泻下，因势利导以畅胆腑之生理。

三、临床表现

1. 症状 右上腹疼痛，开始时仅有右腹胀痛，逐渐发展至阵发性绞痛；夜间发作常见，饱餐、进食油腻食物为常见诱发因素。疼痛可放射至右侧肩部、肩胛和背部，伴恶心、呕吐、厌食、便秘等消化道症状。如病情发展，疼痛可为持续性、阵发加剧。常伴轻度至中度发热，通常无寒战，可有畏寒。10%～20%的患者可出现轻度黄疸。

2. 体征 查体可见右上腹压痛，可伴有反跳痛、腹肌紧张，或墨菲（Murphy）征阳性。有些患者可触及肿大胆囊并有触痛。

四、西医诊断依据

急性胆囊炎的诊断应结合临床表现、实验室检查和影像学检查：①局部炎症表现：可触及右上腹肿块、压痛和反跳痛，Murphy 征阳性。②全身炎症反应：发热，C- 反应蛋白水平升高，白细胞计数升高。③影像学检查：提示为急性胆囊炎的特征。

若①中任意一项＋②中任意一项，应高度怀疑急性胆囊炎，在此基础上，若③进一步支持，则可明确诊断。

五、中医诊断及鉴别诊断

（一）诊断

1. 右上腹疼痛，开始时仅有右腹胀痛，逐渐发展至阵发性绞痛；夜间发作常见，饱餐、进食油腻食物为常见诱发因素。疼痛性质可表现为刺痛、胀痛、隐痛、闷痛或窜痛等。如病情发展，疼痛可为持续性、阵发加剧。

2. 可伴见胸闷、腹胀、嗳气呃逆、急躁易怒、口苦纳呆、厌食恶心等症。

3. 常伴轻度至中度发热，通常无寒战，可有畏寒。

（二）鉴别诊断

1. 胃脘痛 胁痛与胃脘痛皆有肝郁的病机。但胃脘痛病位在胃脘，兼有嗳气频作、吞酸嘈杂等胃失和降的症状。胁痛病位在胁肋部，伴有目眩、口苦、胸闷、喜太息的症状。

2. 胸痛 胸痛中的肝郁气滞证与胁痛的肝气郁结证病机基本相同。但胁痛以一侧或两侧胁肋部胀痛或窜痛为主，伴有口苦、目眩等症。而胸痛是以胸部胀痛为主，可涉及胁肋部，伴有胸闷不舒、心悸少寐。

3.悬饮　悬饮胁痛为饮留胁下，胸胁胀痛，持续不已，伴见咳嗽、咳痰，咳嗽或呼吸时疼痛加重，喜向病侧睡卧，患侧肋间饱满，叩呈浊音，或兼发热，一般不难鉴别。

六、西医治疗

一般对症治疗，早期治疗包括禁食、稳定内环境和对症支持治疗等，并给予抗感染和镇痛处理，必要时监测生命体征。当临床症状和体征进一步加重，出现其他脏器功能不全或衰竭时，应给予适当的器官支持治疗、呼吸和循环管理，同时积极准备胆囊切除术或经皮胆囊穿刺引流。胆囊切除术是急性结石性胆囊炎的根本治疗手段。

七、中医辨证论治

（一）辨证要点

1.辨在气在血　一般说来，胁痛在气，以胀痛为主，且游走不定，痛无定处，时轻时重，症状随情绪变化而起伏；胁痛在血，以刺痛为主，且痛处固定不移，疼痛持续不已，局部拒按，入夜尤甚。

2.辨属虚属实　实证之中以气滞、血瘀、湿热为主，多病程短，来势急，症见疼痛较重而拒按，脉实有力；虚证多属阴血不足，脉络失养，症见其痛隐隐，绵绵不休，且病程长，来势缓，并伴见全身阴血亏耗之症。

（二）治疗原则

胁痛之治疗原则当根据"不通则痛""不荣则痛"的理论，以疏肝和络止痛为基本治则，结合肝胆的生理特点，灵活运用。实证之胁痛，宜用理气、活血、清利湿热之法；虚证之胁痛，宜补中寓通，采用滋阴、养血、柔肝之法。

（三）证治分类

1.急性期

（1）胆腑郁热证

临床表现：上腹持续灼痛或绞痛，胁痛阵发性加剧，甚则痛引肩背，晨起口苦，时有恶心，进食后呕吐，身目黄染，持续低热，小便短赤，大便秘结，舌质红苔黄或厚腻，脉滑数。

证机概要：湿热阻滞，胆腑郁热。

治法：清热利湿，行气利胆。

代表方：大柴胡汤。

常用药：柴胡、黄芩、芍药、半夏、生姜、枳实、大枣、大黄。

身目黄染者，加茵陈、栀子；心烦失眠者，加合欢皮、炒酸枣仁；恶心呕吐者，加姜竹茹；壮热者，可加生石膏、蒲公英、虎杖。

（2）热毒炽盛证

临床表现：持续高热，右胁疼痛剧烈拒按，身目发黄，黄色鲜明，大便秘结，小便短赤，烦躁不安，舌质红绛，舌苔黄燥，脉弦数。

证机概要：热毒炽盛，肝胆火旺。

治法：清热解毒，通腑泻火。

代表方：茵陈蒿汤合黄连解毒汤。

常用药：茵陈、栀子、大黄、黄连、黄柏、黄芩。

小便黄赤者，加滑石、车前草；大便干结者，加火麻仁、芒硝；身目黄染重者，加金钱草。

2. 缓解期

（1）肝阴不足证

临床表现：右胁隐痛，五心烦热，双目干涩，口燥咽干，少寐梦多，急躁易怒，头晕目眩，舌红或有裂纹，或见光剥苔，脉弦细数或沉细数。

证机概要：阴虚内热，砂石阻滞肝胆。

治法：滋阴清热，利胆排石。

代表方：一贯煎加减。

常用药：生地黄、沙参、麦冬、阿胶、赤芍、白芍、枸杞子、川楝子。

咽干口燥，舌红少津者，加天花粉、玄参；阴虚火旺者，加知母、黄柏；低热者，加青蒿、地骨皮。

（2）瘀血阻滞证

临床表现：右胁部刺痛，痛有定处拒按，入夜痛甚，胸闷纳呆，大便干结，面色晦暗，舌质紫暗或舌边有瘀斑、瘀点，脉弦涩或沉细。

证机概要：肝胆阻滞，气滞血瘀。

治法：疏肝利胆，活血化瘀。

代表方：膈下逐瘀汤加减。

常用药：五灵脂、当归、川芎、桃仁、牡丹皮、赤芍、乌药、延胡索、甘草、香附、红花、枳壳。

瘀血较重者，可加三棱、莪术、虻虫；疼痛明显者，加乳香、没药、丹参。

第二节　关幼波教授治疗急性胆囊炎的临证思路

一、关幼波教授对急性胆囊炎的认识

胆囊炎是胆道常见疾病之一，女性多于男性，以 40 岁以上妇女多见，婴幼儿少见。胆囊炎可分为急性和慢性，这里主要论述急性胆囊炎。胆囊炎，在中医学中属于"胁痛""黄疸""肝气痛""胆心痛"等范畴。

《灵枢·五邪》中说："邪在肝，则两胁中痛。"肝居于右胁，其经络布于两胁，故肝胆发病常可出现胁痛的症状。因湿热的轻重、病因病机的不同以及肝胆功能与脏器所受损害程度有别，所以，本病的临床表现和治疗方法也不尽相同。本病多由于饮食不节，寒暖失常，情志不畅，外邪内侵而诱发。关老针对引起胁痛的病因和病理实质，将本病的病因病机概括为肝气郁结、肝郁血滞、湿热蕴结、湿热凝痰、肝肾阴虚、肝血不足六点。

二、关幼波教授对胆囊炎的辨证思路

1.肝气郁结，气机阻络而致胁痛　肝主疏泄，性喜条达，由于情志不遂，肝气郁结，失于条达而气滞阻络，不通则痛。其疼痛特点为两胁胀痛或串痛无定处，胸部满闷，喜太息，急躁易怒，每因情绪变化而加重，女子可出现经期乳房胀痛和月经不调，舌苔薄白，脉弦。治宜疏肝解郁，理气止痛。

常用药物有醋柴胡、香附、木瓜、青皮、陈皮、川楝子等。柴胡苦平微寒，善于疏肝解郁、疏通肝络，醋炒取其味酸入肝，直达病所。香附辛微苦平，理气解郁，调经止痛。香附为气之总司，血之主帅，肝经主药，善走能降，以理肝气、解肝郁为特长。青皮苦辛温，苦降辛散温通，入肝胆有疏肝破气、散结止痛之功，适宜中下二焦。陈皮辛苦温，辛升脾阳，苦降胃浊，疏肝气调中气，适宜中上二焦。关老把青皮、陈皮合用以调理肝胃之气滞。木瓜酸温，入肝脾胃，疏肝活络，和胃化湿止痛，行气而不伤气，开胃而不伤脾。川楝子苦寒，平肝泻热止痛，又可导湿热下行。

2.肝郁血滞，血瘀而致胁痛　肝郁气滞，肝失疏泄条达，日久气病及血，气滞不行则血行迁缓，瘀阻血络而致胁痛，瘀血凝聚而成癥瘕、痞块。其疼痛特点为痛有定处，刺痛不移，按之痛甚，入夜尤剧，伴胸胁胀满，按之痞块肿硬，面色黧黑，口唇紫暗，可见肝掌、蜘蛛痣，舌质紫暗或有瘀斑，脉细涩。治宜行气活血，化瘀止痛。

常用药物有泽兰、益母草、红花、川芎、延胡索、藕节、丹参、王不留行、赤芍、牡丹皮等。泽兰苦辛微温，为肝经血分药，活血祛瘀，通经行水，舒肝气，和营血，缓疼痛，通经散结而不伤正气。益母草辛苦微寒，为血中气药，疏气活血，祛瘀生新，胎前产后皆可应用。红花辛温，活血通经，祛瘀止痛，少用养血，多用活血。川芎辛温，活血通经行气，祛风止痛，为血中之气药，性最流通，能升能散，上升颠顶，旁达四肢，下行血海，走而不守，多用于肝郁血滞之胁痛。延胡索辛微苦温，活血祛瘀，理气止痛，既入血分又入气分，为治疗气滞血瘀而疼痛之良药。藕节甘涩平，除凉血活血外，有行气止痛之功。丹参苦微寒，一味丹参四物功。本品活血祛瘀止痛，凉血除烦，以活血祛瘀为主，兼有补血、清血中热之功效。王不留行苦平，行血通经止痛，性走而不守，善利百脉。赤芍酸苦微寒，活血祛瘀，凉血消肿，适用于血瘀血热之疼痛。牡丹皮辛苦微寒，活血化瘀，消热凉血，清血中伏热，为活血良药，血中气药，止血要药。

3. 湿热蕴结肝胆，而致胁痛　外感湿热或饮食不节或脾胃湿热，蕴结肝胆，以致肝胆失疏，经络阻滞，不通则痛。其疼痛特点为以胀痛为主，触痛明显，肝脏肿大或兼灼痛，伴有胸胁胀满，发热口苦，纳呆厌油，恶心呕吐，口干欲饮或饮而不多，大便不爽，小便黄赤，苔白或黄腻，脉弦滑或数；若热煎熬胆汁，则生砂石。治宜清热利湿，疏肝止痛。

常用药物有茵陈、酒龙胆草、酒黄芩、青黛、金钱草、炒知母、炒黄柏、川黄连等。茵陈苦平微寒，功善清湿热、退黄疸，能清气分及脾胃肝胆之湿热，为治黄之要药。龙胆草苦寒，泻肝胆实火，清下焦湿热；黄芩苦寒，为胆经气分药，善清肠胃湿热。龙胆草、黄芩酒炒，可缓其苦寒伤胃之弊。青黛咸寒，清热解毒泻肝火，质地轻浮上达，入血凉血，止血消斑。金钱草微咸平，利水通淋，除湿退黄，解毒消肿。知母苦寒，滋阴降火，清热除烦，上清肺火，中清胃火，下治肾中伏火。黄柏苦寒，走表下行，善清下焦湿热，泻相火，退虚热。知母、黄柏合用，可清三焦之湿热。川黄连大苦寒，气味俱降，可清心经有余之实火，清利肝胆湿热，燥湿而厚肠胃，守而不走，入血分，解热毒。若有结石，可加用海金沙、冬葵子、郁金以利胆排石。

4. 湿热凝痰，络阻而致胁痛　湿热凝聚日久而成痰，痰阻血络则结块坚硬，气机受阻，血失流畅而致两胁疼痛。其疼痛多为刺痛有定处，伴沉重感，形体肥胖，胸胁满闷，纳食不甘，乏力嗜睡，咳唾少痰，舌体胖边有齿痕，舌苔白，脉弦滑。治宜活血化瘀，软坚通络，散结止痛。

常用药物有郁金、鸡内金、生牡蛎、鳖甲、杏仁、橘红、酒地龙等。郁金辛苦寒，行气解郁，凉血破瘀，理气利胆，为血中气药。鸡内金甘平，补脾健胃，消积化瘀，化经络之滞。生牡蛎咸涩微寒，为滋阴软坚、化痰软坚之主药。鳖甲咸寒，入肝脾血分，善通行血络，软坚散结，又善搜阴分之热邪，滋阴消癥。杏仁辛苦温，橘红苦平，关老多用杏仁、橘红以化痰醒脾开胃，为治疗痰之要药。

5. 肝肾阴虚，肝阴不足而致胁痛　湿热久羁，耗伤肝肾之阴，过用辛燥、渗湿利尿之品，或气滞血瘀，日久化热，伤及肝肾之阴，肝体不足而致胁痛。其疼痛特点为右胁隐痛，伴腰膝酸软，两目干涩，五心烦热，口燥咽干，舌红少津，脉沉细无或稍数。治宜滋补肝肾，缓急止痛。

常用药物有北沙参、麦冬、枸杞子、何首乌、女贞子、生地黄等。北沙参甘苦微寒，养胃阴生津，可用于气阴两伤证。麦冬甘微苦微寒，养阴清热生津。枸杞子甘平，滋补肝肾，益精明目。何首乌甘涩温，滋补肝肾，益精血，养血益肝，固精益肾。女贞子甘苦凉，滋补肝肾之阴，消热凉血，养血止血。

6. 肝血不足，血不养肝而致胁痛　由于肝肾之阴亏损日久，进而导致精血亏损，或因失血过多，肝血不足，肝失所养而致胁痛。其疼痛特点为右胁隐痛；女子行经或劳累而加重，常伴有心悸失眠，头晕耳鸣，肢体麻木，面色㿠白，舌质淡，脉沉细。治宜养血柔肝止痛。

常用药物有当归、熟地黄、白芍、川芎、阿胶、鸡血藤等。当归、熟地黄、白芍、川芎为四物汤，为养血调经之基本方剂，用于血虚或血虚兼有血瘀者。阿胶甘平，补血止血，滋阴润燥。鸡血藤苦甘温，主要功能为补血行血，能通经活络止痛。

第三节　关幼波教授治疗胆囊炎验案

案

王某，女，68岁，1965年7月5日初诊。

主诉：右上腹剧痛伴恶心、呕吐、发热2天。

现病史：患者高热昏睡，家属代诉患者2天前出现右上腹部剧痛，伴恶心、呕吐、发热，体温39.4℃，巩膜及皮肤轻度黄疸。诊断为慢性胆囊炎急性发作、胆石症，静点土霉素治疗，体温维持在38.2℃左右。入院查：白细胞17×10⁹/L，中性粒细胞0.84，尿三胆（－），胆红素18.81μmol/L，黄疸指数8单位，凡登白试验直接反应（＋），ALT 300U/L，ALP 1.7U/L，TTT 4U，CCFT（－），TAT（－），CHO 5.6mmol/L。胸部X线片（－）。右侧腹部平片示有结石阴影。家属拒绝手术，请关老会诊。症见：全身皮肤及巩膜轻度黄疸，高热持续不退，右上腹部疼痛不明显，恶心，口渴欲饮，汗多，2天未进食，大便5日未行，小便短赤。

既往史：1年前曾出现类似发作史，诊断为胆石症，经中西医治疗后缓解。

舌象：舌质红，苔干黄。

脉象：弦滑数。

西医诊断：胆石症；慢性胆囊炎急性发作。

中医辨证：肝胆湿热，弥漫三焦，兼感暑邪。

立法：清热利湿，活血退黄，少佐祛暑之品。

方药：

茵陈90g	金银花30g	黄连3g	藿香15g
生石膏20g	金钱草60g	赤芍10g	白芍10g
杏仁10g	当归10g	牡丹皮10g	冬葵子12g

| 天花粉 25g | 石斛 30g | 连翘 12g | 延胡索 10g |
| 六一散 12g | 紫雪散 3g | | |

3 剂，水煎服，日 1 剂。

7 月 6 日二诊：患者服药 1 剂，大便 4 次，质稀，体温晚上降至 37.8℃。现体温 37.5℃，恶心消失，出汗停止，仍口干思饮，苔仍干黄，脉弦滑不数，皮肤巩膜轻度黄染。复查白细胞 $13.6×10^9$/L。上方加佩兰 15g，白茅根 30g。

7 月 7 日三诊：体温正常，精神转佳。上方去连翘、紫雪散，茵陈改为 60g，继服。

7 月 8 日四诊：体温正常，能起床活动，稍稍进食，舌淡红苔薄黄，脉弦滑。白细胞 $7×10^9$/L，中性粒细胞 0.75。

方药：

茵陈 10g	金银花 30g	黄连 3g	藿香 15g
金钱草 60g	赤芍 10g	白芍 10g	杏仁 10g
六一散 12g	冬葵子 12g	天花粉 25g	石斛 30g
白茅根 30g	白豆蔻 3g		

5 剂，水煎服，日 1 剂。

另以加味保和丸每包 10g 同煎。

7 月 12 日五诊：患者无特殊不适，皮肤及巩膜黄染消失。复查胆红素 6.84μmol/L，黄疸指数 4 单位，TTT 3.5 单位，遂出院，继续门诊治疗。

按语： 本例胆囊炎患者，1 年前曾有过发作病史，此次时值盛暑，为第 2 次急性发作，伴高热，上腹满痛，拒按，小便黄如茶色，汗出，身黄，神志昏蒙，舌干黄，脉弦滑数。此乃肝胆湿热内蕴，郁久酿毒，兼感暑邪，内外合邪，弥漫三焦，腑气不通。湿热之邪上蒙清窍，故见昏昏嗜睡。湿热蕴毒入于血分，瘀阻血脉，胆汁外溢于肌肤，故见皮肤及巩膜黄染。方中重用茵陈、金钱草、黄连、生石膏以清利肝胆湿热，泻火解毒；患者兼感暑邪，以藿香、佩兰、六一散芳香化浊，祛暑解表；配以石膏清解里热，解肌透表。患者身目黄染，为湿热入血之象，应用白芍、赤芍、牡丹皮、当归、白茅根、延胡索凉血活血，柔肝止痛，血活黄易却；重用金银花、连翘清热解毒，毒解黄易除；应用杏仁理气化痰，痰解黄易散。此为关老"治黄三要则"。患者年老，病势急迫，舌红而干，热盛伤阴，虽有腑气不通，大便秘结，而关老并未应用攻下之品，以防正虚邪恋，而用鲜石斛、天花粉等以养阴生津；冬葵子甘寒利窍，利水通淋。紫雪散镇痉泻热，因患者里热炽盛，高热神昏，三焦闭塞，用之尤务得早。全方配伍得当，量大力峻，切中病机，故能一剂知，二剂已，热退身凉，汗出而止，疼痛消失，虽未用攻下之品，腑气已通。高热退后，纳食欠佳，故加白豆蔻、加味保和丸，以行气健脾，助脾运化，正气得复。

第三十九章　慢性胆囊炎

第一节　慢性胆囊炎的中西医结合诊治

慢性胆囊炎其起病隐匿，病程周期长，病情反复发作，严重影响患者的正常生活。慢性胆囊炎多由于患者胆管系统的机械性或功能性失调导致胆囊排空障碍，胆汁淤积，细菌感染引起，呈慢性起病，也可由急性胆囊炎反复发作、失治所致，常在饱餐、进食油腻食物后诱发，其中超过 80% 患者合并胆囊结石，约 25% 的慢性胆囊炎患者存在细菌感染。慢性胆囊炎属于中医"胁痛"范畴。中医对慢性胆囊炎的预防和治疗研究颇为悠久，临床疗效显著。

一、西医病因病理

（一）病因

慢性胆囊炎患者中合并胆囊结石者占 95%，如同急性胆囊炎一样，胆囊结石是引起慢性胆囊炎的主要病因，胆囊结石致胆囊管梗阻引起急性胆囊炎反复小发作而形成慢性胆囊炎。

（二）病理

慢性胆囊炎的早期病理检查往往未显示有炎细胞浸润，轻度炎症反应的证据为圆形细胞浸润和纤维组织沉着，早期慢性胆囊炎胆汁检查常常未发现有细菌感染。慢性胆囊炎由于结缔组织增生和组织水肿使胆囊壁增厚，全层间有淋巴细胞浸润。胆囊内含黏液、沉积物、胆沙、砾沙或结石，后期肌层被纤维组织所代替，胆囊壁增厚、僵硬、瘢痕化和萎缩，有时胆囊管被纤维性肿块所梗阻。

二、中医病因病机

（一）病因

慢性胆囊炎属于中医"胁痛"范畴，其主要的病位在于肝胆，且与脾胃有着密切的

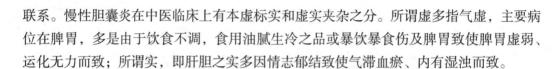

联系。慢性胆囊炎在中医临床上有本虚标实和虚实夹杂之分。所谓虚多指气虚，主要病位在脾胃，多是由于饮食不调，食用油腻生冷之品或暴饮暴食伤及脾胃致使脾胃虚弱、运化无力而致；所谓实，即肝胆之实多因情志郁结致使气滞血瘀、内有湿浊而致。

（二）中医病机

本病多因情志不遂、饮食不节等因素导致肝胆瘀滞，湿热内蕴。肝胆主疏泄，瘀滞不通，则右胁下疼痛。由气及血，气血不畅，瘀结胆囊，故右胁下压痛。肝失疏泄，肝木克脾土，脾胃虚弱，运化失司，湿热内生，出现神疲乏力、食少便溏、恶心呕吐；湿热久羁，耗伤肝阴，可见口干咽燥、心中烦热。总之，慢性胆囊炎病位在胆，而涉及肝与脾胃。

三、临床表现

（一）症状

1.腹痛　反复发作性上腹部疼痛，多发生于右上腹或中上腹部，少数可发生于胸骨后或左上腹部，并向右侧肩胛下区放射。疼痛常发生于夜间或饱餐后。如果胆囊管或胆总管发生胆石嵌顿时，可产生胆绞痛。

2.胃肠道症状　发作间歇期可有右上腹胀闷不适，胃灼热感、恶心、嗳气、反酸、食欲减退等胃肠道症状，进食油腻多脂食物后往往加重。许多慢性胆囊炎患者可毫无症状。在慢性胆囊炎急性发作时，可呈急性胆囊炎的典型症状。

（二）体征

体检时可发现右上腹部压痛，墨菲征阳性，第 8～10 胸椎右旁压痛点及右膈神经压痛点（颈部右侧胸锁乳突肌两下脚之间）压痛。当胆囊增大时，右上腹可扪及囊性包块。

四、西医诊断依据

1.持续性右上腹钝痛或不适感，或伴右肩胛区疼痛。

2.有恶心、嗳气、反酸、腹胀和胃部灼热等消化不良症状，进食油腻食物后加重。

3.病程长，病情经过有急性发作和缓解交替的特点。

4.胆囊区可有轻度压痛和叩击痛。

5.胆汁中黏液增多，白细胞成堆，细菌培养阳性。

6.B超可见胆囊结石，胆囊壁增厚，胆囊缩小或变形。

7.胆囊造影可见胆结石，胆囊缩小或变形，胆囊收缩功能不良，或胆囊显影淡薄等。

五、中医诊断及鉴别诊断

（一）诊断

1.以一侧或两侧胁肋疼痛为主要临床表现，疼痛性质可表现为刺痛、胀痛、隐痛、闷痛或窜痛等。

2.部分患者可伴见胸闷、腹胀、嗳气呃逆、急躁易怒、口苦纳呆、厌食恶心等症。

3.常有饮食不节、情志不遂、感受外湿、跌仆闪挫或劳欲久病等病史。

（二）鉴别诊断

1.胃脘痛 胁痛与胃脘痛皆有肝郁的病机。但胃脘痛病位在胃脘，兼有嗳气频作、吞酸嘈杂等胃失和降的症状。而胁痛病位在胁肋部，伴有目眩、口苦、胸闷、喜太息的症状。

2.胸痛 胸痛中的肝郁气滞证与胁痛的肝气郁结证病机基本相同。但胁痛以一侧或两侧胁肋部胀痛或窜痛为主，伴有口苦、目眩等症。而胸痛是以胸部胀痛为主，可涉及胁肋部，伴有胸闷不舒、心悸少寐。

3.悬饮 悬饮胁痛为饮留胁下，胸胁胀痛，持续不已，伴见咳嗽、咳痰，咳嗽或呼吸时疼痛加重，喜向病侧睡卧，患侧肋间饱满，叩呈浊音，或兼发热，一般不难鉴别。

六、西医治疗

慢性胆囊炎伴有胆石者，诊断一经确立，行胆囊切除术是合理的根本治疗。内科治疗，首先宜低脂饮食，可选用硫酸镁高渗溶液利胆。伴有胆石者可用溶石疗法，临床可选用熊去氧胆酸或鹅去氧胆酸。

七、中医治疗

（一）辨证要点

1.辨在气在血 一般说来，胁痛在气，以胀痛为主，且游走不定，痛无定处，时轻时重，症状随情绪变化而起伏；胁痛在血，以刺痛为主，且痛处固定不移，疼痛持续不已，局部拒按，入夜尤甚。

2.辨属虚属实 实证之中以气滞、血瘀、湿热为主，多病程短，来势急，症见疼痛较重而拒按，脉实有力；虚证多属阴血不足，脉络失养，症见其痛隐隐，绵绵不休，且病程长，来势缓，并伴见全身阴血亏耗之症。

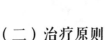

（二）治疗原则

胁痛之治疗原则当根据"不通则痛""不荣则痛"的理论，以疏肝和络止痛为基本治则，结合肝胆的生理特点，灵活运用。实证之胁痛，宜用理气、活血、清利湿热之法；虚证之胁痛，宜补中寓通，采用滋阴、养血、柔肝之法。

（三）证治分类

1. 气滞血瘀证

临床表现：右胁腹部胀痛或刺痛，痛引肩背，痛处固定不移，食欲不振，口苦，胁下或有积块，面色黧黑，右上腹轻度压痛，舌暗红或有瘀斑，苔白或微黄，脉弦或沉涩。

证机概要：肝郁气滞，阻于胁络，气滞血瘀。

治法：疏肝理气，活血止痛。

代表方：柴胡疏肝散合失笑散。

常用药：柴胡疏肝解郁；陈皮、枳壳、川芎、香附助柴胡行气疏肝，和血止痛；五灵脂、蒲黄相须为用，通利血脉，祛瘀止痛，主治肝经血瘀者；白芍养阴柔肝；甘草缓急止痛。

泛恶作呕者加竹茹；脾胃虚弱加党参、山药；有胆石者加海金沙、鸡内金；兼夹湿热者加茵陈、山栀子。

2. 肝胆湿热证

临床表现：右胁腹部疼痛，口苦，纳呆，恶心，呕吐，伴发热，黄疸，尿赤，便秘，舌质红，苔黄腻，脉弦数或弦滑。

证机概要：湿热蕴结于肝胆，肝络失和，胆不疏泄，肝胆湿热。

治法：疏肝利胆，清利湿热。

代表方：大柴胡汤合茵陈蒿汤。

常用药：柴胡疏肝利胆；茵陈清利湿热，退黄疸；栀子、黄芩助茵陈清热化湿；大黄、枳实通腑泻热；半夏辛开苦降，有助清化湿热；芍药缓急止痛。

3. 肝郁脾虚证

临床表现：右胁腹部隐痛，脘腹胀满，神疲乏力，食欲不振，便溏，舌淡红，苔薄白，脉细弦或细弱。

证机概要：肝胆失于疏泄，阻于胁络，肝郁脾虚。

治法：疏肝健脾，理气止痛。

代表方：逍遥散加味。

常用药：柴胡疏肝解郁；当归、白芍养血柔肝，行气缓急；白术、茯苓健脾祛湿；炙甘草益气补中，缓肝之急；生姜温胃和中；薄荷助柴胡散肝之郁。

脾虚重者可加党参、黄芪；脾阳虚者加制附子、干姜。

4. 肝阴亏虚证

临床表现：右胁下隐痛，口干咽燥，心中烦热，头晕目眩，大便秘结，小便短赤，舌质红，苔少，脉细弦而数。

证机概要：肝郁日久化热，耗伤肝阴，阴虚内热。

治法：滋阴疏肝。

代表方：一贯煎加味。

常用药：重用生地黄，滋阴养血以补肝肾；沙参、麦冬、当归、枸杞子滋阴养血、生津以柔肝；用少量川楝子疏泄肝气而止痛。

如烦热而渴，加知母、生石膏；大便秘结者加瓜蒌仁；有虚热或汗多加地骨皮；舌红而干，阴亏过甚者，加石斛。

第二节　关幼波教授治疗胆囊炎的临证思路

一、关幼波教授对胆囊炎的认识

关老认为，胆囊炎各证型间往往交错出现或互相转化，应掌握其病情实质，辨证施治。胆囊炎和胆石症是胆道常见疾病之一，女性多见于男性，以40岁以上妇女多见，婴幼儿少见。胆囊炎可分为急性和慢性，这里主要论述慢性胆囊炎。胆石症按照其所在部位，可分为胆囊结石、胆总管结石和肝内胆管结石。从性质来看，泥沙样结石较易治疗，大块结石或充满胆囊者不易治疗。胆囊炎和胆石症，在中医学中属于"胁痛""黄疸""肝气痛""胆心痛"等范畴。

二、关幼波教授对胆囊炎的辨治思路

1. 病因病机　关老认为本病的发生，仍以湿热为本。肝喜条达，胆为中清之腑，主疏泄。过食肥甘厚味，日久蕴生湿热，或外感湿热之邪阻滞肝络，肝失条达而致胁痛。湿热入于血分，瘀阻血脉，胆汁不能循肠道外溢，溢于脉外，充斥肌肤而发黄疸；若湿热较轻，偏于气分，可不出现黄疸。热灼煎胆汁，则可生沙石。若湿热炽盛，气血两燔，灼伤津液，可发生正虚邪陷之危候。

2. 辨证论治　关老认为本病多症见：右胁窜痛，或胀痛绞痛，口苦咽干，不思饮食，寒热往来，或身目发黄，尿黄便秘，舌苔薄白或黄腻，脉弦滑。立法应清热利湿，疏肝理气。方药如下：茵陈30g，金银花15g，连翘10g，杏仁10g，藿香10g，当归10g，金钱草15g，赤芍10g，白芍10g，牡丹皮10g，郁金10g。

胁痛重者，加醋柴胡、延胡索和川楝子；便秘者，加熟大黄；热盛者，加炒栀子、黄连；热盛伤津者，加天花粉、石斛、白茅根；血瘀者，加桃仁、红花、泽兰；食欲不振者，加鸡内金、山楂、神曲、麦芽；呕吐者，加竹茹、旋覆花、生代赭石；发热者，加生石膏；结石者，加金钱草、茵陈、冬葵子。

第四十章　胆道结石

第一节　胆道结石的中西医结合诊治

胆道结石（biliary calculi）是由于胆汁积聚和胆固醇代谢失衡等多种因素导致结石从而使胆道受阻、胆管内压上升、胆汁排泄阻塞的消化系统疾病。本病临床发病率高、病因复杂，以上腹部阵发性疼痛、恶心呕吐、发热、寒战为主要症状，随病情发展，会诱发急性胆管炎、胆源性胰腺炎等炎症反应，严重者可导致休克。2012 年流行病学调查显示，西方发达国家的胆结石发生率已经从 5.9% 迅速升高至 21.9%，我国的胆结石发病率也从 3.1% 提升至 10.7%。目前西医治疗胆道结石以手术为首要治疗手段，但存在手术创伤、复发率高及术后易发生并发症等问题。胆道结石可归属中医学"胁痛""黄疸""胆胀""结胸"等范畴，病位在肝胆，涉及脾脏，病理因素与痰、湿、瘀、热密切相关。

一、西医病因病理

（一）病因及发病机制

1. 病因　胆囊结石可由代谢因素、胆道感染、胆管狭窄、胆道寄生虫感染、胆汁 pH 值过低及维生素 A 缺乏等因素造成。

2. 发病机制　胆管内胆汁的某些成分（胆色素、胆固醇、黏液物质及钙等）在各种因素包括 β – 葡萄糖醛酸苷酶（β –Gase）、胆汁中钙离子浓度、胆汁酸比例、黏液和糖蛋白、自由基、遗传基因、胆汁中脂类成分变化等作用下，析出、凝聚形成石头。

（二）病理

胆石症的病理类型按其所含成分可分为胆固醇结石、胆色素性结石、混合性结石。通过影像学等检查可明确诊断。

二、中医病因病机

本病因情志不遂，饮食不节，或蛔虫上扰，肝胆气机不畅，肝失疏泄，郁久化热，湿热蕴蒸于肝胆，湿热浊毒与胆汁互结，日久而成砂石，阻塞胆道而发病；或久病耗阴，劳欲过度，或由于各种原因引起精血亏损，水不养木，肝阴不足，疏泄失常，累及胆腑，精汁通降不畅，久积成石。若郁久化热，可致胆汁溢于肌肤而发黄；热积不散，热毒炽盛而致热扰营血，可出现神昏谵语之症。由于胆石系胆汁久瘀，经久煎熬而成，砂石又可阻塞胆道，从而由病理产物转为致病因素，致使胆石为病缠绵反复，难以彻底治愈。

三、临床表现

患者的临床表现取决于结石的部位与大小、是否造成梗阻和感染。无梗阻或嵌顿者，多无临床症状，或仅有腹部不适、嗳气、腹胀、大便不畅等症状；发生梗阻者易诱发胆道感染、急性胆囊炎、胆源性胰腺炎、急性化脓性胆管炎，表现为上腹疼痛、恶心呕吐、纳差、黄疸、发热寒战，重者可出现休克。

四、西医诊断依据

（一）胆囊结石

1. 右上腹疼痛、呕吐、黄疸、发热。
2. 查体 Murphy 征阳性，右上腹肿块、压痛的局部炎症表现。
3. 辅助检查可见 C 反应蛋白和白细胞数升高等炎症表现，影像学检查提示有阳性结石的征象。

（二）肝内胆管结石

1. 右上腹和胸背部的持续性胀痛或钝痛。
2. 黄疸，可伴有胆绞痛或较剧烈的疼痛。
3. 查体可触及肿大的肝脏并有压痛，少数可有肝区叩击痛。
4. 影像学检查提示肝内结石征象。

（三）肝外胆管结石

1.胆总管结石　①上腹部或右上腹部疼痛或绞痛，可放射至右肩背部，可伴有冷汗、面色苍白、恶心、呕吐等症状。②寒战与高热。③黄疸。

2.壶腹部结石　①右上腹疼痛、厌油腻等胆道炎症症状。②黄疸等胆道梗阻症状。③恶心呕吐、脂肪泻等胰腺炎症状。④恶寒、发热等感染症状。

五、中医诊断及鉴别诊断

（一）诊断

1.多见于40岁以上女性，体型多肥胖。部分患者可无明显症状，而于检查中发现。

2.平时仅有脘腹或右胁肋胀闷不适、腹胀、嗳气等症，饱餐或食油腻后为明显。

3.进食油腻或饱餐、劳累、腹部受震动、左侧卧位等，或可诱发结石梗阻胆道，则可出现右上腹绞痛或持续胀痛，可向右肩或背部放射，伴恶心呕吐，呕后痛可稍减，或伴轻度发热及黄疸。

4.绞痛发作时，右上腹或剑突下可有压痛和反跳痛，或可触及肿大的胆囊。

5.B超可显示胆囊或肝胆管内有增强光团，有声影。X线腹部平片常可见结石阴影。胆囊胆道造影可显示结石阴影。

（二）鉴别诊断

1.胃脘痛　胁痛与胃脘痛皆有肝郁的病机。但胃脘痛病位在胃脘，兼有嗳气频作、吞酸嘈杂等胃失和降的症状。胁痛病位在胁肋部，伴有目眩、口苦、胸闷、喜太息的症状。

2.胸痛　胸痛中的肝郁气滞证与胁痛的肝气郁结证病机基本相同。但胁痛以一侧或两侧胁肋部胀痛或窜痛为主，伴有口苦、目眩等症。而胸痛是以胸部胀痛为主，可涉及胁肋部，伴有胸闷不舒、心悸少寐。

3.悬饮　悬饮胁痛为饮留胁下，胸胁胀痛，持续不已，伴见咳嗽、咳痰，咳嗽或呼吸时疼痛加重，喜向病侧睡卧，患侧肋间饱满，叩呈浊音，或兼发热，一般不难鉴别。

六、西医治疗

1.胆囊结石　治疗原则是缓解症状，减少复发，消除炎性反应，消除结石，避免并发症的发生。急性发作期应用解痉止痛类药物、抗感染治疗、缓解胆源性消化不良症状药物。缓解期低脂饮食、口服溶石药物等内科保守治疗。症状反复发作或腹部超声显示胆囊壁显著增厚或胆囊明显萎缩者，可行手术切除胆囊治疗。

2.肝外胆管结石　急性发作期主要以抗感染和解痉止痛为主，胆总管结石首选逆行胆道造影（ERCP）治疗，其他治疗方法包括十二指肠镜乳头切开取石术（EST）、腹腔镜胆总管切开取石术（LCBDE）等。缓解期以控制油腻饮食为主。

3.肝内胆管结石　治疗原则是解除梗阻，取净结石，通畅引流，尽可能地保护肝脏功能。治疗方法包括胆管切开取石、腹腔镜肝切除术、肝移植治疗等。

七、中医辨证论治

（一）辨证要点

1. 辨结石性质 赵文霞教授临床借助彩色超声检查制定中医辨证要点，根据结石显影明亮与否辨别钙盐结石及胆固醇结石。若见胆固醇结石，多采用中药溶石类汤剂；若为钙盐结石，多采用排石类汤剂。临床若见泥沙型充满型结石，且胆囊壁增厚，还应警惕癌变可能。

2. 辨结石大小 胆管内径最宽为 12mm，若胆结石超出胆总管内径，则不能强行排石，否则易造成胆总管损伤。赵文霞教授针对此类患者常采用溶石法，或建议患者选择外科手术治疗。若胆结石直径小于 12 mm，可根据结石性质，制订中药汤剂溶石或排石的治疗方案。

3. 辨结石部位 若结石位于胆总管口，应采用排石类汤剂以加强排石；若位于胆囊底部，则排石效果欠佳，应选用溶石类汤剂。

4. 辨胆囊收缩功能 患者行胆囊收缩功能试验，若提示胆囊收缩功能良好，则治疗效果好，预后佳。若提示胆囊收缩功能低下，则给予疏肝利胆的药物帮助其恢复。同时，患者应定期检查彩超及胆囊收缩功能等，观察治疗效果，随时调整治疗方案。

（二）治则治法

六腑以通为用，疏肝利胆、清热利湿、通里攻下、活血解毒是主要治法。胆石症急性发作期应以攻邪为主，通降为先。若病情危重者应选择手术和中西医结合治疗。

（三）证治分类

1. 肝郁气滞证

临床表现：右胁胀痛，可牵扯至肩背部疼痛不适，食欲不振，遇怒加重，胸闷嗳气或伴恶心，口苦咽干，大便不爽，舌淡红，苔薄白，脉弦涩。

证机概要：肝失疏泄，气机不畅，累及胆腑，精汁久积成石。

治法：疏肝理气，利胆排石。

代表方：柴胡疏肝散。

常用药：柴胡疏肝；陈皮、枳壳、香附、川芎理气；金钱草清热利湿排石；白芍、甘草缓急止痛。

伴有口干苦，失眠，苔黄，脉弦数，气郁化火，痰火扰心者，加牡丹皮、栀子、黄连；伴胸胁苦满疼痛，叹息，肝气郁结较重者，加川楝子、香附。

2. 肝胆湿热证

临床表现：右胁或上腹部疼痛拒按，多向右肩部放射，小便黄赤，便溏或便秘，恶寒发热，身目发黄，口苦口黏口干，腹胀纳差，全身困重乏力，恶心欲吐，舌红苔黄腻，脉弦滑数。

证机概要：湿热蕴蒸于肝胆，与胆汁互结，日久而成砂石。

治法：清热祛湿，利胆排石。

代表方：大柴胡汤。

常用药：柴胡、枳实、郁金、厚朴疏肝理气；黄芩清热利胆；金钱草、茵陈、大黄清热利胆排石；白芍、甘草缓急止痛。

热毒炽盛，黄疸鲜明者，加龙胆草、栀子；腹胀甚，大便秘结者，大黄用至20～30g，并加芒硝、莱菔子；小便赤涩不利者，加淡竹叶。

3. 肝阴不足证

临床表现：右胁隐痛或略有灼热感，午后低热，或五心烦热，双目干涩，口燥咽干，少寐多梦，急躁易怒，头晕目眩，舌红或有裂纹或见光剥苔，脉弦细数或沉细数。

证机概要：肝阴不足，疏泄失常，累及胆腑，胆汁久瘀成石。

治法：滋阴清热，利胆排石。

代表方：一贯煎。

常用药：生地黄滋阴养血；当归、白芍、阿胶、枸杞子养血柔肝；沙参、麦冬滋养肺胃；川楝子、枳壳疏肝理气止痛；鸡内金、赤芍清热利胆排石。

咽干，口燥，舌红少津者，加天花粉、玄参；阴虚火旺者，加知母、黄柏；低热者，加青蒿、地骨皮。

4. 瘀血阻滞证

临床表现：右胁部刺痛，痛有定处拒按，入夜痛甚，口苦口干，胸闷纳呆，大便干结，面色晦暗，舌质紫暗，或舌边有瘀斑、瘀点，脉弦涩或沉细。

证机概要：肝失疏泄，气滞血阻，胆汁通降不畅，久积成石。

治法：疏肝利胆，活血化瘀。

代表方：膈下逐瘀汤。

常用药：香附、乌药、枳壳疏肝理气宽中；五灵脂（炒）、当归、川芎、桃仁（研泥）、红花、牡丹皮、赤芍、延胡索活血祛瘀止痛。

瘀血较重者，可加三棱、莪术、虻虫活血破瘀；疼痛明显者，加乳香、没药、丹参活血止痛。

5. 热毒内蕴证

临床表现：寒战高热，右胁及脘腹疼痛拒按，重度黄疸，尿短赤，大便秘结，神昏谵语，呼吸急促，声音低微，表情淡漠，四肢厥冷，舌质绛红或紫，舌质干燥，苔腻或灰黑无苔，脉洪数或弦数。

证机概要：肝郁日久化热，热积不散，热毒炽盛，胆汁久瘀，煎熬成石。

治法：清热解毒，泻火通腑。

代表方：大承气汤合茵陈蒿汤。

常用药：大黄、芒硝、厚朴、枳实通腑导滞；茵陈、金钱草、栀子、蒲公英、虎杖清热利胆排石；郁金、青皮、陈皮疏利气机。

黄疸明显者，加茵陈、金钱草至 30～60g；神昏谵语者，倍用大黄。

第二节　关幼波教授治疗胆道结石的临证思路

一、关幼波教授对胆道结石的认识

本病多由于饮食不节，寒暖失常，情志不畅，外邪内侵而诱发。关老认为本病的发生，仍以湿热为本。肝喜条达，胆为中清之腑，主疏泄。过食肥甘厚味，日久蕴生湿热，或外感湿热之邪阻滞肝络，肝失条达而致胁痛。湿热入于血分，瘀阻血脉，胆汁不能循肠道外溢，溢于脉外，充斥肌肤而发黄疸；若湿热较轻，偏于气分，可不出现黄疸。热灼煎胆汁，则可生沙石。若湿热炽盛，气血两燔，灼伤津液，可发生正虚邪陷之危候。

二、关幼波教授对胆道结石的辨治思路

胆道结石多见：右胁窜痛，或胀痛，绞痛，口苦咽干，不思饮食，寒热往来，或身目发黄，尿黄便秘，舌苔薄白或黄腻，脉弦滑。立法应清热利湿，疏肝理气。常用方药如下：茵陈 30g，金银花 15g，连翘 15g，杏仁 10g，藿香 10g，当归 10g，金钱草 15g，赤芍 10g，白芍 10g，牡丹皮 10g，郁金 10g。

胁痛重者加醋柴胡、延胡索和川楝子；便秘者加熟大黄；热盛者加炒栀子、黄连；热盛伤津者加天花粉、石斛、白茅根；血瘀者加桃仁、红花、泽兰；食欲不振者加鸡内金、山楂、神曲、麦芽；呕吐者加竹茹、旋覆花、生代赭石；发热者加生石膏；结石者加金钱草、茵陈、冬葵子。

第四十一章　胆道蛔虫

第一节　胆道蛔虫的中西医结合诊治

胆道蛔虫病系由于某些全身性疾病或消化功能紊乱，如高热、腹泻、溺水、驱虫不当、饮食不节及手术刺激等因素，激惹了虫体导致异常活动，引起蛔虫上行并钻入胆道所致。当奥迪（Oddi）括约肌功能失常时则易并发胆道蛔虫病。蛔虫钻入胆道系统后由于其机械性刺激、蛔虫毒素与带入细菌的作用，可酿成急性化脓性胆管炎、胆囊炎、胆总管及胆囊壁充血、浸润、水肿甚至坏死、穿孔。本病在所有外科蛔虫症中，发病率仅次于蛔虫性肠梗阻，是外科工作中比较常见的急腹症之一。本病属于中医学"蛔厥"范畴。

一、西医病因病理

（一）病因

蛔虫通常寄生于空肠及回肠上段，可受驱虫药物刺激、胃酸分泌亢进、肠管温度下降、女性妊娠、各种原因致肠蠕动亢进或产生逆蠕动等因素刺激钻入胆道。

（二）发病机制

蛔虫阻塞胆总管，胆汁排泄受阻，可出现阻塞性黄疸。阻塞胆囊管，胆汁刺激胆囊壁黏膜引起炎性反应，导致化脓性胆囊炎、胆囊积脓。蛔虫窜入胆道亦随身带入细菌，引起上行性感染，导致急性化脓性胆管炎、胆囊炎、肝炎、肝脓肿及胰腺炎，甚至败血症。蛔虫的分泌物、蛔虫死虫残骸及虫卵的异物反应，可引起局部或全身性反应。

二、中医病因病机

（一）病因

蛔厥的发生由饮食不洁，肠道感染蛔虫，复有饥饿、发热、妊娠、驱虫不当、上消化道酸度降低等诱因，使胃肠寒热失调，运化失司，升降失常，蛔虫迁居上窜入胆道而发病。

（二）病机

蛔厥的病机为蛔虫阻于胆道，隔塞不通，气机逆乱。蛔虫扰动，肝胆络脉挛缩拘急，气血涩滞不通，则疼痛剧烈难忍；气机逆乱，阴阳不相顺接则四肢厥冷，大汗出；虫体阻塞胆道，致肝胆气滞，疏泄失职，胆汁外溢而见黄疸；胃失和降，胃气上逆则恶心呕吐。病变后期，可化生湿热，甚至肉腐成脓形成痈疡，亦可出现热厥、脏衰等危笃证候，而危及生命。

三、临床表现

1. 腹痛 大多突然起病，于剑突下区或右上腹区，有阵发性极其剧烈的绞痛，可向腰、背、右肩胛放射。

2. 呕吐 起病后早期即出现剧烈恶心、呕吐，先为胃内容物，后呕胆汁。

3. 黄疸 少数患者可见轻度黄疸。后期蛔虫死亡，阻塞胆道，则黄疸较深。

4. 寒战发热 早期体温大多正常，如有继发感染可畏寒、寒战、发热、出汗。

5. 腹部体征 腹壁平坦柔软，腹肌多不紧张，剑突下可有压痛和轻度反跳痛。

6. 辅助检查 血象、粪便镜检、上消化道钡餐检查、逆行胆道造影（ERCP）、B超检查、胃液及十二指肠液引流、纤维十二指肠镜检查等。

四、西医诊断依据

本病诊断主要依靠病史、症状及辅助检查：①剧烈上腹区阵发性绞痛，局部有深压痛，无反跳痛，腹肌平柔，自觉症状严重但体征不显著，二者呈脱节现象。②小儿或青少年有类似急性胆道疾患的发作症状。③以往有排虫史、驱虫史、呕虫史。

五、中医诊断及鉴别诊断

（一）诊断

蛔厥是由于蛔虫扭结成团，阻塞肠道，逆行入胃，胃气上逆，钻孔乱窜，进入胆道，以致出现脘腹剧痛、按之有瘕块，甚则呕吐蛔虫、汗出肢冷等症。因呕吐蛔虫加上四肢厥冷，故称蛔厥。在临证之时，应根据症状、体征及辅助检查诊断。

（二）鉴别诊断

1. 暑厥　发生在夏令炎暑季节，多见于久曝烈日之下，或久劳于高温之室的人，感受暑邪，热郁气逆，阻遏气机，闭塞清窍而卒然发厥，兼见头晕头痛，胸闷身热，面色潮红，或有谵妄等症。

2. 气厥　是由于肝气不舒，气机逆乱，上壅心胸，阻塞清窍，故见突然昏倒、不省人事、口噤握拳。肝气上逆，气机闭塞，肺气不宣，则呼吸气粗。阳气被郁，不能外达，则四肢厥冷。气闭于内，则见脉伏；肝气郁滞未畅，则脉见沉弦。

六、西医治疗

保守治疗可用阿托品、消旋山莨菪碱等胆碱能阻滞药解痉止痛，选用驱蛔灵片排虫驱虫，同时预防和控制感染。而对于胆道蛔虫病并发急性化脓性胆管炎、胆囊炎、重症急性胰腺炎、蛔虫性肝脓肿、胆囊穿破、胆管出血、中毒性休克等严重并发症者，或经非手术治疗未见缓解，明确手术指征后应考虑手术治疗。

七、中医辨证论治

（一）辨证要点

蛔厥证，蛔虫入膈，窜入胆腑，腹痛在剑突下、右上腹，呈阵发性剧烈绞痛，痛时肢冷汗出，多有呕吐，且常见呕吐胆汁和蛔虫，证属寒热错杂，病初多偏寒，继之渐化热。一般在发病 24 小时以后，可能发生黄疸。如若长时期发热、寒战，出现黄疸，并有右肋部疼痛者，可能有胆道感染、胆道出血、肝脓肿等并发症的发生。

（二）治则治法

中医药治疗蛔厥，可获得肯定而良好的疗效，许多医家依据不同的侧重点，提出了许多治疗方法。如罗国华提出治宜利胆驱蛔、理气止痛。洪广祥认为胆道蛔虫病初起，应针对"蛔虫入膈"及"脏寒"治疗，以制蛔温脏、利胆驱蛔为主要原则，随着病邪的转化，根据其轻重缓急，证候所属，分别采用理气活血、清热燥湿、清热解毒、清热凉血、通里攻下等治法，对于较严重的蛔火型胆道蛔虫病或经非手术治疗无效的患者，适宜手术疗法。姚传平氏提出了胆道蛔虫病的辨治四法，一是疏肝散寒、温脾益气、安蛔驱虫法，二是温中健脾、和胃化浊、安蛔驱虫法，三是清热利胆、安蛔驱虫法，四是清胆通腑、排石除蛔法。

本病应当以预防为主，讲究饮食卫生，特别对可能被蛔虫卵污染的蔬菜及瓜果，应经清洁消毒后方能食用。

（三）证治分类

1. 蛔滞型

临床表现：相当于单纯性胆道蛔虫病。胃脘部阵发性钻顶痛，间歇期如常人，腹痛虽剧，体征较轻，仅剑突下或偏右轻度压痛，腹壁软，剧痛时面色苍白、汗出肢冷、恶心呕吐，纳呆，小便清，苔白腻，脉弦紧。

证机概要：蛔虫阻于胆道，肝胆气机逆乱。

治法：安蛔止痛，辅以利胆驱虫。

代表方：乌梅丸合驱蛔汤。

常用药：乌梅安蛔；川椒制蛔；干姜、细辛温中散寒以治脏寒；木香理气止痛；苦楝皮、槟榔驱蛔；大黄、黄芩苦寒燥湿泻热。

2. 蛔热型

临床表现：相当于胆道蛔虫病合并感染。腹部为持续性胀痛，阵发性加剧，剑突下偏右可有明显压痛及肌紧张，寒热往来，口苦咽干，纳呆，尿黄便结，或有黄疸，苔黄腻，脉滑数。

证机概要：蛔虫阻塞胆道，化生湿热。

治法：清热利胆，通里排虫。

代表方：乌梅丸合大柴胡汤加驱蛔药。

常用药：乌梅安蛔；川椒制蛔；干姜、细辛温中散寒以治脏寒；木香理气止痛；苦楝皮、槟榔、使君子驱蛔；柴胡、黄芩和解泻热；大黄、枳实清泻阳明热结；芍药柔肝缓急止痛；半夏、生姜降逆止呕。

3. 蛔火型

临床表现：相当于胆道蛔虫病并发严重胆管炎等。其表现是在蛔热型基础上，伴高热、神志恍惚，或吐血便血，局部痛重，腹硬拒按，或有包块，甚至四肢厥冷，脉细微而数，遂成危候。

证机概要：蛔虫扰动，化生湿热，肉腐成脓或形成痈疡。

治法：清热燥湿，通里攻下。

代表方：乌梅丸合茵陈大承气汤。

常用药：茵陈清热燥湿；木香理气止痛；乌梅安蛔；苦楝皮、使君子、槟榔驱蛔；枳壳、厚朴、大黄、玄明粉清泻阳明热结；柴胡、黄芩和解清热；金银花、蒲公英、连翘清热解毒。酌情配合输入抗生素。此型治疗原则上应考虑手术治疗。若患者一般状态尚好，腹膜炎症状不严重，方可采用保守治疗。

第二节　关幼波教授治疗胆道蛔虫症的临证思路

一、关幼波教授对胆道蛔虫症的认识

本病病因主要是饮食不洁和脾胃虚弱，虫卵从口而入是外因；脾胃虚弱，使虫卵得以生存繁衍是内因。蛔虫喜温，畏寒怕热，喜钻孔窍。脾胃虚寒，膈上郁热，则蛔虫不安其位，或上窜膈间，随胃气上逆而从口吐出；或钻入胆道，使肝胆瘀滞，气机受阻，血行不畅，不通则痛，症见右胁及胃脘剧痛突发。足少阳胆经循肩背而行，故引肩背而痛。痛剧气机逆乱，则汗出肢冷。关老认为脾胃虚弱为胆道蛔虫症的内因，而其中以偏寒者居多，故治疗法则以"温脏安蛔"为主。

二、关幼波教授对胆道蛔虫症的辨治思路

关幼波教授认为本病多见突发右胁及胃脘部剧痛阵作，有钻顶感，痛引肩背，舌淡苔白或黄腻，脉沉伏弦数。偏于寒者，面色苍白，厥冷汗出，呕吐清水，大便溏泄，甚则吐蛔；偏于热者，面赤，四肢温，呕吐腐臭，大便干，精神烦躁不安或吐蛔虫。立法以安蛔止痛。方药如下：乌梅 10g，吴茱萸 3g，黄连 3g，白芍 15g，当归 10g，生槟榔 10g，生甘草 10g，瓦楞子或刀豆 30g。

胃寒者，加附子、生姜、肉桂、川椒、细辛；胃热者，加醋柴胡、生代赭石、旋覆花、黄芩、白豆蔻、竹茹；大便秘结者，加酒大黄；口渴者，加生石膏；气滞胸闷不舒者，加香附、青皮、枳壳、郁金；脾虚者，加党参、白术、茯苓。驱虫可加使君子、鹤虱。

第三节　关幼波教授治疗胆道蛔虫症验案

案

宋某，女，45 岁，1965 年 3 月 24 日初诊。

主诉：阵发性右上腹剧痛 24 小时。

现病史：患者右上腹钻顶样绞痛，难以忍耐，翻滚不安，阵发性加剧，面色苍白，身出冷汗，四肢厥冷，恶心呕吐，唇焦口燥，大便尚可，小便清长，口干不欲饮。

既往史：10 年前曾患胃病、吐蛔虫、便蛔虫。1 年前发现肝大，肝功能正常。

查体：急性痛苦面容，心肺查体未见明显异常。触诊腹软，脐腹偶见包块，时有时无，上腹部有压痛，右肋缘下胆囊区明显，墨菲征阳性。

辅助检查：大便镜检可见蛔虫卵，白细胞（0～3）个/高倍视野，红细胞（5～8）个/高倍视野，偶见成堆。

舌象：舌苔白黄厚腻。

脉象：脉沉弦。

西医诊断：胆道蛔虫病。

中医辨证：湿热蕴邪，寒热错杂之蛔厥。

立法：温脏安蛔，健脾和中。

方药：乌梅丸加减。

乌梅 10g	细辛 1g	肉桂 3g	附子 3g
生姜 3g	川椒 3g	马尾连 6g	黄芩 15g
吴茱萸 5g	当归 10g	党参 10g	生甘草 5g

3 剂，水煎服，日 1 剂。

3 月 27 日二诊：患者服上方 3 剂后，胃痛明显减轻，可进食，无腹胀，口不渴，大便未解，小便黄，脉象滑数，舌苔厚腻已退，体温 36.9℃。方药调整为如下。

乌梅 10g	黄芩 15g	黄连 6g	吴茱萸 5g
香附 10g	郁金 10g	当归 10g	藿香 10g
砂仁 5g	赤芍 5g	炒白术 10g	甘草 6g

3 剂，水煎服，日 1 剂。

3 月 30 日三诊：服上方 3 剂后，无腹痛，饮食如常，排出蛔虫 1 条，舌苔已退，脉沉滑。上方佐以驱虫为法，方药如下。

乌梅 10g	黄芩 15g	吴茱萸 5g	赤芍 15g
郁金 10g	炒白术 15g	使君子 15g	鹤虱 10g
榧实 10g	焦槟榔 10g	枳壳 6g	青皮 10g
陈皮 10g			

随访 3 个月，患者胃脘及右胁痛一直未再发，患者自述曾排出蛔虫 2 条。

按语： 本例患者素有胃病史和蛔虫史。患者脾胃虚弱，运化失常，湿滞不化，蕴久生热，湿热交蒸，蛔虫易生。患者舌苔黄而腻，唇焦口燥，湿热内蕴，四肢厥冷，面色苍白，身出冷汗为寒证，属于寒热错杂之蛔厥。关老以温脏安蛔为大法，仿乌梅丸之意，整体辨证施治。蛔虫"闻酸则静，遇辛则伏，得苦则下"，故治疗应投以酸、辛、苦之品。方中乌梅酸能制蛔为主药；黄连、黄芩苦能下蛔而清泻肠热；细辛、肉桂、附子、川椒、生姜、吴茱萸等温能伏虫而温脏祛寒；党参、白术健脾益气；当归、赤芍养血活血；香附为血中气药。服 6 剂药后，虫安痛止，精神体力恢复，关老加用使君子、鹤虱、焦槟榔以安蛔驱蛔，并用枳壳、青皮、陈皮行气以祛邪外出。在治疗过程中，寒热并用，攻补兼施，脏温蛔安，热清痛止。

下 篇

关幼波临证辑要

第一节　胁痛

一、胁痛的中医病因病机、诊断及辨证论治

胁痛是以一侧或两侧胁肋部疼痛为主症的疾病。胁，指侧胸部，为腋以下至第十二肋骨部的总称。如清·吴谦《医宗金鉴·卷八十九》所言："其两侧自腋而下，至肋骨之尽处，统名曰胁。"西医学中的急慢性肝炎、胆囊炎、胆系结石等疾病过程中以胁痛为主要表现者，可参照本节辨证论治。

（一）病因病机

胁痛的发生主要由情志不遂、饮食不节、跌仆损伤、久病体虚等因素，引起肝络失和，或肝络不通，或络脉失养所致。

1. 病因

（1）情志不遂：情志所伤，或暴怒伤肝，或抑郁忧思，皆可致肝失条达，疏泄不利，气阻络痹，发为肝郁胁痛。如清·尤在泾《金匮翼·胁痛统论》云："肝郁胁痛者，悲哀恼怒，郁伤肝气。"气郁日久，血行不畅，瘀血渐生，阻于胁络，不通则痛，引起瘀血胁痛。清·叶天士《临证指南医案·胁痛》云："久病在络，气血皆窒。"

（2）跌仆损伤：跌仆外伤，或因强力负重，使胁络受伤，瘀血停留，阻塞胁络，发为胁痛。如《金匮翼·胁痛统论》谓："污血胁痛者，凡跌仆损伤，污血必归胁下故也。"

（3）饮食不节：过食肥甘，损伤脾胃，脾失健运，湿热内生，郁于肝胆，肝胆失于疏泄，发为胁痛。如《景岳全书·胁痛》云："以饮食劳倦而致胁痛者，此脾胃之所传也。"

（4）外邪内侵：湿热之邪外袭，郁结少阳，枢机不利，肝胆经气失于疏泄，可致胁痛。《素问·缪刺论》言："邪客于足少阳之络，令人胁痛不得息。"

（5）劳欲久病：久病耗伤，或劳欲过度，精血亏虚，肝阴不足，血虚不能养肝，故脉络失养，拘急而痛。《金匮翼·胁痛统论》谓："肝虚者，肝阴虚也。阴虚则脉细急，肝之脉贯膈布胁肋，阴血燥则经脉失养而痛。"

2. 病机 胁痛的基本病机为肝络失和，病理变化可分为"不通则痛"与"不荣则痛"两类。病性有虚实之分，以实证多见。病理因素不外气滞、血瘀、湿热三者，又以气滞为先。其中，因肝郁气滞、瘀血停着、湿热蕴结所致胁痛多属实证，为"不通则痛"；因阴血不足，肝络失养所致胁痛则为虚证，属"不荣则痛"。虚实之间可以相互转化，临床可见虚实夹杂之证。

胁痛病位主要责之于肝胆，与脾胃及肾有关。因肝居胁下，经脉布于两胁，胆附于肝，与肝呈表里关系，其脉亦循于胁，故胁痛之病，当主要责之肝胆。胃居于中焦，主受纳水谷，运化水湿，若因饮食所伤，脾失健运，湿热内生，郁遏肝胆，疏泄不畅，亦可发为胁痛。肝肾同源，精血互生，若因肝肾阴虚，精亏血少，肝脉失于濡养，则胁肋隐隐作痛。

一般来说，胁痛的病机演变特点是初病在气，以气滞为先，气机不畅致胁痛。气滞日久，血行不畅，由气滞转为血瘀，或两者并见。实证日久，因肝郁化火，耗伤肝阴，或肝胆湿热，耗伤阴津，或瘀血不去，新血不生，致精血虚少，即可由实转虚。同时，阴血不足、肝络失养之虚证，又可在情志、饮食等因素影响下，产生虚中夹实的变化，最终出现虚实夹杂之证。

此外，胁痛常与其他病证相互兼见或转化。如湿热瘀阻肝胆之胁痛，若湿热交蒸，胆汁外溢，可并见黄疸；肝郁气滞或瘀血停着之胁痛，可转为积聚；肝失疏泄，脾失健运，病久及肾，致气、血、水停于腹中，则可转为臌胀。

（二）诊断与鉴别诊断

1. 诊断

（1）以一侧或两侧胁肋部疼痛为主要表现，疼痛可表现为刺痛、胀痛、灼痛、隐痛、钝痛等不同性质。

（2）部分患者可伴见胸闷、腹胀、嗳气、呃逆、急躁易怒、口苦纳呆、厌食恶心等症。

（3）常有饮食不节、情志内伤、感受外湿、跌仆闪挫或劳欲久病等病史。

（4）血常规、肝功能、肝炎病毒标志物、血脂分析、甲胎蛋白等血液学检查和上腹部 B 超、CT、MRI 等影像学检查有助于本病的诊断。

2. 鉴别诊断

悬饮 悬饮亦可见胁肋疼痛，但其表现为饮留胁下，胸胁胀痛，持续不已，伴见咳嗽、咳痰，呼吸时疼痛加重，常喜向病侧睡卧，患侧肋间饱满，叩诊呈浊音，或兼见发热，一般不难鉴别。

（三）辨证论治

1. 辨证要点

（1）辨在气在血：胁痛在气，以胀痛为主，且游走不定，痛无定处，时轻时重，症状随情绪变化而起伏；胁痛在血，以刺痛为主，且固定不移，疼痛持续不已，局部拒按，入夜尤甚。《景岳全书·胁痛》云："但察其有形无形，可知之矣。盖血积有形而不移，或坚硬而拒按；气滞流行而无迹，或倏聚而倏散。"

（2）辨属虚属实：实证之中以气滞、血瘀、湿热为主，多病程短，来势急，症见疼痛较重而拒按，脉实有力。虚证多为阴血不足，脉络失养，症见其痛隐隐，绵绵不休，且病程长，来势缓，并伴见全身阴血亏耗之证。久病胁痛每多虚实夹杂。

2. 治则治法 根据"通则不痛""荣则不痛"理论，胁痛的治疗原则是疏肝和络止痛，应结合肝胆的生理特点，灵活运用。实证之胁痛，宜用理气、活血、清利湿热之法；虚证之胁痛，宜补中寓通，采用滋阴、养血、柔肝之法，适当加入疏肝理气之品，临床常多法并用。

3. 证治分类

（1）肝郁气滞

临床表现：胁肋胀痛，走窜不定，甚则引及胸背肩臂，疼痛每因情志变化而增减，胸闷腹胀，嗳气频作，得嗳气而胀痛稍舒，纳少口苦，舌苔薄白，脉弦。

证机概要：肝失条达，气机郁滞，络脉失和。

治法：疏肝理气。

代表方：柴胡疏肝散。

常用药：柴胡、枳壳、香附疏肝理气，解郁止痛；白芍、甘草养血柔肝，缓急止痛；川芎、郁金活血行气，通络止痛。

若胁痛甚，加青皮、郁金、延胡索；气郁化火，见胁肋掣痛，口干口苦，烦躁易怒，溲黄便秘，舌红苔黄者，去方中辛温之川芎，加山栀子、牡丹皮、黄芩、夏枯草等；肝气横逆犯脾，见肠鸣，腹泻，腹胀者，加茯苓、白术，或用逍遥散加减；胃失和降，恶心呕吐者，加半夏、陈皮、生姜、旋覆花等。

（2）肝胆湿热

临床表现：胁肋胀痛或灼热疼痛、剧痛，口苦口黏，胸闷纳呆，恶心呕吐，小便黄赤，大便不爽，或兼有身热恶寒，身目发黄，舌苔黄腻，脉弦滑数。

证机概要：湿热蕴结，肝胆失疏，络脉失和。

治法：清热利湿。

代表方：龙胆泻肝汤。

常用药：龙胆草清利肝胆湿热；山栀子、黄芩清肝泻火；枳壳、延胡索疏肝理气止痛；生地黄、当归养血滋阴；泽泻、车前子渗湿清热。

若见发热，黄疸者，加茵陈、黄柏；热重于湿，大便不通，腹胀腹满者，加大黄、芒硝；湿热煎熬，结成砂石，阻滞胆道，胁痛连及肩背者，加金钱草、海金沙、鸡内金、郁金、川楝子等，或用硝石矾石散；胸胁苦满疼痛，寒热往来，头痛目眩，心烦喜呕者，为邪郁少阳，用小柴胡汤加减；胁肋剧痛，呕吐蛔虫者，先以乌梅丸安蛔，再予驱蛔。

（3）瘀血阻络

临床表现：胸胁刺痛，痛有定处，痛处拒按，入夜痛甚，胁肋下或见癥块，舌质紫暗，脉沉涩。

证机概要：瘀血内阻，肝络痹阻。

治法：祛瘀通络。

代表方：血府逐瘀汤或复元活血汤加减。前方活血化瘀，行气止痛；后方祛瘀通络，消肿止痛。

常用药：当归、川芎、桃仁、红花活血化瘀，消肿止痛；柴胡、枳壳疏肝调气，散瘀止痛；制香附、川楝子、郁金善行血中之气，行气活血，使气行血畅；五灵脂、延胡索散瘀活血止痛；三七粉活血通络，祛瘀生新。

因跌打损伤而致胁痛，局部可见积瘀肿痛者，加酒大黄、瓜蒌根；胁肋下有癥块，而正气未衰者，加三棱、莪术、土鳖虫，或合鳖甲煎丸。若瘀血较轻，用旋覆花汤。

（4）肝络失养

临床表现：胁肋隐痛，悠悠不休，遇劳加重，口干咽燥，心中烦热，头晕目眩，舌红少苔，脉弦细而数。

证机概要：肝肾阴亏，精血耗伤，肝络失养。

治法：养阴柔肝。

代表方：一贯煎。

常用药：生地黄、枸杞子、黄精、沙参、麦冬滋补肝肾，养阴柔肝；当归、白芍、炙甘草滋阴养血，柔肝缓急；延胡索疏肝理气止痛。

若阴亏过甚，舌红而干，加石斛、玉竹、玄参、天冬；心神不宁，心烦不寐者，加酸枣仁、五味子、栀子、合欢皮；肝肾阴虚，头目失养，见头晕目眩、视物昏花者，加女贞子、旱莲草、黄精、熟地黄、桑椹、菊花；阴虚火旺，加黄柏、知母、地骨皮；神疲乏力明显者，加太子参。

二、关幼波教授对胁痛的辨治思路

《灵枢·五邪》中说："邪在肝，则两胁中痛。"肝居于右胁，其经络布于两胁，故肝胆发病常可出现胁痛的症状。然而由于湿热的轻重、病因病机的不同以及肝胆功能与脏器所受损害程度而异，所以临床表现和治疗方法也不尽相同。关老针对引起胁痛的病因和病理实质，辨证施治概括为以下六点。

（一）肝气郁结，气机阻络而致胁痛

关幼波教授认为由于情志不遂，肝气郁结，失于条达而气滞阻络，不通则痛。其疼痛特点为两胁胀痛或窜痛无定处，胸部满闷，喜太息，急躁易怒，每因情绪变化而加重或缓解；女子可出现经期乳房胀痛和月经不调；舌苔薄白，脉弦。治宜疏肝解郁，理气止痛。

（二）肝郁血滞，血瘀而致胁痛

关幼波教授认为肝郁气滞，肝失疏泄条达，日久气病及血，气滞不行则血行迟缓，瘀阻血络而致胁痛，瘀血凝聚而成癥瘕、痞块。其疼痛特点为痛有定处，刺痛不移，按之痛甚，入夜尤剧，伴胸胁胀满，按之痞块肿硬，面色黧黑，口唇紫暗，可见肝掌、蜘蛛痣，舌质紫暗或有瘀斑，脉细涩。治宜行气活血，化瘀止痛。

（三）湿热蕴结肝胆而致胁痛

关幼波教授认为外感湿热或饮食不节或脾胃湿热蕴结肝胆，以致肝胆失疏，经络阻滞，不通则痛。其疼痛特点为以胀痛为主，触痛明显，肝脏肿大或兼灼痛，伴有胸胁胀满，发热口苦，纳呆，厌油，恶心呕吐，口干欲饮或饮而不多，大便不爽，小便黄赤，苔白或黄腻，脉弦滑或数；若热邪煎熬胆汁则生砂石。治宜清热利湿，疏肝止痛。

（四）湿热凝痰络阻而致胁痛

关幼波教授认为湿热凝聚日久而成痰，痰阻血络则结块坚硬，气机受阻，血失流畅而致两胁疼痛。其疼痛特点多为刺痛有定处伴沉重感，形体肥胖，胸胁满闷，纳食不甘，乏力嗜睡，咳唾少痰，舌体胖边有齿痕，舌苔白脉弦滑。治宜活血化痰，软坚通络，散结止痛。

（五）肝肾阴虚，肝阴不足而致胁痛

关幼波教授认为湿热久羁，耗伤肝肾之阴，过用辛燥渗湿利尿之品，或气滞血瘀日久化热，伤及肝肾之阴，肝体不足而致胁痛。其疼痛特点为右胁隐痛，伴腰膝酸软，两目干涩，五心烦热，口燥咽干，舌红少津，脉沉细数或稍数。治宜滋补肝肾，缓急止痛。

（六）肝血不足，血不养肝而致胁痛

关幼波教授认为肝肾之阴亏损日久，进而导致精血亏损，或因失血过多，肝血不足，肝失所养而致胁痛。其疼痛特点为右胁隐痛，女子行经或劳累而加重，常伴有心悸失眠，头晕耳鸣，肢体麻木，面色㿠白，舌质淡，脉沉细。治宜养血柔肝止痛。

三、关幼波教授治疗胁痛验案

案1

汪某，男，40岁，1990年9月18日初诊。

主诉：右胁疼痛，气郁加重1年余。

现病史：患者于去年4月患急性黄疸型肝炎，住某医院好转后出院，此后肝功能时有波动，始终未恢复正常。症见：右胁及胸痛，因情绪变化而加重，四肢乏力，纳食不甘，精神欠佳，大便时干，尿黄。化验检查：谷丙转氨酶 510U/L，胆红素 25.5μmol/L，HBsAg（＋）。

舌象：舌苔薄白。

脉象：沉弦。

西医诊断：慢性迁延性乙型肝炎。

中医辨证：肝郁气滞，湿热未清。

治法：疏肝理气，清利湿热。

方药：

党参 10g	茵陈 15g	藿香 10g	杏仁 10g
橘红 10g	焦白术 10g	旋覆花 10g	牡丹皮 10g
生代赭石 10g	赤芍 15g	草河车 15g	白芍 15g
丹参 10g	续断 15g	木瓜 10g	泽兰 15g

五味子粉 6g（分冲）

20 剂，水煎服，每日 1 剂。

10 月 8 日二诊：服上药 20 剂后，患者精神及饮食均有好转，右胁时痛，大便稍干，尿黄，脉沉弦。复查肝功能：谷丙转氨酶 180U/L，胆红素正常。方药如下。

醋柴胡 10g	香附 10g	赤芍 10g	生代赭石 10g
白芍 10g	木瓜 10g	党参 10g	藿香 10g
旋覆花 10g	茵陈 10g	当归 10g	酒黄芩 10g
草河车 10g	橘红 10g	五味子粉 6g（分冲）	

30 剂，水煎服，每日 1 剂。

后关老以上方略有加减，12 月 11 日患者复查肝功能谷丙转氨 250U/L，胁痛减轻，诸症渐消，唯纳食欠佳，继服上方。1991 年 1 月 14 日，患者复查肝功能谷丙转氨酶 170U/L，纳食增加，症状消失，澳抗转阴。1991 年 2 月 1 日患者肝功能已完全恢复正常，无明显自觉不适。

按语：患者肝炎 1 年半，肝功能始未恢复正常，右胁及胸痛，情绪变化加重，四肢乏力，纳差，舌苔薄白，脉沉弦，证属肝郁气滞。方中醋柴胡、香附、木瓜疏肝行气；赤芍、白芍、牡丹皮、泽兰、当归养血柔肝，凉血活血。患者大便时干、尿黄为湿热未清。方中生代赭石、旋覆花、杏仁、橘红平肝化痰，佐以茵陈、酒黄芩、焦白术、草河车健脾利湿，清热解毒。诸药合用肝气得舒，湿热得清。虽然患者谷丙转氨酶一度出现反复，但是关老通过整体辨证，抓住疏肝理气、清热利湿的治疗大法不变，经治疗 5 个月，患者症状消失，肝功能恢复正常。

案 2

郝某，女，68 岁，1965 年 7 月 5 日初诊。

主诉：右上腹剧痛伴恶心、呕吐、发热 2 天。

现病史：患者高烧昏睡。家属代诉患者 2 天前晨起突发右上腹部剧痛，辗转不安，伴有发热及恶心呕吐，当日下午急去某院就诊，查体发现巩膜及皮肤有轻度黄染，右上腹压痛明显，体温 39.4℃，白细胞 17.2×10⁹/L，诊为慢性胆囊炎急性发作、胆石症。在急诊室观察 2 天，静脉滴注土霉素，体温持续在 38.2℃ 以上，黄疸渐有加深，该院建议手术治疗，家属拒绝，而转入某院住院并请关老会诊治疗。症见：高烧持续不退，右上腹部疼痛已不明显，恶心，口渴思饮，汗出多，2 天未进食，大便 5 日未行，小便短赤。

既往史：患者 1964 年 11 月有类似发病史，在某地医院急诊，诊断为胆石症，经用中西药治疗而缓解。

检查：体温 39.2℃，脉搏 128 次 / 分，发育正常，血压 130/80mmHg，急性病容，嗜睡，勉强答话，全身皮肤及巩膜轻度黄染，汗出较多，心肺未见异常，腹壁柔软，无肌紧张，胃脘部及右肋缘下有中度压痛，拒按，墨菲征（＋），肝于右肋下 1.5cm，有触痛及叩击痛，脾未及。化验：白细胞 16.9×10⁹/L，中性粒细胞 0.86，淋巴细胞 0.12，单核细胞 0.02，尿三胆（－），胆红素 18.81μmol/L，黄疸指数 8 单位，凡登白试验直接反应（＋），谷丙转氨酶 300U/L，碱性磷酸酶 1.7U/L，麝香草酚浊度试验 4 单位，CCFT（－），TAT（－），胆固醇 5.6mmol/L，胸透（－），右侧腹部平片有结石阴影。

舌象：苔干黄，舌质红。

脉象：弦滑数。

西医诊断：胆石症；慢性胆囊炎急性发作。

中医辨证：肝胆湿热，弥漫三焦，兼感暑邪。

治法：清热利湿，活血退黄，少佐祛暑之品。

方药：

茵陈 90g	金银花 30g	川黄连 3g	鲜藿香 15g
生石膏 20g	金钱草 60g	赤芍 10g	白芍 10g
杏仁 10g	当归 10g	牡丹皮 10g	冬葵子 12g
天花粉 25g	鲜石斛 30g	连翘 12g	延胡索 10g
六一散 12g（包）	紫雪散 3g		

1 剂，水煎服，每日 1 剂。

同时静脉滴入 5% 葡萄糖生理盐水 1500mL，加维生素 C 1g。

治疗经过：患者服药 1 剂，排大便 4 次，稀溏如酱，当天晚上体温降至 37.8℃，一夜安睡。7 月 6 日清晨体温 37.5℃，恶心消失，出汗停止，未诉腹痛，唯口干欲饮，苔仍干黄，脉弦滑不数，皮肤、巩膜有轻度黄染，右上腹压痛已不明显。复查：白细胞 13.6×10⁹/L。上方加鲜佩兰 15g，鲜茅根 30g。因已能进流质状食，故停止静脉输液。7 月 7 日，体温已趋正常，排便 3 次，精神转佳，上方去连翘、紫雪，茵陈改为 60g，继服。

1965 年 7 月 8 日复诊：患者体温正常，腹痛未作，能起床活动，尿量增多，进食后感胃部不适，苔薄黄，质淡红，脉弦滑。白细胞 $7.1×10^9/L$，中性粒细胞 0.75，嗜酸性细胞 0.02，淋巴细胞 0.21，单核细胞 0.02。

方药：

茵陈 10g	金银花 30g	川黄连 3g	鲜藿香 15g
金钱草 60g	赤芍 10g	白芍 10g	杏仁 10g
六一散 12g	冬葵子 12g	天花粉 25g	鲜石斛 30g
鲜茅根 30g	紫豆蔻 3g		

另加味保和丸 10g 同煎。

4 剂，水煎服，每日 1 剂。

7 月 12 日复诊时，患者服上方 4 剂，精神体力均好，无不适，二便正常，皮肤及巩膜黄染消失。复查：胆红素 6.8μmol/L，黄疸指数 4 单位，麝香草酚浊度试验 35 单位。遂出院继续门诊治疗。

按语： 本例胆囊炎、胆石症患者半年前曾有过发作病史，此次为第 2 次急性发作，高热 2 天，上腹满痛、拒按，便结，小便黄如茶色，汗出，身黄，神识昏蒙，时值盛暑，舌干黄，脉弦滑数。此乃肝胆湿热内蕴，郁久酿毒，兼感暑邪，内外合邪，弥漫三焦，腑气不通。湿热之邪上蒙清窍，故见昏昏嗜睡。湿热邪毒入于血分，瘀阻血脉，胆汁外溢于肌肤，故见皮肤及巩膜黄染。关老紧紧抓住清利湿热为本，重用茵陈、金钱草、川黄连、生石膏，以清利肝胆湿热，泻火解毒；患者兼感暑邪，以藿香、佩兰、六一散芳香化浊，祛暑解表，以配石膏清湿热，解肌透表，配伍严谨。患者身目黄染，为湿热入血之象，应用赤芍、白芍、牡丹皮、当归、白茅根、延胡索，以凉血活血，柔肝止痛，血活黄易却；重用金银花、连翘清热解毒，毒解黄易除；应用杏仁理气化痰，痰解黄易散。此为关老治黄三要法则。患者老年，病势急迫，舌红而干，为热盛伤阴，虽有腑气不通，大便秘结，而关老并未应用攻下之品，以防正虚邪恋，而用鲜石斛、天花粉等以养阴生津。冬葵子甘寒利窍，利水通淋。紫雪散镇痉泻热，患者里热炽盛，高热神昏，三焦闭结，用之尤为得当。全方配伍得当，量大力峻，切中病机，故能一剂知，二剂已，热退身凉，汗出而止，疼痛消失。虽未用攻下之品，腑气已通。高热退后，纳食欠佳，故关老以紫豆蔻、加味保和丸，以行气醒脾，助脾运化，正气得复。本患者共服用 8 剂药，黄疸尽退，胆囊炎症消失。唯结石未消，谷丙转氨酶仍高，故会诊出院后仍需继续治疗。

案 3

陈某，男，23 岁，1971 年 5 月 12 日初诊。

主诉：两胁疼痛加重半年。

现病史：1967 年患者因急性病毒性肝炎住某院半年，症状、肝功能好转出院，但出院后肝区经常疼痛，劳累后加重。于 1970 年 10 月脾区出现疼痛，且疼痛加重，故于今日来诊。症见：两胁疼痛，四肢无力，食欲不振，大便溏薄，手足心热。检查：一般情况尚可，肝上界第 5 肋间，下界右锁骨中线肋缘下 2cm，质中等硬，有触痛，脾肋缘

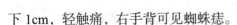

下 1cm，轻触痛，右手背可见蜘蛛痣。

化验：肝功能正常范围，血小板 $120×10^9$/L。

舌象：舌苔白。

脉象：沉滑。

西医诊断：慢性肝炎。

中医辨证：肝郁脾虚，气虚血滞，湿热未清。

治法：健脾疏肝，活血化瘀，佐以清热利湿。

方药：

党参 15g	炒白术 10g	炒苍术 10g	藿香 10g
茵陈 15g	当归 10g	白芍 15g	香附 10g
佛手 10g	山楂 15g	泽兰 15g	生牡蛎 15g
王不留行 10g			

30 剂，水煎服，每日 1 剂。

治疗经过：在治疗中，关老曾加减使用过佩兰 10g，生薏苡仁 15g，红花 10g，鳖甲 10g 等。经过 2 个月的治疗，患者自觉症状明显好转，睡眠、饮食及二便正常，四肢无力减轻，手足心热已退，肝脾区痛大减。肝于肋下 1cm，触痛不明显，脾未触及。复查肝功能正常，血小板 $168×10^9$/L。故用丸药调理善后。

按语： 本案患者肝脾肿大，肝功能正常，症见四肢乏力、食欲不振、大便溏薄、舌苔白、脉沉滑，证属肝郁脾虚、气虚血滞；兼见蜘蛛痣，两胁胀痛，脉见滑象，说明湿热未清，所以扶正之中重在健脾疏肝。方中党参、炒苍术、炒白术健脾燥湿，当归、白芍养血柔肝，另外配合疏肝理气和活血化瘀之剂，气行则血易活，血活而瘀易去，瘀去则痞易消。方中藿香、茵陈兼以芳化，清利湿热余邪。

本案患者肝炎后肝功能正常，而气虚血滞，痞块未消，故重点应以调肝脾扶正为主，切忌过于攻伐。

四、关幼波教授治疗胁痛的常用药物

（一）肝气郁结，气机阻络而致胁痛

常用药物有醋柴胡、香附、木瓜、青皮、陈皮、生代赭石、川楝子等。柴胡性味苦平，疏肝解郁，上下疏通肝络，效力最佳，醋炒入药，取其酸入肝，直达病所之意。香附性味辛，微苦，平，为血中气药，以疏理肝气郁结为特长。若见肝郁而兼肝虚或欲久用时，应与当归、白芍同用，取其养血疏肝和肝，以防过于香窜伤气。青皮，苦辛温，取其辛散，苦降温通，疏肝破气而又止痛，所以，肝病单见左胁痛者用之相宜，关老经常青皮与陈皮合用以疏通肝胃之气滞。木瓜酸温入肝脾，功能舒肝利筋脉，和胃祛湿止痛。木瓜能和肝止痛，行气而不伤气，开胃而不伤脾。川楝子性味苦寒，行气泻热止

痛，肝郁气滞兼有瘀热者用之最为相宜。

（二）肝郁血滞，血瘀而致胁痛

常用药物有泽兰、益母草、红花、川芎、延胡索、藕节、丹参、王不留行、赤芍、牡丹皮等。泽兰苦辛微温，为肝经血分药，活血祛瘀，通经行水，疏肝气，和营血，缓疼痛，通经散结而不伤正气。益母草辛苦微寒，为血中气药，疏气活血，祛瘀生新，胎前产后皆可应用。红花辛温，活血通经，祛瘀止痛，少用养血，多用活血。川芎辛温，活血通经行气，祛风止痛，为血中之气药，性最流通，能升能散，上升颠顶，旁达四肢，下行血海，走而不守，多用于肝郁血滞之胁痛。延胡索辛，微苦温，活血祛瘀，理气止痛，既入血分又入气分，为治疗气滞血瘀而疼痛之良药。藕节甘涩平，除凉血活血外，有行气止痛之功。丹参苦微寒，一味丹参四物功，活血祛瘀止痛，凉血除烦，以活血祛瘀为主，兼有补血、清血中之热功效。王不留行苦平，行血通经止痛，性走而不守，善利百脉。赤芍酸苦微寒，活血行瘀，凉血消肿，适用于血瘀血热之疼痛。牡丹皮辛苦微寒，活血化瘀，清热凉血，清血中伏热，为活血良药，血中气药，止血要药。

（三）湿热蕴结肝胆而致胁痛

常用药物有茵陈、酒龙胆草、酒黄芩、青黛、金钱草、炒知母、炒黄柏、川黄连等。茵陈性味苦、平、微寒，入肝胆脾胃，苦泄下降，功能除湿清热退黄。汉代张仲景所著《伤寒论》中关于茵陈蒿汤的煎法曾说明"以水一斗，先煮茵陈，减六升，内二味煮取三升"，但是根据西医学研究认为，茵陈退黄的成分主要是在挥发油内，假若先煎则有效成分丢失过多。关老也参考实验研究结果，改茵陈先煎为后下，一般掌握在煎煮10分钟左右为宜，黄疸轻者可用 30g，黄疸重者可加量用至 120g。但是 60g 以上则应另包单煎为宜，这样一方面可避免茵陈耗水太多，反而把其他药物的有效成分吸收到药渣中丢弃了；另一方面也便于控制煎煮时间，对于提高疗效是有好处的。酒龙胆草，性味苦寒，入肝，常用于清肝胆湿热，为了减少其苦寒伤胃之弊，所以常用酒炒入药，而且用量一般也不超过 10g。黄芩苦寒，为胆经气分药，善清肠胃湿热。龙胆草、黄芩酒炒，可缓其苦寒伤胃之弊。青黛咸寒，清热解毒泻肝火，质地轻浮上达，入血凉血止血消斑。金钱草微咸平，利水通淋，除湿退黄，解毒消肿。知母苦寒，滋阴降火，清热除烦，上清肺火，中清胃火，下清肾中伏火。黄柏苦寒，走表下行，善清下焦湿热，泻相火，退虚热。知母、黄柏合用，可清三焦之湿热。川黄连大苦寒，气味俱厚，可清心经有余之实火，清利肝胆湿热，燥湿而厚肠胃，守而不走，入血分，解热毒。若有结石，可加用海金沙、冬葵子、郁金以利胆排石。

（四）湿热凝痰络阻而致胁痛

常用药物有郁金、桃仁、鸡内金、牡蛎、鳖甲、酒地龙等。郁金，辛苦凉，入心、脾、肝经，功能行气解郁、凉血破瘀，适用于血凝气滞的胸腹疼痛、胁肋胀满。桃仁，苦平，入心、肝、大肠经，破血去瘀，舒经活血行血，去瘀而生新，性喜破血，散而无乱，泻而无补，故多与养血柔肝之剂合用。鸡内金，甘平，入脾胃膀胱经，原为消食健脾助运之剂，且有消积治食疟、消酒积的记载。关老多用于肝病痞块而致胁痛，既可消导开胃，且能化瘀消癥。鳖甲，咸平，入肝脾经，滋阴软坚，散结消癥。地龙，活血通络，化瘀消痞。

（五）肝肾阴虚肝阴不足而致胁痛

常用药物有当归、白芍、何首乌、女贞子等。当归，甘辛温，入肝、心、脾，补血和血，适用于血虚血滞而作痛。《素问·脏气法时论》中曾说过"肝欲散，急食辛散之"，"肝苦急，急食甘缓之"。散之缓之，为肝性之所喜，从其所好即所谓补肝，而当归甘辛俱备，故专入肝，以助血海，使血流行。当归头能补血而上行，当归身能养血而中守，当归尾能破血而下行，全当归能补血活血运行周身，故为肝病常用之要药。白芍，苦酸微寒，入肝经，功能柔肝止痛、养血敛阴，合当归多用于血虚胁痛。何首乌，苦涩微温，入肝肾，补肝肾，益精血，不寒不燥，养血益肝，固精益肾。女贞子，甘苦凉，入肝肾经，滋肾益肝而凉血，对于肝阴虚、血虚血瘀而致胁痛，伴有热者最为相宜。

（六）肝血不足，血不养肝而致胁痛

常用药物有当归、熟地黄、白芍、川芎、阿胶、鸡血藤等。当归、熟地黄、白芍、川芎为四物汤，为养血调经之基本方剂，用于血虚或血虚兼有血瘀者。阿胶甘平，补血止血，滋阴润燥。鸡血藤苦甘温，主要功能为补血行血，能通经活络止痛。

第二节　黄疸

一、黄疸的中医病因病机、诊断及辨证论治

黄疸是以目黄、身黄、小便黄为主症的疾病，其中以目睛黄染为主要特征。如《素问·平人气象论》云："溺黄赤，安卧者，黄疸……目黄者曰黄疸。"本病证与西医所述黄疸意义相同，涉及西医学中肝细胞性黄疸、阻塞性黄疸和溶血性黄疸。临床常见的急性病毒性肝炎、慢性病毒性肝炎、自身免疫性肝炎、药物性肝炎、肝硬化、胆囊炎、胆石症及蚕豆病、钩端螺旋体病、消化系统肿瘤等以黄疸为主要表现者，可参照本节辨证论治。

（一）病因病机

黄疸的病因分为外感、内伤两个方面，外感多属湿热疫毒所致，内伤常与饮食、劳

倦、病后有关，内外病因互有关联，导致湿邪困遏脾胃，壅塞肝胆，疏泄失常，胆汁泛溢，而发生黄疸。

1. 病因

（1）感受外邪：夏秋季节，暑湿当令，或因湿热偏盛，由表入里，内蕴中焦，湿郁热蒸，不得泄越，而致发病。若湿热夹时邪疫毒伤人，则病势尤为暴急，具有传染性，表现为热毒炽盛，内及营血的危重现象，称为急黄。如《诸病源候论·急黄候》指出："脾胃有热，谷气郁蒸，因为热毒所加，故猝然发黄，心满气喘，命在顷刻，故云急黄也。"

（2）饮食所伤：长期嗜酒无度，或过食肥甘厚腻，或饮食不洁，脾胃损伤，运化失职，湿浊内生，郁而化热，湿热熏蒸，胆汁泛溢，而发为黄疸。如《圣济总录·黄疸门》云："大率多因酒食过度，水谷相并，积于脾胃，复为风湿所搏，热气郁蒸，所以发为黄疸。"

（3）脾胃虚寒：长期饥饱失常，或恣食生冷，或劳倦太过，或病后脾阳受损，都可导致脾虚寒湿内生，困遏中焦，壅塞肝胆，致使胆液不循常道，外溢肌肤，而为黄疸。如清·林珮琴《类证治裁·黄疸》云："阴黄系脾脏寒湿不运，与胆液浸淫，外渍肌肉，则发而为黄。"

（4）病后续发：胁痛、癥积或其他病证之后，瘀血阻滞，湿热残留，日久损肝伤脾，湿遏瘀阻，胆汁泛溢肌肤，出现黄疸。如清·张璐《张氏医通·杂门》指出："以诸黄虽多湿热，然经脉久病，不无瘀血阻滞也。"并云："有瘀血发黄，大便必黑，腹胁有块或胀，脉沉或弦。"

（5）其他：亦有因砂石、虫体阻滞胆道而导致胆汁外溢而发黄者。

2. 病机　黄疸形成的病机关键是湿邪为患。《金匮要略·黄疸病脉证并治》指出："黄家所得，从湿得之。"湿邪既可从外感受，亦可自内而生。如外感湿热疫毒，为湿从外受；饮食劳倦或病后瘀阻湿滞，属湿自内生。

黄疸的病位主要在脾、胃、肝、胆。由于湿邪壅阻中焦，脾胃失健，肝气郁滞，疏泄不利，致胆汁输泄失常，胆液不循常道，外溢肌肤，下注膀胱，而发为目黄、肤黄、小便黄之病证。

由于致病因素不同及个体素质差异，湿邪可从热化或寒化，主要表现为湿热、寒湿两端。因于湿热所伤，或过食甘肥酒热，或素体胃热偏盛，则湿从热化，湿热交蒸，瘀热在里，发为阳黄。因湿与热偏盛不同，阳黄又有热重于湿和湿重于热的区别。火热极盛谓之毒，若湿热蕴积化毒，疫毒炽盛，充斥三焦，深入营血，内陷心肝，可见猝然发黄，出现神昏、谵妄、痉厥、出血等危重症，则为急黄。若病因寒湿伤人，或素体脾胃虚寒，或久病脾阳受伤，则湿从寒化，寒湿瘀滞，中阳不振，脾虚失运，胆液为湿邪所阻，发为阴黄。

阳黄、急黄、阴黄在一定条件下可以相互转化。若阳黄治疗不当，病状急剧加重，侵犯营血，内蒙心窍，发为急黄。急黄若救治得当，亦可转危为安。若阳黄误治失治，迁延日久，脾阳损伤，湿从寒化，则可转为阴黄。阴黄复感外邪，湿郁化热，又可呈阳黄表现。无论阳黄阴黄，如黄疸加重或病情迁延，因湿邪瘀滞，由气及血，则兼有瘀血。

黄疸以速退为顺，如经久不愈，湿浊瘀滞，可转为积证；肝络瘀阻，血不利则为水，水停于腹，则为臌胀；络热血溢，可见吐衄、发斑之血证；久病耗伤气血，脏腑失养，又可为虚劳。此外，黄疸亦可与积证、臌胀及胁痛等多种病证并见。

（二）诊断与鉴别诊断

1. 诊断

（1）目黄、肤黄、小便黄，其中目睛黄染为本病的重要特征。

（2）常伴食欲减退、恶心呕吐、胁痛腹胀等症状。

（3）常有外感湿热疫毒，内伤酒食不节，或有胁痛、癥积、臌胀等病史。

（4）肝功能、肝炎病毒指标、腹部 B 超、腹部 CT、胃肠钡剂造影、消化道内镜、逆行胰胆管造影、肝穿刺活检等检查有助于本病的诊断。

2. 鉴别诊断

萎黄　萎黄之病因与饥饱劳倦、食滞虫积或病后失血有关；其病机为脾胃虚弱，气血不足，肌肤失养；其主症为肌肤萎黄不泽，目睛及小便不黄，常伴头昏、心悸少寐、纳少便溏等症状。

（三）辨证论治

1. 辨证要点

（1）辨阳黄、阴黄与急黄：阳黄多由湿热之邪所致，发病急，病程短，其黄色泽鲜明如橘，伴发热，口干苦，小便短赤，大便燥结，舌红苔黄腻，脉弦滑数。急黄为阳黄之重症，热毒炽盛，营血耗伤，病情急骤，疸色如金，可见神昏谵语、发斑、出血等危象。阴黄由脾胃虚寒，寒湿内阻所致，病程长，病势缓，其色虽黄，但色泽晦暗，伴脘腹痞闷，神疲乏力，纳少便溏，舌淡苔白腻，脉濡缓。

（2）辨湿之轻重

1）热重于湿：除见主要症状外，兼见发热口渴，尿黄赤如浓茶，大便秘结，胸腹胀满，两胁疼痛，舌苔黄厚而腻，舌质红，脉弦滑而数等热盛之症。治宜清热利湿，通便导滞。

2）湿重于热：除见主要症状外，兼见呕恶，纳呆，胸脘胀满，口淡不渴或渴不思饮，头重身困，身热不扬，腹胀，便溏，舌苔白腻，脉滑或濡稍数等湿盛之症状。治宜利湿化浊，佐以清利肝胆。

3）湿热并重：除以上诸症兼见外，还表现为毒热深重，心烦，口干苦，黄疸明显，发热，口舌生疮，大便秘结，舌质红绛，舌苔黄厚而腻，脉弦滑洪数等。治宜清利肝胆、泻热解毒。

（3）辨湿热侵犯之部位

1）湿热偏于中上焦：主症中兼见头晕，头痛如裹，心烦懊恼，呃逆嗳腐，恶心呕吐，胸脘满闷，食少纳呆，舌苔厚腻，脉沉滑。治宜清热利湿、芳化和中以退黄疸。

2）湿热偏于中下焦：①湿热蕴于膀胱：主症中不但见小便短赤，而且兼有尿频急，排尿时尿道涩痛，小腹满急之感，或见尿液混浊不清等下焦湿热之症。治宜清利膀胱湿热以退黄疸。②湿热蕴于大肠：主症必兼见大便黏滞不爽或里急后重，肛门灼热，腹痛，舌苔厚腻微黄，脉滑数。治宜清利大肠湿热以退黄疸。

3）湿热弥漫三焦：不仅上、中、下三焦证候俱见，而且病情较重，出现热毒内陷之势，见高热、抽搐、口渴、吐衄、便血、发斑、苔黄褐干燥、舌红绛、脉弦数或数等阴虚血虚之象，以及神昏、烦躁、谵语等神志症状，甚则出现腹水。本证多见发病急骤，黄疸急速加深加重。治宜清热解毒，凉血救阴，清宫开窍。

2. 治则治法 黄疸的治疗大法主要为化湿邪，利小便。化湿可以退黄，如属湿热，当清热化湿，必要时还应通利腑气，以使湿热下泄。若黄疸初起见表证者，则可发汗解表，使湿从汗解。利小便，主要是通过淡渗利湿，达到退黄的目的。至于急黄，热毒炽盛，邪入心营者，当以清热解毒、凉营开窍为主。如阴黄属寒湿者，应予温中化湿；属脾虚湿滞者，治以健脾和血、利湿退黄。

3. 证治分类

（1）阳黄

1）热重于湿

临床表现：身目俱黄，黄色鲜明，发热口渴，或见心中懊恼，腹部胀闷，口干而苦，恶心呕吐，小便短少黄赤，大便秘结，舌苔黄腻，脉弦数。

证机概要：湿热瘀滞，困遏脾胃，壅滞肝胆，胆汁泛溢。

治法：清热利湿，凉血泻热。

代表方：茵陈蒿汤。

常用药：茵陈蒿清热利湿退黄；栀子清利三焦之热；大黄通腑泻热；赤芍、虎杖、黄柏、垂盆草、六一散凉血利湿退黄。

若胁痛较甚，加柴胡、郁金、白芍、延胡索；热毒内盛，心烦懊恼，加黄连、龙胆草；恶心呕吐，加橘皮、竹茹、连翘、半夏；湿热炽盛，由气入血，瘀热发黄者，加水牛角、生地黄、牡丹皮、茜草等。

2）湿重于热

临床表现：身目俱黄，黄色不及前者鲜明，头重身困，胸脘痞满，食欲减退，恶心呕吐，腹胀或大便溏垢，舌苔厚腻微黄，脉濡数或濡缓。

证机概要：湿遏热伏，困阻中焦，胆汁不循常道。

治法：化湿利小便，佐以清热。

代表方：茵陈五苓散合甘露消毒丹加减。前方清热利湿以退黄，后方利湿化浊，

常用药：藿香、白豆蔻、陈皮芳香化浊，行气悦脾；茵陈、车前子、茯苓、薏苡

仁、连翘利湿清热退黄。

若湿阻气机，胸腹痞胀，呕恶纳差，加入苍术、厚朴、半夏；食欲明显较差者，生炒麦芽、鸡内金。邪郁肌表，寒热头痛，用麻黄连翘赤小豆汤。本证用药不可过用苦寒，以免脾阳受损，转为阴黄。

3）胆腑郁热

临床表现：身目发黄，黄色鲜明，上腹、右胁胀闷疼痛，牵引肩背，身热不退，或寒热往来，口苦咽干，呕吐呃逆，尿黄赤，大便秘，苔黄舌红，脉弦滑数。

证机概要：湿热砂石瘀滞，脾胃不和，肝胆失疏。

治法：疏肝泻热，利胆退黄。

代表方：大柴胡汤。

常用药：柴胡、黄芩、半夏和解少阳，和胃降逆；大黄、枳实通腑泻热；郁金、佛手、茵陈、山栀子疏肝利胆退黄；白芍、甘草缓急止痛。

若砂石阻滞，加金钱草、海金沙、鸡内金、郁金、玄明粉；恶心呕逆明显，加厚朴、竹茹、陈皮。

4）疫毒炽盛（急黄）

临床表现：发病急骤，黄疸迅速加深，其色如金，皮肤瘙痒，高热口渴，胁痛腹满，神昏谵语，烦躁抽搐，或见衄血、便血，或肌肤瘀斑，舌质红绛，苔黄而燥，脉弦滑或数。

证机概要：湿热疫毒炽盛，深入营血，内陷心肝。

治法：清热解毒，凉血开窍。

代表方：犀角地黄汤。

常用药：水牛角、黄连、栀子、板蓝根、生地黄、赤芍、牡丹皮清热凉血解毒；茵陈、土茯苓利湿清热退黄。

若神昏谵语，配安宫牛黄丸、至宝丹；动风抽搐者，加钩藤、石决明，另服羚羊角粉或紫雪丹；衄血，便血，肌肤瘀斑重者，加地榆炭、侧柏叶炭、紫草、茜根炭；腹大有水，小便短少不利，加马鞭草、木通、白茅根、车前草、大腹皮、猪苓、泽泻，并另吞琥珀粉、蟋蟀粉、沉香粉，以通利小便；大便不通，腹满烦痛者，乃热毒炽盛所致，加大黄、芒硝、枳实、木香、槟榔。

（2）阴黄

1）寒湿阻遏

临床表现：身目俱黄，黄色晦暗，或如烟熏，脘腹痞胀，纳谷减少，大便不实，神疲畏寒，口淡不渴，舌淡苔腻，脉濡缓或沉迟。

证机概要：中阳不振，寒湿滞留，肝胆失于疏泄。

治法：温中化湿，健脾和胃。

代表方：茵陈术附汤。

常用药：茵陈利湿退黄；制附子、干姜温中散寒以化水湿，且可制茵陈寒凉之性；

白术、甘草健脾胃以利湿浊。

若湿邪较重而便溏明显者，加车前子、茯苓、泽泻、猪苓；呕恶显著，加苍术、厚朴、半夏、陈皮；脘腹胀满，胸闷，胁腹疼痛作胀，肝脾同病者，加柴胡、香附、延胡索；湿浊不清，气滞血结，胁下结痛，腹部胀满，肤色苍黄或黧黑，加硝石矾石散，以化浊祛瘀软坚。

2）脾虚湿滞

临床表现：面目及肌肤淡黄，甚则晦暗不泽，肢软乏力，心悸气短，大便溏薄，舌质淡，苔薄，脉濡细。

证机概要：黄疸日久，脾虚血瘀，湿滞残留。

治法：健脾和血，利湿退黄。

代表方：黄芪建中汤。

常用药：黄芪、桂枝、生姜、白术益气温中；当归、白芍、甘草、大枣和血健脾；茵陈、茯苓利湿退黄。

如气虚乏力明显者，应重用黄芪，加党参，以增强补气作用；畏寒，肢冷，舌淡者，加附子温阳祛寒；心悸不宁，脉细而弱者，加熟地黄、丹参、酸枣仁等补血养心。

（3）黄疸消退后的调治：黄疸消退，并不代表病已痊愈。若湿邪不清，肝脾不调，气血未复，可导致病情迁延，故黄疸消退后，仍须根据病情继续调治。

1）湿热留恋

临床表现：脘痞腹胀，胁肋隐痛，饮食减少，口中干苦，小便黄赤，苔腻，脉濡数。

证机概要：湿热留恋，余邪未清。

治法：清热利湿。

代表方：茵陈四苓散。

常用药：茵陈、黄芩、黄柏清热化湿；茯苓、猪苓、泽泻淡渗分利；白术、苏梗、陈皮化湿行气宽中。

若热较盛，加黄芩、黄柏；湿邪较重，加萆薢、车前草。

2）肝脾不调

临床表现：脘腹痞闷，肢倦乏力，胁肋隐痛不适，饮食欠香，大便不调，舌苔薄白，脉细弦。

证机概要：肝脾不调，疏运失职。

治法：调和肝脾，理气助运。

代表方：柴胡疏肝散或归芍六君子汤加减。前方偏重于疏肝理气，后方偏重于调养肝脾。

常用药：当归、白芍、柴胡、枳壳、香附、郁金养血疏肝；党参、白术、茯苓、山药益气健脾；陈皮、山楂、麦芽理气助运。

3）气滞血瘀

临床表现：胁下结块，隐痛、刺痛不适，胸胁胀闷，面、颈部见有赤丝红纹，舌有紫斑或紫点，脉涩。

证机概要：气滞血瘀，积块留着。

治法：疏肝理气，活血化瘀。

代表方：逍遥散合鳖甲煎丸加减。

常用药：柴胡、枳壳、香附疏肝理气；当归、赤芍、丹参、桃仁、莪术活血化瘀；鳖甲煎丸，软坚消积。

二、关幼波教授对黄疸的辨治思路

（一）关老对此病的独特认识

黄疸是以身目发黄、小溲短赤为主症的一类疾患，其中尤以目黄为确定本病的重要依据。黄疸之名首见于《黄帝内经》，如《素问·平人气象论》曰"溺黄赤安卧者，黄疸"，"目黄者，曰黄疸"。又《灵枢·论疾诊尺》说："身痛而面色微黄，齿垢黄，爪甲上黄，黄疸也。"黄疸之分类始自汉代张仲景的《金匮要略》，至元代才由罗天益进一步将其分为阳黄和阴黄两大类。关老针对其病因病机，概括为以下几点：

黄疸的发生在外因方面以湿邪为主，故《金匮要略》中说"黄家所得，从湿得之"。在内因方面，本病与脾、胃、肝、胆最为密切，往往由脾胃涉及肝胆。脾主运化水湿。胃主受纳水谷。肝主疏泄。胆主藏精汁而不受水谷糟粕，为"奇恒之府"。由于湿邪蕴伏中焦，困于脾胃，阻遏肝胆，致使脾失健运，肝失疏泄，胆汁受阻，不能循其常道而外溢于血脉，浸渍于肌肤则面目、皮肤发黄，下流于膀胱则小溲短赤。

1. 阳黄　身目发黄，色泽鲜明如橘皮色，小便短赤，恶心厌油，心中懊恼，食少纳呆，体倦身困，舌苔厚腻，脉沉滑。治宜清热利湿解毒，活血化痰退黄。

（1）湿热相搏，瘀阻血脉则发黄疸：平素阳盛热重，胃火偏旺之人，感受湿邪以后，湿从热化，困于中州，热郁不宣亦可助湿。湿得热而益深，热因湿而难泻，湿热互结，熏蒸肝胆，胶固不解，入于百脉，血络受阻，肝失疏泄，胆液外溢而发为阳黄。

（2）湿热蕴毒，鸱张弥漫则黄疸益甚：湿热久蕴或感受"瘟毒""疫疠"之气，皆可致湿热夹毒之势。此时热因毒而益炽，血因热而流速，遂使胆汁更加横溢，除黄疸日益深重外，还可造成血热妄行。

（3）湿热凝痰，痰阻血络则黄疸难退：湿热蕴于脾胃，肝胆疏泄失常，为发生阳黄的基本病机。脾为湿困，运化失司，水湿停聚，蕴湿郁热，煎熬为痰，热更加黏滞难解。痰阻血络，脉道不通，则胆汁更难循其常道而行，致使黄疸不易消退。若湿痰与瘀血凝结日久，必将形成癥积痞块（肝脾肿大）。

2. 阴黄　平素阴盛寒重，脾肾阳虚之人，寒湿内盛，湿从寒化，阳黄转为阴黄或内伤不足，脾虚血亏，因虚发黄。因此在治疗上，除了寒热属性有别外，法当温化利湿、活血化痰，则又同中有异。症状多见面色晦暗无泽，身倦怕冷，四肢不温，食少乏味，口淡不渴，喜进热食，腹胀便溏，或夹完谷，舌苔薄白水滑，质暗淡，脉沉或沉缓。治宜温化寒湿，益气活血。

三、关幼波教授治疗黄疸验案

案 1

孙某，男，3 个月，1971 年 11 月 18 日初诊。

主诉：皮肤及巩膜发黄，伴大便色灰白 2 个月余。

现病史：患儿于出生后半个月开始皮肤及巩膜黄染，大便白如牙膏，小便黄，1 周以来吐奶，11 月 1 日在某医院检查：巩膜及一身皮肤皆黄，咽（－），心肺（－），腹软。化验：直接胆红素 112.86μmol/L，总胆红素 116.28μmol/L，黄疸指数 79 单位，谷丙转氨酶 150U/L，麝香草酚浊度试验 3 单位，血红蛋白 92g/L，白细胞 $6.2×10^9$/L，分叶核中性粒细胞 0.28，淋巴 0.72。

西医诊断：婴儿黏液性（不全）阻塞性黄疸。

中医辨证：阳黄；湿热相搏证。

治法：利胆清热化湿。

方药：

金钱草 6g	败酱草 6g	滑石 6g	龙胆草 3g
黄柏 5g	青黛 3g	炒栀子 6g	血竭 0.3g
明矾 0.3g	熊胆 0.3g		

12 剂，水煎服，每日 1 剂。

1971 年 12 月 1 日二诊：上方连服 12 剂，黄疸未再加重，但也未见消退，诸症如前所述。治则：利胆清热，芳化活血。方药如下。

茵陈 3g	藿香 3g	杏仁 5g	橘红 3g
赤芍 6g	郁金 3g	藕节 6g	泽兰 9g
焦白术 3g	车前子 6g（包）		

30 剂，水煎服，每日 1 剂。

治疗过程中，患儿合并肺炎，咳嗽，关老于前方加入锦灯笼 3g，酒黄芩 6g，瓜蒌 3g，土茯苓 6g，大枣 4 枚。因患儿幼小，服药困难，前方断续服 30 剂。患儿于 1972 年 1 月查肝功能：谷丙转氨酶 303U/L，总胆红素 11.78μmol/L，黄疸指数 7 单位；于 1972 年 4 月 7 日复查肝功：谷丙转氨酶 193U/L，胆红素小于 5.13μmol/L，黄疸指数 4 单位。患儿黄疸已全部退尽，大便颜色正常，纳佳，眠安溲清。1972 年 6 月复查转氨酶正常。

案 2

李某，男，24 岁，1964 年 6 月 5 日初诊。

主诉：面目皮肤发黄，腹胀 4 个月余。

现病史：1962 年患者因患牛皮癣住某院治疗，服用白血宁、山道年、砷制剂等药物治疗达 2 年之久。于 1964 年 1 月开始口腔糜烂，恶心，头晕，食欲不振，皮肤发黄，两胁刺痛，大便稀，小便黄。检查发现肝在肋下 1.5cm，中等硬度，有明显压痛，脾可触及。肝功能化验：谷丙转氨酶 670U/L，麝香草酚浊度试验 12 单位，血胆红素定量 111.15μmol/L，黄疸指数 71.4 单位，白蛋白 / 球蛋白 3.74/2.04。肝穿刺病理证实为中毒性肝炎。使用去氢可的松等药物治疗，黄疸未见消退，反而出现腹胀，检查有腹水，加用汞撒利及双氢克尿噻等利尿药物仍不好转。半年内，患者曾多次复查肝功能，均为异常，故于 1964 年 6 月 5 日请中医会诊。症见：面目皆黄，如橘皮色，两胁刺痛，胃脘胀满，恶心，厌油腻，食欲不振，头晕口苦，皮肤瘙痒，夜卧不安，小便短赤，尿道涩痛，大便不爽。肝功能化验同前。

舌象：苔薄白。

脉象：沉滑。

西医诊断：中毒性肝炎。

中医辨证：肝郁血滞，湿毒热盛，脾虚气弱。

治法：清热化湿，活血解毒利水，化痰通瘀，佐以健脾补气。

方药：

茵陈 60g	金银花 30g	瞿麦 12g	蒲公英 30g
藿香 15g	川黄连 4.5g	当归 12g	香附 10g
郁金 10g	泽兰 10g	生黄芪 15g	焦白术 10g
赤芍 15g	白芍 15g	杏仁 10g	橘红 10g
六一散 12g（包）			

9 剂，水煎服，每日 1 剂。

1964 年 6 月 15 日二诊：上方共服 9 剂，并停用激素，观察中药疗效。药后皮肤发黄渐退，胁痛减轻，恶心已止，食欲增加，睡眠好转，小便黄，大便软，舌苔薄白，脉沉滑。体检：肝大肋下 1cm，脾可触及。肝功能检查：谷丙转氨酶 608U/L，血胆红素定量 42.12μmol/L，黄疸指数 40 单位。继服上方。

1964 年 6 月 26 日三诊：上方继服 10 剂，胁痛已减，腹水已消，饮食二便如常。肝可触及，脾未及。肝功能检查：谷丙转氨酶 30U/L，麝香草酚浊度试验 6 单位，脑絮（-），胆红素定量 42.75μmol/L，病情好转。上方茵陈改为 30g，金银花 15g；生黄芪加至 30g，继服。

1964 年 7 月 14 日四诊：肝脾均未触及。肝功能检查：谷丙转氨酶 138U/L，麝香草酚浊试验 6U，血胆红素 23μmol/L，自觉症状消失，饮食二便如常。上方加减以巩固疗效。

后患者于 8 月 4 日复查肝功能完全正常，临床痊愈出院。

案 3

王某，男，68 岁，1963 年 6 月 27 日初诊。

主诉：右上腹痛，周身发黄 1 周。

现病史：7 天前患者开始右上腹痛，周身发黄，伴有食欲不振，呃逆频作，小便黄赤。曾经某医院检查：右上腹可触及一肿物，硬而压痛。化验检查：尿三胆（＋），血胆红素 120μmol/L，谷丙转氨酶 398U/L，麝香草酚浊度试验 4U。查血白细胞 13.5×10⁹/L。肝在肋下 2cm，脾未触及。血压 190/120mmHg。曾疑诊为急性胆囊炎、胆石症，肿瘤不除外。动员入院手术探查，因拒绝手术而来北京中医医院门诊。症见：呃逆频频，右胁痛，胸腹胀满，巩膜及周身发黄，色泽鲜明，大便 2 日未解，小便黄赤。检查：血压 200/100mmHg，右上腹部肌肉紧张，可触及一肿块，压痛明显，肝在右胁下 2cm，脾未触及。

舌象：舌质红，舌苔黑。

脉象：弦滑，参差不齐。

西医诊断：急性胆囊炎。

辨证：肝郁血滞，湿热发黄。

治法：清热利湿解毒，活血化痰退黄。

方药：

茵陈 60g	酒黄芩 10g	金银花 12g	龙胆草 7g
败酱草 15g	藿香 15g	杏仁 10g	橘红 10g
熟酒大黄 6g	生代赭石 10g	川黄连 3g	杭白芍 30g
木香 10g	泽兰 15g	延胡索 10g	泽泻 10g
车前子 10g	六一散 12g		

2 剂，水煎服，每日 1 剂。

1963 年 6 月 29 日二诊：服上方 2 剂后，肝区痛减轻，黄疸消退，食欲转佳，大便仍未解，脉弦滑，苔黄。按上方稍事加减再进 3 剂。

1963 年 7 月 2 日三诊：大便已解，精神转佳，睡眠安，黄疸已退尽。复查肝功能：谷丙转氨酶 16U/L，黄疸指数 9 单位，血胆红素 6.84μmol/L。血压 135/85mmHg。按前方稍加减。方药如下。

茵陈 12g	酒黄芩 10g	炒栀子 10g	金银花 18g
通草 3g	薄荷 10g	藿香 10g	川黄连 3g
茯苓皮 15g	泽泻 10g	牡丹皮 10g	赤芍 12g
白芍 12g	杏仁 10g	瓜蒌 12g	旋覆花 10g
车前子 10g			

32 剂，水煎服，每日 1 剂。

上方服 32 剂，患者临床症状全部消失。患者 1963 年 10 月 25 日复查肝功能，黄疸指数 6 单位，麝香草酚浊度试验 2.5 单位，白蛋白 / 球蛋白 3.8/2.1。

案 4

梁某，男，36 岁，1969 年 4 月 19 日初诊。

主诉：身黄，下腹胀 3 个月余。

现病史：患者入院 1 周前开始发热，食欲不振，恶心厌油，继而身目发黄，诊为急性病毒性黄疸型肝炎，住院治疗。入院后经中西医治疗，曾用过青霉素、金霉素、维生素 B_6、丙酸睾酮、葡萄糖、去氢可的松等，中药曾服过丹栀逍遥散、茵陈蒿汤等，经治疗 3 个多月，黄疸仍未消退，全身皮肤及巩膜黄染如橘皮色。肝在右胁下 2 横指可及，中等硬度，脾大 1 横指。肝功能化验：黄疸指数 90 单位，胆红素 307.8μmol/L，麝浊 12 单位。遂请中医会诊。症见：发热已退，纳呆、恶心、厌油均不明显，少腹胀，皮肤瘙痒难忍，小便短赤不利，排尿有灼热感，大便稀。

舌象：舌苔白。

脉象：弦滑而数。

西医诊断：急性黄疸型肝炎。

中医辨证：湿热发黄（偏于中下焦）。

治法：清热利湿，活血退黄。

方药：

茵陈 90g	瞿麦 12g	萹蓄 12g	石韦 12g
车前子 12g	滑石 15g	泽兰 12g	木通 10g
牡丹皮 10g	泽泻 10g	赤芍 15g	白芍 15g
黄柏 10g	当归 12g		

18 剂，水煎服，每日 1 剂。

治疗经过：关老以上方为主，曾加减使用过茯苓、猪苓、通草、甘草、焦白术、知母等。1969 年 5 月 7 日诊时，症见：右胁痛重，胸满心烦不安，夜间自觉发热，失眠，小便短赤，排尿时尿道灼热涩痒。仍按上方加减化裁，并用犀黄丸。1969 年 6 月 10 日，患者肝区痛已消失，黄疸已消退，化验肝功能全部正常，肝未触及，脾可触及边缘，已达临床痊愈而出院。

案 5

毕某，男，26 岁，1962 年 10 月 15 日初诊。

主诉：两眼轻度黄染 2 年余。

现病史：患者于 1961 年 9 月出现面目皮肤发黄，食纳不佳，经某医院检查诊为病毒性黄疸型肝炎，服用中西药物治疗，自觉症状好转，但两目发黄未完全消退，肝功能异常，于 1962 年 10 月 15 日住北京中医医院治疗。症见：自觉疲劳，怕冷，右胁痛，疲倦劳累后疼痛加重，大便溏，目微暗黄，面色无泽。化验检查：血胆红素定量 19.3μmol/L，黄疸指数 20 单位，谷丙转氨酶 25U/L。

舌象：苔薄白，质稍淡。

脉象：沉细而缓。

西医诊断：病毒性黄疸型肝炎。

中医辨证：脾阳不振，湿痰阻络，入于血分并发阴黄。

治法：温补脾阳，祛痰化湿，活血退黄。

方药：

党参 15g	生黄芪 12g	茵陈 60g	茯苓 15g
炮附子 10g	白术 10g	干姜 6g	泽兰 15g
郁金 10g	橘红 10g		

14 剂，水煎服，每日 1 剂。

上方服 14 剂，患者症状稍有改善，复查血胆红素 13.68μmol/L，黄疸指数 9 单位，谷丙转氨酶 12.5U/L。因病日久，患者继服上药 3 个月，复查肝功能正常（共查 4 次均正常），血胆红素均在 17μmol/L 以下，症状消失而出院。

按语： 北京中医医院肝炎组曾在 1975 年总结了 10 例血胆红素增高长期不降阴黄患者，病程为 1 年至 4 年半，10 例患者血、尿、便常规检查均属正常范围，红细胞渗透脆性试验（−），尿胆红素（−），二便尿胆原（±），血胆红素定量在 25.65 ～ 64.98μmol/L，平均为 39.33μmol/L，凡登白试验均呈间接反应，其他肝功能均属于正常范围。10 例患者舌质均属淡红，苔薄白或灰白，3 例见有白腻苔。脉象为沉缓或沉细。大部分患者临床症状较轻。8 例患者有不同程度的肝区痛，全身乏力，食欲不振和腹胀；5 例大便不调，日 2 ～ 3 次，稀便；4 例有腰背酸痛和畏寒。上述 10 例证属阴黄范围，寒湿困脾，而从阴黄论治。治法宜温振脾阳，利湿退黄。常用方药为茵陈、炮附子、干姜、桂枝、白术、生黄芪、党参、茯苓、泽兰、赤芍、白芍等；可适当加减车前子、泽泻、香附、厚朴等。治疗疗程为 3 ～ 4 个月，治疗后患者临床症状均有减轻，10 例患者血总胆红素均降至 17μmol/L 以下，平均为 11.46μmol/L，总体效果比较满意。

对阴黄的辨证施治，除了温化寒湿以外，关老强调从气血辨证，黄疸的发生是由于湿入血分瘀阻血脉，因此治黄必治血，血行黄易却。故在治疗时，用泽兰、赤芍、白芍等养血活血之品，以促进黄疸的消退，这是治疗阴黄的特点之一。其二是从痰论治，脾为生痰之源，寒湿困脾，湿浊生痰，痰湿交阻血脉，则黄疸难以消退，故方中用杏仁宣利肺气、通调水道，配合橘红醒脾开胃、行气化痰，白术健脾化痰，郁金活血化瘀。脾为生痰之源，治痰实为治脾，亦为治本之法。关老不仅在治疗阳黄时强调活血化痰，在治疗阴黄时，更重视应用活血化痰。

案 6

巩某，男，43 岁，1992 年 1 月 28 日初诊。

主诉： 巩膜及全身皮肤深度黄染月余。

现病史： 患者于 1 个月前突然双目及全身发黄，且逐渐加重，经用各种西药及中药茵陈五苓散等治疗，肝功仍呈上升趋势，血胆红素由 64.98μmol/L 上升到 71.82μmol/L，谷丙转氨酶 500U/L 以上，TTT 正常，HBsAg（−），抗-HCV（＋）。症见：巩膜及皮肤深度黄染，色泽鲜明，全身皮肤瘙痒难忍，食欲不振，胃脘堵闷，腹部胀满，恶心欲呕，呃逆频频，时感头晕，精神倦怠，睡眠尚安，小溲黄赤如浓茶，大便溏软，日 3 次。患者有嗜酒史。

舌象： 苔黄垢而腻，舌质正常。

脉象：沉滑而数。

西医诊断：急性黄疸性丙型肝炎。

中医辨证：湿热蕴于肝胆，阻遏中上焦，胃失和降，发为阳黄。

治法：清热利湿，解毒活血化痰，理气和中。

方药：

茵陈 50g	蒲公英 30g	草河车 10g	赤芍 10g
杏仁 10g	橘红 10g	旋覆花 10g	生代赭石 10g
砂仁 6g	枳实 10g	焦山楂 30g	焦神曲 30g
焦麦芽 30g	焦槟榔 30g	车前子 20g	六一散 10g
炒栀子 10g	藿香 10g		

2剂，水煎服，每日1剂。

1992年1月31日二诊：患者1月30日上午服完1剂后，自觉上下通气，呃逆、矢气通畅，脘腹顿感舒适。31日服完2剂后，患者自述诸症均明显减轻，黄疸渐退，手臂及面部肤色已接近正常，晨起尿色仍深黄，白天尿已基本正常，恶心欲呕已除，胃满腹胀不明显，食欲好转，体力有所恢复，唯身上瘙痒不减。舌苔前半部已减退，根部仍黄腻，脉沉滑稍数。方药：上方枳实10g改为枳壳10g；减旋覆花、生代赭石、杏仁、橘红；加苦参10g，荆芥10g，防风10g，地肤子10g，白鲜皮10g。

1992年2月13日，患者单位派人来京书面通报病情：上方共服14剂，纳食增加，头晕、腹胀、身痒均除，黄疸已明显减退，精神体力转佳，二便正常。B超检查：胆囊壁浸润较前好转，腹腔未探及液性暗区，脾厚5.4cm，切面光点分布均匀。化验检查：谷丙转氨酶正常，胆红素12.31μmol/L，麝香草酚浊度试验10.5U，抗–HCV（±）。方药如下。

茵陈 30g	蒲公英 20g	白茅根 30g	草河车 10g
赤芍 10g	牡丹皮 10g	枳壳 10g	砂仁 6g
厚朴 10g	焦山楂 30g	焦神曲 30g	焦麦芽 30g
焦槟榔 30g	车前子 10g	滑石 10g	白术 10g
藿香 10g	杏仁 10g	橘红 10g	

14剂，水煎服，每日1剂。

1992年3月1日，来人代述病情：患者一切正常，黄疸尽退，尚感纳食不香，体力稍差。再拟健脾养胃，稍佐清热利湿之剂。方药如下。

党参 10g	白术 10g	茯苓 10g	砂仁 6g
藿香 10g	焦山楂 30g	焦神曲 30g	焦麦芽 30g
炒莱菔子 10g	茵陈 20g	蒲公英 20g	丹参 20g
车前子 10g	鸡内金 10g	枳壳 10g	佛手 10g

14剂，水煎服，每日1剂。

1992年3月15日，上方共服14剂，复查肝功全部正常，自觉症状已无。上方间日 1 剂继服，另加乌鸡白凤丸中午服 1 丸，以巩固疗效。

案 7

史某，男，29 岁，1991 年 7 月 4 日初诊。

主诉：血胆红素增高 3 年。

现病史：患者于 1988 年体检时发现血胆红素为 32.49μmol/L，经 1 年多的治疗后仍为 32.49μmol/L，因无自觉症状而自行停药，亦未再复查。1991 年 5 月，因消化不良到北京某医院检查胆红素 41.55μmol/L，谷丙转氨酶 45U/L，于 7 月 4 日来北京中医医院求治。症见：精神气色正常，巩膜无明显黄染，纳食不香，胃脘堵闷，肝区不痛，大便正常，小便黄。

舌象：舌苔薄白。

脉象：沉滑。

西医诊断：高胆红素血症。

中医辨证：湿热蕴于肝胆，日久伤脾胃。

治法：清热利湿，活血化痰，佐以健脾和胃之剂。

方药：

茵陈 30g	蒲公英 15g	白茅根 30g	草河车 10g
赤芍 10g	牡丹皮 10g	小蓟 15g	丹参 15g
车前子 10g	六一散 10g	枳壳 10g	藿香 10g
生薏苡仁 15g	茯苓 15g	杏仁 10g	橘红 10g

10 剂，水煎服，每日 1 剂。

1991 年 7 月 14 日二诊：患者上方服 10 剂，纳食正常，胃脘堵闷好转，尿黄，舌苔薄白，脉沉滑。上方去小蓟、藿香、枳壳；加白术 10g，砂仁 6g，焦山楂 30g，焦神曲 30g，焦麦芽 30g。后关老以上方为主加减化裁，9 月 4 日查血胆红素 46.51μmol/L。10 月 4 日查血胆红素 35.91μmol/L，麝浊 31.3 单位。

1992 年 1 月 15 日复诊：查血胆红素 11.97μmol/L，肝功能全部正常。患者乏力，便溏，无其他不适，舌苔薄白，脉滑缓。再拟健脾益气、补肾调肝之剂，以巩固疗效。方药如下。

生黄芪 30g	党参 10g	白术 10g	苍术 10g
生薏苡仁 20g	茯苓 15g	丹参 10g	木瓜 10g
当归 10g	白芍 10g	续断 10g	牛膝 10g

30 剂，水煎服，每日 1 剂。

此方化裁间断服用 3 个多月，经 3 次复查，肝功能及血胆红素均属正常。告临床痊愈。

案 8

赵某，女，52 岁，1991 年 4 月 6 日初诊。

主诉：半个月来乏力，身面发黄。

现病史：半个月来患者全身乏力，身肢面目皮肤发黄，周身刺痒，恶心厌油腻，纳呆腹胀，小便黄赤，遂来就诊。检查见，巩膜皮肤呈橘黄色，肝可触及，质软。黄疸指数 120 单位，总胆红素 205.2μmol/L，凡登白试验（＋），谷丙转氨酶 360 单位（0～21 正常），麝浊 15 单位。

舌象：苔白腻，根黄。

脉象：弦滑。

中医辨证：湿热中阻（偏于中上二焦），瘀热发黄（阳黄）。

治法：清热利湿，芳化活血，化痰退黄。

方药：

茵陈 90g	酒黄芩 10g	马尾连 6g	蒲公英 30g
藿香 10g	佩兰 10g	泽兰 15g	赤芍 15g
小蓟 15g	金银花 30g	杏仁 10g	橘红 10g
香附 10g	车前子 10g	六一散 10g（包）	

以上方为主，患者服药 1 个半月，黄疸完全消退，复查总胆红素 5.13μmol/L，谷丙转氨酶 16.4 单位，麝浊 2 单位，诸症消失，临床痊愈。

案 9

李某，男，90 岁，1993 年 3 月 14 日会诊。

主诉：发黄疸 10 天。

现病史：患者素有中风之疾，于 1993 年 3 月 2 日出现黄疸，巩膜及皮肤橘黄，逐渐加重，伴有低烧，以致躁扰不宁，神智昏瞀，靠鼻饲以维持营养，小便黄，大便可，血清总胆红素 206μmol/L，谷丙转氨酶 176U/L，病情危重，于 3 月 14 日急请关老会诊。当时症见如上。

舌象：苔薄黄。

脉象：弦滑。

西医诊断：黄疸。

中医辨证：湿热夹痰瘀阻血分，发为阳黄，蒙闭心包，兼以久病体虚，有正不抗邪之势，仅防正气欲脱之危象。

治法：因已采用输液鼻饲以扶正，故以清热利湿、活血化痰为主，佐以解毒开窍。

方药：

茵陈 60g	藿香 10g	佩兰 15g	牡丹皮 10g
杏仁 10g	橘红 10g	郁金 10g	泽兰 15g
赤芍 10g	白芍 10g	青蒿 10g	地骨皮 10g
黄芩 10g	白茅根 30g	车前子 10g	草河车 10g

7 剂，水煎服，日 1 剂。

另用局方至宝丹 1 丸分 2 次，早晚服；西洋参 10g 兑服。

1993 年 3 月 21 日二诊：7 剂药后神志已清，体温正常，血清胆红素降至 150.48μmol/L，

下篇 关幼波临证辑要 383

谷丙转氨酶降至 31U/L，血压平稳，有时心烦起急，舌苔薄白，脉弦滑，病势明显好转。上方去地骨皮、黄芩；加秦艽 10g。继服 7 剂。

1993 年 3 月 27 日三诊：服药后血清胆红素降至 76.5μmol/L，谷丙转氨酶降至 10U/L，体温正常，二便正常，舌脉同上。上方去青蒿、秦艽；加白术 10g，砂仁 6g，以健脾调中；因正气已复，去西洋参；易至宝丹为牛黄清心丸，早晚各服 1 丸，取其清热解毒、开窍镇惊之效。

至 4 月 10 日患者服药 21 剂后，血清胆红素已降至正常，病情稳定，肝功正常，后继续巩固治疗。

四、关幼波教授治疗黄疸的常用药物

（一）治黄必治血，血行黄易却

1. 凉血活血　常用的药物如生地黄、牡丹皮、赤芍、白茅根、小蓟、藕节等。生地黄的功能，主要是凉血、养阴血。大生地黄凉血养血，细生地黄凉血活血，生地黄炒炭可以凉血止血。白茅根凉血活血，又能利湿退黄，清热退烧。小蓟能凉血活血而又止血，且有解毒之功。藕节凉血活血化瘀，能止上焦血，且能开胃行气，是血中的气药。其他如牡丹皮、赤芍均为凉血活血之品。

2. 养血活血　常用的药物如丹参、白芍、当归、益母草、泽兰、红花、郁金、香附等。丹参、白芍养血活血偏于养血。益母草、红花活血化瘀，偏于调理气血。"气为血之帅"，"气行则血行"，"气滞则血滞"，所以，活血又须理气，香附、郁金理气而活血。关老善用泽兰，因为泽兰有"通肝脾之血"之特点，横行肝脾之间，活血而不伤血，补血而不滞血，同时又能利水，因此可用于各个阶段、各种类型的黄疸。

3. 温通血脉　血得寒则凝，若寒湿凝滞血脉，或湿从寒化瘀阻血脉，发为阴黄，则需要使用温阳通脉的药物，化散凝滞，疏通百脉，寒湿始得化散。常用的药物为附子、桂枝。

（二）治黄需解毒，毒解黄易除

1. 化湿解毒　根据湿邪重浊黏腻的特性以及湿在上焦须芳化的原则，在黄疸初期邪居中上二焦之际，可以使用辛凉或芳香化湿的药物配合苦寒燥湿清热解毒的药物，以清化或清解中上二焦的蕴毒。常用的药物有薄荷、野菊花、藿香、佩兰、黄芩、黄连等。

2. 凉血解毒　湿热瘀阻血脉热盛于湿者，即血热炽盛，湿毒瘀结，弥漫三焦时，应当加用凉血解毒的药物，以清解血中之毒热。常用的药物有金银花、蒲公英、草河车、板蓝根、土茯苓、白茅根、青黛、紫参（石见穿）等。

3. 通下解毒　湿热毒邪蕴结偏于中下二焦，根据湿在下焦须通利的原则，可以通利二便以导邪外出。若热盛于湿，热结阳明，大便燥结，口舌生疮，或湿盛于热，大便黏滞而稀，排便不畅，都应当通利肠腑，使湿热毒邪从大便排出。常用的药物有大黄、黄柏、败酱草、白头翁、秦皮等。

4. 利湿解毒 湿热毒邪偏于中下二焦，仍可通利小便而解毒，即所谓"治黄不利水非其治也"，使邪从小便渗利，则黄疸易于消退。常用的药物有金钱草、车前子（草）、木通、萹蓄、瞿麦、六一散；同时常配合芳香化湿的药物，如藿香、杏仁、橘红以开其上、中二焦之源，使下焦易于通利。

5. 酸敛解毒 在黄疸的后期，正气耗伤，病邪易于漫散不羁，在清热祛湿或温化湿滞的基础上，佐用一些酸敛解毒的药物，有时黄疸反而易于消退；又因肝欲散，以辛补之，以酸泻之，酸味的药物对于肝来说，可以泻之，泻肝以解毒邪。常用的药物有五倍子、乌梅、五味子等。

（三）治黄要治痰，痰化黄易散

痰阻血络，湿热瘀阻，则黄疸胶固难化，不易消退。化痰法多与行气、活血、化瘀的法则配合使用。常用的药物有杏仁、橘红、莱菔子、瓜蒌等。杏仁能利肺气以通调水道，配合橘红，行气化痰，除痰湿，和脾胃。另外，山楂消食化痰，决明子清肝热化痰，半夏燥湿化痰，焦白术健脾化痰，麦冬、川贝母清热养阴化痰，海浮石清热化痰，郁金活血化痰，旋覆花清上中焦之顽痰，白矾入血分、清血中之顽痰。这些都是关老常选用的药物。

第三节　吐血

一、吐血的中医病因病机、诊断及辨证论治

血由胃来，经呕吐而出，血色红或紫暗，常夹有食物残渣，称为吐血，亦称为呕血。吐血主要见于上消化道出血，其中以消化性溃疡出血及肝硬化所致的食管、胃底静脉曲张破裂出现为多见，其次见于食管炎、急慢性胃炎、胃黏膜脱垂症以及某些全身性疾病（如肾功能衰竭、应激性溃疡）引起的出血。

（一）病因病机

1. 病因 清·何梦瑶《医碥·吐血》云："吐血即呕血。旧分无声曰吐，有声曰呕，不必。"本病多由胃络受损或胃腑本身或他脏疾患，导致胃络损伤，血溢胃内，血随气逆，经口吐出。其中以胃中积热，胃络受损；或肝气郁结，脉络阻滞，郁久化火，逆乘于胃，胃络损伤；以及中气亏虚，气不摄血，血溢胃内等三种情况为多见。

2. 病机 吐血的基本病机可归结为火热熏灼、迫血妄行，气虚不摄、血溢脉外两大类。《景岳全书·血证》云："血本阴精，不宜动也，而动则为病。血为荣气，不宜损

也，而损则为病。盖动者多由于火，火盛则逼血妄行；损者多由于气，气伤则血无以存。"火热有实火及虚火之分。外感风热燥火，湿热内蕴，肝郁化火等，均属实火；而阴虚火旺之火，则属虚火。气虚之中，又有气虚、气损及阳和阳气亏虚之别。

病理性质有虚实两端。吐血由外感风热燥火、湿热内蕴、肝郁化火等所致者，属于实证；由阴虚火旺及气虚不摄所致者，属于虚证。久病入络，血脉瘀阻，血不循经而致者，为虚实夹杂。实证和虚证虽各有其不同的病因病机，但可以相互转化，一般实证向虚证转化为多。如始为火盛气逆，迫血妄行，但在反复出血之后，则会导致阴血亏损，虚火内生，或因出血过多，血去气伤，以致气虚阳衰，不能摄血。因此，阴虚火旺及气虚不摄，既是引起出血的病理因素，又是出血所导致的结果。此外，出血之后，倘若离经之血未排出体外，留积体内，蓄结而为瘀血，瘀血又会妨碍新血的生长和气血的正常运行，使出血反复难止。

（二）诊断与鉴别诊断

1. 诊断 病急，多有恶心、胃脘不适、头晕等症；血随呕吐而出，常夹有食物残渣等胃内容物；血色多为咖啡色或紫暗色，也可为鲜红色；大便呈暗红色或黑如柏油；常有胃痛、胁痛、黄疸、癥积等病史。

2. 鉴别诊断

（1）咯血：咯血与吐血血液均从口而出。但咯血之血由肺而来，咯血之前多有咳嗽、喉痒等症，血色多鲜红，经气道随咳嗽而出，常混有痰液；大量咯血后，可见痰中带血多天；少量咯血或没有将较多咳到口腔的血吞咽入胃则粪便不呈黑色。吐血之血自胃而来，吐血前多有胃脘不适或胃痛、恶心等症，血经呕吐而出，常夹有食物残渣，色鲜红或紫暗，粪便多呈黑色，吐血之后无痰中带血。

（2）鼻腔、口腔及咽喉出血：吐血经呕吐而出，血色紫暗，常夹有食物残渣，多有胃病治疗史。鼻腔、口腔及咽喉出血，血色鲜红，不夹食物残渣，五官科相关检查即可明确具体部位。

（三）辨证论治

1. 辨证要点

（1）辨脏腑病变之异同：吐血有病在胃、在肝之别。

（2）辨证候之虚实：一般初病多实，久病多虚。由火热迫血所致者属实，由阴虚火旺、气虚不甚或阳气虚衰所致者属虚。实热证，病势急，病程短，血色鲜紫深红，质浓稠，血涌量多，体质多壮实，兼见实热症状。阴虚证，病势缓，病程长，血色鲜红或淡红，时作时止，血量一般不多，形体偏瘦，兼见阴虚内热症状。气（阳）虚证，病多久延不愈，血色暗淡，质稀，出血量少，亦可暴急量多，体质虚弱，伴阳气亏虚症状。

2. 治则治法 吐血的治疗当辨证候之缓急、病性之虚实、火热之有无。吐血初起以热盛所致者为多，当清火降逆，但应注意治胃、治肝之别。吐血量多时容易导致气随血脱，当用益气固脱之法；气虚不摄者，当大剂益气固摄之品，以复统摄之权；吐血之后或日久不止则需补养心脾，益气生血。

3. 证治分类

（1）胃热壅盛

临床表现：吐血色红或紫暗，常夹有食物残渣，伴脘腹胀闷，嘈杂不适，甚则作痛，口臭便秘，大便色黑，舌红，苔黄腻，脉滑数。

证机概要：胃热内郁，热伤胃络。

治法：清胃泻火，化瘀止血。

代表方：泻心汤合十灰散加减。前方清胃泻火；后方清热凉血，收涩止血。

常用药：黄芩、黄连、大黄苦寒泻火；牡丹皮、栀子清热凉血；大蓟、小蓟、侧柏叶、茜草清热凉血止血；棕榈皮收敛止血。且大蓟、小蓟、茜草根、大黄、牡丹皮兼有活血化瘀作用，止血而不留瘀。

若胃气上逆，见恶心呕吐者，加代赭石、竹茹、旋覆花；热伤胃阴，见口渴、舌红而干、脉象细数者，加麦冬、石斛、天花粉。

（2）肝火犯胃

临床表现：吐血色红或紫暗，伴口苦胁痛，心烦易怒，寐少梦多，舌红，苔黄，脉弦数。

证机概要：肝火横逆，胃络损伤。

治法：泻肝清胃，凉血止血。

代表方：龙胆泻肝汤。

常用药：龙胆草、柴胡、黄芩、栀子清肝泻火；泽泻、车前子清热利湿；生地黄、当归滋阴养血；白茅根、藕节、旱莲草、茜草凉血止血。

若胁痛甚者，加郁金、制香附理气活络定痛；见有积块者，加鳖甲、龟甲、牡蛎软坚散结；血热妄行，吐血量多，加水牛角、牡丹皮、赤芍、大黄炭。

（3）气虚血溢

临床表现：吐血缠绵不止，时轻时重，血色暗淡，伴神疲乏力，心悸气短，面色苍白，舌淡，脉细弱。

证机概要：中气亏虚，统血无权，血液外溢。

治法：健脾益气摄血。

代表方：归脾汤。

常用药：党参、茯苓、白术、甘草补气健脾；当归、黄芪益气生血；木香理气醒脾；阿胶、仙鹤草养血止血；炮姜炭、白及、乌贼骨温经固涩止血。

若气损及阳，脾胃虚寒，症见肤冷、畏寒、便溏者，治宜温经摄血，改用柏叶汤，以侧柏叶止血，艾叶、炮姜炭温经止血。吐血若出血量多，易致气随血脱，若出现面色苍白、汗出肢冷、脉微欲绝等症，亟当用独参汤等益气固脱，并结合西医方法积极救治。

二、关幼波教授对吐血的辨治思路

　　凡各种原因，引起火热熏灼或气虚不摄，致使血液不循常道所形成的病证，统称血证。血由胃来，经呕吐而出，血色红或紫暗，常夹有食物残渣，称为吐血，亦称为呕血。古代曾将吐血之有声者称为呕血，无声者称为吐血。但从临床实际情况看，两者不易严格区别，且在治疗上亦无区分的必要。正如《医碥·吐血》说："吐血即呕血。旧分无声曰吐，有声曰呕，不必。"吐血主要见于上消化道出血，其中以消化性溃疡出血及肝硬化所致的食管胃底静脉曲张破裂最多见，其次见于食管炎、急慢性胃炎、胃黏膜脱垂症，以及某些全身性疾病（如肾功能衰竭、应激性溃疡）引起的出血。

（一）病因病机

　　吐血的病理变化可归纳为火热偏盛、迫血安行和气虚失摄、血溢脉外这两方面。《景岳全书·血证》云："血本阴精，不宜动也，而动则为病。血为营气，不宜损也，而损则为病。盖动者多由于火，火盛则逼血安行；损者多由于气，气伤则血无以存。"由火热亢盛所致者属实证，由气虚失摄所致者属虚证。从病机变化上看，常发生实证向虚证转化的情况。血证始为火热偏亢者，火热伤络，反复发作不愈，出血既多气亦不足，气虚阳衰，更难摄血。

（二）辨证思路

1. 实证（火热熏灼）

　　症状：吐血，血色鲜红或紫暗，口苦咽干，头痛目眩，口渴引饮，胁痛；兼见或有身热，鼻干，咳嗽，便秘，尿赤，心烦易怒，寐少梦多，口臭；舌质红，苔薄黄或白，脉滑数。

　　证候分析：热灼胃络，肝火横逆犯胃，胃气不降，随血上逆则吐血。肝火循经上攻则头痛目眩，旁及两胁则胁痛且口苦。胃热上冲则口气臭。口渴引饮、大便秘结俱为胃热津伤之候。舌红脉数为火热熏灼之象。

2. 虚证（气虚不固）

　　症状：吐血缠绵不止，时轻时重，血色多为暗淡，纳呆神疲，心悸气短，头晕乏力；兼见面色苍白，夜寐不安，腰膝酸痛，夜尿频数；舌苔白，舌质淡，脉沉细。

　　证候分析：脾主统血，为后天气血生化之源，脾失统摄，血不摄经，则致吐血。脾失健运，四肢肌肉失养则纳呆神疲。气血亏虚髓海失养而头晕；心失所养而心悸，夜寐不安；肾失开阖，当固不固而尿频；肾精亏虚，督府失养故腰膝酸痛。舌淡、脉沉细为气血两虚之候。

三、关幼波教授治疗吐血验案

案

党某，男，48岁，外院会诊病例，1960年9月8日初诊。

主诉：呕血、黑便3天。

现病史：患者于1960年9月5日开始腹痛，解柏油样大便，每日3～4次，身有微热，头昏口干，恶心欲吐，当日住某院，入院次日便血未止，心率120次/分，血压86/66mmHg，血红蛋白下降至45g/L，2天先后输血共2800mL，病情稍见稳定。患者9月7日又相继呕吐咖啡样血性液体约400mL，乃于9月8日晨，急行剖腹探查术，术中未找到可疑的出血部位，术后仍出血不止，同时并发肺炎，遂请关老会诊。症见：高热（39℃），面色黝黑，神识昏蒙，头汗如油，唇干舌燥，呼吸急促，呃逆频作，时欲冷饮，今日已解柏油大便2次，量较多。

舌象：舌苔黄燥而垢。

脉象：沉细无力。

西医诊断：急性消化道出血。

中医辨证：血热炽盛，迫血妄行，营阴大伤，正气欲脱。

治法：滋阴清热，凉血活血，佐以止血、扶正固脱。

方药：

西洋参10g	水牛角3g	生地黄60g	鲜茅根60g
炒知母10g	炒黄柏10g	玄参10g	白芍30g
鲜石斛30g	天花粉15g	麦冬15g	阿胶珠10g
地骨皮10g	川贝母10g	仙鹤草10g	侧柏炭10g
炒地榆10g	金银花炭15g	三七粉2.4g（分冲）	

1剂，水煎服，每日1剂。

局方至宝丹1丸分服。另用伏龙肝60g先煎，去渣煎群药。

1960年9月9日二诊：患者服上方1剂后未再呕血，便血亦减少，但身热仍重，发热未退，脉数无力，舌脉同前，用人参白虎汤加减。

西洋参10g	生石膏30g	玄参10g	知母10g
鲜茅根30g	仙鹤草10g	杏仁10g	瓜蒌12g
川贝母10g	杭白芍30g	生地黄10g	金银花30g
荷叶炭10g	地骨皮10g	天花粉15g	石斛30g
麦冬15g	藕节10g	牛膝10g	青蒿10g
灯芯草1.5g			

3剂，水煎服，每日1剂。

安宫牛黄丸1丸分吞。

1960 年 9 月 11 日三诊：患者服上药 2 剂后，身热已退，体温未超过 37℃，未再便血，精神好转，血压 120/90mmHg，血红蛋白 85g/L，红细胞 $2.7×10^{12}$/L，仍咳嗽、痰多，舌苔薄白，脉沉数已较有力。再拟清热凉血止血，润肺化痰为法。方药如下。

生石膏 12g	玄参 10g	炒知母 10g	炒黄柏 10g
生地黄 30g	白芍 30g	当归 10g	天花粉 15g
川贝母 10g	金银花 15g	瓜蒌 12g	仙鹤草 10g
侧柏炭 10g	荷叶炭 10g	海浮石 10g	黛蛤散 10g
阿胶珠 10g	白茅根 15g	地榆炭 6g	杏仁 10g

3 剂，水煎服，每日 1 剂。

1960 年 9 月 16 日三诊：患者服上方 3 剂后，病情稳定，精神食欲转佳，咳喘已平，唯觉头晕心慌，舌苔白，脉沉细。方药如下。

西洋参 10g	生地黄 10g	白芍 30g	当归 12g
阿胶珠 10g	椿皮炭 10g	荆芥穗炭 10g	乌梅炭 10g
焦白术 10g	酒黄芩 10g	荷叶炭 10g	伏龙肝 15g
陈皮 6g			

三七粉、白及粉各 1g 混匀分 2 次吞服。

7 剂，水煎服，每日 1 剂。

患者病情继续好转，精神体力逐步恢复，改用八珍汤加味调理气血，以善其后。观察 3 个月余，诸症已平，痊愈出院。

按语： 本例上消化道出血，未明确出血部位，由于出血较多，处于休克状态，虽经大量输血并用止血剂，仍出血不止，同时并发肺炎，气阴受损太甚，以致邪热炽盛而正气欲脱，而见神智昏沉，头额汗出如油，呼吸短促，脉数无力，此乃阴血大脱、阳气将亡之候。其主要病机在于邪热入血，迫血妄行，阴血大伤以致正气濒于消亡。治以扶正固脱为要务，急撤血分之大热，扶助正气，才能有效控制出血。故重用生地黄、鲜茅根、犀角（水牛角代）、玄参、知母、黄柏、麦冬、鲜石斛、川贝母、天花粉、地骨皮滋阴血，清血热，凉血宁血，通调气血，仿犀角地黄汤与清营汤之意；所不同者，在于滋阴益气，故用西洋参、杭白芍、阿胶珠扶正固脱；佐以仙鹤草、侧柏炭、炒地榆、金银花炭、三七粉凉血活血止血。热象退后关老选用荆芥穗炭、椿根皮、乌梅炭等固涩升提止血药，另用至宝丹清心开窍以安心。

本患者有黑色柏油便，中医当属远血，故方中用伏龙肝先煎去渣，再煎群药，以温中和胃、涩肠固下。伏龙肝有止呕、止泻、止血的作用，用此一味辛温之药，以制寒凉太过。本例以扶正固本为主，佐以凉血活血止血而治标，中西医密切结合挽救了患者的生命。

四、关幼波教授治疗吐血的常用药物

（一）火热熏灼而致吐血

治疗火热熏灼而致吐血的常用药物有生地黄、赤芍、牡丹皮、生石膏、知母、玄参、大蓟、小蓟、藕节、当归、白芍、阿胶珠、白茅根、生代赭石、旋覆花、竹茹。生石膏、知母清气分之热；生地黄、牡丹皮、赤芍、大蓟、小蓟、白茅根清血分之热，且可凉血、止血、祛瘀；玄参滋阴降火；藕节行气止血；当归、白芍、阿胶珠补血止血；生代赭石、旋覆花、竹茹和胃降逆。

毒热盛者，加金银花、天花粉、蒲公英、草河车、水牛角等以清热解毒。高热者可服紫血散，神昏者选用安宫牛黄丸；心烦急躁者，加醋柴胡、香附、龙胆草疏肝解郁，清泻肝火；出血急迫者，加三七粉、白及粉、侧柏炭或合用十灰散化裁；热盛阴伤者，加沙参、五味子、麦冬、石斛、女贞子、旱莲草等以滋阴清热；湿邪偏盛者，去生地黄、生石膏、玄参，加藿香、佩兰、杏仁、生薏苡仁、白术等以芳化健脾利湿。

（二）气虚不固而致吐血

治疗气虚不固而致吐血的基本方为生黄芪、党参、白术、阿胶珠、白芍、茯苓、当归、生地黄、香附、藕节、生甘草。本方为八珍汤去川芎，以避免其辛温走窜，改为藕节以行气止血。方中党参、茯苓、白术、甘草益气，当归、生地黄、白芍养血。方中生黄芪用量宜大，重用之以增强补气之功，取"有形之血不能速生，无形之气所当急固"之意。阿胶珠补血止血。香附行气。

痞满腹胀者，加木香、砂仁、厚朴以宽中理气消胀；夜寐不安者，加首乌藤、柏子仁、远志、龙眼肉、炒酸枣仁等以安神定志；大便溏薄者，去生地黄，加山药、薏苡仁、芡实以健脾涩肠止泻；畏寒肢冷者，去生地黄，加炮姜、肉桂以温阳散寒；中气下陷脱肛者，加葛根、升麻以升阳益气；腰膝酸软明显者，加川续断、桑寄生、菟丝子以补益肾气；腰凉畏寒者，加仙茅、淫羊藿以温阳益肾；有痞块癥积者，加杏仁、橘红、生牡蛎、鳖甲以软坚散结。

第四节　便血

一、便血的中医病因病机、诊断及辨证论治

便血系胃肠脉络受损，血不循经，溢入胃肠，随大便而下，或大便色黑呈柏油样。若病位在胃，因其远离肛门，血色变黑，又称远血；若病位在肠，出血色多鲜红，则称近血。

内科杂病的便血主要见于胃肠道的炎症、溃疡、肿瘤、息肉、憩室炎等。

（一）病因病机

便血由感受外邪、情志过极、饮食不节、劳倦过度、久病或热病等多种原因所导致。病机可以归结为火热熏灼、迫血妄行，或气虚不摄、血溢脉外等。

1. 病因

（1）感受外邪：热邪或湿热之邪损伤下部脉络（阴络），则引起便血。

（2）饮食不节：饮酒过多或过食辛辣厚味，滋生湿热，热伤脉络，引起便血，或损伤脾胃，脾胃气虚，血失统摄，而引起便血。

（3）情志过极：恼怒过度，肝郁化火，肝火横逆犯胃，灼伤胃络，则引起便血。

（4）劳欲太过：神劳伤心，体劳伤脾，房劳伤肾，劳欲过度，可导致心、脾、肾气阴的损伤。若损伤于气，则气虚不能摄血，以致血液外溢，而形成便血。

（5）久病体虚：久病阴精伤耗，阴虚火旺，迫血妄行，而致出血；或久病正气亏损，气虚不摄，血溢脉外，而致出血；或久病入络，血脉瘀阻，血不循经，而致出血。

2. 病机　便血的病机多样，但以热灼血络和脾虚不摄两类所致者为多，具体病机参考吐血。

（二）诊断与鉴别诊断

1. 诊断　大便色鲜红、暗红或紫暗，或黑如柏油样，次数增多，常有胃肠或肝病病史。便血有远近之别，远血指病位在上消化道（食管、胃、十二指肠），血与粪便相混，血色如黑漆色或暗紫色；近血指病位在下消化道（结肠、直肠、肛门），血便分开或便外裹血，血色多鲜红或暗红。

2. 鉴别诊断

（1）痢疾：痢疾为脓血相兼，且有腹痛、里急后重、肛门灼热等症，初起有发热、恶寒等。便血无腹痛、里急后重、脓血相兼，与痢疾不同。

（2）痔疮：属外科疾病，其大便下血的特点为便时或便后出血，常伴有肛门异物感或疼痛，肛门直肠检查时可发现内痔或外痔。

（3）远血与近血：便血之远近是指出血部位距肛门的远近而言。除便色、便与血的混合状况外，清·吴谦《医宗金鉴》云"先便后血，此远血也，谓血在胃也，即古之所谓结阴，今之所谓便血也；先后便，此近血也，谓血在肠也，即古之所谓肠澼为痔下血，今之所谓脏毒、肠风下血也"。

（三）辨证论治

1. 辨证要点

（1）辨病证不同：大便下血有便血、痔疮、痢疾之异，应根据临床表现、病史等加以鉴别。

（2）辨脏腑病变之异同：便血可以由不同的脏腑病变引起，有病在胃、在肝、在肠之别。

（3）辨证候之虚实：一般初病多实，久病多虚。由火热迫血所致者属实，由阴虚火旺、气虚不摄或阳气虚衰所致者属虚。实热证，病势急，病程短，血色鲜紫深红，质浓稠，血涌量多，体质多壮实，兼见实热症状。阴虚证，病势缓，病程长，血色鲜红或淡红，时作时止，血量一般不多，形体偏瘦，兼见阴虚内热症状。气（阳）虚证，病多久延不愈，血色暗淡，质稀，出血量少，亦可暴急量多，体质虚弱，伴阳气亏虚症状。

2. 治则治法 治疗便血，应针对各种出血的病因、病机及相关脏腑，结合证候虚实及病情轻重而辨证论治。《景岳全书·血证》云："凡治血证，须知其要，而血动之由，唯火唯气耳。故察火者但察其有火无火，察气者但察其气虚气实，知此四者而得其所以，则治血之法无余义矣。"概而言之，血证的治疗可归纳为治火、治气、治血三个原则。

（1）治火：火热熏灼，损伤脉络，是血证最常见的病机。根据证候虚实的不同，实火当清热泻火，虚火当滋阴降火，并应结合受病脏腑的不同，分别选用适当的方药。

（2）治气：气为血帅，气能统血。《医贯·血证论》云："血随乎气，治血必先理气。"实证当清气降气，虚证当补气益气。

（3）治血：在治血过程中，当遵循《血证论》提出的止血、消瘀、宁血、补虚"治血四法"。要达到治血的目的，要根据各种证候的病因病机进行辨证论治，并适当选用凉血止血、收敛止血或祛瘀止血的方药；血止之后，还要消除离经之瘀血，并注意宁血，预防再次出血；最后是补虚，补养虚损的气血以善后。

3. 证治分类

（1）肠道湿热

临床表现：大便状若柏油，或色红黏稠，伴大便黏滞不爽，或有腹痛，口苦口臭，舌红，苔黄腻，脉濡数。

证机概要：湿热蕴结，脉络受损，血溢肠道。

治法：清化湿热，凉血止血。

代表方：地榆散合槐角丸加减。两方均能清热化湿、凉血止血，但地榆散清化湿热之力较强，槐角丸兼能理气活血。

常用药：地榆、茜草、槐角凉血止血；栀子、黄芩、黄连清热燥湿，泻火解毒；茯苓淡渗利湿；防风、枳壳、当归疏风理气活血。

若便血日久，湿热未尽而营阴已亏，应清热除湿与补益阴血双管齐下，虚实兼顾，扶正祛邪，可选用清脏汤或脏连丸。

（2）热灼胃络

临床表现：便色如柏油，或稀或稠，常有饮食伤胃史，伴胃脘疼痛，口干尿赤，舌淡红，苔薄黄，脉弦细。

证机概要：胃热内郁，热伤胃络，血溢肠道。

治法：清胃止血。

代表方：泻心汤合十灰散加减。前方清胃泻火；后方清热凉血，收涩止血。

常用药：黄芩、黄连、大黄苦寒泻火；牡丹皮、栀子清热凉血；大蓟、小蓟、侧柏叶、茜草根、白茅根清热凉血止血；棕榈皮收敛止血。

若出血较多，增加大蓟、小蓟的用量，加仙鹤草、白及、地榆炭、紫草、三七等。亦可选用生大黄粉调蜂蜜口服。

（3）气虚不摄

临床表现：便血淡红或紫暗不稠，伴倦怠食少，面色萎黄，心悸少寐，舌淡，脉细。

证机概要：中气亏虚，气不摄血，血溢胃肠。

治法：益气摄血。

代表方：归脾汤。

常用药：党参、茯苓、白术、甘草补气健脾；当归、黄芪益气生血；酸枣仁、远志、龙眼肉补心益脾，安神定志；木香理气醒脾；阿胶、槐花、地榆、仙鹤草养血止血。

若中气下陷，神疲气短，肛坠者，加柴胡、升麻、黄芪益气升陷。

（4）脾胃虚寒

临床表现：便血紫暗，甚则色黑状如柏油，反复发作，伴脘腹隐痛，素喜热饮，面色不华，神倦懒言，平素便溏，舌淡，苔白滑，脉细。

证机概要：中焦虚寒，统血无力，血溢胃肠。

治法：健脾温中，养血止血。

代表方：黄土汤。

常用药：灶心土、炮姜温中止血；白术、附子、甘草温中健脾；地黄、阿胶珠养血止血；黄芩苦寒坚阴以反佐；白及、乌贼骨收敛止血；三七、花蕊石活血止血。

若阳虚较甚，畏寒肢冷者，去黄芩、地黄之苦寒滋润，加鹿角霜、干姜、艾叶温阳止血。

便血严重时应予禁食。轻症便血应注意休息，重症者则应卧床。应注意观察便血的颜色、性状及次数。若出现头昏、心慌、烦躁不安、面色苍白、脉细数等，常为大出血的征兆，应积极救治。

二、关幼波教授对便血的辨治思路

关幼波教授认为血证的主要病理变化是火、虚和瘀。火主要是火热熏灼，迫血妄行，其病位多在肺、胃、肝，次为心、膀胱等脏腑。虚主要是气虚、阳虚、阴虚。气虚而不摄血，其病位在脾脏居多，次为肾脏。阴虚者虚火内生，热迫血行，其病位在肝、肾居多，次为肺、胃。火热与气虚又可造成瘀血，因瘀而出血。瘀血既可以是出血的病因，又是出血的后果，瘀血不去，新血不生，从而加重病情的变化。

血证除了出血症状外，由于气血不通，经脉阻隔，可以出现麻木、疼痛；血瘀蕴久生热，血热灼阴，也可引起发热，重则煎熬阴血而为干血痨；溢于肌表发为斑、疹；凝于腠理则为痈疡；阻于神机则为狂妄；结于脏腑则为癥积。有色可见者为紫、兰、青、黑；有形可察者则为痛疝、为肿、为枯、为痿；阻于肠胃者为胀满；阻于胸者为噎膈；下注于小肠者为痔；流注关节者为瘫痪或为痹为痛。

关幼波教授对血证辨证施治提出了以下四个要则。

（一）见血不治血，止血非上策

关老认为辨证施治的要点，在于"善乎明辨"，贵在明辨邪正的关系，以立扶正祛邪之大法，从而调动人体的正气以祛邪外出。血证的辨证施治亦应如此，不能一见出血而单纯止血，首先要辨明邪正的虚实和证候的虚实。火热亢盛、气滞血瘀、寒凝或热结而致出血，为邪实，多为实证。阴虚火旺、气虚、阳虚而致出血，为正虚，多为虚证。在临床上，随着疾病的发展变化，实证可以向虚证转化。实证出血后伤及阴血，渐致虚火内生，或出血过多，气随血伤，致气虚阳虚，气不摄血，亦是由实证向虚证转化。阴虚火旺迫血妄行及气虚不摄血，既是出血的结果，又是再出血的病因，如此循环反复，致使血证缠绵不愈，险象环生，医者不可不察。

（二）血证多诱因，因除血归经

血为百病之母，凡影响气血正常运行的各种因素，都可以引起血证。血证的病理变化是火、虚和瘀，而瘀血既是出血的病因，又是出血的后果，是病理变化的关键。所以在治疗血证时，应当审证求因，不能单纯止血。关老认为，单纯止血，只是"兵来将挡"，"水来土掩"之权宜之计，实属下策，在明辨邪正虚实的基础上，还必须针对引起气血不畅、瘀血阻络的直接或间接因素，彻底清除诱因，使瘀血消散，经络通畅，血能循经而行，才能血止病除。疏通气血并非单纯活血，更非单纯止血，而是泛指消除一切引起血运不畅的法则，化散瘀血，血行归经而达止血。如因热毒亢盛而致瘀血者，应用清热解毒法；湿热阻络而致瘀血者，应用清热利湿法；血热壅结而致瘀血者，应用凉血活血法；气郁化火而致瘀血者，应用解郁泻火法；脾虚血滞而致瘀血者，应用健脾益气法；气虚血滞而致瘀血者，应用益气升阳法；阴虚血涸而致瘀血者，应用滋阴清热法；血虚血滞而致瘀血者，则用补血活血法等等。

实践证明，血证用寒凉止血药，是消除因热而致血瘀的积极手段之一，然而，血"遇寒则凝"，如过用寒凉剂，则血凝结而致瘀血，事与愿违，反而加重出血。因此，关老认为，见血不能单纯止血，应该抓住血证的病理实质，审证求因，祛除影响气血运行的因素，活血行血以化瘀，疏通经络，血行归经而治其本，根据病情佐以凉血止血而治其标，才能血止病除。

（三）治血必治气，气和血亦祛

气与血一阴一阳，气主煦之，血主濡之，气为血之帅，血为气之母。血无气帅，就不能发挥濡养周身之功；气无血濡，则成为"浮气""燥气"，而成为贼害机体的"病气"。气血相互为用，相互依赖，气与血的关系密不可分，血病气必病，气病血必伤，所以治血必治气。

血证的病理实质为瘀血阻络，血行不畅，溢络而出。这里既有血病又有气病，气与血两者中，气是占主导地位的，欲活血化瘀，势必益气行气。瘀血阻络致使出血，出血日久必伤及气，致气血两伤，气虚则血滞，又可形成血瘀而出血不止，故治宜益气摄血。益气包括补中和升陷：补中是针对中气不足，脾失统血，采取补中气健脾气，而使统摄有权，血循归经；升陷是针对元气下陷气不摄血，除用补中健脾外，尚需配合葛根、升麻等升阳气的药物，升提下陷之气，使气充以摄血。益气行气，可达"阳生阴长"，气摄血止。急性大出血导致气脱者，必须益气固脱以救急，气充本固以摄血，方可止血，若单纯补血治标，则远水不解近渴。

此外，"气有余便是火"，气郁可以化火，火为热之渐，热迫血妄行，血随气行，气道不顺则血逆而走。故在治疗时，当以疏气解郁、降逆调气为法，此乃谓"宜降气不宜降火""宜补肝不宜伐肝""降其肺气，顺其胃气，纳其肾气"。疏肝气郁火得除，降逆调气血归经。概括来说，治血必治气，实者当清气降气，虚者当补中升陷。气逆不顺，往往兼有余而化火，故降逆气又应兼泻火，气和则血亦祛。

（四）急则治其标，固本更重要

《医学入门》中说："人知百病生于气，而不知血为百病之胎也。"长期出血易造成脏腑虚损，而百病滋生，急性大量出血会造成生命威胁，有效治疗血证当分清标与本，从而决定治疗的轻重缓急。从邪正来分，邪气为标，正气为本；从症状来分，原发症为本，继发症为标；从疾病发生来分，原发病为本，继发病为标；阳损于阴者，阳虚为本，阴虚为标；阴损于阳者，阴虚为本，阳虚为标；血虚及气者，血虚为本，气虚为标；气虚及血者，气虚为本，血虚为标。随着疾病的发展变化，矛盾的主次也会随着病情的变化而转化，治疗轻重缓急也应随之进行调整。一般而言，血证的治疗应遵"急则治标，缓则治本"的大法，关老认为，急则虽治标，固本更重要。

（五）祛除瘀血阻络为本

各种原因而致出血，出血为标，而引起各种出血的病理实质，即瘀血阻络致血不循经为本，特别是急性出血，治标虽为急，但维护患者的整体情况更为重要。急性大量出血，病势凶险，易致脱证；长期持续出血，耗伤元气，而致气血两伤。因此，除了针对引起出血的诱因进行止血治标外，还应针对瘀血阻络的病理实质之本，行气活血化瘀，并应针对出血而造成的元气损伤或气血两伤，进行扶正固本。治疗脾胃后天之本，这也

是扶正固本的一个方面。脏腑的气血来源于先天，而滋生于后天，脾胃为气血生化之源，后天气血的滋生有赖于脾的健运，气充血足，气血条达而致和平。此外，脾主统血，脾气虚弱，气不摄血或血行迟缓，致血瘀络阻而血溢脉外。故治血当治脾，亦为治血之本。

三、关幼波教授治疗便血验案

案1

张某，男，23岁，1965年5月3日初诊。

主诉：皮肤起红斑点4年余，近20天来症状加重且伴有腹痛便血。

现病史：患者于1961年开始发现皮肤散在性红色小斑点，以下肢及踝部周围尤多，大小不一，渐感身困乏力，情绪波动，腹痛，反酸，晨起干呕。1965年4月16日夜，患者腹部绞痛，足趾发直，次日腿痛不能弯曲，全身并见红斑，经医院诊断为过敏性紫癜，后因腹痛剧烈，翻滚不安，急诊收入住院治疗。检查：体温36.8℃，心率80次/分，血压110/80mmHg。发育营养中等，神清，查体合作，全身紫癜隆起于皮肤，小如针尖，大者直径约1cm，色紫红，压之不褪色。头颈部无异常，心肺未见异常，腹部轻度紧张，除左腹部外均有压痛及反跳痛，上腹部尤显，肝脾未及，左手背微肿，双腕关节轻度压痛，其他未见异常。检验：红细胞 5.36×10^{12}/L，血色素13.8克%，白细胞 9.3×10^9/L，中性粒细胞83%，淋巴细胞15%，血小板 120×10^9/L，血块收缩试验及血沉正常，咽拭子培养见溶血性链球菌，束臂试验（＋），肝功能正常。经用止血剂及激素治疗，1周后紫癜虽消，精神好转，唯腹痛不减。4月27日，患者开始便血，24小时大便30余次，大便为全血便，精神较差，不思饮食，曾输血200mL，效果不显。4月30日，腹痛剧烈，翻滚呻吟，彻夜不眠，疑为阑尾炎，因故未做手术，腹痛不能忍耐，肾囊封闭仅有暂时缓解。5月3日请关幼波会诊。症见：精神极度衰弱，语怯声微，因腹痛而彻夜不眠，忧虑不安，全身紫癜散在或融合成片，腹壁胸部及四肢伸侧最多，恶心呕吐，吐出咖啡样物，甚则水药不能入口，腹痛下坠，大便色暗红而频数，每次数毫升至200mL，小便短赤。

舌象：舌质淡，苔白腻。

脉象：细数躁动。

西医诊断：过敏性紫癜；腹痛待查。

中医辨证：湿热蕴于血分，瘀血阻络，热迫血行，以致肌衄、便血。

治法：清热化湿，凉血活血，益气养阴。

方药：

藿香10g	佩兰10g	川大黄炭10g	生地黄12g
槐花炭10g	土白芍30g	酒黄芩10g	川黄连6g
白茅根30g	金银花30g	仙鹤草15g	地榆炭10g
牡丹皮15g			

2 剂，水煎服，每日 1 剂。

伏龙肝 120g 煎水去渣煎群药。

另西洋参 6g 水煎代茶饮。

1965 年 5 月 6 日二诊：上方服 2 剂后，腹痛减轻，便血次数减少，每日 10 次左右，皮肤无新出紫癜，精神好转，夜间能睡 3 小时，舌苔薄，脉沉细。上方加生黄芪15g，山药 15g，砂仁 5g，以加强补气健脾。

1965 年 5 月 11 日三诊：继服 4 剂后，病情明显好转，大便每日 1～2 次，未见黑便，仅偶有腹痛，紫癜渐退，大便潜血（－）。检验：红细胞 $5.02×10^{12}/L$，白细胞$7.2×10^9/L$，血小板 $140×10^9/L$。纳可眠安，无自觉不适。再按上方服数剂以巩固疗效，痊愈出院。后随诊未见复发。

按语：本患者身困乏力、恶心呕吐、苔白腻，证属脾虚湿阻，蕴久化热，入于营血，迫血急奔；湿热与瘀血凝结，阻于脉道，血溢脉外而出血；浸渍肌肤为肌衄；阻于肠道，腑气不通，则腹痛呕吐。"阳络伤则血外溢，阴络伤则血内溢。"本例阴络阳络俱伤，故衄血、吐血、便血齐作。方中藿香、佩兰、金银花、酒黄芩、川黄连清热化湿；生地黄、大黄炭、白茅根、牡丹皮凉血活血化瘀；土白芍、槐花炭、地榆炭、仙鹤草凉血解毒，和血止血；另用伏龙肝和胃止呕止血，西洋参益气生津扶正。本方以治本为要，使湿热得清，气血安宁。方中虽无止痛药，但是腹痛减轻，大便虽然带血，但仍用黄连、大黄等苦寒之品，取其通因通用，以祛除肠腑停积的湿热，湿热得除而大便次数反减少。全方标本兼顾，但病势急，故以治标为先，2 剂药后症状大减，遂加生黄芪、山药、砂仁等益气健脾和胃之剂，以加强扶正，直至最后临床基本痊愈。

案 2

徐某，男，33 岁，1965 年 6 月 18 日初诊。

主诉：皮肤紫斑、齿鼻出血，便血 3 个月。

现病史：3 个月前患者皮肤出现紫斑，牙龈出血，鼻涕带血，大便黑色，伴咽痛、头晕痛，四肢乏力、尿黄，曾住外院，骨髓穿刺诊断为再生障碍性贫血，曾用激素、叶酸、输血等效果不显。检查：面色黄白，精神萎靡，体温 37.8℃，胸背、四肢散在多数黄豆大小紫色斑点，部分融合成片。化验：血色素 30g/L，血小板 $200×10^9/L$，大便潜血（＋）。症见：低热，全身无力，头晕心悸，食纳不佳，四肢颤抖，腰腿酸痛，夜寐不实，易感冒。

舌象：舌质淡，有紫色斑点，苔薄白。

脉象：沉细无力。

西医诊断：再生障碍性贫血。

中医辨证：气血两亏，脾肾不足。

治法：益气养血，健脾补肾，阴阳双补。

方药：

炙黄芪 25g	当归 10g	鹿角胶 10g	生地黄 15g

| 枸杞子 15g | 女贞子 15g | 补骨脂 10g | 地骨皮 15g |
| 青蒿 10g | 陈皮 6g | 炒谷芽 6g | 龟甲 6g |

14 剂，水煎服，每日 1 剂。

1965 年 7 月 3 日二诊：服上药 14 剂，出现高烧，口鼻干，衄血少许，干咳，口干思饮。治以养阴清热凉血。方药如下。

银柴胡 6g	炙鳖甲 15g	茯苓 10g	地骨皮 15g
鲜石斛 15g	青蒿 10g	知母 10g	玄参 15g
沙参 10g	龟甲 30g	生地黄 10g	甘草 6g

30 剂，水煎服，每日 1 剂。

后患者服用上方 2 个月余，鼻衄已减，血红蛋白稳步上升，乃停止输血，至 9 月 24 日血色素达 100g/L 以上。患者继续服用本方，遇脾虚腹胀便溏时少佐健脾之剂，出现苔黄口干尿灼热时用知柏地黄汤加味，治疗 287 天。1966 年 3 月 31 日出院时血色素 150g/L，红细胞 $5×10^{12}$/L，白细胞 $6.5×10^9$/L，唯血小板波动于（37～66）$×10^9$/L。刷牙偶有出血，无力，偶心悸，苔白，脉沉细。治以益气养阴，活血凉血为法。方药如下。

生黄芪 30g	北沙参 30g	玄参 10g	地榆 15g
生地黄 15g	杭白芍 15g	鳖甲 10g	阿胶珠 10g
鸡血藤 15g	菟丝子 15g	女贞子 15g	何首乌 15g
大枣 7 枚			

30 剂，水煎服，每日 1 剂。

另服全鹿丸 1 丸，鹿胎膏 1 勺。

后关老按上方加减，出血时选加酒黄芩炭、黄连炭、荷叶炭、小蓟、牡丹皮、鲜茅根等；虚热苔黄时加炒栀子、黄柏；心悸眠差时加五味子、远志。

从 1966 年 3 月 31 日出院起至 1968 年 4 月 18 日，患者一直在门诊治疗，血色素一直在 140g/L 以上，血小板维持在（88～134）$×10^9$/L。此后患者停止治疗，恢复正常工作。1972 年 5 月 18 日复查血色素 148g/L，白细胞 $5.4×10^9$/L。

按语：本例血证患者病程已 3 个月，关老抓住患者全身无力、头晕心悸、四肢颤抖、夜寐不安、舌质淡、食纳不佳、腰腿酸痛之气血两虚、脾肾不足的本质，以补气养血、阴阳双补为主，旨在补其虚，充其脉，使阴阳调和，气血畅通，从根本上达到止血的目的。用药 2 周后，患者因郁热而出现高热、口鼻干、口干思饮，遂改用养阴清热凉血为法，最后以益气养阴、凉血活血而收功。关老仅在出血明显时少佐凉血止血之品。经过治疗，患者出血消失，贫血得以改善，经随访数年病情稳定，恢复正常工作。

四、关幼波教授治疗便血的常用药物

关幼波教授将便血分为实证、虚证两大类进行辨证用药。

（一）实证（火热熏灼证）

本证多以口苦咽干、头痛目眩、口渴饮引为主症；可见鼻衄、齿衄、咯血、吐血、便血、尿血、紫斑，血色多为鲜红；或有身热、鼻干、咳嗽、便秘、尿赤、心烦易怒、口臭等兼证；舌质红，苔绛黄或白，脉滑数。该证盖因热灼胃络，肝火横逆犯胃，血随糟粕而下则便血。舌红、脉数为火热熏灼之象。常用药物有生地黄、赤芍、牡丹皮、生石膏、知母、玄参、大蓟、小蓟、藕节、当归、白芍、阿胶珠、白茅根、炒地榆、槐角、黄连等。生石膏、知母清气分之热；生地黄、牡丹皮、赤芍、大蓟、小蓟、白茅根清血分之热，且可凉血、止血、祛瘀；玄参滋阴降火；藕节行气止血；当归、白芍、阿胶珠补血止血；炒地榆、槐角、黄连清利下焦湿热。毒热盛者，酌加金银花、天花粉、蒲公英、草河车等以清热解毒；高烧者可服紫血散；神昏者选用安宫牛黄丸；心烦急躁者，加醋柴胡、香附、龙胆草疏肝解郁，清泻肝火；出血急迫者，加三七粉、白及粉、侧柏炭或合用十灰散化裁；热盛阴伤者，酌加沙参、五味子、麦冬、石斛、女贞子、旱莲草等滋阴清热；湿邪偏盛者，去生地黄、生石膏、玄参，加藿香、佩兰、杏仁、薏苡仁、白术等以芳化健脾利温。

（二）虚证

1. 气虚不固

本证多以纳呆神疲、面色萎黄、心悸气短、头晕乏力为主症；血色多为暗淡；或可见面色㿠白、夜寐不安、腰膝酸痛、夜尿频数等兼证；舌苔白，舌质淡，脉沉细。脾主统血，为后天气血生化之源，该证盖因脾失统摄，血不循经，则致衄血、吐血；脾失健运，四肢肌肉失养则纳呆神疲；气血亏虚，髓海失养而头晕；心失所养而心悸、夜寐不安；肾气失固，封藏失职，血随尿出而尿血；肾失开阖，当阖不阖而尿频；肾精亏虚，肾府失养故腰膝酸痛；舌淡、脉沉细为气血两虚之候。常用药物有生黄芪、党参、白术、阿胶珠、茯苓、当归、生地黄、白芍、香附、藕节、生甘草等。以上药物为八珍汤去川芎，以避其辛温走窜，改为藕节以行气止血。方中重用生黄芪补气，而求治血必治气；阿胶珠补血止血。畏寒肢冷者，去生地黄，加炮姜、肉桂以温阳散寒；中气下陷脱肛者，加葛根、升麻以升阳益气；腰膝酸软明显者，加续断、桑寄生、菟丝子补益肾气；腰凉怕冷者，加仙茅、淫羊藿温阳益肾；有痞块癥积者，加杏仁、橘红、生牡蛎、鳖甲以软坚散结。

2. 阴虚火旺

本证多以五心烦热、口渴咽干为主症；或可见潮热盗汗、腰酸腿软、两胁疼痛、小便短赤等兼症；舌质红，脉细数。该证盖因肝肾阴亏，伤及脉络，迫津液外溢则见盗汗；肝肾阴虚，脏腑经络失养，而见腰腿酸软、两胁疼痛；舌红、脉数均为阴虚火旺之象。常用药物有北沙参、女贞子、白芍、五味子、旱莲草、赤芍、牛膝、当归、石斛、阿胶珠、麦冬、生地黄炭、牡丹皮、炒知母、炒黄柏等。沙参、五味子、麦冬益气养阴，生津敛汗；石斛养阴生津；生地黄、女贞子、旱莲草、牛膝滋补肝肾，补阴益精。上以补阴之品以壮水而抑阳光。当归、白芍养血和血，炒知母、炒黄柏滋阴而降火，牡丹皮、赤芍凉血止血，寓有"欲止血须活血"之意。生地黄取炭伍以阿胶珠而止血。阴虚内热较重者，加青蒿、地骨皮、鳖甲、白薇以清虚弱；出血明显者，酌加侧柏炭、鹿角胶、血余炭、三七粉养血止血；盗汗明显者，加浮小麦、生龙骨、生牡蛎、五倍子以敛阴止汗；两胁疼痛者加醋柴胡、香附、泽兰以疏肝理气、活血止痛。

第五节　中风

一、中风的中医病因病机、诊断及辨证论治

中风是以半身不遂、肌肤不仁、口舌㖞斜、言语不利，甚则突然昏仆、不省人事为主症的疾病。因其发病骤然，变化迅速，与"风性善行而数变"的特点相似，故名中风，又称卒中。

西医学中急性缺血性卒中和急性出血性卒中等属本病范畴。

（一）病因病机

中风的发生主要因内伤积损、情志过极、饮食不节、劳欲过度等，以致肝阳暴涨，或痰热内生，或气虚痰湿，引起内风旋动，气血逆乱，直冲犯脑，导致血瘀脑脉或血溢脉外。

1. 病因

（1）**内伤积损**：年老体弱，正气自虚，或久病迁延，或恣情纵欲，劳逸失度，损伤五脏之气阴，气虚则无力运血，脑脉瘀滞，阴虚则不能制阳，内风动越，而致本病发生。

（2）**情志过极**：七情所伤，肝气郁结，气郁化火，或暴怒伤肝，肝阳暴涨，内风动越，或心火暴甚，风火相煽，血随气逆，引起气血逆乱，上冲犯脑，血溢脉外或血瘀脑脉，而发为中风，以暴怒引发本病者为多见。

（3）**饮食不节**：嗜食肥甘厚味，辛辣刺激，或饮酒过度，伤及脾胃，酿生痰热，痰瘀互阻，积热生风，导致脑脉瘀滞而发中风。

（4）**劳欲过度**：烦劳过度，恣情纵欲，耗气伤阴，致使阳气暴涨，气血上逆，壅阻清窍，而致血瘀脑脉或血溢脉外，发为中风；或房劳伤肾，肾水不济，引动心火，阳亢

风动而致中风。

2. 病机　中风的基本病机为阴阳失调，气血逆乱。病位在脑，与心、肝、脾、肾关系密切。气血不足或肝肾阴虚是致病之本，风、火、痰、瘀是发病之标。如遇到烦劳、恼怒、房事不节或醉酒饱食等诱因，阴阳严重失调，气血发生逆乱而致卒中。

按中风病位浅深、病情轻重的不同，本病分为中经络和中脏腑两类。中经络之证，病位较浅，每因风痰瘀阻滞经脉，或肝风夹痰，横窜经络，气血不能濡养机体，则见半身不遂、口舌歪斜、言语不利，或仅见口舌歪斜，或伴见半身不遂等症状。若风阳痰火蒙蔽清窍，气血逆乱，上冲于脑，则见中脏腑之证，病位较深；或因络损血溢，瘀阻脑络，而致猝然昏厥仆倒，不省人事。中脏腑因邪正虚实的不同，又有闭、脱之分，又可出现由闭转脱的演变。若风阳痰火蒙蔽清窍，则见昏仆、不省人事、面赤、息粗、肢体拘急等闭证。如风阳痰火炽盛，进一步耗灼阴精，阴虚及阳，阴竭阳亡，阴阳离决，则出现脱证。此时精气去而神气脱，表现为口开目合、手撒、汗出肢冷、气息微弱等虚脱之危重证候。

中经络之证因风、火、痰、瘀之邪留滞经络，气血运行不畅，而仍留有半身不遂、口歪或不语等后遗症，一般恢复较慢。而中脏腑病情危重，如经积极抢救治疗，患者往往可脱离危险，神志渐趋清醒，转危为安，然恢复期往往因气血失调、血脉不畅而后遗经络病证。

综上所述，中风之发生，病机虽较复杂，但归纳起来不外虚（阴虚、气虚）、火（肝火、心火）、风（肝风、外风）、痰（风痰、湿痰）、气（气逆）、血（血瘀）六端，其中以肝肾阴虚或气血亏虚为其根本。此六端在一定条件下，相互影响，相互作用，而突然发病。有外邪侵袭而引发者称为外风，又称真中风或真中；无外邪侵袭而发病者称为内风，又称类中风或类中。从临床看来，本病以内因引发者居多。

（二）诊断与鉴别诊断

1. 诊断

（1）以猝然昏仆、不省人事、半身不遂、口舌歪斜为主症，病轻者可无昏仆而仅见口舌歪斜及半身不遂等症。

（2）一般急性起病，渐进加重。发病前多有情志失调、饮食不节或劳累等诱因。

（3）发病前常有先兆症状，如眩晕、头痛、耳鸣，或一过性言语不利或肢体麻木、视物昏花，一日内发作数次，或几日内多次发作。

（4）发病年龄多在40岁以上。

（5）头部CT或MRI可明确本病诊断。

根据病情程度，本病可分为中经络和中脏腑；根据病程时间，可分为急性期（发病后2周以内，中脏腑可至1个月）、恢复期（2周到6个月）和后遗症期（6个月以上）。

2. 鉴别诊断

（1）口僻：俗称吊线风，以口眼㖞斜、口角流涎、言语不清为主症，常伴外感表证或耳背疼痛，并无半身不遂、口舌歪斜、神志不清等症。不同年龄均可罹患。

（2）痉证：以四肢抽搐、颈项强直甚至角弓反张为特征，甚或神昏，但神昏多出现在抽搐之后，并无半身不遂、口舌歪斜、言语不利等症状。

（3）痿证：一般起病缓慢，多表现为双下肢痿痹不用，或四肢肌肉萎缩，痿软无力，与中风之半身不遂不同。

（三）辨证论治

1. 辨证要点

（1）辨中经络与中脏腑：中经络与中脏腑均可见半身不遂，肌肤不仁，口舌歪斜。中经络往往不伴神志昏蒙或神志恍惚，病位较浅，病情较轻；中脏腑常伴有神志昏蒙或神志恍惚，病位较深，病情较重。

（2）辨闭证与脱证：闭证可见神志昏蒙，牙关紧闭，肢体强痉，兼见面赤身热，口臭气粗，躁扰不宁，舌红苔黄腻，脉弦滑数。其病机为邪闭于内，多为实证。阴闭者兼见面白唇暗，四肢不温，静卧不烦，痰涎壅盛，舌淡苔腻，脉沉滑或缓。

脱证可见昏愦不语，目合口张，肢体松懈，手撒遗尿，鼻鼾息微，汗多肢冷，舌痿，脉微欲绝。其病机为阳脱于外，多为虚证。

（3）辨顺势与逆势：中风急性期中脏腑者有顺势和逆势。若中经络渐进加重，出现神志障碍可发展为中脏腑，属病势逆转，预后较差；起病即中脏腑，或突然神昏、四肢抽搐不已，或背腹骤然灼热而四肢发凉，甚至手足厥逆，或见戴阳及呕血，均属逆象，病情危重，预后不良。若神志转清，病情由中脏腑向中经络转化，病势为顺，预后多良。

2. 治则治法　中风急性期，当急则治其标，以祛邪为主，常用平肝息风、化痰通腑、活血通络等治法。如为中脏腑者，当以醒神开窍为主，闭证宜清热开窍或化痰开窍，脱证则回阳固脱，如内闭外脱并存则醒神开窍与扶正固本兼用。中风恢复期和后遗症期，多为虚实兼夹，当扶正祛邪，标本兼顾，常平肝息风、化痰祛瘀与滋养肝肾、益气养血并用。

3. 证治分类

（1）中经络

1）风痰入络

临床表现：肌肤不仁，甚则半身不遂，口舌歪斜，言语不利，或謇涩或不语，平素头晕、目眩，舌质暗淡，苔白腻，脉弦滑。

证机概要：脉络空虚，风痰乘虚入中，气血闭阻。

治法：息风化痰，活血通络。

代表方：半夏白术天麻汤合桃仁红花煎加减。前方化痰息风，补脾燥湿；后方活血化瘀，行气散结。

常用药：半夏、茯苓、陈皮、甘草补脾益气；白术燥湿化痰；桃仁、红花逐瘀行血；香附、青皮、延胡索理气行血；天麻平息内风；生姜、大枣调和营卫。

若便秘，加大黄、黄芩、栀子清热通便，或合星蒌承气汤加减。烦躁不安，失眠，口干，加生地黄、沙参、首乌藤养阴安神。若痰涎壅盛，口歪不语，半身不遂，用真方白丸子以化痰通络。

2）风阳上扰

临床表现：半身不遂，肌肤不仁，口舌歪斜，言语謇涩，或舌强不语；平素急躁易怒，头痛，眩晕耳鸣，面红目赤，口苦咽干，尿赤，便干；舌质红或红绛，苔薄黄，脉弦有力。

证机概要：肝阳化风，风阳上扰，横窜经络。

治法：清肝泻火，息风潜阳。

代表方：天麻钩藤饮。

常用药：天麻、钩藤平肝息风；珍珠母、石决明镇肝潜阳；桑叶、菊花、夏枯草清肝泻热；黄芩、山栀子清肝泻火；牛膝活血化瘀，引气血下行。

若头痛较重，加羚羊角、夏枯草以清肝息风；急躁易怒明显，加牡丹皮、生白芍清泻肝火；便秘不通，加生大黄、玄参清热通便；下肢重滞，加杜仲、桑寄生补益肝肾；夹有痰浊，胸闷，恶心，苔腻者，加胆南星、郁金。

3）阴虚风动

临床表现：半身不遂，一侧手足沉重麻木，口舌歪斜，舌强语謇；平素头晕头痛，耳鸣目眩，双目干涩，腰酸腿软，急躁易怒，少眠多梦；舌质红绛或暗红，苔少或无，脉细弦或细弦数。

证机概要：肝肾亏虚，风阳内动，上扰清窍。

治法：滋养肝肾，潜阳息风。

代表方：镇肝熄风汤。

常用药：天麻、钩藤平肝息风；白芍、天冬、玄参、枸杞子滋阴柔肝息风；龙骨、牡蛎、龟甲、代赭石镇肝潜阳；牛膝、当归活血化瘀，且引血下行。

若痰盛者，去龟甲，加胆南星、竹沥以清热化痰；心烦失眠者，加黄连、莲子心、栀子、首乌藤清热除烦；头痛重者，加生石决明、珍珠母、夏枯草、川芎镇肝止痛，或加地龙、全蝎以通窍活络。

（2）中脏腑闭证

1）痰热腑实

临床表现：平素头痛眩晕，心烦易怒，突然发病，半身不遂，口舌歪斜，舌强语謇或不语，神志欠清或昏糊，肢体强急，痰多而黏，伴腹胀、便秘，舌质暗红，或有瘀点瘀斑，苔黄腻，脉弦滑或弦涩。

证机概要：痰热阻滞，风痰上扰，腑气不通。

治法：通腑泻热，息风化痰。

代表方：桃仁承气汤。

常用药：桃仁、大黄、芒硝、枳实通腑泻热，凉血化瘀；胆星、黄芩、全瓜蒌清热化痰；桃仁、红花、牡丹皮凉血化瘀；牛膝引气血下行。

若头痛，眩晕严重者，加钩藤、菊花、珍珠母平肝降逆；烦躁不安，彻夜不眠，口干，舌红，加生地黄、沙参、首乌藤养阴安神。

2）痰火瘀闭

临床表现：突然昏仆，不省人事，牙关紧闭，口噤不开，两手握固，大小便闭，肢体强痉，面赤身热，气粗口臭，躁扰不宁，苔黄腻，脉弦滑而数。

证机概要：肝阳暴涨，阳亢风动，痰火壅盛，气血上逆，神窍闭阻。

治法：息风清火，豁痰开窍。

代表方：羚角钩藤汤，另服至宝丹或安宫牛黄丸以清心开窍。

常用药：羚羊角（或山羊角）、钩藤、珍珠母、石决明平肝息风；胆星、竹沥、半夏、天竺黄、黄连清热化痰；石菖蒲、郁金化痰开窍。

若痰热阻于气道，喉间痰鸣辘辘，服竹沥水、猴枣散以豁痰镇惊；肝火旺盛，面红目赤，脉弦劲有力，加龙胆草、山栀子、夏枯草、代赭石、磁石等清肝镇摄之品；腑实热结，腹胀便秘，苔黄厚，加生大黄、桃仁、赤芍、玄明粉、枳实；痰热伤津，舌质干红，苔黄糙者，加沙参、麦冬、石斛、生地黄。

3）痰浊瘀闭

临床表现：突然昏仆，不省人事，牙关紧闭，口噤不开，两手握固，肢体强痉，大小便闭，面白唇暗，静卧不烦，四肢不温，痰涎壅盛，苔白腻，脉沉滑缓。

证机概要：痰浊偏盛，上壅清窍，内蒙心神，神机闭塞。

治法：化痰息风，宣郁开窍。

代表方：涤痰汤，另用苏合香丸宣郁开窍。

常用药：半夏、茯苓、橘红、竹茹化痰；郁金、丹参、石菖蒲、胆南星活血豁痰开窍；僵蚕息风化痰。

若动风者，加天麻、钩藤以平息内风；有化热之象者，加黄芩、黄连、丹参。见戴阳证者，属病情恶化，急进参附汤、白通加猪胆汁汤救治。

（3）中脏腑脱证

临床表现：突然昏仆，不省人事，目合口张，肢体软瘫，鼻鼾息微，肢冷汗多，大小便自遗，舌质痿，脉细弱或脉微欲绝。

证机概要：正不胜邪，元气衰微，阴阳欲绝。

治法：回阳救逆，益气固脱。

代表方：参附汤合生脉散加减。前方回阳益气救脱，后方益气养阴。

常用药：人参、附子、干姜补气回阳；五味子、山茱萸滋阴敛阳。

若汗出不止者，加炙黄芪、生龙骨、煅牡蛎益气收敛固涩；舌干，脉微者，加玉竹、黄精以救阴护津。面赤足冷，虚烦不安，脉极弱或突然脉大无根，是由于真阴亏损，阳无所附，而出现虚阳上浮欲脱之证，用地黄饮子或参附注射液或生脉注射液静脉滴注。

（4）恢复期和后遗症期：中风病急性阶段经积极治疗，神志渐清，痰火渐平，风退瘀除，饮食稍进，渐入恢复期。恢复期和后遗症期有半身不遂、口歪、语言謇涩或失音等症状，也有郁病、痴呆等并发症，仍须积极进行康复治疗和训练。针灸与药物治疗并进可以提高疗效。药物治疗根据病情可采用标本兼顾或先标后本之法。

1）风痰瘀阻

临床表现：舌强语謇或失语，口舌歪斜，半身不遂，肢体麻木，舌质紫暗或有瘀斑，苔滑腻，脉弦滑或涩。

证机概要：风痰阻络，气血运行不利。

治法：搜风化痰，行瘀通络。

代表方：解语丹。

常用药：天麻、胆星、天竺黄、半夏、陈皮息风化痰；地龙、僵蚕、全蝎搜风通络；远志、石菖蒲化痰宣窍；豨莶草、桑枝、鸡血藤、丹参、红花祛风活血通络。

若痰热偏盛者，加全瓜蒌、竹茹、川贝母清化热痰；肝阳上亢，头晕头痛，面赤，舌质红，苔黄，脉弦劲有力，加钩藤、石决明、夏枯草平肝息风潜阳；咽干口燥，加天花粉、天冬养阴润燥。

2）气虚络瘀

临床表现：偏枯不用，肢软无力，面色萎黄，舌质淡紫或有瘀斑，苔薄白，脉细涩或细弱。

证机概要：气虚血滞，脉络瘀阻。

治法：益气养血，化瘀通络。

代表方：补阳还五汤。

常用药：黄芪补气养血；桃仁、红花、赤芍、当归养血活血，化瘀通经；地龙、牛膝引血下行兼以通络。

若血虚甚者，加枸杞子、首乌藤以补血；肢冷，阳失温煦，加桂枝温经通脉；腰膝酸软，加续断、桑寄生、杜仲以壮筋骨，强腰膝。

3）肝肾亏虚

临床表现：半身不遂，患肢僵硬拘挛变形，舌强不语，或偏瘫，肢体肌肉萎缩，舌质红，脉细，或舌质淡红，脉沉细。

证机概要：肝肾亏虚，阴血不足，筋脉失养。

治法：滋养肝肾。

代表方：左归丸合地黄饮子加减。前方功专填补肝肾真阴；后方滋肾阴，补肾阳，开窍化痰。

常用药：干地黄、何首乌、枸杞子、山茱萸补肾益精；麦冬、石斛养阴生津；当归、鸡血藤养血和络。

若腰酸腿软较甚，加杜仲、桑寄生、牛膝补肾壮腰；肾阳虚，加巴戟天、肉苁蓉补肾益精，加附子、肉桂引火归原；夹有痰浊，加石菖蒲、远志、茯苓化痰开窍。

二、关幼波教授对中风的辨治思路

关幼波教授对中风证的看法，突出下列两点。

（一）肝肾阴虚为本

中风一证虽然涉及心、肝、脾、肾之脏，而以肝肾阴虚为本。肝肾同源，互相滋养。肾属水，惊恐伤肾，房事不节肾精亏虚，肾水不足则心肾不交，心火独亢。肝属木，体阴用阳，过于紧张激动，或暴怒伤肝。脾虚失运，蕴湿生痰化热，湿热阻遏肝胆，致肝失疏泄，蕴而化热，灼伤肝阴。以上均可造成肝肾阴虚。久经泄下，或出血失血过多，亦可导致肝肾阴虚。由于肝肾阴虚，造成阴阳失调，水不涵木，而肝阳暴亢，阴陷于下，阳亢于上，阴阳相失，致生内风，突然昏仆。在临床上，因暴怒伤肝而引发本病者为多见，其次如情绪紧张、思恐过度、性情急躁也是导致本病的常见原因。

（二）痰瘀交阻为关键

中风发生的病理变化复杂，但离不开风、火、痰、气、血、虚。经络空虚，卫外不固，外风侵入而中经络；心火、肝火亢盛而火热生风，火热亦可灼津生痰；气虚血运滞涩而致血瘀，闭阻经脉，痰阻血脉而经络不畅，血瘀日久可化痰湿；肝阳素旺，木克脾土，或素脾虚，或过劳伤脾，致脾失健运，湿聚生痰；肾阳不足，不能温阳化水，水气上泛亦可生痰；痰与瘀（血）互为因果，恶性往复，痰可生热，热可生风，而导致或加重中风之证。

以上可以看出，中风的病理变化以痰瘀交阻为关键。在肝肾阴虚的基础上，阴阳失调，或因情志的变化，木失水涵，肝阳暴亢，气血逆乱，血之与气并走于上，瘀血夹痰横逆经络而中经、中络，蒙蔽清窍则昏不识人为中脏、中腑。本病主要表现为本虚标实，上实下虚。

三、关幼波教授治疗中风的常用药物

清代医家尤在泾对中风治疗立有开关、固脱、泄大邪、转大气、逐瘫痪、除热气、通窍燧、灸俞穴等八个治疗法则。历代医家因对病因的认识不同，而治法各异，或息风，或通腑，或活血，或清热，或逐痰。

关幼波教授在辨证施治中，以滋阴潜阳、平肝息风、益气活血、化痰通络为主要施治法则，并根据病情的缓急、轻重以及病情的变化而灵活变通。至于具体辨证施治，以上多已涉及，此处不再赘述。

关老治疗中风常用的一个基本方剂是平肝息风活血化痰方（生黄芪、当归、生地黄、白芍、川芎、旋覆花、生代赭石、钩藤、全蝎、杏仁、橘红、香附）。方中当归、生地黄、白芍、川芎为四物汤，一可养血活血以通经络，二可滋补肝肾，以育阴血。香附为血中气药，一防补碍滋腻，二助血行，三可疏肝解邪。生黄芪益气补中，气充血盈，气帅血行。生代赭石、钩藤、全蝎平肝潜阳，息风通络。旋覆花、杏仁、橘红化痰理气，且可健脾运中。全方共奏滋阴潜阳、平肝息风、行气活血、化痰通络之效。

若但见口眼㖞斜而无半身不遂者，去生代赭石、旋覆花、杏仁、橘红，加防风、地龙、白芷、僵蚕等，仿牵正散之意，以散风祛邪。心中烦热者，加黄芩、知母、生石膏等清热除烦。失眠多梦者，加首乌藤、珍珠母、炒酸枣仁等以养血镇静安神。头痛目眩明显者，可酌加生龙骨、生牡蛎、生石决明、天麻、菊花之属，以增加平肝息风之力。舌謇语涩者，可加石菖蒲、远志、天竺黄以化痰开窍。呕吐痰盛，苔白腻者，去生地黄、当归、白芍，加半夏、胆南星；痰热盛，苔黄腻者，加竹沥水、瓜蒌以助化痰之功。腰酸腿软明显者，酌加龟甲、鳖甲、续断、牛膝以滋阴补肾。肾阳虚者，可酌加仙茅、淫羊藿以温肾壮阳。肢麻痹阻明显者，可酌加炒山甲（现用替代品）、蜈蚣、桃仁、红花、鸡血藤、地龙等活血化瘀、搜风通络之品。脘腹胀满者，可加砂仁、厚朴、藕节以理气畅中。大便秘结者，可加瓜蒌、酒大黄以通腑润下。伴有风热表证者，可加藿香、桑叶、菊花、薄荷等疏风清热。发热明显者可酌加羚羊角粉以清热平肝。项强拘急麻木者，可加葛根、桂枝，重用白芍加甘草以疏风解肌，缓急止痛。

阴闭（痰湿壅盛）者，用苏合香丸、大活络丸之属；阳闭（痰热壅盛）者，用牛黄清心丸、安宫牛黄丸、局方至宝丹。上述用药可以加强化痰开窍息风之效。

脱证者，又当急于扶正固脱为要，以独参汤或参附汤为主。

四、关幼波教授治疗中风验案

案 1

薛某，女，57 岁，1990 年 4 月 2 日初诊。

主诉：左侧肢体偏瘫，口眼㖞斜 7 天。

现病史：1 周前，患者因情绪激动，突然昏仆，左侧肢体偏废，汗出偏沮，口眼㖞斜，于外院行 CT 检查示脑血管大面积栓塞，经口服西药，静脉点滴等治疗疗效不显。

症见：左半身不用，不能行走，汗出偏沮，口眼㖞斜，口角流涎，时神志昏瞀不清，双目阵发性失明，时有偏盲，神清时言语謇涩，精神极度疲乏，焦躁不宁，大便 1～2 日一行，尿黄。

既往史：高血压病 10 余年。

舌象：舌苔白厚，舌质红。

脉象：细涩。

西医诊断：脑梗死。

中医诊断：中风，中脏腑。

中医辨证：肝风内动，痰瘀痹阻。

治法：平肝息风，活血化痰，通络开窍。

方药：

川芎 10g	杭白芍 20g	当归 10g	生代赭石 10g
香附 10g	牡丹皮 10g	藕节 10g	首乌藤 30g
旋覆花 10g	石斛 15g	瓜蒌 10g	郁李仁 10g
酒大黄 6g	生石决 30g	生地黄 10g	

另牛黄清心丸每次 1 丸，一日 2 次。

14 剂，水煎服，每日 1 剂。

治疗经过：患者服 14 剂后，神志清爽，语言渐流畅，大便通下。原方继服 14 剂，患者遍体溱溱汗出，患侧肢体可局限性活动，口角已不流涎，口眼㖞斜好转，阵发性失明明显减少，情绪平稳，神疲乏力减轻，二便调畅。上方去郁李仁、瓜蒌。继服 7 剂，诸证几除，唯患侧肢体活动稍差。仿补阳还五汤之意，后方去酒大黄加生黄芪、桃仁、红花以收功。

患者前后治疗 2 个月，现已活动自如，诸证悉除，一如常人。

按语：本例患者邪虽实而正大虚，峻下必致虚虚，妄补又犯实实，投鼠忌器。关老治疗独具匠心，先以四物汤和血护阴，以治肝肾阴虚之本，不仅不碍反助气血流畅；旋覆花、瓜蒌、牛黄清心丸清心化痰安神；生代赭石、生石决明平胜降逆，引犯上之气血下行；牡丹皮、香附、藕节尤善理血，为血中之气药，既可活血通络，又可调理横逆之气机。关老擅用首乌藤，临床体会到本品除可安神宁心之外，通络止痛之力尤著。本病用药之妙，犹在大黄，其攻积导滞，直达病所，除通腑之外，更有祛邪、通经络、活血之功，攻下、行气活血之法能起推陈出新、调和营卫脏腑经络之用。关老掌握攻下分寸，大积大聚衰其大半而止，既不因大便已下而立去大黄，亦不因用之有效而妄用无度，伺腑病已清，营卫调和（遍身微汗）即去大黄，宗补阳还五之意，扶正祛邪并行不悖。

案 2

汪某，男，49 岁，1992 年 7 月 18 日初诊。

主诉：左半身完全瘫痪 2 个月。

现病史：患者于 1992 年 5 月 10 日晨 5 时许，起床后突然双上肢活动受限，继而双下肢活动受限，当天上午入某院检查血压 170/105mmHg，心电图正常。诊为：冠状动脉供血不足？脑血管痉挛？予口服维生素制剂、芦丁，低分子右旋糖酐静脉滴入，期间阵发口眼㖞斜，左半身瘫痪，言语謇涩，且发作日益频繁，每天发作 4～5 次。至 5 月 17 日，患者左半身完全瘫痪，言语謇涩，痰涎壅盛，胸憋痞闷，后经外院确诊为脑梗死，于 7 月 18 日请关老诊治。症见：左半身瘫痪，口眼㖞斜，语言謇涩，舌向左偏，痰多色黄，口干思饮，头胀发木，纳食不甘，心烦急躁，失眠多梦，二便正常。血压 160/100mmHg。

既往史：高血压病 8 年，有饮酒嗜好。

舌象：舌苔薄黄，舌质稍红。

脉象：沉弦。

西医诊断：脑梗死。

中医诊断：中风，中经络。

中医辨证：肝风内动，痰瘀交阻，横窜经络。

治法：平肝息风，活血化痰通络。

方药：

旋覆花 10g	生代赭石 10g	钩藤 15g	天麻 10g
全蝎 5g	生石膏 30g	蜈蚣 3 条	瓜蒌 10g
杏仁 10g	橘红 10g	丹参 15g	路路通 3 枚
香附 10g	藕节 10g	生地黄 10g	赤芍 10g
白芍 10g	川芎 6g	地龙 10g	

另牛黄清心丸，早晚各服 1 丸。

30 剂，水煎服，每日 1 剂。

治疗经过：患者上方加减服用 1 个月左右，关老曾随症选用过红花、土鳖虫、伸筋草、豨莶草、蛇胆陈皮。至 8 月 20 日，患者左下肢已基本恢复正常，吐痰减少，头木胀感消失，睡眠欠安，血压 140/90mmHg，仍感左上肢上举受限，小指及无名指麻胀，容易激动，哭笑无常，大便稍干，小便正常，脉沉细弦，舌苔薄黄。仍循前法，酌加补气之品。方药如下。

生黄芪 15g	钩藤 15g	天麻 10g	全蝎 5g
蜈蚣 3 条	瓜蒌 30g	当归 10g	生地黄 10g
地龙 10g	路路通 4 枚	藕节 10g	土鳖虫 6g
伸筋草 10g	豨莶草 30g		

60 剂，水煎服，每日 1 剂。

患者上方共服 2 个月左右，生黄芪用量从 15g 逐步增至 45g，并配合人参再造丸、大活络丸。10 月 23 日复诊时，患者除左手伸屈尚不自如、血压有时波动外，无其他不适，舌苔正常，脉沉细弦。后关老加入益肾养血之剂，如仙茅、淫羊藿、山茱萸、续断、阿胶、乌蛇肉等，患者间断服用汤剂，至 9 月 5 日改服丸剂调理其后。丸药方如下。

生黄芪 60g	人参 30g	灵芝 60g	天麻 30g
钩藤 30g	全蝎 12g	蜈蚣 10 条	当归 30g
川芎 30g	生地黄 60g	熟地黄 60g	红花 30g
泽兰 30g	赤芍 30g	白芍 30g	乌梢蛇 30g
天竺黄 30g	仙茅 30g	淫羊藿 30g	山茱萸 30g
续断 30g	豨莶草 30g		

上药共为细末，炼蜜为丸，每丸重 3g，每服 3 丸，日服 2 次。

追访至 1993 年 9 月，患者已能步行，爬山，双手能举 30 余斤重物，左侧上下肢皮温与功能和右侧相同，仅感左半身有时发紧，肌力稍差，血压 120/80mmHg，饮食睡眠及二便正常，情绪稳定，记忆力正常，脑电图与脑血流图 2 次复查均属正常。

按语：本例患者平素身体尚好，但有高血压史与饮酒嗜好，左半身不遂已 2 个月，无神志改变，痰多舌塞，口眼歪斜，苔黄脉弦，证属肝风内动、痰瘀互结、横窜经络，故以平肝息风、活血化痰通络为基本治则。方中天麻、钩藤、全蝎、蜈蚣平肝息风止痉；杏仁、橘红、瓜蒌、天竺黄、蛇胆陈皮清热化痰；红花、藕节、赤芍、川芎、丹参、泽兰、当归、土鳖虫等养血活血，路路通、地龙、豨莶草、乌梢蛇、大活络丸等散风通络。初期肝热较重，胸憋痞闷，痰涎壅盛，则重用平肝清热之剂，故用旋覆花、生代赭石平肝，生石膏、牛黄清心丸以清热安神。其后病情稳定，但见手指麻胀、脉弦且见沉细之象，此为正气渐亏，故加用生黄芪以补益正气，气足方能推动血行，以助活血通络，促进肢体功能恢复。后期加用熟地黄、山茱萸、续断、牛膝、阿胶、仙茅、淫羊藿等补肾益精，调理阴阳，亦为扶正固本之法，以善其后。

本例治疗，因风中经络，故在平肝息风的基础上，突出了活血化痰以通经络，初期以祛邪为急，后期以扶正固本为要，根据病情变化而加减用药，贵在知常而达变。

案 3

刘某，男，69 岁，1994 年 2 月 15 日初诊。

主诉：左半身完全瘫痪 1 个月。

现病史：患者因情志不畅，于 1 月 14 日上午站立时突然感觉头晕腿软，站立不稳，随即左半身瘫痪，当时被送往某院住院治疗，当天下午神昏不识人，经腰穿、CT 检查诊断为脑梗死，曾用高压氧仓治疗、服用西药、静脉输液等，3 天后神志已清，无口眼㖞斜，语言尚清，唯左半身完全瘫痪，经治疗近 1 个月无明显进展而出院，请中医诊治。症见：患者神志清楚，无口眼㖞斜，语言尚清，舌稍向左偏，左半身完全偏瘫。左上下肢发凉，肌肉显见萎缩，感觉迟钝，左足踝下垂，下肢不能上抬，足如踏棉；左上肢不能上举，手软无力，左手指无感觉，握力消失，且手指与足踝部虚肿。不能行走，起卧困难，左侧牙龈肿痛，口干不欲饮，纳食一般，咳嗽痰多，色白，胃脘堵闷，隐约不适，腹胀便溏，尿黄，心烦急躁，夜难入睡。血压 130/80mmHg。

既往史：既往体健，无高血压史，有饮酒嗜好，性多急躁。

舌象：舌苔白，舌质稍暗。

脉象：沉弦滑。

西医诊断：脑梗死。

中医诊断：中风，中经络。

中医辨证：肝风内动，痰瘀阻络。

治法：平肝息风，活血化痰，疏风通络。

方药：

生黄芪 60g	当归 10g	生地黄 10g	白芍 10g

川芎 10g	生代赭石 10g	旋覆花 10g	钩藤 10g
桃仁 10g	红花 10g	生龙骨 15g	生牡蛎 15g
全蝎 6g	僵蚕 6g	杏仁 10g	

10 剂，水煎服，每日 1 剂。

治疗经过：服药 10 剂后，患者手指、足踝部虚肿几除，腿觉有力，足跟已能上抬，肢体变温，手指已有感觉且能稍有伸开，上肢微能上举，此间每天早晚各服牛黄清心丸 1 丸、消栓再造 1 丸。患者仍诉痰多，便溏，腿发硬，舌苔白腻，质淡红，脉弦滑。上方去生代赭石、旋覆花、生龙骨、生牡蛎、僵蚕；加佩兰 10g，炒苍术 10g，炒白术 10g，炒知母 10g，炒黄柏 10g，薏苡仁 10g，橘红 10g，以芳化健脾、清热利湿。嘱其加强上下肢的锻炼活动。上方又服用 10 剂。患者大便正常，痰明显减少，已能站立，能扶拐在屋内往返步行，每天能走 5～6 个来回，左上肢已能举至胸前，仍觉乏力，舌苔已转薄白，脉弦滑。继服上药 10 剂，患者已能扶拐在屋内行走，能自己上厕所，左上肢能靠右手帮助抬到头上，手握力明显增加，左手指已能伸开，但活动仍不灵活，下午仍有少量痰，纳食正常，二便通调，舌脉同前。拟方如下。

生黄芪 90g	川芎 10g	当归 10g	白芍 15g
生地黄 10g	丹参 15g	钩藤 10g	全蝎 6g
杏仁 10g	黄精 10g	续断 10g	

30 剂，水煎服，每日 1 剂。

后关老以上方为主，曾加减用过菊花、藿香、秦艽、鸡血藤、半夏曲等祛风通络、活血化痰之品。至 4 月 7 日，患者肌肉萎缩已恢复，已能扶拐自行上下楼，行动已能自理，左手已能自行抬至胸部，腿能吃力，抬伸自如，唯左上肢活动仍不灵活。

按语：本例患者因情绪激动而发病，幸于病发被人扶住而未摔倒，患者虽无口眼喎斜、舌蹇语涩，然经西医住院治疗近 1 个月未效，左半身完全瘫痪，肌肉已现萎缩之象。关老以四物汤养血活血，养阴补肝肾；以生代赭石、钩藤、生龙骨、生牡蛎、僵蚕、菊花等平肝息风，潜镇肝阳；全蝎、秦艽等息风通络；桃仁、红花、丹参、鸡血藤、消栓再造丸以加强活血化瘀，通经活络之力；旋覆花、杏仁、橘红、半夏曲等化痰浊。方中生黄芪用到 90g，以益气扶正，气帅血行，经络得畅，手足得养。牛黄清心丸清心泻火安神。患者曾有便溏乏力、舌苔白腻、舌质红等湿浊之象，故用藿香、佩兰、炒苍术、炒白术、炒知母、炒黄柏、薏苡仁等芳化健脾、利湿兼以清热之品。

脑梗死后的运动功能若在 2～3 周内不恢复者，则恢复的概率较小。本例患者治疗 1 个月后仍无见效，经服关老药 10 天患者肢体开始活动，20 天已能站立，1 个月后能扶杖上下楼，生活已能自理，效果显见。

第六节　痞满

一、痞满的中医病因病机、诊断及辨证论治

痞满是由于中焦气机阻滞，升降失司而成的以胸腹痞塞满闷不舒、按之柔软、压之不痛、触之无形为主要表现的病证。本病按部位分有胸痞、心下痞等。心下即胃脘部，故心下痞又称胃痞。胃痞在《黄帝内经》称为痞、满、痞满、痞塞等。《伤寒论》对本病的理法方药论述颇详，如谓"但满而不痛者，此为痞"，"心下痞，按之濡"，提出了痞的基本概念，并指出该病病机是正虚邪陷、升降失调，拟定了寒热并用、辛开苦降的治疗大法，其所创诸泻心汤乃治痞满之祖方，一直为后世医家所常用。西医学中的慢性胃炎、胃神经官能症、胃下垂、消化不良等疾病，当出现以胃脘部痞塞、满闷不舒为主要表现时，可参考本节辨证论治。

（一）病因病机

痞满的发生主要是由于表邪内陷入里、饮食不节、情志失调、脾胃虚弱等各种原因引起的脾胃损伤，中焦气机阻滞，升降失司所致。

1. 病因

（1）表邪入里：外邪侵袭肌表，治疗不得其法，滥施攻里泻下，脾胃受损，外邪乘虚内陷入里，结于胃脘，阻塞中焦气机，升降失司，胃气壅塞，遂成痞满。如《伤寒论》云："脉浮而紧，而复下之，紧反入里，则作痞，按之自濡，但气痞耳。"亦有伤寒之邪，由表入里，结于心下胃口，而为痞满。如《伤寒论·辨太阳病脉证并治》云："太阳病，医发汗，遂发热恶寒，因复下之，心下痞。"

（2）食滞中阻：暴饮暴食，或恣食生冷粗硬，或偏嗜肥甘厚味，或嗜浓茶烈酒及辛辣过烫饮食，损伤脾胃，以致食谷不化，阻滞胃脘，升降失司，胃气壅塞，痞塞不通，而成痞满。如《伤寒论·辨太阳病脉证并治》云："胃中不和，心下痞硬，干噫食臭。"

（3）痰湿阻滞：脾胃失健，水湿不化，酿生痰浊，痰气交阻于胃脘，则升降失司，胃气壅塞，而成痞满。如《兰室秘藏·中满腹胀》曰："脾湿有余，腹满食不化。"

（4）情志失调：忧思过度则气结，暴怒则气逆，悲忧则气郁，惊恐则气乱等，造成气机逆乱，升降失职，形成痞满。其中尤以肝郁气滞，横犯脾胃，致胃气阻滞而成之痞满为多见。即如《景岳全书·痞满》所谓："怒气暴伤，肝气未平而痞。"

（5）脾胃虚弱：素体脾胃虚弱，中气不足，或饥饱不匀，饮食不节，或久病损及脾胃，纳运失职，升降失调，胃气壅塞，而生痞满。此正如《兰室秘藏·中满腹胀》所论述的因虚生痞满："或多食寒凉，及脾胃久虚之人，胃中寒则胀满，或脏寒生满病。"

2. 病机　痞满的病位主要在脾胃。基本病机为中焦气机不利，升降失常。因脾胃同

居中焦，为气机运化之枢纽。脾主升清，胃主降浊，清升浊降则气机调畅。因外邪、食积、痰浊、气滞等邪郁阻，或脾胃虚弱，导致脾之清阳不升，胃之浊阴不降，中焦气机升降失常，不得宣通而发生痞满。同时，中焦气机顺畅，尚赖肝之条达。若肝气郁结，侮脾犯胃，影响中焦气机运行，亦致胃脘痞满。

痞满的病理性质有虚实之分。实即实邪内阻，包括外邪入里、饮食停滞、痰湿阻滞、肝郁气滞等；虚即中虚不运，责之脾胃虚弱。实邪之所以内阻，多与中虚不运，升降无力有关，中焦转运无力，最易招致实邪的侵扰，两者常常互为因果。如脾胃虚弱，健运失司，既可停湿生饮，又可食滞内停，而实邪内阻，又会进一步损伤脾胃，终至虚实并见。

另外，各种病邪之间，各种病机之间，亦可互相影响，互相转化，形成虚实互见、寒热错杂的病理变化，此为痞证的病机特点。在痞满病程较长时，常形成正虚邪实、虚实夹杂的格局。若痰湿气滞交结，日久阻碍血液运行，痰、气、瘀搏结食管胃口，可致成噎膈之变；或痰气化热，损伤血络，可发生吐血、黑便，变生他疾。

（二）诊断与鉴别诊断

1. 诊断

（1）以胃脘痞塞、满闷不舒为主要临床表现，其痞按之柔软，压之不痛，视之无胀大之形。

（2）常伴有胸膈满闷，饮食减少，得食则胀，嗳气则舒等症。

（3）发病和加重常与饮食、情志、起居、冷暖失调等诱因有关。

（4）多为慢性起病，时轻时重，反复发作，缠绵难愈。

（5）纤维胃镜检查、上消化道 X 线检查、胃液分析等的异常，有助于本病的诊断。

2. 鉴别诊断

（1）胃痛：胃痛与胃痞的病位皆在胃脘部，且胃痛常兼胀满，胃痞时有隐痛，应加以鉴别。胃痛以疼痛为主，胃痞以痞塞满闷为主；胃痛者胃脘部可有压痛，胃痞者则无压痛。

（2）臌胀：臌胀与胃痞同为腹部病证，且均有胀满之苦，臌胀早期易与胃痞混淆。臌胀腹部胀大膨隆，胀大之形外现；胃痞则自觉满闷痞塞，外无胀大之形。臌胀按之腹皮急；胃痞胃脘部按之柔软。臌胀有胁痛、黄疸、积聚等疾病病史；胃痞可有胃痛、嘈杂、吞酸等胃病病史。超声和纤维胃镜等检查，有助于二病的鉴别。

（3）胸痹心痛：胸痹心痛可有脘腹满闷不舒，胃痞常伴有胸膈满闷，但二者有病在心胸和病在胃脘之不同，应予区别。胸痹心痛属胸阳痹阻，心脉瘀阻，心脉失养为患，以胸痛、胸闷、短气为主症，伴有心悸、脉结代等症状；胃痞系脾胃功能失调，升降失司，胃气壅塞所致，以胃脘痞塞满闷不舒为主症，多伴饮食减少、得食则胀、嗳气则舒等症状。心电图和纤维胃镜等检查有助于鉴别诊断。

（三）辨证论治

1. 辨证要点

（1）辨虚实：痞满一证，首辨虚实，有邪为实，无邪为虚。属实者，痞满持续不减，按之满甚或硬，能食便秘，多为新病邪滞；属虚者，可见痞满不能食或食少不化，痞满时减，喜揉喜按，大便溏薄，多为久病体虚。

（2）辨寒热：痞满绵绵，得热则舒，遇寒则甚，口淡不渴，苔白，脉沉者，多为寒；痞满势急，胃脘灼热，得凉则舒，口苦便秘，口渴喜冷饮，苔黄，脉数者，多为热。

同时应注意辨别寒热虚实的兼夹错杂情况。

2. 治则治法　痞满的病变脏腑主要在脾胃，故治疗原则为苦辛通降、理气消痞。实证以泻法为主，分别施以泻热、消食、化痰、理气等法，虚者则以补法为主，重在补益脾胃、升清降浊。对于虚实并见之候，治疗宜攻补兼施、补消并用。治疗中应注意理气不可过用香燥，以免耗津伤液，对于虚证，尤当慎重。

3. 证治分类

（1）邪热内陷

临床表现：胃脘痞满，灼热急迫，按之满甚，心中烦热，咽干口燥，渴喜饮冷，身热汗出，大便干结，小便短赤，舌红苔黄，脉滑数。

证机概要：外邪入里，邪热结于心下，中焦气机升降失司。

治法：泻热消痞，和胃开结。

代表方：大黄黄连泻心汤。

常用药：大黄泻热消痞开结，黄连清泻胃火，使邪热得除，痞气自消。临证可酌加金银花、蒲公英以助泻热，加枳实、厚朴、木香等以助行气消痞之力。

若便秘心烦者，可加全瓜蒌、栀子以宽中开结，清心除烦；口渴欲饮者，可加天花粉、芦根、连翘以清热生津。

（2）饮食积滞

临床表现：胃脘痞满，按之尤甚，嗳腐吞酸，恶心呕吐，厌食，大便不调，舌苔厚腻，脉弦滑。

证机概要：食滞不化，阻塞胃脘气机。

治法：消食导滞，行气消痞。

代表方：保和丸。

常用药：山楂、神曲、莱菔子消食导滞；半夏、陈皮行气开结；茯苓健脾利湿；连翘清热散结。

若食积较重，脘腹胀满者，可加枳实、厚朴以行气消积；若食积化热，大便秘结者，可加大黄、槟榔以清热导滞通便；若脾虚食积，大便溏薄者，可加白术、黄芪以健脾益气。

（3）痰湿内阻

临床表现：脘腹痞满，闷塞不舒，胸膈满闷，头重如裹，身重肢倦，恶心呕吐，不思饮食，口淡不渴，小便不利，舌体胖大，边有齿痕，苔白厚腻，脉沉滑。

证机概要：脾不运化，痰湿内生，壅塞中焦。

治法：燥湿化痰，理气宽中。

代表方：二陈汤合平胃散。

常用药：苍术、半夏燥湿化痰；厚朴、陈皮宽中理气；茯苓、甘草健脾和胃；前胡、桔梗、枳实化痰理气。

若气逆不降，嗳气不除者，可加旋覆花、代赭石以化痰降逆；胸膈满闷较甚者，可加薤白、石菖蒲、枳实、瓜蒌以理气宽中；咳痰黄稠，心烦口干者，可加黄芩、栀子以清热化痰。

（4）肝郁气滞

临床表现：胃脘痞满闷塞，脘腹不舒，胸膈胀满，心烦易怒，喜太息，恶心嗳气，大便不爽，常因情志因素而加重，舌苔薄白，脉弦。

证机概要：情志不舒，肝气郁结，横逆犯胃，中焦气机失畅。

治法：疏肝解郁，理气消痞。

代表方：四逆散合越鞠丸。

常用药：柴胡、香附、白芍、川芎疏肝理气，活血解郁；苍术、神曲燥湿健脾，消食除痞；栀子泻火解郁。

若气郁较甚，胀满明显者，可加柴胡、郁金、枳壳，或合四逆散以助疏肝理气；若气郁化火，口苦咽干者，可加龙胆草、川楝子，或合左金丸以清肝泻火；若气虚明显，神疲乏力者，可加党参、黄芪等以健脾益气。

（5）脾胃虚弱

临床表现：胃脘痞闷，胀满时减，喜温喜按，食少不饥，身倦乏力，少气懒言，大便溏薄，舌质淡，苔薄白，脉沉弱或虚大无力。

证机概要：脾胃虚弱，健运失职，气机不畅。

治法：健脾益气，升清降浊。

代表方：补中益气汤。

常用药：人参、黄芪、白术、甘草等补中益气；升麻、柴胡升举阳气；当归、陈皮理气化滞。诸药合用使脾气得复，清阳得升，胃浊得降，气机得顺，虚痞自除。

若痞满较甚，可加木香、砂仁、枳实以理气消痞，或可选用香砂六君子汤以消补兼施；若脾阳虚弱，畏寒怕冷者，可加肉桂、附子、吴茱萸以温阳散寒；湿浊内盛，苔厚纳呆者，可加茯苓、薏苡仁以淡渗利湿；若水饮停胃，泛吐清水痰涎，可加吴茱萸、生姜、半夏以温胃化饮；若属表邪内陷，与食、水、痰相合，或因胃热而过食寒凉，或因寒郁化热而致虚实并见，寒热错杂，而出现心下痞满，按之柔软，喜温喜按，呕恶欲吐，口渴心烦，肠鸣下利，舌质淡红，苔白或黄，脉沉弦者，可用半夏泻心汤加减，辛开苦降，寒热并用，补泻兼施；若中虚较甚，则重用炙甘草以补中气，有甘草泻心汤之意；若水热互结，心下痞满，干噫食臭，肠鸣下利者，则加生姜以化饮，则有生姜泻心汤之意。

二、关幼波教授对痞满的辨治思路

《伤寒论·辨太阳病脉证并治》明确了痞的基本概念"但满而不痛者，此为痞"，并拟定寒热并用、辛开苦降的治疗大法，所创制的泻心汤治疗痞满一直为后世医家所沿用。关老在辛开苦降治则的基础上，更加注重对于中焦气血的调理，升清降浊，使中焦气机通畅。针对引起痞满的病因和病理实质，辨证施治概括以下五点。

（一）邪热内陷而致痞满

关幼波教授认为由于外邪侵袭肌表，治疗不得其法，滥施攻里泻下，脾胃受损，或外邪乘虚内陷入里，结于胃脘，或外邪入里，邪热结于心下，中焦气机升降失司。其痞满特点为胃脘痞满，灼热急迫，按之满甚，心中烦热，舌红苔黄，脉滑数。治宜泻热消痞，和胃开结。

（二）饮食积滞而致痞满

关幼波教授认为暴饮暴食，或恣食生冷粗硬，或偏嗜肥甘厚味，或嗜浓茶烈酒及辛辣过烫饮食，损伤脾胃，以致食谷不化，阻滞胃脘，升降失司，胃气壅塞，痞塞不通，而成痞满。其痞满特点为胃脘痞满，按之尤甚，嗳腐吞酸，恶心呕吐，厌食，舌苔厚腻，脉弦滑。治宜消食导滞，行气消痞。

（三）痰湿内阻而致痞满

关幼波教授认为脾胃失健，水湿不化，酿生痰浊，痰气交阻于胃脘，则升降失司，胃气壅塞，而成痞满。其痞满特点为脘腹痞满，闷塞不舒，胸膈满闷，头重如裹，身重肢倦，恶心呕吐，不思饮食，口淡不渴，小便不利。治宜燥湿化痰，理气宽中。

（四）肝郁气滞而致痞满

关幼波教授认为情志不舒，肝气郁结，横逆犯胃，中焦气机失畅，气机阻滞，故见痞满。其痞满特点为胃脘痞满闷塞，脘腹不舒，胸膈胀满，心烦易怒，喜太息，恶心嗳气，大便不爽，常因情志因素而加重，舌苔薄白，脉弦。治宜疏肝解郁，理气消痞。

（五）脾胃虚弱而致痞满

关幼波教授认为脾胃虚弱，健运失职，气机不畅，而生痞满。其痞满特点为胃脘痞闷，胀满时减，喜温喜按，食少不饥，身倦乏力，少气懒言，大便溏薄，舌质淡，苔薄白，脉沉弱或虚大无力。治宜健脾益气，升清降浊。

三、关幼波教授治疗痞满的常用药物

（一）外邪入里，邪热结于心下，中焦气机升降失司所致痞满

常用药物有大黄、黄连、黄芩、金银花、蒲公英、生瓦楞子、全瓜蒌、栀子、连翘等。黄芩能泻上焦肺火，清肠中湿热，为临床常用药物。黄芩配以柴胡，则清透解热；配桑白皮，则泻肺火；配黄连，则清热泻火而燥湿；配白芍，则清热止痢而除痛；配白术，则清热补脾而安胎。连翘性甘寒，气芳香，甘寒清热而不伤胃，芳香透达又可祛邪。金银花既能宣散风热，还善清解血毒，用于各种热性病。栀子善能泻火泻热而除烦。在外感热病的气分症初期，见有发热、胸闷、心烦等症，可用栀子配合豆豉，以透邪泻热、除烦解郁。

（二）食滞不化，阻塞胃脘气机所致痞满

常用药物有山楂、神曲、莱菔子、炒麦芽、半夏、陈皮、木香、茯苓、槟榔、厚朴、枳实等。山楂味酸而甘，消食力佳，为消化食积停滞常用要药，尤能消化油腻肉积，在临床应用方面，常与麦芽、六神曲等配伍应用。神曲辛以行散消食，甘温健脾开胃，和中止泻，常配山楂、麦芽、木香等同用，治疗食滞脘腹胀满，食少纳呆，肠鸣腹泻者。莱菔子能消食化积、行滞除胀，常配伍神曲、山楂、麦芽等，以助其消食之力，配伍半夏、陈皮等，以增其降逆和胃之功。

（三）脾不运化，痰湿内生，壅塞中焦所致痞满

常用药物有苍术、半夏、薏苡仁、杏仁、厚朴、陈皮、青皮、旋覆花、代赭石、瓜蒌、木瓜等。苍术苦温燥湿以祛湿浊，辛香健脾以和脾胃，对湿阻中焦，脾失健运而致脘腹胀闷、呕恶食少、吐泻乏力、舌苔白腻等症，最为适宜。苍术常与厚朴、陈皮等配伍。木瓜性味酸温，能入肝脾，乃化湿和中之良品，可消食助脾。薏苡仁甘、淡、凉，归脾、胃、肺经，有利水消肿、渗湿健脾、除痹清热排脓之效。

（四）肝气郁结，横逆犯胃，中焦气机失畅所致痞满

常用药物有柴胡、香附、白芍、川芎、苍术、神曲、郁金、枳壳、川楝子等。香附味苦而甘，气寒而浓，入肝胆之经，专解气郁气疼，为解郁圣药。川芎常用于活血行气，祛风止痛，辛温香燥，走而不守，既能行散，上行可达颠顶，又入血分，下行可达血海。该药活血祛瘀作用广泛，适宜瘀血阻滞的各种病证。柴胡配白芍既能清利肝胆，更能调理肝胆气机，以治疗肝胆气机瘀滞。其中柴胡能疏肝解郁，透热解肌，又能升举阳气；白芍养血敛阴柔肝，泻肝缓急，和血固藏肝血。

（五）脾胃虚弱，健运失职，气机不畅所致痞满

常用药物有党参、黄芪、炒白术、甘草、升麻、柴胡、薏苡仁、半夏、生姜、茯苓等。党参甘平，既能补气，又能补血，常用于气虚不能生血，或血虚无以化气而致的气血两虚证。白术苦温，健脾燥湿，与党参配伍能加强其益气助运之力。茯苓味甘淡，健脾渗湿，苓术相配，则健脾祛湿之功益著。

第七节　胃痛

一、胃痛的中医病因病机、诊断及辨证论治

胃痛是由于脾胃受损，气血不调所引起的胃脘部疼痛。胃痛，又称胃脘痛。胃脘部一般系指上、中、下三脘部位，或指两侧肋骨下缘连线以上至鸠尾的梯形部位。古典医籍中对本病的论述始见于《黄帝内经》。如《素问·六元正纪大论》谓："木郁之发……民病胃脘当心而痛，上支两胁，膈咽不痛，食饮不下。"本病证以胃脘部疼痛为主症，西医学中的急性胃炎、慢性胃炎、消化性溃疡、胃痉挛、胃下垂、胃黏膜脱垂症、胃神经官能症等疾病，当其以上腹部胃脘疼痛为主要临床表现时，均可参照本节辨证论治。

（一）病因病机

胃痛初发多属实证，其病主要在胃，间可及肝；病久常见虚证，其病位主要在脾；亦有虚实夹杂者，或脾胃同病，或肝脾同病。

1. 病因

（1）外邪犯胃：外邪之中以寒邪最易犯胃，夏暑之季的暑热、湿浊之邪也间有之。邪气客胃，胃气受伤，轻则气机壅滞，重则和降失司，而致胃脘作痛。寒主凝滞，多见绞痛；暑热急迫，常致灼痛；湿浊黏腻，常见闷痛。

（2）饮食不节：胃主受纳腐熟水谷，其气以和降为顺，故胃痛的发生与饮食不节关系最为密切。若饮食不节，暴饮暴食，损伤脾胃，饮食停滞，致使胃气失和，胃中气机阻滞，不通则痛；或五味过极，辛辣无度，或恣食肥甘厚味，或饮酒如浆，则伤脾碍胃，蕴湿生热，阻滞气机，以致胃气阻滞，不通则痛，皆可导致胃痛。故《素问·痹论》曰："饮食自倍，肠胃乃伤。"《医学正传·胃脘痛》曰："初致病之由，多因纵恣口腹，喜好辛酸，恣饮热酒煎煿，复餐寒凉生冷，朝伤暮损，日积月深……故胃脘疼痛。"

（3）情志不畅：脾胃的受纳运化，中焦气机的升降，有赖于肝之疏泄，《素问·宝命全形论》所说的"土得木而达"即是这个意思，所以，病理上就会出现木旺克土，或土虚木乘之变。忧思恼怒，情志不遂，肝失疏泄，肝郁气滞，横逆犯胃，以致胃气失

和，胃气阻滞，即可发为胃痛。所以《杂病源流犀烛·胃病源流》谓："胃痛，邪干胃脘病也……唯肝气相乘为尤甚，以木性暴，且正克也。"肝郁日久，又可化火生热，邪热犯胃，导致肝胃郁热而痛。

若肝失疏泄，气机不畅，血行瘀滞，又可形成血瘀，兼见瘀血胃痛。胆与肝相表里，皆属木。胆之通降，有助于脾之运化及胃之和降。《灵枢·四时气》曰："邪在胆，逆在胃。"若胆病失于疏泄，胆腑通降失常，胆气不降，逆行犯胃，致胃气失和，肝胆胃气机阻滞，也可发生胃痛。

（4）脾胃虚弱：劳倦太过，失血过多，或久病不愈，伤及脾胃，或身体素虚，脾胃不健，运化无权，升降转枢乏力，气机阻滞而致胃病。若中气下陷者，病情可进一步加重。若脾胃阳虚，阴寒内生，胃络失于温养，则拘急而痛。若胃病日久，阴津暗耗，胃失濡养，气机失调，也致胃痛。

2. 病机 胃痛与胃、肝、脾关系最为密切，初起病位主要在胃，间可旁及于肝；病久则主要在脾，或脾胃同病，或肝脾同病。胃为阳土，喜润恶燥，主受纳、腐熟水谷，以和降为顺。胃气一伤，初则壅滞，继则上逆，此即气滞为病。导致气机郁滞，首先是胃气的壅滞，无论外感、食积均可引发；其次是肝胃气滞，即肝气郁结，横逆犯胃所造成的气机阻滞。气为血帅，气行则血行，故气滞日久，必致血瘀，也即久病入络之意。另外，"气有余便是火"，气机不畅，蕴久化热。此火也有单纯在胃或同在肝胃之说。火能灼伤阴津，或出血之后，血脉瘀阻而新血不生，致阴津亏虚。阴血虚少也有肾阴不足或脾胃阴虚，或肝胃、肝脾阴虚的不同。胃病久延，内传于脾，脾属阴土，喜燥恶湿，主运化，输布精微，以升为健。故脾气受伤，轻则中气不足，运化无权；继则中气下陷，升降失司；再则脾胃阳虚，阴寒内生，胃络失于温养。总之，胃痛病因虽有以上种种不同，病理尚有虚实寒热、在气在血之异，但其发病机制确有共同点，即所谓"不通则痛"。若胃痛失治误治，血络损伤，则可见吐血、便血等证。

（二）诊断与鉴别诊断

1. 诊断

（1）上腹胃脘部疼痛及压痛。

（2）常伴有食欲不振，胃脘痞闷胀满，恶心呕吐，吞酸嘈杂等胃气失和的症状。

（3）发病常由饮食不节、情志不遂、劳累、受寒等诱因引起。起病或急或缓，常有反复发作的病史。

（4）上消化道 X 线钡餐透视、纤维胃镜及病理组织学等检查，查见胃、十二指肠黏膜炎症、溃疡等病变，有助于诊断。

2. 鉴别诊断

（1）痞满：胃痛与痞满的病位皆在胃脘部，且胃痛常兼胀满，痞满时有隐痛，应加以鉴别。胃痛以疼痛为主，痞满以痞塞满闷为主；胃痛者胃脘部可有压痛，痞满者则无压痛。

（2）心痛：心居胸中，与胃的位置很近，胃痛可影响及心，表现为连胸疼痛，心痛亦常涉及心下，出现胃痛的表现，故应高度警惕，防止胃痛与心痛，尤其是防止胃痛与真心痛之间发生混淆。胃痛多发生于青壮年，疼痛部位在上腹胃脘部，其位置相对较低，疼痛性质多为胀痛、隐痛，痛势一般不剧，其痛与饮食关系密切，常伴有吞酸、嗳气、恶心呕吐等胃肠病症状，纤维胃镜及病理组织学等胃的检查异常；心痛多发生于老年，其痛在胸膺部或左前胸，其位置相对较高，疼痛性质多为刺痛、绞痛，有时剧痛，且痛引肩背及手少阴循行部位，痛势较急，饮食方面一般只与饮酒饱食关系密切，常伴有心悸、短气、汗出、脉结代等心脏病症状，心电图等心脏检查异常。

（三）辨证论治

1. 辨证要点

（1）辨寒热：寒证胃痛多见胃脘冷痛，因饮冷受寒而发作或加重，得热则痛减，遇寒则痛增，伴有面色苍白、口和不渴、舌淡、苔白等症；热证胃痛多见胃脘灼热疼痛，进食辛辣燥热食物易于诱发或加重，喜冷恶热，胃脘得凉则舒，伴有口干口渴、大便干结、舌红、苔黄少津、脉数等症。

（2）辨虚实：虚证胃痛多见于久病体虚者，其胃痛隐隐，痛势徐缓而无定处，或摸之莫得其所，时作时止，痛而不胀或胀而时减，饥饿或过劳时易诱发疼痛或致疼痛加重，揉按或得食则疼痛减轻，伴有食少乏力、脉虚等症；实证胃痛多见于新病体壮者，其胃痛兼胀，表现为胀痛或刺痛，痛势急剧而拒按，痛有定处，食后痛甚，伴有大便秘结、脉实等症。

（3）辨气血：初痛在气，久痛在血。胃痛且胀，以胀为主，痛无定处，时痛时止，常由情志不舒引起，伴胸脘痞满、喜叹息、得嗳气或矢气则痛减者，多属气分；胃痛久延不愈，其痛如刺如锥，持续不解，痛有定处，痛而拒按，伴食后痛增、舌质紫暗、舌下脉络紫暗迂曲者，多属血分。

（4）辨在胃、在肝、在脾：在胃多属胃病初发，常因外感、伤食所引起，症见胃脘胀痛或闷痛，嗳气，痛无休止，大便不爽，脉滑等。在肝多属反复发作，多与情志不畅有关，症见胃脘胀痛连及胁肋，窜走不定，太息为快，脉弦等。在脾多属久病，症见胃中隐痛，饥时为甚，进食可缓，劳倦加重，休息减轻，面色萎黄，疲乏无力，大便溏薄，脉缓等。

2. 治则治法
胃痛的治疗，以理气和胃止痛为基本原则，但须审证求因，审因论治。邪实者以祛邪为急，正虚者以扶正当先，虚实夹杂者又应邪正兼顾。古有"通则不痛"的治痛大法，但在辨治胃痛时，不能把"通"狭义地理解为通下之法，而应从广义的角度去理解和运用。散寒、消食、理气、泻热、化瘀、除湿、养阴、温阳等治法，均可起到"通"的作用。在审因论治的同时，适当配合辛香理气之品，往往能加强止痛功效。但服用此类药物，应中病即止，不可太过，以免伤津耗气，临证时应"谨守病机，各司其属"，辨证地运用通法。如《医学真传·心腹痛》曰："所痛之部，有气血阴阳之不同，若概以行气消导为治，漫云通则不痛。夫通则不痛，理也。但通之之法，各有不同。调气以和血，调血以和气，通也；下逆者使之上行，中结者使之旁达，亦通也；虚者助之使通，寒者温之使通，无非通之之法也，若必以下泄为通，则妄矣。"此论正是说明这个道理。古人所说的"胃以通为补"亦应同样理解。

3. 证治分类

（1）胃气壅滞

临床表现：胃脘胀满，食后加重，嗳气，纳呆少食，嗳腐，或有明显伤食病史，或有感受外邪病史并伴有风寒、风热、暑湿等表证，舌质淡，苔白厚腻，或薄白，或薄黄，脉滑多见，或兼浮或浮数或濡。

证机概要：胃气壅滞，失于通降。

治法：理气和胃止痛。

代表方：香苏散化裁。

常用药：苏叶辛温解表散寒；香附行气和血；陈皮理气和胃降逆；甘草和中。

若无外感之象，宜以苏梗易苏叶，以加强理气降逆之力；若为伤食所致，可加焦山楂、焦神曲、焦麦芽、焦槟榔消食导滞，半夏、厚朴和胃消痞；若为风寒直中，胃痛如绞，可加高良姜散寒止痛，也可加荜茇、生姜增加散寒之力；若为风热所袭，可加薄荷、荆芥辛凉清解；若为暑湿伤困，可加藿香、佩兰等芳香化浊以和中。

（2）肝气犯胃

临床表现：胃脘胀满，攻撑作痛，脘痛连胁，胸闷嗳气，喜长叹息，大便不畅，得嗳气、矢气则舒，遇烦恼郁怒则痛作或痛甚，苔薄白，脉弦滑。

证机概要：肝气郁结，横逆犯胃，肝胃气滞。

治法：疏肝理气，和胃止痛。

代表药：柴胡疏肝散。

常用药：柴胡、白芍、川芎、香附疏肝解郁；陈皮、枳壳、甘草理气和中。

若胀重可加青皮、郁金、木香助理气解郁之功；若痛甚者，可加川楝子、延胡索理气止痛；嗳气频作者，可加半夏、旋覆花，亦可用沉香降气散降气解郁。

（3）胃中蕴热

临床表现：胃脘灼热，得凉则减，得热则重，口干喜冷饮，或口臭不爽，口舌生疮，甚至大便秘结，腑气不畅，舌质红，苔黄少津，脉滑数。

证机概要：胃气阻滞，日久化热，胃热蕴积。

治法：清胃泻热，和中止痛。

代表方：泻心汤合金铃子散。

常用药：黄连、黄芩、大黄苦寒泻热，气血双清；川楝子、延胡索理气和血止痛。诸药共用，通而不燥，泻热而畅气血。

若邪热蕴久成毒，热毒伤胃，在胃镜下可见胃黏膜充血、水肿，甚至糜烂、溃疡，此时治疗宜选用蒲公英、连翘、金银花、虎杖等药以清热解毒。

（4）肝胃郁热

临床表现：胃脘灼痛，痛势急迫，喜冷恶热，得凉则舒，心烦易怒，反酸嘈杂，口干口苦，舌红苔黄，脉滑数。

证机概要：肝胃不和，气机郁滞，久而化热。

治法：清肝泻热，和胃止痛。

代表方：化肝煎。

常用药：贝母散结疏郁；白芍养阴柔肝；青皮、陈皮理气；牡丹皮、山栀子清肝泻热。

若胃脘灼痛，口苦，咽干，恶心明显时，也可用小柴胡汤化裁为治；若肝热移肠，大便干结者，也可加决明子、芦荟等清肝泻热通便之品。

（5）瘀血停滞

临床表现：胃脘疼痛，痛如针刺刀割，痛有定处，按之痛甚，食后加剧，入夜尤甚，或见吐血、黑便，病程日久，胃痛反复发作不愈，面色晦暗无华，唇暗；女子月经延期，色暗；舌质紫暗或有瘀斑，脉涩。

证机概要：血脉瘀阻，胃络不通。

治法：活血化瘀，理气止痛。

代表方：失笑散合丹参饮。

常用药：五灵脂、蒲黄、丹参活血化瘀止痛；檀香、砂仁行气和胃。

如痛甚可加延胡索、三七粉、三棱、莪术，并可加理气之品，如枳壳，木香、郁金；若血瘀胃痛，伴吐血、黑便时，当辨寒热虚实，参考血证有关内容辨证论治。

（6）胃阴不足

临床表现：胃脘隐隐灼痛，似饥而不欲食，口燥咽干，口渴思饮，消瘦乏力，大便干结，舌红少津或光剥无苔，脉细数。

证机概要：气郁化热，热伤胃津，或瘀血积留，新血不生，阴津匮乏，致胃阴不足。

治法：养阴益胃，和中止痛。

代表方：益胃汤合芍药甘草汤。

常用药：沙参、麦冬、生地黄、玉竹养阴益胃；芍药、甘草和中缓急止痛。

若胃阴亏损较甚者，可酌加干石斛；若兼饮食停滞，可加神曲、山楂等消食和胃；若痛甚者可加香橼、佛手；若脘腹灼痛，嘈杂反酸，可加左金丸；若胃热偏盛，可加生石膏、知母、芦根清胃泻热，或用清胃散；若日久肝肾阴虚，可加山茱萸、玄参滋补肝肾；若日久胃阴虚难复，可加乌梅、山楂肉、木瓜等酸甘化阴。

（7）脾胃虚寒

临床表现：胃痛隐隐，绵绵不休，冷痛不适，喜温喜按，空腹痛甚，得食则缓，劳累或食冷或受凉后疼痛发作或加重，泛吐清水，食少，神疲乏力，手足不温，大便溏薄，舌淡苔白，脉虚弱。

证机概要：胃病日久，累及脾阳，脾阳不振。

治法：温中健脾，和胃止痛。

代表方：黄芪建中汤。

常用药：黄芪补中益气；小建中汤温脾散寒，和中缓急止痛。

泛吐清水较重者，可加干姜、吴茱萸、半夏、茯苓等温胃化饮；如寒盛者可用附子理中汤，或大建中汤温中散寒；若脾虚湿盛者，可合二陈汤；若兼见腰膝酸软，头晕目眩，形寒肢冷等肾阳虚证者，可加附子、肉桂、巴戟天、仙茅，或合用肾气丸、右归丸之类助肾阳以温脾和胃。

二、关幼波教授对胃痛的辨治思路

关老认为，胃痛之因虽有气（气郁、气虚）、血（血瘀）、寒（实寒、虚寒）、热（实热、虚热）、湿、痰、食之分，但可总括为虚实两类。关老主张在治疗胃痛一病时务必详细了解病史，四诊合参，以气血、虚实、寒热为辨证要点。

（一）首辨气血

《素问·调经论》云："五脏之道，皆出于经隧，以行血气，血气不和，百病乃变化而生。"胃脘痛初病气结在经，久病血伤入络，治病当首辨在经在络、在气在血。痛而且胀，痛无定处，病在气分；呃逆嗳气，胃堵胀，气逆在胃；胀满及于胸肋，气郁在肝；脘胀及腹，气滞在脾；痛久不愈，状如针刺刀割，痛有定处，固定不移，病在血分；吐血、便黑之证多由于血行不畅，溢于脉外；舌质紫暗，脉涩均为夹瘀之象。

（二）次分虚实

新病，突发疼痛，多在肝胃；腹胀恶食，饱则痛甚，痞胀拒按，得矢气或嗳气则舒，补而益剧，属实。

久病不愈，多在脾胃；隐痛喜按，得食则安，食后脘痞不运，矢气，嗳气少作或有下坠感，年高赢瘦，疏而愈著，多属虚。

（三）再审寒热

胃痛暴作，畏寒喜暖，得热痛减，伴舌淡、脉沉迟者多为实寒凝滞胃脘；而胃痛隐隐，空腹明显，喜温喜按，胃寒肢冷，便溏，舌淡苔白则多为脾胃阳虚、寒自内生之候。脘痛阵作，痛势急迫，兼有口干苦、便秘尿黄、舌红苔黄多为肝胃郁热之候；胃痛烦热，又有唇干舌燥、五心烦热、舌红少苔、脉细数等症者，此是阴虚有热之胃脘痛。

（四）兼顾其他

除注意上述三方面外，也应考虑诸如体质、气候、年龄、性别、职业及其他疾病的影响，这样才能辨证准确，收到药到病除之效。

三、关幼波教授治疗胃痛验案

案 1

许某，男，50 岁，1988 年 4 月 12 日初诊。

主诉：胃痛不适，阵发性发作 10 余年。

现病史：10 年前患者始觉胃脘疼痛不适，阵发性发作，痛时伴恶心、呃逆，间断服用中西药物治疗。1986 年 8 月曾在友谊医院行纤维胃镜检查，结果显示慢性萎缩性胃炎伴肠上皮化生。4 月 12 日来北京中医医院就诊。症见：胃脘疼痛不适，恶心，呃逆，纳食正常，睡眠佳，二便正常。

舌象：舌质红，苔薄黄。

脉象：沉弦。

西医诊断：慢性萎缩性胃炎伴肠上皮化生。

中医辨证：胃脘痛；肝郁气滞，胃脘蕴热，失于和降。

治法：疏肝理气，清热和胃。

方药：

旋覆花 10g	生代赭石 10g	杏仁 10g	橘红 10g
焦白术 10g	酒黄芩 10g	当归 10g	白芍 10g
木瓜 10g	香附 10g	佛手 10g	藕节 10g
牡丹皮 10g	醋柴胡 10g	法半夏 10g	

嘱其忌食辛辣油腻，少郁怒。

7 剂，水煎服，每日 1 剂。

1988 年 4 月 19 日二诊：患者自述症状缓解，恶心呃逆减轻，稍有口干，苔脉同前。上方加北沙参 30g，麦冬 10g 以滋补胃阴继服。

上方服用 20 余剂，患者症状已基本消除，无明显不适，舌质淡红，舌苔薄白，脉沉弦，继续守方治疗。

后患者前后共服药 60 余剂，胃痛一直未再发作，其间稍佐党参、砂仁等健脾之品，经追访病情稳定。

按语： 患者发病已 10 余年，证属肝郁气滞、胃脘蕴热、失于和降之候，用药注重理气和胃、活血化痰。方中杏仁、橘红为关老常用的药物。他认为二者有理气、和胃、化痰、润肠之用，对胃病之人用之疗效颇验；另外，患者为技术工程人员，平素劳神过度，易伤阴化热，故须加用滋阴清热之品如北沙参、麦冬；病程已久，必伤及正气，脾胃功能不足，更须应用健脾开胃之品，以固护胃气。

案2

李某，男，23岁，1990年7月17日初诊。

主诉：胃痛2年，间断发作，加重20天。

现病史：患者于2年前始觉胃痛不适，伴有堵闷嘈杂，未做任何检查，经治疗后好转（药物不详），以后病情时有反复。近20天来，因生气诱发加重，自感胃脘胀满，伴呃逆等症，遂来北京中医医院检查和治疗。纤维胃镜检查提示十二指肠球部溃疡并慢性浅表性胃炎。症见：胃脘胀痛，呃逆较甚，伴堵闷，嘈杂，胁肋胀满疼痛，烦躁，气短乏力，食欲稍差，眠安，二便正常，面色红润。

舌象：舌质红，舌苔薄白。

脉象：沉滑。

西医诊断：十二指肠球部溃疡并慢性浅表性胃炎。

中医辨证：胃气阻滞，失于和降。

治法：理气和胃降逆。

方药：

旋覆花10g	生代赭石10g	杏仁10g	橘红10g
焦白术10g	酒黄芩10g	当归10g	白芍10g
木瓜10g	香附10g	刀豆子10g	生瓦楞子30g
藕节10g	厚朴10g	佛山10g	

嘱其忌生冷油腻，少郁怒。

14剂，水煎服，每日1剂。

1990年8月2日二诊：症状已减大半，胃痛已除，呃逆等症明显好转，稍有心慌，一般情况良好，舌苔薄白，质淡红，脉弦滑。上方去厚朴、佛手；加醋柴胡10g，远志10g，柏子仁10g继服。

后复诊，关老稍加生黄芪、党参补气健脾之品，共服用50余剂。

1990年9月1日复诊：患者症状已基本消失，食欲正常，仅稍有呃逆，苔薄白质淡红，脉弦滑。方药如下。

旋覆花10g	生代赭石10g	杏仁10g	橘红10g
焦白术10g	酒黄芩10g	当归10g	白芍10g
木瓜10g	香附10g	刀豆子30g	生瓦楞子30g
藕节10g	醋柴胡10g		

建议复查纤维胃镜。

1990年9月28日复诊：症状已完全消除，无明显不适，纳眠佳，二便调，苔脉同前。纤维胃镜复查报告溃疡及炎症均消失。嘱上方3倍量，共研细末，和蜜为丸（每丸6g），每日3次，每次1丸口服，以巩固疗效。

追访3年未再复发，临床基本痊愈。

按语：患者属于慢性胃痛，西医诊断为十二指肠球部溃疡并慢性浅表性胃炎，临床表现为胃痛、呃逆等一系列胃气阻滞、失于和降症状。方用旋覆花、生代赭石、木瓜、香附、厚朴理气降逆；杏仁、橘红理气和胃化痰，润肠通腑；更以当归、白芍活血柔肝止痛；为防止邪气化热用酒黄芩清解胃热，黄芩酒炒去其苦寒之性，配焦白术可防其苦寒太过，且焦白术可健脾养胃；佛手尤善理气止胃痛。呃逆西医认为是膈肌痉挛，关老用刀豆子、生瓦楞子、藕节以缓解平滑肌痉挛止呃。后期关老加生黄芪、党参补气健脾之品，调理收功。本例关老重在理气和胃，活血化痰，通腑降逆，正确处理辨证与辨病、扶正与祛邪的关系，病情很快得以好转，并最终达到痊愈。

案 3

张某，女，28 岁，1988 年 5 月 24 日初诊。

主诉：胃脘疼痛 1 年余。

现病史：1987 年 6 月始胃部疼痛不适，以刺痛为主。今年 2 月某医院纤维胃镜显示慢性浅表性胃炎。症见：胃脘刺痛，胀满不舒，夜间明显，无反酸、恶心等，食纳正常，二便调，月经后期。

舌象：舌质稍暗有瘀斑，舌苔薄白。

脉象：脉沉弦稍涩。

西医诊断：慢性浅表性胃炎。

中医辨证：胃痛；气滞血瘀。

治法：活血化瘀，理气止痛。

方药：

旋覆花 10g	生代赭石 10g	杏仁 10g	橘红 10g
当归 10g	白芍 10g	香附 10g	牡丹皮 10g
延胡索 10g	丹参 15g	青皮 10g	厚朴 10g
沉香面 3g（分冲）			

嘱其忌食生冷，辛辣等刺激之品。

7 剂，水煎服，每日 1 剂。

1988 年 5 月 31 日二诊：胃部刺痛稍轻，胀满明显减轻，疼痛次数减少，苔脉同前。上方佐以红花 10g 加重活血之力。

1988 年 6 月 14 日三诊：刺痛及胀闷不舒已除，但舌质瘀斑仍现，嘱其继用上药，持续 1 个月而收功。

按语：此患者瘀血较为明显，方药多以活血化瘀治之。关老认为血行则气畅，血瘀必气滞，血活则气随之而通，瘀化则血亦畅，随经而行，但活血同时亦可伤及阴分，在治疗时多以当归、白芍柔肝养阴、养血活血，祛邪而不伤正，症除病亦自愈。

四、关幼波教授治疗胃痛的常用药物

（一）肝胃不和，气机阻滞而致胃痛

常用药物有旋覆花、生代赭石、杏仁、橘红、醋柴胡、青皮、当归、白芍、木瓜、香附等。旋覆花味甘、苦、辛、咸，性微温，苦降辛散，咸以软坚消痰，温以宣通壅滞，善于下气散结，宣肺平喘，行水消痰，长于降逆止呕。生代赭石苦寒体重，苦能清热，寒能泻火，重以降逆，可镇逆降气止呕，平肝息风，凉血止血，降气平喘。二药相伍，一宣一降，共奏镇静止痛、下气消痞之功。杏仁祛痰止咳，平喘，润肠，下气开痹。化橘红味苦、辛，性温，归肺、脾二经，化痰理气，健脾消食，消痰，利气，宽中，散结。杏仁、橘红配伍辛开苦降，醒脾开胃，通利三焦，化痰和中。这两个药对均是关老常用药对。柴胡性味苦平，疏肝解郁，醋炒取其酸入肝，可直达病所。

（二）气滞血瘀所致胃痛

常用药物有旋覆花、生代赭石、杏仁、橘红、当归、白芍、香附、牡丹皮、延胡索、丹参等。香附性味辛，微苦，平，为血中气药，以疏理肝气郁结为特长，若见肝郁而兼肝虚或欲久用时，应与当归、白芍同用，取其养血疏肝和肝，以防过于香窜伤气。牡丹皮辛苦微寒，活血化瘀，清热凉血，清血中伏热，为活血良药，血中气药。丹参苦微寒，一味丹参四物功，活血祛瘀止痛，凉血除烦，以活血祛瘀为主，兼有补血清血中之热功效。

（三）肝胃郁热，气机失畅所致胃痛

常用药物有旋覆花、生代赭石、杏仁、橘红、焦白术、酒黄芩、当归、白芍、香附、川黄连等。生代赭石苦寒，质重性降，为重镇降逆要药，尤善降上逆之胃气，与旋覆花相配是降逆胃气的常用组合。香附入肝经气分，芳香辛行，善散肝气之郁结，味苦疏泄以平肝气之横逆，乃疏肝解郁、行气止痛之要药。香附醋炙，更增止痛之力。酒黄芩味苦、寒，归肺、胆、脾、大肠、小肠经，可以清热燥湿、泻火解毒、止血、安胎、降血压，用于湿温、暑温胸闷呕恶、湿热痞满、泻痢、黄疸、肺热咳嗽、高热烦渴、血热吐衄。焦白术味苦、甘、温，归脾、胃经，功于健脾益气、燥湿利水、止汗安胎，用于脾虚食少、腹胀泄泻、痰饮眩悸、水肿、自汗、胎动不安。关老将二药伍用，健脾清热燥湿，健脾益气，治疗肝病肝热脾虚证。

（四）脾胃虚寒，气机阻滞所致胃痛

常用药物有党参、藿香、白术、茯苓、当归、白芍、砂仁、吴茱萸、香附、肉桂等。吴茱萸辛散苦泄，性热祛寒，主入肝经，既能散肝经之寒，又疏肝气之郁滞，为治

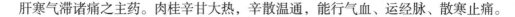

肝寒气滞诸痛之主药。肉桂辛甘大热，辛散温通，能行气血、运经脉、散寒止痛。

（五）胃阴亏损所致胃痛

常用药物有北沙参、麦冬、石斛、玉竹、生地黄、当归、白芍、乌梅、炒知母、炒黄柏、扁豆、生甘草等。北沙参性甘润而偏苦寒，能在滋养肺胃之阴、生津止渴的同时，又能清肺胃之热。麦冬味甘柔润，性偏苦寒，长于滋养胃阴，生津止渴，兼清胃热，是治疗胃阴亏虚之良药。石斛甘寒，功同麦冬益胃生津，滋阴清热，同时又能滋肾阴，兼降虚火。

（六）脾胃虚弱所致胃痛

常用药物有党参、白术、茯苓、生甘草、生薏苡仁、当归、白芍、佛手、藿香、砂仁等。党参、白术、茯苓、甘草乃四君子汤药物组成。党参甘温益气，健脾养胃；白术苦温，健脾燥湿，加强益气助运之力；茯苓甘淡，健脾渗湿；甘草益气和中，调和诸药。四药共伍，共奏益气健脾之效。薏苡仁甘淡凉，可利水渗湿，健脾，除痹，清热化脓。佛手辛苦温，辛行走泄，气味芳香，善于疏肝解郁，醒脾和中，又能燥湿化痰。

（七）饮食停滞，气机不畅所致胃痛

常用药物有旋覆花、生代赭石、杏仁、橘红、焦白术、酒黄芩、焦山楂、焦神曲、焦麦芽、砂仁、藿香、炒莱菔子等。山楂长于消油腻肉食积滞，神曲善消谷类食积，麦芽尤能促进淀粉性食物的消化，三药合用共奏消食导滞、健运脾胃之功。砂仁辛温，为醒脾调胃之要药，可化湿醒脾、温中暖胃。藿香辛、微温，为芳香化湿浊要药，可化湿止呕解暑。黄芩苦寒，可清热燥湿，泻火解毒，止血，安胎，清上焦热，一般多用酒黄芩。

第八节　呃逆

一、呃逆的中医病因病机、诊断及辨证论治

呃逆是指胃气上逆动膈，以气逆上冲、喉间呃呃连声、声短而频、令人不能自止为主要临床表现的病证。呃逆古称"哕"，又称"哕逆"。《黄帝内经》首先提出本病病位在胃，并与肺有关；病机为气逆，与寒气有关。如《素问·宣明五气》谓："胃为气逆为哕。"《灵枢·口问》曰："谷入于胃，胃气上注于肺。今有故寒气与新谷气，俱还入于胃，新故相乱，真邪相攻，气并相逆，复出于胃，故为哕。"《黄帝内经》还提出了本病的预后及简易疗法。如《素问·宝命全形论》谓："病深者，其声哕。"《灵枢·杂病》谓："哕，以草刺鼻，嚏，嚏而已；无息，而疾迎引之，立已；大惊之，亦可已。"《金

匮要略·呕吐哕下利病脉证治》将其分为属寒、属虚热、属实三证论治，为后世按寒热虚实辨证论治呃逆奠定了基础。西医学中的单纯性膈肌痉挛即属呃逆，而胃肠神经官能症、胃炎、胃扩张、胃癌、肝硬化晚期、脑血管病、尿毒症，以及胃、食管手术后等其他疾病所引起的膈肌痉挛，均可参考本节辨证论治。

（一）病因病机

1. 病因 呃逆的病因有饮食不当，情志不遂，脾胃虚弱等。

（1）饮食不当：进食太快太饱，过食生冷，过服寒凉药物，致寒气蕴蓄于胃，胃失和降，胃气上逆，并可循手太阴之脉上动于膈，使膈间气机不利，气逆上冲于喉，发生呃逆。如《丹溪心法·咳逆》曰："咳逆为病，古谓之哕，近谓之呃，乃胃寒所生，寒气自逆而呃上。"若过食辛热煎炒、醇酒厚味，或过用温补之剂，致燥热内生，腑气不行，胃失和降，胃气上逆动膈，也可发为呃逆。如《景岳全书·呃逆》曰："其胃中有火，所以上冲为呃。"

（2）情志不遂：恼怒伤肝，气机不利，横逆犯胃，胃失和降，胃气上逆动膈，或肝郁克脾，或忧思伤脾，脾失健运，滋生痰浊，或素有痰饮内停，复因恼怒气逆，胃气上逆夹痰动膈，皆可发为呃逆。正如《古今医统大全·咳逆》所说："凡有忍气郁结积怒之人，并不得行其志者，多有咳逆之证。"

（3）正气亏虚：或素体不足，年高体弱，或大病久病，正气未复，或吐下太过，虚损误攻等，均可损伤中气，使脾胃虚弱，胃失和降；或胃阴不足，不得润降，致胃气上逆动膈，而发生呃逆。若病深及肾，肾失摄纳，冲气上乘，挟胃气上逆动膈，也可导致呃逆。如《证治汇补·呃逆》提出："伤寒及滞下后，老人、虚人、妇人产后，多有呃症者，皆病深之候也。"

2. 病机 呃逆的病位在膈，病变关键脏腑为胃，并与肺、肝、肾有关。胃居膈下，肺居膈上，膈居肺胃之间，肺胃均有经脉与膈相连。肺气、胃气同主降，若肺胃之气逆，皆可使膈间气机不畅，逆气上出于喉间，而生呃逆；肺开窍于鼻，刺鼻取嚏可以止呃，故肺与呃逆发生有关。产生呃逆的主要病机为胃气上逆动膈。

（二）诊断与鉴别诊断

1. 诊断

（1）临床表现以喉间呃呃连声、声短而频、令人不能自止为主症。

（2）常伴胸膈痞闷、胃脘嘈杂灼热、嗳气、情绪不安等症。

（3）多有饮食不当、情志不遂、受凉等诱发因素，起病较急。

（4）呃逆控制后，作胃肠钡剂 X 线透视及内窥镜等检查，有助于诊断。

2. 鉴别诊断

（1）干呕：干呕与呃逆同有胃气上逆的病机，同有有声无物的临床表现，二者应予鉴别。呃逆的特点是气从隔间上逆，气冲喉间，其声短促而频；干呕的特点为胃气上逆，冲咽而出，其声长而浊，多伴恶心，属于呕吐病。二者不难鉴别。

（2）嗳气：嗳气与呃逆同属胃气上逆，有声无物之证。然呃逆的特点为声短而频，令人不能自制；嗳气的特点则是声长而沉缓，多可自控。

（三）辨证论治

1. 辨证要点

（1）辨病情轻重：呃逆有轻重之分，轻者多不需治疗，重者才需治疗，故需辨识。若属一时性气逆而作，无反复发作史，无明显兼证者，属轻者；若呃逆反复发作，持续时间较长，兼证明显，或出现在其他急慢性疾病过程中，则属较重者，需要治疗。若年老正虚，重病后期及急危患者，呃逆时断时续，呃声低微，气不得续，饮食难进，脉细沉弱，则属元气衰败、胃气将绝之危重证。

（2）辨寒热虚实：呃声沉缓有力，胃脘不舒，得热则减，遇寒则甚，面青肢冷，舌苔白滑，多为寒证；呃声响亮，声高短促，胃脘灼热，口臭烦渴，面色红赤，便秘溲赤，舌苔黄厚，多为热证；呃声时断时续，呃声低长，气出无力，脉虚弱者，多为虚证；呃逆初起，呃声响亮，声频有力，连续发作，脉实者，多属实证。

2. 治疗原则

呃逆一证，总由胃气上逆动膈而成，故治疗原则为理气和胃、降逆止呃，并在分清寒热虚实的基础上，分别施以祛寒、清热、补虚、泻实之法。对于重危病证中出现的呃逆，急当救护胃气。

3. 证治分类

（1）胃中寒冷

临床表现：呃声沉缓有力，胸膈及胃脘不舒，得热则减，遇寒则甚，进食减少，口淡不渴，舌苔白，脉迟缓。

证机概要：寒邪阻遏，胃气不降，上逆作呃。

治法：温中散寒，降逆止呃。

代表方：丁香散。

常用药：丁香、柿蒂降逆止呃；高良姜、甘草温中散寒。

若寒气较重，胸脘胀痛者，加吴茱萸、肉桂、乌药散寒降逆；若寒凝食滞，脘闷嗳腐者，加莱菔子、槟榔、半夏行气导滞；若寒凝气滞，脘腹痞满者，加枳壳、厚朴、陈皮；若气逆较甚，呃逆频作者，加刀豆子、旋覆花、代赭石以理气降逆；若外寒致呃者，可加苏叶、生姜。

（2）胃火上逆

临床表现：呃声洪亮有力，冲逆而出，口臭烦渴，多喜饮冷，脘腹满闷，大便秘结，小便短赤，苔黄燥，脉滑数。

证机概要：阳明热盛，胃火上冲。

治法：清热和胃，降逆止呃。

代表方：竹叶石膏汤。

常用药：竹叶、生石膏清泻胃火；人参（可易为沙参）、麦冬养胃生津；半夏和胃降逆；粳米、甘草调养胃气；可加竹茹、柿蒂以助降逆止呃之力。

若腑气不通，痞满便秘者，可用小承气汤通腑泻热，亦可再加丁香、柿蒂，使腑气通，胃气降，呃逆自止。若胸膈烦热，大便秘结，可用凉膈散。

（3）气机郁滞

临床表现：呃逆连声，常因情志不畅而诱发或加重，胸胁满闷，脘腹胀满，纳减嗳气，肠鸣矢气，苔薄白，脉弦。

证机概要：肝气逆乘于胃，胃气上冲动膈。

治法：顺气解郁，降逆止呃。

代表方：五磨饮子。

常用药：木香、乌药解郁顺气；枳壳、沉香、槟榔宽中行气；可加丁香、代赭石降逆止呃，川楝子、郁金疏肝解郁。

若心烦口苦，气郁化热者，加栀子、黄连泻肝和胃；若气逆痰阻，昏眩恶心者，可用旋覆代赭汤降逆化痰；若痰涎壅盛，胸胁满闷，便秘，苔浊腻者，可用礞石滚痰丸泻火逐痰；若瘀血内结，胸胁刺痛，久呃不止者，可用血府逐瘀汤活血化瘀。

（4）脾胃阳虚

临床表现：呃声低长无力，气不得续，泛吐清水，脘腹不舒，喜温喜按，面色㿠白，手足不温，食少乏力，大便溏薄，舌质淡，苔薄白，脉细弱。

证机概要：脾胃阳气受损，或素体阳虚，脾胃无以温养，脾难主升，胃难主降，虚气上逆。

治法：温补脾胃，和中降逆。

代表方：理中汤。

常用药：人参、白术、甘草甘温益气；干姜温中散寒；可加吴茱萸、丁香温胃平呃，内寒重者可加附子、肉桂。

若嗳腐吞酸，夹有食滞者，可加神曲、麦芽；若脘腹胀满，脾虚气滞者，可加香附、木香；若呃声难续，气短乏力，中气大亏者，可用补中益气汤；若病久及肾，肾失摄纳，腰膝酸软，呃声难续者，可分肾阴虚、肾阳虚而用金匮肾气丸、七味都气丸。

（5）胃阴不足

临床表现：呃声短促而不得续，口干咽燥，烦躁不安，不思饮食，或食后饱胀，大便干结，舌质红，苔少而干，脉细数。

证机概要：胃中津液不足，胃失濡养，气机不得顺降。

治法：益胃养阴，和胃止呃。

代表方：益胃汤。

常用药：沙参、麦冬、玉竹、生地黄甘寒生津，滋养胃阴；可加炙枇杷叶、柿蒂、刀豆子以助降逆止呃之力。

若神疲乏力，气阴两虚者，可加人参、白术、山药；若咽喉不利，胃火上炎者，可用麦门冬汤；若日久及肾，腰膝酸软，五心烦热，肝肾阴虚，相火挟冲气上逆者，可用大补阴丸加减。

二、关幼波教授对呃逆的辨治思路

呃逆是指由于肺胃之气上逆，以致喉间呃呃连声，声短而频，不能自制。临床上呃逆、嗳气、干呕同属胃气上逆，然三者实有不同，应加以区别。《景岳全书》鉴别说："哕者，呃逆也……干呕者，无物之吐而呕也……噫者，饱食之息，即嗳气也……"而"欬逆"为咳之甚者，当属咳嗽之列。

呃逆发病的原因，《景岳全书》总结前人之论，指出："凡杂证之呃，虽由气逆，然有兼寒者，有兼热者，有因食滞而逆者，有因气滞而逆者，有因中气虚而逆者，有因阴气竭而逆者，但察其因而治其气，自无不愈……然实呃不难治，而惟元气败竭者，乃最危之候也。"

（一）气血着手

本病的发生，是由于各种原因引起胃气上逆的同时，而致膈间气机逆乱。然气为血之帅，血为气之母，血病气必伤，气病血必病，气血不可分割。本病发病于气，而受病于血，气行逆乱，自流奔荡，壅遏阻络而致瘀血。因此，在治疗上不仅要顺气降逆，而且要活血化瘀，方可快捷取效。

（二）痰瘀论治

气机逆乱，血络壅遏，津液不能正常输布，凝而为痰，痰瘀互渍，逐使病情复杂，成为顽疾痼症。关老常说："人暴怒好似刮了一场大风，大风过后留下来的是尘土、落叶等物，使道路阻塞，此时治理的对象已不是风，而应该是清理尘土、落叶，才能使道路通畅，一切正常。"这个通俗的比喻，寓意了深刻的医理。呃逆证亦如此，其治疗原则是，不仅要顺气降逆，根据寒热虚实辨证施治，而且要从"痰瘀"论治，亦即活血化痰，才能使顽疾速愈。

三、关幼波教授治疗呃逆验案

案 1

田某，男，72 岁，1991 年 3 月 18 日初诊。

主诉：呃逆频作，昼夜无止 1 个月。

现病史：平素体健，嗜好饮酒，于 1 个月前因生气后饮酒引起呃逆频作，接连不断，昼夜不止。曾因严重呃逆而致气闭昏厥，经抢救恢复，唯呃逆如故。在当地用过中西药物未见功效，后转京诊治，在某医院做了全面检查，食管及胃肠系统均未见异常，诊断为膈肌痉挛，由于治疗未见好转，遂前来就医。症见：昼夜呃逆不止，寝食俱废，精神萎靡，痛苦病容，面色少华，语声低微，呼吸气弱，疲惫无力，走路需人搀扶。呃声频频，每呃一次都要吐一口黏痰，否则胸中窒塞难忍。

舌象：舌苔薄白，质淡。

脉象：沉弦。

西医诊断：膈肌痉挛。

中医辨证：痰瘀互结，阻于膻中，气机不畅而致呃逆不止。

治法：活血化痰，平肝顺气。

方药：

旋覆花 10g	生代赭石 10g	杏仁 10g	橘红 10g
瓜蒌 10g	焦白术 10g	藿香 10g	赤芍 15g
全当归 10g	白芍 10g	香附 10g	草豆蔻 5g
草河车 10g	木瓜 10g	生瓦楞子 30g	钩藤 10g
藕节 10g	生姜 3g		

4 剂，水煎服，每日 1 剂。

1991 年 3 月 22 日二诊：上药服用 4 剂，白天呃逆顿减其半，夜间已安卧入睡，不再吐痰涎，尚感胸闷，纳少便溏，舌苔薄白，脉沉弦。上方去瓜蒌、生姜；加党参 10g，法半夏 10g，牡丹皮 10g，柿蒂 6 个。再进 7 剂。

1991 年 3 月 28 日三诊：呃逆遂止，精神气色转佳，体力渐复，饮食二便如常，唯觉气短。取上方倍量加生黄芪 60g，炼蜜为丸，每丸重 10g，每次 1 丸，日服 3 次。经 1 个多月的调养，呃逆未再复发。

案 2

张某，男，67 岁，1992 年 6 月 19 日初诊。

主诉：呃逆频发 1 年。

现病史：患者素有高血压和心脏病史，病情稳定。1976 年冬季赴外地出差，因不慎受凉而发呃逆，发作时连续数日呃逆，越打声越大，睡眠中亦有发作，甚则气逆上冲，大有气憋欲死之势，痛苦不可言状，多年来反复发作，西医诊为膈肌痉挛。1991 年冬始又发，每次持续 4～5 天，每月 3～4 次，严重影响饮食、睡眠和正常生活，致使精神萎靡，身体日渐消瘦，曾用针灸、理疗及中西药物治疗，仅可暂缓病情，未能根治。遂来北京中医医院请关老诊治。症见：呃逆频作，精神倦怠，面色萎黄，饮食不进，时时呕吐，昼夜呃声不断，躁动少寐，胸闷难耐，气短声怯，二便如常。

脉象：弦滑。

西医诊断：膈肌痉挛。

中医辨证：气凝痰血，客于膻中而发呃逆。

治法：活血化痰，平肝顺气。

方药：

首乌藤 30g	旋覆花 10g	生代赭石 10g	杏仁 10g
橘红 10g	瓜蒌 20g	赤芍 15g	生地黄 10g
白芍 15g	丹参 15g	川芎 10g	香附 10g
木瓜 10g	白豆蔻 5g	牡丹皮 10g	藕节 10g
生石决明 30g	生瓦楞子 30g		

14 剂，水煎服，每日 1 剂。

后关老以上方为主随症加减，胸憋加青皮、荷梗；受寒凉呃逆加重时加吴茱萸、生姜；头晕烦急，血压偏高酌加川牛膝、钩藤；后期病情稳定，出现心悸气短等正气虚弱时，加党参、黄芪、当归等以助扶正。

经过 4 个多月的治疗，患者呃逆基本控制，一直未大发作，只是有时出现几声轻微呃声，少许则止，精神气色已恢复如常人，纳食增加，二便正常，已上班工作。

案 3

李某，男，35 岁，1993 年 5 月 7 日初诊。

主诉：呃逆不止 2 昼夜。

现病史：素头晕失眠多年，心烦易怒，口干思饮，形体消瘦。2 天来，因气郁后频频呃逆，连续不止，彻夜不休，腹满不舒，小便色黄，大便略干，日一行。

舌象：舌苔薄白。

脉象：弦滑。

西医诊断：膈肌痉挛。

中医辨证：肝胃不和，痰瘀交阻。

治法：平肝和胃，活血化痰。

方药：

旋覆花 10g	生代赭石 10g	杏仁 10g	橘红 10g
瓜蒌 15g	焦白术 10g	酒黄芩 10g	当归 10g
香附 10g	赤芍 15g	白芍 15g	柏子仁 10g
木瓜 10g	刀豆子 10g	藕节 10g	生瓦楞子 20g
生姜 3g			

2 剂，水煎服，每日 1 剂。

1993 年 5 月 9 日二诊：上方服 2 剂后，呃逆基本消除，已能安睡，唯觉胸闷不畅，饮食二便均可，脉弦滑，舌苔薄白。再予和胃宽中之剂，善调其后。方药如下。

旋覆花 10g	生代赭石 10g	杏仁 10g	橘红 10g
瓜蒌 15g	焦白术 10g	赤芍 15g	白芍 15g
香附 10g	砂仁 6g	藕节 10g	木瓜 10g
刀豆子 30g	生姜 3g		

2 剂，水煎服，每日 1 剂。

继服 2 剂后，症状皆除，未再复发。

按语：呃逆乃系气机逆乱之证，患者虽多发于气怒之后，但在治疗中若只知治气，一味用疏气、理气，甚至降气、破气的药物是难以收到满意效果的。盖此疾虽发病于气，然却受病于血。如若瘀血客于膻中，胃气当降而不降，逆气上冲则形成呃逆之证，胃气上逆，血随气涌，夹痰上扰，以致昏厥。

上述 3 例呃逆之证，关老均采用活血化痰、顺气降逆之法。方中旋覆花有清头风、除顽痰之效，主治胸胁痞闷、嗳气呃逆呕吐等症。生代赭石平肝镇上冲之气逆。藿香有芳香行气、醒胸开胃之功，用以治疗呕恶、吐逆、纳呆等症。杏仁、橘红化痰浊，行气开胃。瓜蒌不但可以助杏、橘化痰之力，而且有理气宽胸之功。刀豆子善于理气，引气下行。赤芍凉血活血，白芍合当归养血柔肝。焦白术健脾和胃。香附理气血，乃气中血药，凡气血瘀阻之疾皆可佐之，取其香窜之性，使补而不滞。草河车清热凉血，解毒消肿。草豆蔻健脾燥湿，和中止呕。木瓜、生瓦楞子、钩藤镇惊缓解痉挛。其中木瓜味酸入肝，可治疗胁痛以及由于痉挛引起的各种疼痛证。生瓦楞子不但止胃酸、消痰散结，而且有扩张平滑肌的作用，对于因气滞而引起的食管不利的呃逆、噎膈、反胃等均有功效。藕节中空，行气开胃，活血凉血，关老常用它活血化瘀、行气宽中，有助于气机的通畅和痰瘀的清除。

上述 3 例患者病后的一派虚象乃是由于呃逆不解，饮食睡眠受到严重影响，正气逐渐耗伤。这种虚象是因病而虚，因此治疗当坚守活血化痰、平肝顺气、降逆止呃的原则，待病情平稳后再顾其虚。这样不仅防止"闭门留寇"之戒，而且有利于病后疗效的巩固。至于大病、久病元气欲竭者，呃逆不时一作，声音低怯，脉沉细无力，又当急救其危，以扶正固脱为先。

四、关幼波教授治疗呃逆的常用药物

（一）寒邪阻遏，胃气不降所致呃逆

常用药物有刀豆子、旋覆花、代赭石、橘红、丁香、柿蒂、高良姜、甘草、吴茱萸、肉桂、乌药、莱菔子、槟榔、半夏、陈皮等。丁香辛温芳香，暖脾胃而行气滞，尤善降逆，有温中散寒、降逆止呕、止呃之功，为治胃寒呕逆之要药。柿蒂味苦降泄，专入胃经，善降胃气而止呃逆，为止呃要药。二药合用为治疗虚寒呃逆的常用组合。刀豆子甘温暖胃，性主沉降，能温中和胃、降气止呃，可与丁香、柿蒂等同用，治中焦虚寒之呃逆。吴茱萸辛散苦泄，性热祛寒，善能散寒止痛，还能疏肝解郁，降逆止呕，兼能制酸止痛。

（二）阳明热盛，胃火上冲所致呃逆

常用药物有瓜蒌、草豆蔻、砂仁、木瓜、生瓦楞子、草河车、藿香、钩藤、藕节

等。瓜蒌甘寒而润，能利气开郁，导痰浊下行而奏宽胸散结之效。藿香芳香行气，有醒胸开胃之功，可治疗呕恶、吐逆、纳呆等症。草豆蔻芳香温燥，长于燥湿化浊，温中散寒，降逆止呕，行气消胀。藕节中空，行气开胃，活血凉血。关老常用它活血化瘀，行气宽中，有助于气机的通畅和痰瘀的清除。

（三）肝气乘胃，胃气上冲所致呃逆

常用药物有刀豆子、旋覆花、代赭石、枳壳、厚朴、陈皮、槟榔、木香、半夏、化橘红等。槟榔辛散苦泄，入胃肠经，善行胃肠之气，消积导滞，兼能缓泻通便，常与木香、青皮同用，加强行气导滞之功。化橘红味苦辛，性温，归肺、脾二经，化痰理气，健脾消食，消痰，利气，宽中，散结。杏仁祛痰止咳，平喘，润肠，下气开痹。杏仁、橘红配伍辛开苦降，醒脾开胃，通利三焦，化痰和中。关老喜用杏仁配伍化橘红，二药性质平和，理气化痰解郁，治疗肝病气郁痰阻证效果甚佳。

（四）脾胃阳虚，虚气上逆所致呃逆

常用药物有党参、焦白术、甘草、干姜、吴茱萸、乌药、高良姜、丁香、附子、肉桂、黄芪等。关老认为，气为生命活动的基础，气血失调则百病生。生黄芪能补一身之气，党参补气兼能养血，二者共用，可健脾益气，调补肝肾。高良姜性热，能温散寒邪，和胃止呕。乌药味辛行散，性温祛寒，入肺而宣通，入脾而宽中，故能行气散寒止痛，功同木香、香附，可治逆邪横胸，无处不达，故为治胸腹逆邪要药。

（五）胃阴不足，失于濡养，气机不得顺降所致呃逆

常用药物有沙参、麦冬、玉竹、生地黄、炙枇杷叶、柿蒂、刀豆子、石斛、白芍、当归等。沙参、麦冬、玉竹、生地黄甘寒生津，滋养胃阴。石斛味甘微寒，能清胃，下气，除虚热，生津，治劳损，是滋养胃阴的常用药。生地黄性味甘、寒，可清热凉血，养阴生津，尤适用于热邪伤阴所致的胃阴不足。

第九节　郁证

一、郁证的中医病因病机、诊断及辨证论治

郁病是由于气机郁滞，脏腑功能失调所致以心情抑郁，情绪不宁，胸部满闷，胁肋胀痛，或易怒易哭，或咽中如有异物梗塞等症为主要临床表现的一类病证。脏躁、梅核气等病证属于本病范畴。《金匮要略·妇人杂病脉证并治》记载了属于郁病的脏躁及梅核气两种病证，并观察到这两种病证多发于女性，所提出的治疗方药沿用至今。《丹溪心法·六郁》提出了气、血、火、食、湿、痰六郁之说，创立了六郁汤、越鞠丸等相应

的治疗方剂。《医学正传》首先采用郁证这一病证名称。自明代之后，各医家已逐渐把情志之郁作为郁病的主要内容。如《古今医统大全·郁证门》说："郁为七情不舒，遂成郁结，既郁之久，变病多端。"《景岳全书·郁证》将情志之郁称为因郁而病，着重论述了怒郁、思郁、忧郁三种郁证的证治。《临证指南医案·郁》所载的病例，均属情志之郁，治则涉及疏肝理气、苦辛通降、平肝息风、清心泻火、健脾和胃、活血通络、化痰涤饮、益气养阴等法，用药清新灵活，颇多启发，并且充分注意到精神治疗对郁病具有重要的意义，认为"郁证全在病者能移情易性"。综上可知，郁有广义、狭义之分。广义的郁，包括外邪、情志等因素所致的郁在内。狭义的郁，即单指情志不舒为病因的郁。明代以后的医籍中记载的郁病，多单指情志之郁而言。根据郁病的临床表现及其以情志内伤为致病原因的特点，西医学的神经衰弱、癔病及焦虑症、更年期综合征及反应性精神病，当这些疾病出现郁病的临床表现时，可参考本节辨证论治。

（一）病因病机

1. 病因

（1）愤懑郁怒，肝气郁结：厌恶憎恨、愤懑恼怒等精神因素，均可使肝失条达，气机不畅，以致肝气郁结而成气郁，这是郁证主要的病机。气为血帅，气行则血行，气滞则血瘀，气郁日久，影响及血，使血液运行不畅而形成血郁。若气郁日久化火，则发生肝火上炎的病变，而形成火郁。津液运行不畅，停聚于脏腑、经络，凝聚成痰，则形成痰郁。郁火耗伤阴血，则可导致肝阴不足。

（2）忧愁思虑，脾失健运：由于忧愁思虑，精神紧张，或长期伏案思索，使脾气郁结，或肝气郁结之后横逆侮脾，均可导致脾失健运，使脾的消磨水谷及运化水湿的功能受到影响。若脾不能消磨水谷，以致食积不消，则形成食郁。若不能运化水湿，水湿内停，则形成湿郁。水湿内聚，凝为痰浊，则形成痰郁。火热伤脾，饮食减少，气血生化乏源，则可导致心脾两虚。

（3）情志过极，心失所养：由于所愿不遂、精神紧张、家庭不睦、遭遇不幸、忧愁悲哀等精神因素，损伤心脾，使心失所养而发生一系列病变。若损伤心气，以致心气不足，则心悸、短气、自汗；耗伤心阴以致心阴亏虚，心火亢盛，则心烦、低热、面色潮红、脉细数；心失所养，心神失守，以致精神惑乱，则悲伤哭泣，哭笑无常。心的病变还可进一步影响其他脏腑。

（4）脏气易郁，为郁内因：郁证的发生，除了精神刺激外，与心境是否豁达、对精神刺激的承受能力有极为密切的关系。若心怀开阔，承受能力强，则即使受到一定精神刺激，也能化解，并不形成郁证；反之则易病矣。古代将这种脏器易郁的情况称为"脏气弱"。正如《杂病源流犀烛·诸郁源流》曰："诸郁，脏气病也。其源本于思虑过深，更兼脏气弱，故六郁之生矣。六郁者，气、血、湿、热、食、痰也。"

2. 病机
郁病的病因有内外两个方面，其外因为情志所伤，其内因为脏气易郁。其病机主要为气机郁滞，脏腑功能失调。郁病初起，病变以气滞为主，常兼血瘀、化火、

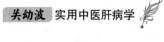

痰结、食滞等，多属实证。病久则易由实转虚，随其影响的脏腑及损耗气血阴阳的不同，而形成心、脾、肝、肾亏虚的不同病变。

（二）诊断与鉴别诊断

1. 诊断

（1）以忧郁不畅，情绪不宁，胸胁胀满疼痛，或易怒易哭，或咽中如有炙脔为主症。多发于青中年女性。

（2）患者大多数有忧愁、焦虑、悲哀、恐惧、愤懑等情志内伤的病史。并且郁病病情的反复常与情志因素密切相关。

（3）各系统检查和实验室检查正常，除外器质性疾病。

2. 鉴别诊断

（1）虚火喉痹：郁病中的梅核气应注意和虚火喉痹相鉴别。梅核气多见于青中年女性，因情志抑郁而起病，自觉咽中有物梗塞，但无咽痛及吞咽困难，咽中梗塞的感觉与情绪波动有关，在心情愉快、工作繁忙时，症状可减轻或消失，而当心情抑郁或注意力集中于咽部时，则梗塞感觉加重。虚火喉痹则以青中年男性发病较多，多因感冒、长期烟酒及嗜食辛辣食物而引发，咽部除有异物感外，尚觉咽干、灼热、咽痒，咽部症状与情绪无关，但过度辛劳或感受外邪则易加剧。

（2）噎膈：梅核气应当与噎膈相鉴别。梅核气的诊断要点如上所述。噎膈多见于中老年人，男性居多，梗塞的感觉主要在胸骨后的部位，吞咽困难的程度日渐加重，食管检查常有异常发现。

（3）癫病：郁病中的脏躁一证，需与癫病相鉴别。脏躁多发于青中年妇女，在精神因素的刺激下呈间歇性发作，发作时症状轻重常受暗示影响，在不发作时可如常人。而癫病则多发于青壮年，男女发病率无显著差别，病程迁延，心神失常的症状极少自行缓解。

（三）辨证论治

1. 辨证要点

（1）辨明受病脏腑：郁病的发生主要为肝失疏泄，脾失健运，心失所养，应依据临床症状，辨明其受病脏腑侧重之差异。郁病以气郁为主要病变，但在治疗时应辨清楚六郁。一般说来，气郁、血郁、火郁主要关系于肝；食郁、湿郁、痰郁主要关系于脾；而虚证证型则与心的关系最为密切。

（2）辨别证候虚实：六郁病变，气郁、血郁、化火、食积、湿滞、痰结均属实，而心、脾、肝的气血或阴精亏虚所导致的证候则属虚。

2. 治则治法　理气开郁、调畅气机、怡情易性是治疗郁病的基本原则。正如《医方论·越鞠丸》方解中说："凡郁病必先气病，气得疏通，郁之何有？"对于实证，首当理气开郁，并应根据是否兼有血瘀、痰结、湿滞、食积等而分别采用活血、降火、祛痰、化湿、消食等法。虚证则应根据损及的脏腑及气血阴精亏虚的不同情况而补之，或养心安神，或补益心脾，或滋养肝肾。对于虚实夹杂者，则又当视虚实的偏重而虚实兼顾。

郁病一般病程较长，用药不宜峻猛。在实证的治疗中，应注意理气而不耗气，活血而不破血，清热而不败胃，祛痰而不伤正；在虚证的治疗中，应注意补益心脾而不过燥，滋养肝肾而不过腻。正如《临证指南医案·郁》指出，治疗郁证"不重在攻补，而在乎用苦泄热而不损胃，用辛理气而不破气，用滑润濡燥涩而不滋腻气机，用宣通而不揠苗助长"。

除药物治疗外，精神治疗对郁病有极为重要的作用。解除致病原因，使患者正确认识和对待自己的疾病，增强治愈疾病的信心，可以促进郁病好转、痊愈。

3. 证治分类

（1）肝气郁结

临床表现：精神抑郁，情绪不宁，胸部满闷，胁肋胀痛，痛无定处，脘闷嗳气，不思饮食，大便不调，苔薄腻，脉弦。

证机概要：肝气郁结，疏泄功能失常，经脉气机不利。

治法：疏肝解郁，理气畅中。

代表方：柴胡疏肝散。

常用药：柴胡、香附、枳壳、陈皮疏肝解郁，理气畅中；川芎、芍药、甘草活血定痛，柔肝缓急。

胁肋胀满疼痛较甚者，可加郁金、青皮、佛手疏肝理气；肝气犯胃，胃失和降，而见嗳气频作、脘闷不舒者，可加旋覆花、代赭石、苏梗、法半夏和胃降逆；兼有食滞腹胀者，可加神曲、麦芽、山楂、鸡内金消食化滞；肝气乘脾而见腹胀、腹痛、腹泻者，可加苍术、茯苓、乌药、白豆蔻健脾除湿，温经止痛；兼有血瘀而见胸胁刺痛、舌质有瘀点瘀斑，可加当归、丹参、郁金、红花活血化瘀。

（2）气郁化火

临床表现：性情急躁易怒，胸胁胀满，口苦而干，或头痛、目赤、耳鸣，或嘈杂吞酸，大便秘结，舌质红，苔黄，脉弦数。

证机概要：肝气郁结，疏泄不利，日久化火。

治法：疏肝解郁，清肝泻火。

代表方：丹栀逍遥散。

常用药：牡丹皮、栀子清肝泻火；柴胡、白芍、当归、茯苓、白术、生姜、甘草（逍遥散）疏肝理脾。

热势较甚，口苦、大便秘结者，可加龙胆草、大黄泻热通腑；肝火犯胃而见胁肋疼痛、口苦、嘈杂吞酸、嗳气、呕吐者，可加黄连、吴茱萸（即左金丸）清肝泻火，降逆止呕；肝火上炎而见头痛、目赤、耳鸣者，加菊花、钩藤、刺蒺藜清热平肝；热盛伤阴，而见舌红少苔、脉细数者，可去原方中当归、白术、生姜之温燥，酌加生地黄、麦冬、山药滋阴健脾。

（3）血行瘀滞

临床表现：精神抑郁，性情急躁，头痛，失眠，健忘，或胸胁疼痛，或身体某部有发冷或发热感，舌质紫暗，或有瘀点、瘀斑，脉弦或涩。

证机概要：情志不畅，气机郁滞，血行瘀滞。

治法：活血化瘀，理气解郁。

代表方：血府逐瘀汤。

常用药：柴胡、芍药、枳实、甘草（四逆散）疏肝解郁；川芎、当归、白芍、熟地黄、桃仁、红花（桃红四物汤）活血化瘀而兼有养血作用；桔梗、牛膝理气活血，调和升降。

（4）痰气郁结

临床表现：精神抑郁，胸部闷塞，胁肋胀满，咽中如有物梗塞，吞之不下，吐之不出，苔白腻，脉弦滑。

证机概要：气滞痰郁，交阻于胸膈之上。

治法：行气开郁，化痰散结。

代表方：半夏厚朴汤。

常用药：厚朴、紫苏理气宽胸，开郁畅中；半夏、茯苓、生姜化痰散结，和胃降逆。诸药合用有辛香散结、行气开郁、降逆化痰的作用。

湿郁气滞而兼胸痞闷、嗳气、苔腻者，加香附、佛手、苍术理气除湿；痰郁化热而见烦躁、舌红、苔黄者，加竹茹、瓜蒌、黄芩、黄连清化痰热；病久入络而有瘀血征象，胸胁刺痛，舌质紫暗或有瘀点、瘀斑，脉涩者，加郁金、丹参、降香、姜黄活血化瘀。

（5）心神惑乱

临床表现：精神恍惚，心神不宁，多疑易惊，悲忧善哭，喜怒无常，或时时欠伸，或手舞足蹈，骂詈喊叫，舌质淡，脉弦。

证机概要：五志过极，心气耗伤，营血不足，心神失养。

治法：甘润缓急，养心安神。

代表方：甘麦大枣汤。

常用药：甘草甘润缓急；小麦味甘微寒，补益心气；大枣益脾养血。

血虚生风而见手足蠕动或抽搐者，加当归、生地黄、珍珠母、钩藤养血息风；躁扰失眠者，加酸枣仁、柏子仁、茯神、制首乌等养心安神；喘促气逆者，可合五磨饮子开郁散结，理气降逆。

心神惑乱可出现多种多样的临床表现，在发作时，亦可根据具体病情选用适当的穴位进行针刺治疗，并结合语言暗示、诱导，对控制发作、解除症状常能收到良好效果。一般病例可针刺内关、神门、后溪、三阴交等穴位；伴上肢抽动者，配曲池、合谷；伴下肢抽动者，配阳陵泉、昆仑；伴喘促气急者，配膻中。

（6）心脾两虚

临床表现：多思善疑，头晕神疲，心悸胆怯，失眠，健忘，纳差，面色不华，舌质淡，苔薄白，脉细。

证机概要：忧愁思虑，日久损伤心脾。

治法：健脾养心，补益气血。

代表方：归脾汤。

常用药：党参、茯苓、白术、甘草、黄芪、当归、龙眼肉等益气健脾生血；酸枣仁、远志、茯苓养心安神；木香理气，使补而不滞。

心胸郁闷，情志不舒者，加郁金、佛手理气开郁；头痛加川芎、白芷活血祛风而止痛。

（7）心阴亏虚

临床表现：情绪不宁，心悸，健忘，失眠，多梦，五心烦热，盗汗，口咽干燥，舌红少津，脉细数。

证机概要：五志过极，或思虑太过，心阴耗伤。

治法：滋阴养血，补心安神。

代表方：天王补心丹。

常用药：地黄、天冬、麦冬、玄参滋补心阴；人参、茯苓、五味子、当归益气养血；柏子仁、酸枣仁、远志、丹参养心安神。

心肾不交而见心烦失眠，多梦遗精者，可合交泰丸（黄连、肉桂）交通心肾；遗精较频者，可加芡实、莲须、金樱子补肾固涩。

（8）肝阴亏虚

临床表现：情绪不宁，急躁易怒，眩晕，耳鸣，目干畏光，视物不明，或头痛且胀，面红目赤，舌干红，脉弦细或数。

证机概要：肝阴亏虚，不能藏志。

治法：滋养阴精，补益肝肾。

代表方：滋水清肝饮。

常用药：熟地黄、山药、山茱萸、茯苓、牡丹皮、泽泻（六味地黄丸）补益肝肾之阴；牡丹皮、山栀子、甘草、当归、茯苓、芍药、白术、柴胡（丹栀逍遥散）疏肝解郁，清热泻火。

肝阴不足而肝阳偏亢，肝风上扰，以致头痛、眩晕、面时潮红，或筋惕肉瞤者，加白蒺藜、决明子、钩藤、石决明平肝潜阳，柔润息风；虚火较甚，低热、手足心热者，可加银柴胡、白薇、麦冬以清虚热；月经不调者，可加香附、泽兰、益母草理气开郁，活血调经。

二、关幼波教授对郁证的辨治思路

郁证的发生，外因六淫邪气的侵袭，内因七情内伤，或悲喜交加，或思虑过度，所欲不遂，损伤心脾肝肾，导致脏腑功能失调和阴阳失衡，进而气滞、痰结、实火、血瘀致使心神失养，脑髓失聪，而产生各种精神失常的症状。

关老认为，本病的发生，不外七情内伤，过喜伤心，暴怒伤肝，忧思伤脾，惊恐伤肾，悲伤伤肺，造成脏腑气血阴阳的失调。气、血、痰是病理变化所在。气虚无力，血运不畅，气郁亦致血瘀，津血不足而血运迟滞等都可造成瘀血，瘀血凝滞而生痰；肝郁化火，炼液可以生痰，湿热蕴结可以生痰，脾湿不运而为生痰之源，肾虚水气上泛而生痰。痰瘀互结，气机不畅，蒙蔽心窍，阻蔽神明，而心神昏乱，为本病的实质所在。故本病的基本病机为痰气交阻，蒙蔽心窍，治疗当以行气活血化痰为要。

三、关幼波教授治疗郁证验案

案

王某，女，34 岁，1963 年 8 月 27 日初诊。

主诉：精神恍惚，时而哭闹 20 多天。

现病史：患者 8 月 1 日曾因与同事口角，而后出现胸闷发憋，手脚发凉，精神恍惚，不时号啕大哭，20 多天来发作 10 余次，发病时间长短不一，最短 10 多分钟，最多长达 2 个小时之久，自感与该同事难以相处，每次相遇即诱发。现睡眠多梦，记忆力减退，食欲尚可，大便干燥，2～3 天一行，小便如常，月经正常。

舌象：舌苔薄白。

脉象：沉细。

西医诊断：癔病。

中医辨证：血虚肝旺，痰气交阻。

治法：养血平肝，解郁化痰。

方药：

生地黄 15g	生石决明 24g	何首乌 30g	旋覆花 10g
代赭石 10g	杭白芍 30g	川芎 45g	丹参 10g
菊花 10g	香附 10g	杏仁 10g	橘红 10g
藕节 12g	荷梗 12g	磁珠丸 10g	

14 剂，水煎服，每日 1 剂。

1963 年 9 月 12 日二诊：服上方后，发作次数减少，自 8 月 27 日到 9 月 12 日仅发作 2 次，近日来，时作恶心，呕吐，纳食不香。此乃脾虚胃弱，肝胃不和之候。上方去丹参、荷梗，加党参 10g，焦白术 10g，砂仁 3g。

1963 年 9 月 23 日三诊：近 10 天来未再发病，恶心、呕吐已除，纳食转佳，有时自感头发麻，情绪不佳。上方加玫瑰花 10g。

继服上方 10 剂，患者精神好转，未再发作，改投丸药以巩固疗效。

按语：此案例更为近似脏躁。"妇人脏躁，喜悲伤欲哭，象如神灵所作，数欠伸。"关老治疗时根据辨证，养血平肝治其本，解郁化痰治其标。方中何首乌、杭白芍、川芎、丹参、生地黄养血柔肝；生石决明、旋覆花、代赭石、磁珠丸、菊花平肝潜阳，降逆化痰；香附、荷梗、杏仁、橘红、玫瑰花等疏肝解郁，理气化痰。关老除强调痰、气、血三者在此病中的发病作用外，也要注意它们所引起的一系列肝气上逆、肝阳上亢的病理变化，平肝柔肝潜阳，标本兼治。

四、关幼波教授治疗郁证的常用药物

（一）肝气郁结所致郁证

常用药物有柴胡、香附、枳壳、陈皮、川芎、白芍、甘草、郁金、青皮、佛手、旋覆花、代赭石等。郁金味辛苦寒，活血止痛，行气解郁，清心凉血，利胆退黄。青皮辛散温通，苦泄下行而奏疏肝理气、散结止痛之功，可疏肝破气、消积化滞。柴胡辛行苦泄，善条达肝气、疏肝解郁。

（二）气郁化火所致郁证

常用药物有牡丹皮、山栀子、川楝子、龙胆草、酒黄芩、醋柴胡、菊花、钩藤、黄连等。醋制后的柴胡，酸而入肝，配伍酒黄芩，以解表退热，可疏肝理气、开郁泻火解毒。二者一升清阳，一降浊火，升清降浊，调和表里，和解少阳，清少阳三焦之邪热甚妙，泻肝胆之热益彰，能调转阴阳升降之枢机。

（三）血行瘀滞所致郁证

常用药物有枳实、赤芍、泽兰、丹参、当归、白芍、桃仁、柴胡、甘草等。丹参性偏寒凉，对血热瘀滞之证尤为相宜，可养血活血。泽兰辛散苦泄温通，行而不峻，善活血调经，因其入肝脾经，故善通肝脾之血。二药配伍而用，活血而不伤血，养血而不逆血，畅通肝脾血络，化瘀通络。当归甘温质润，辛行温通，长于养血活血。

（四）痰气郁结所致郁证

常用药物有厚朴、紫苏、半夏、化橘红、杏仁、旋覆花、代赭石、茯苓、生姜、香附、佛手、苍术、瓜蒌、酒黄芩等。杏仁味苦、辛，性温，燥湿消痰，下气除满。化橘红味苦、辛，性温，归肺、脾二经，化痰理气，健脾消食，消痰，利气，宽中，散结。杏仁、橘红配伍辛开苦降，醒脾开胃，通利三焦，化痰和中。关老喜用杏仁配伍化橘红，二药合用性质平和，理气化痰解郁，治疗肝病气郁痰阻证效果甚佳。

（五）心神惑乱所致郁证

常用药物有甘草、大枣、小麦、首乌藤、五味子、远志等。小麦甘凉入心，能益心气、敛心液、安心神、除烦热。大枣甘平质润，益气和中，润燥缓急。甘草补益心气，和中缓急（肝）。三药合用，甘润平补，养心调肝，使心气充，阴液足，肝气和，则脏躁诸症自可解除。

（六）心脾两虚所致郁证

常用药物有党参、炒白术、甘草、黄芪、当归、龙眼肉、炒酸枣仁、远志、茯苓等。黄芪甘温，补脾益气。龙眼肉甘平，既补脾气，又养心血。人参、白术皆为补脾益气之要药，与黄芪相伍，补脾益气之功益著。当归补血养心，酸枣仁宁心安神，二药与龙眼肉相伍，补心血、安神志之力更强。茯神养心安神。远志宁神益智。木香理气醒脾，与诸补气养血药相伍，可使其补而不滞。炙甘草补益心脾之气，并调和诸药。

（七）心阴亏虚所致郁证

常用药物有生地黄、天冬、麦冬、玄参、党参、茯苓、五味子、当归、柏子仁、酸枣仁、远志、丹参等。甘寒之生地黄，入心能养血，入肾能滋阴，故能滋阴养血，壮水以制虚火。天冬、麦冬滋阴清热。酸枣仁、柏子仁养心安神。当归补血润燥。玄参滋阴降火。茯苓、远志养心安神。人参补气以生血，并能安神益智。五味子酸以敛心气，安心神。丹参清心活血，合补血药同用，可使补而不滞，心血易生。

（八）肝阴亏虚所致郁证

常用药物有熟地黄、山药、山茱萸、茯苓、牡丹皮、泽泻、当归、麦冬、白芍、钩藤等。熟地黄甘温质润，补阴益精以生血，为养血补虚之要药。山药甘平，能补脾益气、滋养脾阴。山茱萸味酸、涩，性微温，能补益肝肾、收涩固脱。泽泻性味甘寒，入肾、膀胱，功专利水道、渗水湿，为治疗水湿为患的常用要药，且性属寒凉，有除热之能，既能用治湿热之症，复可配合应用以泻肾经之相火。牡丹皮善清血，而又活血，因而有凉血散瘀的功效，可使血流畅而不留瘀，血热清而不妄行，能够清泻相火。茯苓淡而能渗，甘而能补，能泻能补，两得其宜之药也，能淡渗脾湿。

第十节　眩晕

一、眩晕的中医病因病机、诊断及辨证论治

眩晕是以头晕、目眩为主症的疾病。头晕是指感觉自身或外界景物旋转，目眩是指眼花或眼前发黑，二者常同时并见，故统称为眩晕。本病轻者闭目即止，重者如坐车船，旋转不定，不能站立，或伴有恶心、呕吐、汗出，甚则仆倒等症状。《灵枢·口问》云："上气不足，脑为之不满，耳为之苦鸣，头为之苦倾，目为之眩。"西医学中的良性位置性眩晕、脑缺血、梅尼埃病等可归属本病范畴，高血压病等以眩晕为主要表现者，

可参照本节辨证论治。

（一）病因病机

眩晕的发生主要与情志不遂、年老体弱、饮食不节、久病劳倦、跌仆坠损以及感受外邪等因素有关，内生风、痰、瘀、虚，以致风眩内动、清窍不宁或清阳不升、脑窍失养而发为眩晕。

1. 病因

（1）情志不遂：长期忧思恼怒，肝气郁结，气郁化火，肝阴暗耗，风阳扰动，上扰清窍，发为眩晕。《临证指南医案·眩晕》华岫云按："经云：诸风掉眩，皆属于肝。头为六阳之首，耳目口鼻皆系清空之窍。所患眩晕者，非外来之邪，乃肝胆之阳上冒耳，甚则有昏厥跌仆之虞。"

（2）年老体虚：若年高肾精亏虚，不能生髓，无以充养于脑，或房事不节，阴精亏耗过甚，或体虚多病，损伤肾精肾气，均可致肾精亏耗，髓海不足，而发眩晕。

（3）饮食不节：若平素嗜酒无度，暴饮暴食，或过食肥甘厚味，损伤脾胃，以致健运失司，水谷不化，聚湿生痰，痰湿中阻，则清阳不升，浊阴不降，致清窍失养，而引发眩晕。

（4）久病劳倦：久病不愈，耗伤气血，或失血之后，气随血耗，或忧思劳倦，损伤脾胃，暗耗气血。气虚则清阳不升，血虚则清窍失养，皆可发生眩晕。

（5）跌仆坠损：素有跌仆坠损而致头部外伤，或久病入络，瘀血停留，阻滞经脉，而使气血不能上荣于头目，清窍失养，而发眩晕。

2. 病机

眩晕的基本病机包括虚实两端。本虚为肝肾亏虚，气血亏虚，或髓海不足，清窍失养；标实为风、火、痰、瘀，扰乱清窍。病位在脑窍，与肝、脾、肾三脏关系密切。肝乃风木之脏，其性主动主升。若肝肾阴亏，水不涵木，阴不维阳，阳亢于上，或气火暴升，上扰头目，则发为眩晕。脾为后天之本，气血生化之源。若脾胃虚弱，气血亏虚，清窍失养，或脾失健运，痰浊中阻，或风阳夹痰，上扰清空，均可发为眩晕。肾主骨生髓，脑为髓海。肾精亏虚，髓海失充，或肝肾阴亏，水不涵木，阴不维阳，阳亢于上，亦可发为眩晕。

眩晕的病理因素主要有风、火、痰、瘀、虚。病理性质为本虚标实，在临床上以虚证居多，如气血两虚、肝肾阴虚、肾精亏虚、髓海不足、清窍失养等。实证多由肝阳上亢，风阳升动，或痰浊阻遏，升降失常，或痰火气逆，或瘀血阻窍，气血运行不畅所致。眩晕的病因病机较为复杂，多彼此影响，互相转化，兼夹复合为患，临证往往难以截然分开。如脾胃虚弱，气血亏虚而生眩晕，而脾虚又可聚湿生痰，二者相互影响，临床上可以表现为气血亏虚兼有痰湿中阻的证候。如痰湿中阻，郁久化热，形成痰火为患，甚至火盛伤阴，形成阴亏于下、痰火上蒙的复杂局面。肾精亏虚本属阴虚，若因阴损及阳，或精不化气，可转为肾阳不足或阴阳俱虚之证，或失血过多，每致气随血脱，可出现气血俱亏之眩晕。风阳每夹有痰火，肾虚可以导致肝旺，久病入络致瘀，使临床常形成虚实夹杂之证候。《类证治裁·眩晕》言："肝胆乃风木之脏，相火内寄，其性主动主升。或由身心过动，或由情志郁勃，或由地气上腾，或由冬藏不密，或由高年肾液已衰，水不涵木，以至目昏耳鸣，震眩不定。"因此，眩晕频作的中老年患者多有罹患中风的可能，常称之为"中风先兆"，应慎防其病机传变。

（二）诊断与鉴别诊断

1. 诊断

（1）以头晕目眩、视物旋转为主症，轻者闭目即止，重者如坐车船，甚则仆倒。

（2）可伴有恶心、呕吐、汗出、耳鸣、耳聋、心悸以及面色苍白、眼球震颤等表现。

（3）多有情志不遂、年高体虚、饮食不节或跌仆损伤等病史。

（4）颈椎 X 线摄片、经颅多普勒检查、颅脑 CT 检查、MRI 扫描检查、血常规检查及血液系统检查等有助于对本病病因的诊断。

2. 鉴别诊断

（1）厥证：厥证以突然昏仆，不省人事，或伴见四肢厥冷为特征，一般可在短时间内苏醒，严重者亦可一厥不复甚至死亡。眩晕发作严重者也有头眩欲仆或晕眩仆倒的表现，虽与厥证相似，但无昏迷、不省人事等症，也无四肢厥冷的表现。

（2）中风：中风以猝然昏仆，不省人事，伴口舌歪斜、半身不遂、失语为特征。眩晕仅以头晕目眩为主症，虽眩晕甚者亦可见仆倒，与中风昏仆相似，但患者神志清楚或瞬间即清，且无半身不遂、口舌歪斜、言语謇涩等症。部分中风患者以眩晕、头痛为先兆表现，应注意二者的区别。

（三）辨证论治

1. 辨证要点

（1）辨相关脏腑：眩晕病在脑窍，但与肝、脾、肾三脏功能失调密切相关。肝阳上亢之眩晕兼见头胀痛、面色潮红、急躁易怒、口苦脉弦等症状。脾胃虚弱，气血不足之眩晕，兼有纳呆、乏力、面色苍白等症状。脾失健运，痰湿中阻之眩晕，兼见纳呆呕恶、头痛、苔腻诸症。肾精不足之眩晕，多兼有腰酸腿软、耳鸣如蝉等症。

（2）辨虚实标本：凡眩晕反复发作，症状较轻，遇劳即发，伴两目干涩、腰膝酸软，或面色㿠白、神疲乏力、形羸体弱、脉偏细弱者，多属虚证，由肾精不足或气血亏虚所致。实证眩晕，有偏痰湿、瘀血及肝阳、肝风、肝火之别。若眩晕较重，或突然发作，视物旋转，伴呕恶痰涎、头沉头痛、形体壮实、苔腻脉滑者，多属痰湿所致；眩晕日久，或头部外伤之后，伴头痛固定不移、唇舌紫暗、舌有瘀斑、脉涩者，多属瘀血所致；肝阳风火所致者，见眩晕、面赤、口苦、烦躁易怒、肢麻震颤，甚则昏仆，脉多弦数有力。

（3）辨缓急轻重：眩晕的病势缓急不一。因虚而发者，病势绵绵，症状较轻，多见于久病、老人及体虚之人；因实而发者，病势急骤，症状较重，多见于初病及壮年、肥人。若眩晕久稽不愈，亦可因实致虚或因虚致实，而成虚实夹杂状态，症状时轻时重，缠绵难愈，或有变生中风厥证之虞。

2.治则治法　眩晕的治疗原则为补虚泻实，调整阴阳。虚者当补益气血，滋养肝肾，填精益髓；实者当潜阳息风，清肝泻火，化痰祛瘀；虚实夹杂者，宜标本兼顾。

（1）证治分类

1）肝阳上亢

临床表现：眩晕，耳鸣，头目胀痛，急躁易怒，口苦，失眠多梦，遇烦劳郁怒而加重，甚则仆倒，颜面潮红，肢麻震颤，舌质红，苔黄，脉弦或数。

证机概要：肝阳风火，上扰清窍。

治法：平肝潜阳，清火息风。

代表方：天麻钩藤饮。

常用药：天麻、石决明、钩藤平肝潜阳息风；黄芩、山栀子清肝泻火；益母草活血利水；牛膝、杜仲、桑寄生补肾养肝；茯神、首乌藤养血安神定志。

若口苦目赤，烦躁易怒者，加龙胆草、川楝子、夏枯草以清肝泻火；目涩耳鸣，腰膝酸软者，加枸杞子、生地黄、玄参以滋补肝肾；目赤便秘者，加大黄、芒硝或佐用当归龙荟丸以通腑泻热；眩晕剧烈，手足麻木或震颤者，加磁石、珍珠母、羚羊角粉等镇肝息风。

2）痰湿中阻

临床表现：眩晕，头重如蒙，或伴视物旋转，胸闷恶心，呕吐痰涎，食少多寐，舌苔白腻，脉濡滑。

证机概要：痰浊中阻，上蒙清窍，清阳不升。

治法：化痰祛湿，健脾和胃。

代表方：半夏白术天麻汤。

常用药：半夏、陈皮健脾燥湿化痰；茯苓利水渗湿；白术燥湿健脾；天麻息风止眩；甘草、生姜、大枣健脾和胃。

若呕吐频作者，加胆南星、天竺黄、竹茹、旋覆花化痰降逆止呕；脘闷纳呆者，加砂仁、白豆蔻、佩兰化湿行气健脾；耳鸣重听者，加葱白、郁金、石菖蒲以通阳开窍；头痛头胀，心烦口苦，渴不欲饮者，用黄连温胆汤清化痰热。

3）瘀血阻窍

临床表现：眩晕，头痛，且痛有定处，兼见健忘，失眠，心悸，精神不振，耳鸣耳聋，面唇紫暗，舌质暗有瘀斑，多伴见舌下脉络迂曲增粗，脉涩或细涩。

证机概要：瘀血阻络，气血不畅，脑失所养。

治法：祛瘀生新，活血通窍。

代表方：通窍活血汤。

常用药：川芎、赤芍、桃仁、红花活血化瘀，通络止痛；麝香开窍通闭；生姜、老葱、黄酒通阳行血；大枣健脾益气。

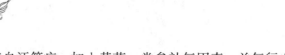

若见神疲乏力，少气自汗等症，加入黄芪、党参补气固表，益气行血；心烦面赤，舌红苔黄者，加栀子、连翘、薄荷、菊花以泻火除烦；畏寒肢冷，感寒加重者，加附子、桂枝以温经活血；头颈部不能转动者，加威灵仙、葛根、豨莶草等解肌通络；瘀血重者，加地龙、全蝎等虫类药物以化瘀通络。

4）气血亏虚

临床表现：眩晕动则加剧，劳累即发，面色㿠白，神疲自汗，倦怠懒言，唇甲不华，发色不泽，心悸少寐，纳少腹胀，舌质淡，苔薄白，脉细弱。

证机概要：气血亏虚，清阳不展，脑失所养。

治法：补益气血，调养心脾。

代表方：归脾汤。

常用药：党参、白术、黄芪、当归健脾益气养血；龙眼肉、茯神、远志、酸枣仁养心安神；木香理气醒脾。

若气短乏力，神疲便溏者，用补中益气汤以补气升清；自汗时出，易于感冒者，当重用黄芪，加防风、浮小麦以益气固表；脾虚湿盛，腹胀纳呆者，加薏苡仁、扁豆、泽泻等健脾渗湿；形寒肢冷，腹中隐痛者，加肉桂、干姜以温中散寒；血虚较甚，面色㿠白，唇舌色淡者，加熟地黄、阿胶以补血养血；心悸怔忡，少寐健忘者，加柏子仁、首乌藤、龙骨、牡蛎养心镇心安神。

5）肾精不足

临床表现：眩晕日久不愈，精神萎靡，腰酸膝软，少寐多梦，健忘，两目干涩，视力减退或遗精滑泄，耳鸣齿摇，或颧红咽干，五心烦热，舌红少苔，脉细数，或面色㿠白，形寒肢冷，舌质淡嫩，苔白，脉沉细无力，尺脉尤甚。

证机概要：肾精不足，髓海空虚，脑失所养。

治法：滋养肝肾，填精益髓。

代表方：左归丸。

常用药：熟地黄、山茱萸、山药滋阴补肾；枸杞子、菟丝子、鹿角胶滋肾助阳，益精填髓；牛膝强肾益精；龟甲胶滋阴降火，补肾壮骨。

若五心烦热，潮热颧红者，加鳖甲、知母、黄柏、牡丹皮等滋阴泻火；肾失封藏固摄，遗精滑泄者，加芡实、莲须、桑螵蛸、紫石英等；失眠，多梦，健忘者，加阿胶、鸡子黄、酸枣仁、柏子仁等；阴损及阳，见四肢不温、形寒怕冷、精神萎靡者，加巴戟天、淫羊藿、肉桂，或予右归丸；下肢浮肿，尿少者，加桂枝、茯苓、泽泻等；便溏，腹胀少食者，加白术、茯苓、薏苡仁等。

二、关幼波教授对眩晕的辨治思路及用药经验

关幼波教授认为，本病如因头部外伤及惊吓，以致气血逆乱，血脉受损，瘀血阻滞，经过休息或调治，气血顺达，瘀去络通而愈，属于实证范围，治宜活血化瘀、安神

定志。如若日久不愈，多为素体阴虚血亏，气血不足或头部受伤后，气血瘀阻，经络不通，阴亏津少，痰血交结，阻于清窍，日久肝肾阴虚，不能生髓补脑，肝阳上扰，以致头晕头痛、失眠健忘，由于痰血阻络，故可见手麻肢痉等症。故多采用滋阴养血，平肝潜阳，活血化痰为法。基本方药为：何首乌15g，当归10g，川芎10g，生地黄15g，杭白芍15g，香附10g，旋覆花10g（包），代赭石15g（包），石斛30g，全蝎6g，钩藤10g，蜈蚣2条。

方中四物汤加何首乌、石斛滋阴养；旋覆花、代赭石平肝潜阳，降逆化痰；钩藤、全蝎、蜈蚣息风止痉；香附疏肝理气；配合当归、川芎行气活血通络，并重用川芎（必要时可加至15g）。头痛重，脉弦滑而数，舌苔黄者，加菊花、龙胆草、黄芩、生石膏；外伤较重，有瘀血，脉见沉涩，舌质紫暗者，加红花、桃仁、丹参、乳香、没药、地龙、赤芍、牡丹皮，或丝瓜络、王不留行、路路通等通经活络之品；若肝肾阴虚见有眩晕、口干、舌红无苔、津少者，加沙参、麦冬、玄参、桑椹、女贞子、玉竹；眩晕、肢麻明显者，加僵蚕、地龙；惊恐较重者，加珍珠母、生龙骨、生牡蛎、磁石、生石决明；见有耳鸣耳聋者，加远志、石菖蒲、郁金、蝉蜕等。

三、关幼波教授治疗眩晕验案

案1

万某，男，38岁，1968年7月1日初诊。

主诉：外伤后头晕7个月余。

现病史：患者于1967年12月28日被汽车撞倒，昏迷达3个多小时，经某医院抢救脱险，此后自觉严重头晕，不敢翻身，时时恶心欲呕，卧床约20多天，住院2个多月，出院时头晕虽有减轻，已能起床活动，但头不敢左右旋转，也不敢前倾后仰，稍事振动则头晕，记忆力明显减退，睡眠不宁，胃脘不舒，大便溏薄。故来诊。

舌象：苔白。

脉象：弦滑。

西医诊断：脑震荡后遗症。

中医辨证：血虚肝旺，阴虚阳亢，痰血瘀阻。

治法：养血活血，平肝潜阳，息风化痰。

方药：

何首乌15g	钩藤15g	菊花12g	生石膏15g
全蝎15g	旋覆花10g	代赭石10g	生地黄15g
白芍15g	当归12g	川芎4.5g	川石斛15g
磁石15g	香附10g		

10剂，水煎服，每日1剂。

服上方10剂后，患者头晕明显减轻，转动头无明显不适，症状改善。

按语：伤后眩晕较重，以致头颈不能转侧，说明阴血不足，髓海空虚，虚阳上扰所致。故重用何首乌、四物汤、石斛滋阴养血活血，配合旋覆花、赭石、滁菊、磁石、香附、生石膏等平肝潜阳，行气化痰之品。

案2

王某，男，29岁，1967年7月29日初诊。

主诉：头晕头痛，视物发花，下肢运动障碍20余天。

现病史：患者于1967年7月9日下午开始自觉眩晕，后头部疼痛，两下肢发软，走路有时向右侧偏斜，两眼视物不灵活，看东西有双影，1周后不能走路，经医院神经科检查诊为脑干脱髓鞘疾患，曾服强的松、维生素类药物效果不明显，于7月29日来我院门诊就诊。症见：头晕，头胀，耳鸣，脸部及右手发麻，震颤，目睛动转不灵活，舌麻言謇，进食不顺利，右腿不能站立，行动困难，二便尚可。检查：膝腱反射亢进，右大于左，右侧划跖试验阳性。

舌象：苔白。

脉象：沉细滑。

西医诊断：脑干脱髓鞘病。

中医辨证：阴虚阳亢，风痰阻络。

治法：祛风化痰通络，养血平肝。

方药：

生黄芪15g	僵蚕4.5g	全蝎3g	钩藤30g
玄参12g	知母10g	黄柏10g	桔梗7.5g
蜈蚣4条	菊花10g	生地黄15g	川芎4.5g
赤芍12g	白芍12g	当归12g	丹参15g
刺蒺藜10g			

14剂，水煎服，每日1剂。

另蛇胆陈皮1瓶，日2次，每次半瓶。

1967年11月16日二诊：服前方14剂后，上述症状均见减轻，头已不晕，行走已不歪斜，尚无力，有时头胀，左侧头痛，复视仍在，右手麻木，脉沉细，舌苔白。服前药症见改善，但气血未充，络脉仍不和。拟宜充养气血，疏通络脉。上方去桔梗；改生黄芪为30g；加首乌藤30g，木瓜12g。继服。

1967年12月18日三诊：患者头已不晕，视物清楚已无复视现象，言语清晰，走路不困难，但手及口唇仍发麻，苔薄白，脉沉滑。上方首乌藤改为何首乌15g。继服。

1968年2月21日四诊：患者麻木见减轻，步履已如常，唯有时头微胀，食睡二便均正常，苔净脉和。患者已恢复工作2个月余，未诉其他不适。拟以丸剂调养。方药如下。

生黄芪60g	何首乌30g	旋覆花30g（包）	代赭石30g（包）
僵蚕15g	全蝎10g	蜈蚣10条	钩藤30g

生地黄 60g	赤芍 30g	白芍 30g	当归 60g
川芎 30g	菊花 30g	生石决明 30g	蒺藜 30g
菟丝子 30g	女贞子 30g	仙茅 30g	琥珀 3g
淫羊藿 30g			

上药共研细末，蜜丸朱衣，每丸重 10g，日服 2 次，早晚各 1 丸，以巩固疗效。

按语： 本例从临床病象上看，既有锥体束损害（如行动困难，腱反射亢进，出现病理反射），又有周围性颅神经麻痹（如眼球活动失灵，复视，语言不利，吞咽困难），西医诊断为脑干脱髓鞘疾患，病因目前尚未明确。根据中医观点来看，本病与一般中风的规律不同，如若排除辨病与辨证相结合的分析方法，即可认为是怪病之一。但是，关老详细分析其证候，观察到患者发病时突然自觉眩晕、头痛，此乃悉受风邪所致。由于正气不足，阴血不充，风邪入里，一时不得外解，化燥炼液为痰，风痰阻于经络，乃致肢体麻木，运动障碍。肝主筋，阴血不足，筋失濡养，故见肢颤、语謇。阴虚阳亢，肝气上逆，风痰上扰，乃致头胀、头晕、耳鸣。肝开窍于目，阴血不足，不能养目，故见目时转动不利、两目视物模糊。所以治疗时，关老以养血平肝、散风化痰通络为法。方中用四物汤加丹参养血活血，独取黄芪一味补气，气为血帅，气血两补，才能血脉充养。气足血充则运行通畅，再以蒺藜、菊花平肝散风，僵蚕、钩藤、全蝎、蜈蚣、蛇胆陈皮祛风镇痉、化痰通络。因风性轻扬，犯于头为重，故用桔梗一味载药上行，病肺化痰；又用玄参、知母、黄柏养阴肝经之火。由于患者阴血素虚，外邪乘虚而入，正气无力鼓邪外出，窜经入络，久羁不去，风从热化，炼液为痰，阴血虚亏则脉道不充，气血循行缓，受邪后于瘀滞凝结而成瘀血，痰血胶固阻隔经络则为病。所以在治疗时，关老开始以祛风化痰通络为主，养血平肝为辅，重视了祛风化痰和益气养血，使气血流畅，瘀去新生，气血运行，气顺则痰化，血活则痰消，扶正与祛邪兼施，突出了治痰的特点，故服药 2 周后症状有所减轻，转而以养气血为主，进一步疏通经络，重点扶助正气，气血充盛，经络疏通，瘀血凝痰得以化散，虽为"怪病"，但从治痰入手而获理想疗效。

第十一节　头痛

一、头痛的中医病因病机、诊断及辨证论治

头痛是指由于外感与内伤引起的以头部疼痛为主要临床特征的疾病。如《素问·五脏生成》云："头痛巅疾，下虚上实，过在足少阴、巨阳，甚则入肾。"西医学中的血管紧张性头痛、偏头痛、三叉神经痛、外伤后头痛、五官科疾病的头痛等，可参照本节辨证论治。

（一）病因病机

头痛的发生主要由感受外邪、情志失调、饮食劳伤、先天不足、房事不节、头部外伤、久病入络等因素，引起经络痹阻，或清阳不升，或脑窍失养所致。

1. 病因

（1）感受外邪：因起居不慎，坐卧当风，风、寒、湿、热等外邪，上犯于脑，清阳之气受阻，气血不畅，发为头痛。其中以风邪为主。《素问·太阴阳明论》云："伤于风者，上先受之。"风为百病之长，易兼夹时气而致病。若风寒袭表，寒凝血涩，则头痛且见恶寒战栗；若风热上炎，侵扰清空，则头痛且身热心烦；若风湿袭表，湿蒙清窍，则头痛且沉重胀闷。

（2）情志失调：情志失调，忧郁恼怒，情志不遂，肝失条达，郁而化火，上扰清窍，可发为头痛。若肝郁化火，日久伤阴，肝肾亏虚，阴虚阳亢，亦可引发头痛。

（3）饮食劳伤：饮食不节，或劳逸过度，或久病脾虚，气血生化不足，营血亏虚，或清阳不升，脑失所养，发为头痛。若饮食不节，恣食辛辣肥甘厚味，脾失健运，痰浊内生，阻遏清阳，上蒙清窍，发为痰浊头痛。

（4）先天不足或房事不节：禀赋不足，或房劳过度，使肾精久亏，肾主骨生髓，髓上通于脑，脑髓有赖于肾精的不断化生。若肾精久亏，脑髓空虚，则会发生头痛。若阴损及阳，肾阳虚弱，清阳不展，亦可发为头痛。

（5）头部外伤或久病入络：跌仆损伤，或脑部外伤，久病入络，脑络不通，发为瘀血头痛。

2. 病机 头痛可分为外感和内伤两大类。

（1）外感头痛：多为外邪上扰清空，壅滞经络，络脉不通。头为诸阳之会，手足三阳经皆上循头面。所谓"伤于风者，上先受之"，"高巅之上，唯风可到"，外感头痛以风邪为主，并与他邪合而为病。若风邪夹寒，凝滞血脉，络道不通，不通则痛；风邪夹热，风热炎上，清空被扰，而发头痛；风邪夹湿，阻遏阳气，蒙蔽清窍，可致头痛。

（2）内伤头痛：多与肝、脾、肾三脏功能失调有关。脑为髓海，依赖肝肾精血和脾胃精微物质的充养。头痛因于肝者，或因肝失疏泄，气郁化火，阳亢火升，上扰头窍而致，或因肝肾阴虚，肝阳偏亢而致。肾主骨生髓，脑为髓海。头痛因于肾者，多因房劳过度，或禀赋不足，使肾精久亏，无以生髓，髓海空虚，发为头痛。脾为后天之本，气血生化之源，头窍有赖于精微物质的滋养。头痛因于脾者，或因脾虚化源不足，气血亏虚，清阳不升，头窍失养而致头痛，或因脾失健运，痰浊内生，阻塞气机，浊阴不降，清窍被蒙而致头痛。若因头部外伤，或久病入络，气血凝滞，脉络不通，亦可发为瘀血头痛。

病机演变常可由实转虚或见本虚标实、虚实夹杂。如痰浊中阻日久，脾胃受损，气血生化不足，营血亏虚，脑窍失养，可转为气血亏虚之头痛；肝阳亢，肝火旺日久，阳热伤阴，肾虚精亏，可转为肾精亏虚之头痛，或阴虚阳亢、虚实夹杂之头痛。各种头痛迁延不愈，病久入络，又可转变为瘀血头痛。

（二）诊断与鉴别诊断

1. 诊断

（1）以头部疼痛为主症。疼痛的部位可发生在前额、两颞、巅顶、枕项或全头等。疼痛的性质可为跳痛、刺痛、胀痛、灼痛、重痛、空痛、昏痛、隐痛等。

（2）头痛较甚者，可伴见恶心呕吐、畏光畏声、烦躁等症。头痛发作形式可为突然发作，或缓慢起病，或反复发作，时痛时止。疼痛的持续时间可长可短，可数分钟、数小时或数天、数周，甚则长期疼痛不已。

（3）外感头痛者多有起居不慎，感受外邪的病史；内伤头痛者常有饮食、劳倦、房事不节、病后体虚等病史。

（4）测量血压、血常规和头颅 CT 或 MRI 检查、脑电图以及腰椎穿刺脑脊液等检查有助于头痛的诊断，必要时行精神、心理检查，或进行五官科相应检查。

2. 鉴别诊断

真头痛　真头痛为头痛的一种特殊重症，其特点为起病急骤，多表现为突发的剧烈头痛，持续不解，阵发加重，手足逆冷至肘膝，甚至呕吐如喷，肢厥抽搐，本病凶险，应与一般头痛区别。

（三）辨证论治

1. 辨证要点

（1）辨外感与内伤：外感头痛多因外邪致病，起病较急，一般疼痛较剧，病程较短，多表现为掣痛、跳痛、灼痛、重痛，痛无休止，多伴有外感表证，以实证为多。内伤头痛多起病缓慢，反复发作，病程较长，多表现为胀痛、刺痛、隐痛、空痛、昏痛，痛势绵绵，遇劳加重，时作时止，以虚证为多。如因肝阳、痰浊、瘀血等以邪实为主的内伤头痛，多表现为胀痛、重痛或刺痛，且常伴有相应脏腑症状表现。临床亦见本虚标实，虚实夹杂者。

（2）辨头痛部位：太阳头痛，痛在脑后，下连于项；阳明头痛，痛在前额部及眉棱骨处；少阳头痛，痛在头之两侧，并连及于耳；厥阴头痛，多在颠顶部位，或连目系；太阴、少阴头痛多以全头疼痛为主。偏头痛，也称"偏头风"，常以一侧头痛暴作为特点，痛势剧烈，可连及眼、齿，痛止则如常人，反复发作，经久不愈，多系肝经风火上扰所致。

（3）辨头痛性质：因于风寒者，头痛剧烈且连项背；因于风热者，头胀而痛；因于风湿者，头痛如裹；因于痰湿者，头痛而重；因于肝阳者，头痛而胀；因于肝火者，头部跳痛、灼痛；因于瘀血者，头部刺痛，痛处固定不移；因于虚者，多呈隐痛、空痛或昏痛。

2. 治则治法　外感头痛多属实证，以风邪为主，治疗当以祛风为主，兼以散寒、清热、祛湿。内伤头痛多属虚证或虚实夹杂证。虚证以补养气血或益肾填精为主；实证以平肝、化痰、行瘀为主；虚实夹杂者，宜标本兼顾，补虚泻实。此外，在辨证论治的基础上加引经药有助于提高治疗头痛的疗效。一般太阳头痛选用羌活、蔓荆子、川芎；阳明头痛选用葛根、白芷、知母；少阳头痛选用柴胡、黄芩、川芎；厥阴头痛选用吴茱萸、藁本；少阴头痛选用细辛；太阴头痛选用苍术。

3. 证治分类

（1）外感头痛

1）风寒头痛

临床表现：头痛连及项背，呈掣痛样，时有拘急收紧感，常伴恶风畏寒，遇风尤剧，头痛喜裹，口不渴，舌质淡红，苔薄白，脉浮或浮紧。

证机概要：风寒外袭，上犯头部，凝滞经脉。

治法：疏风散寒止痛。

代表方：川芎茶调散。

常用药：川芎善行头目，活血通窍，祛风止痛，为治疗外感内伤头痛之要药；荆芥、羌活、细辛、白芷、防风疏风解表，散寒之痛；薄荷清利头目；清茶上清头目。

若头痛，恶寒明显者，加麻黄、桂枝、制川乌等温经散寒。巅顶头痛，干呕，吐涎沫，甚则四肢厥冷者，用吴茱萸汤去人参，加藁本、川芎、细辛、半夏以温散寒邪，降逆止痛；见头痛，足寒，气逆，背冷，脉沉细，方用麻黄附子细辛汤加白芷、川芎以温经散寒止痛。

2）风热头痛

临床表现：头痛而胀，甚则头胀如裂，发热或恶风，面红目赤，口渴喜饮，便秘尿赤，舌质尖红，苔薄黄，脉浮数。

证机概要：风热外袭，上扰清窍，窍络失和。

治法：疏风清热和络。

代表方：芎芷石膏汤。

常用药：菊花、桑叶、薄荷、蔓荆子辛凉微寒，轻清上浮，疏散风热，通窍止痛；川芎活血通窍，祛风止痛；白芷、羌活散风通窍而止头痛；生石膏清热和络。

若烦热口渴，舌红少津，重用石膏，配知母、天花粉、芦根等清热生津，甚者加黄芩、栀子清热泻火；大便秘结，口舌生疮，合黄连上清丸以通腑泻热；鼻流浊涕如脓，鼻根及鼻旁疼痛，加苍耳子、辛夷、鱼腥草、藿香等清热散风除湿，通利鼻窍。

3）风湿头痛

临床表现：头痛如裹，肢体困重，胸闷纳呆，小便不利，大便或溏，舌质淡，苔白腻，脉濡。

证机概要：风湿外侵，上蒙头窍，困遏清阳。

治法：祛风胜湿通窍。

代表方：羌活胜湿汤。

常用药：羌活、独活、防风、藁本、蔓荆子祛风除湿，散寒止痛；川芎辛温通窍，活血止痛。

若胸闷脘痞，腹胀便溏，加苍术、陈皮、砂仁以燥湿宽中，理气消胀；恶心，呕吐，加半夏、生姜、竹茹以降逆止呕；纳呆食少，加麦芽、神曲、焦山楂以健脾助运；小便短少者，加茯苓、薏苡仁、淡竹叶以淡渗利湿；发于夏季，感受暑湿，见身热汗少或汗出不畅，心烦口渴，胸闷欲呕者，加藿香、佩兰、荷叶。

（2）内伤头痛

1）肝阳头痛

临床表现：头胀痛而眩，以两侧为主，心烦易怒，口苦面红，或兼胁痛，舌质红，苔薄黄，脉弦数。

证机概要：肝失条达，气郁化火，阳亢风动。

治法：平肝潜阳息风。

代表方：天麻钩藤饮。

常用药：天麻、钩藤、生石决明平肝潜阳息风；栀子、黄芩清泻肝火；桑寄生、杜仲补肾柔肝；牛膝、益母草活血调经，引血下行；首乌藤、茯神养心安神。

若头痛剧烈，目赤口苦，急躁易怒，便秘尿黄者，加龙胆草、夏枯草、大黄以清肝泻火；头晕目涩，腰膝酸软者，加生地黄、何首乌、枸杞子等以滋肾养肝。

2）血虚头痛

临床表现：头痛而晕，心悸怔忡，神疲乏力，面色少华，舌质淡，苔薄白，脉细弱。

证机概要：营血不足，不能上荣，窍络失养。

治法：滋阴养血，和络止痛。

代表方：加味四物汤。

常用药：当归、生地黄、白芍养血滋阴；川芎、菊花、蔓荆子清利头目；五味子、远志、炒酸枣仁养心安神。

若见神疲乏力，遇劳加重，气短懒言，汗出恶风等，加黄芪、党参、白术以益气健脾；阴血亏虚，阴不敛阳，肝阳上扰者，加天麻、白蒺藜、枸杞子、菊花、石决明等。

3）气虚头痛

临床表现：头痛隐隐，时发时止，遇劳则加重，纳食减少，倦怠乏力，气短自汗，舌质淡，苔薄白，脉细弱。

证机概要：脾胃虚弱，中气不足，清阳不升，脑失所养。

治法：健脾益气升清。

代表方：益气聪明汤。

常用药：黄芪、炙甘草、人参健脾益气；升麻、葛根引清气上升；蔓荆子、芍药养血祛风止痛。

若头痛绵绵不休，心悸，失眠者，加当归、熟地黄、何首乌以补血；畏寒怕冷，手足欠温，加附子、肉桂、葱白等温阳通络。

4）痰浊头痛

临床表现：头痛昏蒙沉重，胸脘痞闷，纳呆呕恶，舌质淡，苔白腻，脉滑或弦滑。

证机概要：脾失健运，痰浊中阻，上蒙清窍。

治法：健脾燥湿，化痰降逆。

代表方：半夏白术天麻汤。

常用药：半夏、陈皮、甘草和中化痰；白术、茯苓健脾化湿；天麻、白蒺藜、蔓荆子平肝息风止痛。

若痰湿中阻，胸脘满闷甚者，加厚朴、枳壳、砂仁；口苦，大便不畅，舌苔黄腻，脉滑数，去白术，加黄连、枳实、竹茹，或选用黄连温胆汤以清化热痰。

5）肾虚头痛

临床表现：头痛且空，眩晕耳鸣，腰膝酸软，神疲乏力，少寐健忘，遗精带下，舌质红，苔少，脉细无力。

证机概要：肾精亏虚，髓海不足，脑窍失充。

治法：养阴补肾，填精生髓。

代表方：大补元煎。

常用药：熟地黄、枸杞子、女贞子滋肾填精；杜仲、续断补益肝肾；龟甲滋阴益肾潜阳；山茱萸养肝涩精；山药、人参、当归、白芍补益气血。

若头痛而晕，面颊红赤，潮热汗出，去人参，加旱莲草、知母、黄柏以滋阴泻火，或用知柏地黄丸；畏寒怕冷，四肢不温，腰膝酸软，舌淡苔白，脉沉细者，加鹿角、附子以温肾助阳，或用右归丸或金匮肾气丸加减。

6）瘀血头痛

临床表现：头痛经久不愈，痛处固定不移，痛如锥刺，或有头部外伤史，舌质紫暗，可见瘀斑、瘀点，苔薄白，脉细或细涩。

证机概要：瘀血阻窍，络脉滞涩，不通则痛。

治法：活血化瘀，通窍止痛。

代表方：通窍活血汤。

常用药：川芎、赤芍、桃仁、益母草、凌霄花活血化瘀止痛；当归活血养血；白芷、细辛、葱白辛散通窍止痛。

若头痛较剧，加全蝎、蜈蚣、土鳖虫等虫类药以搜风通络，祛瘀止痛；久痛不已，神疲乏力，少气懒言，脉细弱无力，加黄芪、党参、当归补运以助血运；畏寒明显，加桂枝、细辛、附子等温经散寒。

二、关幼波教授对头痛的辨治思路及用药经验

头痛有外感、内伤之分。外感头痛发病急，病程短而易治，一般可随外邪解散而消除。内伤头痛较为复杂，常虚实夹杂，气郁血虚兼见，阴亏痰瘀交错，有时除头痛时作

时休、缠绵日久外，并无其他明显证候，经各种治疗，常不见效，所以往往以"顽固性头痛"名之。此类头痛发则疼痛难忍，甚者如劈如裂，昼夜无休止，坐卧不宁，有的需要用力按压、捶打或以头顶硬物方可缓解。关幼波教授在头痛治法方面有补、清、镇、通四法。

（一）补法

补法包括补气血、益脏腑、调阴阳。内伤头痛病程长，久病正必虚，虚则补之乃治本之正法。肝为藏血之脏，将军之官，病久则肝木失养，表现为肝阴虚和肝血不足，故养血滋阴柔肝甚为重要，方如四物汤。该方配伍严谨，乃补血之圣剂。张秉成在《成方便读》一书中写道："夫人之所以生者，血与气耳，而医学之所以补偏救弊者，亦惟血与气耳，故一切补气诸方皆从四君化出，一切补血诸方又当从此四物而化也。"四味药物之中有阴有阳，有静有动。地、芍，性静而属阴，守而不走；归、芎，性动而属阳，走而不守。归、地相配，功在养血；芎、芍相伍，意在和肝。白芍性微寒，味苦能泻肝家虚火，味酸而收耗散之正气，不使其疏泄太过，为肝经之引经药，协同诸药以养其阴血。川芎性温能暖，味辛能散，不使其疏泄不及，功专引药上行，为治上焦诸疾之要药。四药合用，互相制约，互相依赖，静动结合，具有滋而不腻、补而不滞、温而不燥之特点，从而使阴血得养，肝气得和。

关老治病注意气血之间的相互关系。中医认为"有形之血生于无形之气"，气为血帅，血为气母，而"补气不忘补血，补血尤重补气"是关老的一贯主张。故在用四物汤补血的同时，若兼见气短、心悸、乏力等气虚症状明显时可加生黄芪 15～30g。又因脾胃为后天之本、水谷之海、气血生化之源，脾胃虚弱之人其气血必无以化生，故若见有肢软、腹胀、纳差、便溏者可加党参、白术等以培补中州。

在补法中除补气血之外，若见五心烦热、口干渴者重用生地黄、白芍，再加石斛、北沙参等以滋阴养液。若见腰膝酸软者，可加续断、牛膝、何首乌、枸杞子等以益肾气。如见心肾不交、夜寐不安者，可加首乌藤、炒酸枣仁、远志，以养心安神。木瓜酸涩而温，入肝、肺、脾、胃诸经，一般多用于霍乱转筋及风湿症。关老认为木瓜能调和肝胃，缓急而止痛，和肝而不伤正，调胃而不伤脾，与芍药甘草汤合用，甘酸化阴，乃育阴缓急之良方，可广泛运用于上、中、下三焦以及全身任何部位之疼痛症，诸如腹痛、胃痛、胸胁痛以及肌肉关节疼痛等。

（二）清法

清法指清热凉血，清肝明目。重用生石膏是本法的一个特点。一般认为生石膏在治疗阳明经气分热证时多用之，如白虎汤，大部分医家不见纯阳实热之候不敢使用，殊不知生石膏乃是一味辛甘寒之品，其寒凉之性非大苦大寒之味。《药性赋》中写道："石膏治头痛、解肌而消烦渴。"关老体会生石膏有较好的镇痛功效，除纯属虚寒证之外，无论是阳明经的前额头痛、少阳经的偏头痛，还是全头痛，只要配伍得当，均能收到满意效果，倘若见有舌苔（白苔或黄苔）者，更是使用生石膏的一个重要依据。本品性虽寒凉，有热者固然可清无疑，无明显热证者可以芎、归、香附、甘草等辛温和甘温之品相佐，使其不以寒凉而伤正，其治头痛的特点则可得到发挥。

若兼见面赤，目红而视物昏花者，可减川芎用量，加钩藤、菊花、佩兰，配合旋覆花以清头明目。见烦急舌红者，当重用生地黄、白芍，再加赤芍、牡丹皮，以清肝凉血，或加炒知母、炒黄柏以引邪热下行。

（三）镇法

镇法有平镇和潜镇之分。肝体阴而用阳。若肝肾阴虚，必致肝阳上亢，犯扰清窍而头痛。旋覆花、生代赭石可平降一切上冲之气。诸花皆升，唯旋覆花独降，其性味咸寒，有清头风、化痰涎之功。二药相合，专治胸膈以上病症。如胃气上逆之呃逆嗳气、恶心呕吐，肝气上犯之胸痹、胁痛，以及邪气上扰清阳之头晕、头痛等。同时，还可以配合珍珠母、生石决明以潜镇之，或佐以川牛膝以下引之。若头痛较重而无缓解，甚则如劈如裂，可加全蝎、蜈蚣等镇痉息风之品。

（四）通法

通法指通经络、活气血、散风邪。"不通则痛"，脉络的阻塞、气血的壅滞，是引起各种疼痛的主要原因之一。故在治疗头痛一证中，必当令经络通达、气血调和，才能使邪气解散，髓海得养。关老常用当归、川芎辛温走窜，配首乌藤养中有通；旋覆花配菊花、佩兰等宣散外邪，清中有散，旋覆花又能化经络中的顽痰。如果血脉壅滞明显，见有刺痛症状的，可加藕节、红花通血脉以消瘀。关老还善用香附。香附是气中血药，为妇科常用药，芳香走窜而不滞，乃调和气血之佳品。

三、关幼波教授治疗头痛验案

案 1

王某，女，43 岁，1989 年 4 月 3 日初诊。

主诉：左侧头面痛 1 个半月。

现病史：2 个月前患者因夜间偶受风寒，自感左侧面部不适、鼻塞，2 天后左侧面部阵发性疼痛，连及左侧头部，至某医院就诊，诊为三叉神经痛，给予镇痛药及维生素 B₂ 等药，病情未减且日渐加重，遂来我院门诊治疗。既往：有慢性鼻窦炎史。症见：左侧头面部疼痛，遇风则加重，每日痛 3～4 次，每次持续 10 余分钟，发作则痛苦万分。来诊时正值发作之时，患部贴数块止痛胶膏，自述头痛如劈如裂，难以忍受，双目泪下，伴有头晕、恶心、两眼发紧，睡眠欠佳，常于睡中痛醒，鼻塞流涕，双膝关节疼痛，月经前腰腹作痛，二便调，精神不振，呈痛苦病容，舌苔白腻，脉沉细弦。

西医诊断：三叉神经痛；慢性鼻炎。

中医辨证：血虚肝旺，外受风邪。

治法：养血平肝，通经活络，散风止痛。

方药：

旋覆花 10g	生代赭石 10g	首乌藤 10g	生石膏 30g
生石决明 30g	当归 10g	川芎 10g	杭白芍 30g
生地黄 15g	木瓜 10g	生甘草 10g	香附 10g
钩藤 10g	全蝎 6g	蜈蚣 3 条	红花 10g

7 剂，水煎服，每日 1 剂。

治疗经过：患者上方服 7 剂后，头面部疼痛明显减轻，左侧面部只贴一块止痛胶膏，面已露笑容。又继服 14 剂，疼痛基本消失。第四次来诊时，面部已不见贴止痛胶膏，只于遇风时稍感面部发紧，近三四天来，鼻塞声重，流黄涕，食睡二便正常，舌苔薄白，中心剥脱，脉沉细弦。上方去香附、钩藤、蜈蚣、红花；加防风 10g，蔓荆子 10g，苍耳子 10g，白芷 10g，辛夷 10g。共服 14 剂，头痛一直未作，鼻塞、流浊涕亦除。又间断服药 10 余剂，告临床痊愈。随访 2 年，未再复发。

按语： 本例患者素有慢性鼻炎史，且月经不调，舌质紫暗，由于不慎感受风寒之邪，引发头痛，证系血虚受风。故治疗以养血平肝汤加红花、首乌藤活血、散风、通络，加生石决明、钩藤平肝，用全蝎、蜈蚣以息欲动之内风。头痛缓解后，因鼻塞、流浊涕而加用苍耳子、辛夷、白芷、防风、蔓荆子，不但治愈了鼻渊，而且使头痛之证得以根除。

案 2

李某，女，60 岁，1987 年 2 月 13 日初诊。

主诉：头痛 10 年，近 4 个月来加重。

现病史：10 年来，患者发作性头部疼痛，时作时休，服止痛片尚能缓解。近 4 个月来，头痛逐渐加重，且无休止，经检查脑血流图正常，其他检查未见异常，曾服多种中西药，均无明显效果。既往：11 岁时曾脑外伤，23 岁时发作性头痛，后自愈。症见：全头痛，每天持续达 8 ～ 9 小时，心中烦乱，痛苦难忍，睡眠不实，常因头痛而不能入睡，每于劳累、生气或受风寒时头痛加重，纳食不香，二便尚调，舌苔薄白，脉弦细。查血压 150/100mmHg。

西医诊断：神经性头痛。

中医辨证：血虚肝旺，外受风邪。

治法：养血平肝，散风止痛。

方药：

首乌藤 30g	炒酸枣仁 10g	远志 10g	旋覆花 10g
生代赭石 10g	生石膏 30g	生石决明 30g	当归 10g
杭白芍 15g	生地黄 15g	川芎 10g	木瓜 10g
生甘草 10g	钩藤 15g	杭菊花 10g	珍珠母 30g

7 剂，水煎服，每日 1 剂。

1987 年 2 月 20 日二诊：患者上方服 7 剂后，头痛如前，有时较前加重，甚则刺痛，苔薄白，脉沉弦。上方去杭菊花、首乌藤；加牛膝 10g，全蝎 10g，红花 10g，蜈蚣 2 条。

1987 年 2 月 27 日三诊：头痛大减，日间偶有发作，疼痛较轻，夜间能够安眠。上方加减，20 剂，嘱隔日 1 剂。

后随访半年，头痛未作。

按语： 此例是一头痛已达 10 年的患者，且伴有高血压，头晕头痛，心中烦乱，夜寐不安，每因生气而加重。其证系阴血暗耗、肝阳上亢故于养血平肝汤中加珍珠母、生石决明、钩藤以平肝潜阳，佐以首乌藤、炒酸枣仁、远志以养心安神，再加红花活血通络，全蝎、蜈蚣息风止痛。

案 3

牛某，女，33 岁，1989 年 3 月 31 日初诊。

主诉：头痛 10 年。

现病史：患者头痛反复发作已 10 年，时轻时重，曾服多种中西药，均未显效果。症见：全头胀痛，以左侧为重，数月来平均每月发作 10～20 次，发作时则无间断，伴有眼眶发胀，甚则呕吐，月经期间头痛加重，血压正常，睡眠纳食尚可，二便调，舌苔黄腻，脉弦滑。

西医诊断：血管神经性头痛。

中医辨证：血虚肝旺，风痰阻络。

治法：养血平肝，散风化痰。

方药：

旋覆花 10g	生代赭石 10g	生石决明 30g	生石膏 30g
法半夏 10g	茯苓 15g	陈皮 10g	枳实 10g
竹茹 10g	当归 10g	川芎 10g	杭白芍 30g
生地黄 15g	生甘草 10g	木瓜 10g	全蝎 10g

7 剂，水煎服，每日 1 剂。

1989 年 4 月 7 日二诊：上方服 7 剂后头痛未减，1 周内发作 3 次，每次持续 1 天，未吐，仍以左侧为重，眼眶胀痛。上方去陈皮、生地黄、生甘草、木瓜；加橘红 10g，首乌藤 15g，蜈蚣 2 条。7 剂，水煎服，每日 1 剂。

1989 年 4 月 18 日三诊：上方服 7 剂，头痛明显减轻，近 1 周来未发作。风痰已去大半，侧重养血平肝、息风祛邪。方药如下。

旋覆花 10g	生代赭石 15g	生石决明 30g	生石膏 60g
当归 10g	白芍 30g	川芎 10g	生地黄 15g
木瓜 10g	香附 10g	生甘草 10g	全蝎 6g

7 剂，水煎服，每日 1 剂。

1989 年 4 月 26 日四诊：头痛未作，余症皆除。上方去旋覆花、生代赭石、全蝎；加桑叶 10g，杭菊花 10g，首乌藤 30g，以平肝清热、养血通络。隔日 1 剂，又服月余。随访 1 年，头痛未犯。

按语： 本例患者头痛 10 余年，久治不愈，伴有头晕呕恶、苔腻、脉滑。此乃病久脾虚湿蕴，痰热上扰清窍。故方用温胆汤合之以清胆和胃，祛湿化痰而诸症皆平。

第十二节 不寐

一、不寐的中医病因病机、诊断及辨证论治

不寐是以经常不能获得正常睡眠为主症的疾病，主要表现为睡眠时间、深度的不足，轻者入睡困难，或寐而不酣，时寐时醒，或醒后不能再寐，重者彻夜不寐。《难经·四十六难》云："老人血气衰，肌肉不滑，荣卫之道涩，故昼日不能精，夜不得寐也。故知老人不得寐也。"西医学中的神经官能症、更年期综合征、慢性消化不良、贫血、动脉粥样硬化症等疾病过程中以不寐为主要临床表现时，可参照本节辨证论治。

（一）病因病机

不寐的发生主要与情志不遂、年老体弱、饮食不节、久病劳倦、跌仆坠损以及感受外邪等因素有关，内生风、痰、瘀、虚，以致风眩内动、清窍不宁或清阳不升、脑窍失养而突发不寐。人体脏腑调和，气血充足，心神安定，卫阳能入于阴，"阴平阳秘"，则夜寐安。如饮食不节，情志失常，劳倦、思虑过度，及病后、年迈体虚等因素，导致心神不安，神不守舍，不能由动转静，而导致不寐病证。

1. 病因

（1）饮食不节：暴饮暴食，宿食停滞，脾胃受损，酿生痰热，壅遏于中，痰热上扰，胃气失和，而不得安寐；此外，浓茶、咖啡、酒类等刺激性饮品亦可造成不寐。《张氏医通·不得卧》云："脉滑数有力不眠者，中有宿滞痰火，此为胃不和则卧不安也。"

（2）情志失常：情志不遂，郁怒伤肝，肝气郁结，气郁化火，邪火扰动心神，神不安而不寐；或由五志过极，心火内炽，扰动心神而不寐；或由喜笑无度，心气涣散而不寐；或由心虚胆怯，暴受惊恐，神魂不安，夜不能寐。《沈氏尊生书·不寐》云："心胆俱怯，触事易惊，梦多不祥，虚烦不眠。"

（3）劳逸失调：劳倦太过则伤脾，过逸少动亦致脾虚气弱，运化不健，气血生化乏源，以致心神失养而不寐；或因思虑过度，伤及心脾，心伤则阴血暗耗，神不守舍；脾伤则食少纳呆，生化之源不足，营血亏虚，不能上奉于心，致心神不安。《景岳全书·不寐》云："劳倦、思虑太过者，必致血液耗亡，神魂无主，所以不寐。"

（4）病后体虚：久病血虚，年迈血少，心血不足，心失所养，心神不安而不寐；亦

可因年迈体虚，阴阳亏虚而致不寐；或由素体阴虚，兼因房劳过度，肾阴耗伤，阴衰于下，不能上奉于心，水火不济，心火独亢，火盛神动，心肾失交而不寐。正如《景岳全书·不寐》所说："总属其阴精血之不足，阴阳不交，而神有不安其室耳。"

2. 病机　不寐的病因虽多，但其基本病机总属阳盛阴衰，阴阳失交。一为阴虚不能纳阳，一为阳盛不得入阴。病位主要在心，与肝、脾、肾关系密切。因心主神明，神安则寐，神不安则不寐。血之来源，由水谷精微所化，上奉于心，则心得所养；受藏于肝，则肝体柔和；统摄于脾，则生化不息；调节有度，化而为精，内藏于肾，肾精上承于心，心气下交于肾，阴精内守，卫阳外护，阴阳协调，则神志安宁。饮食不节、思虑劳倦等伤及诸脏，精血内耗，心神失养，神不内守，阳不入阴，每致不寐。

本病病理性质有虚实之分。肝郁化火，或痰热内扰，邪扰心神，多属实证。心脾两虚，气血不足，或由心胆气虚，或由心肾不交，水火不济，心神失养，神不安宁，多属虚证。病久可致虚实兼夹，或兼血瘀。

不寐的病机转化多端。如肝郁化火者，易伤阴耗气，则由实转虚；心脾两虚者，遇饮食不当，脾胃受戕，气血愈虚，食积内停，而见虚实夹杂；如温燥太过，易致阴虚火旺；属心肾不交者，可进一步发展为心火独亢，肾水更虚之证。

（二）诊断与鉴别诊断

1. 诊断

（1）轻者入寐困难或寐而易醒，醒后不寐，连续 3 周以上，重者彻夜难眠。

（2）常伴有头痛、头昏、心悸、健忘、神疲乏力、心神不宁、多梦等症。

（3）本病常有饮食不节、情志失常、劳倦思虑过度、病后体虚等病史。

（4）可行多导睡眠图、脑电图等检查。如测定其平均睡眠潜伏期时间延长超过 30 分钟；测定实际睡眠时间减少，短于每夜 6.5 小时；测定觉醒时间增多，超过每夜 30 分钟等。

2. 鉴别诊断

（1）一过性失眠：在日常生活中常见，可因一时性情志不舒、居住环境改变，或因饮用浓茶、咖啡，或服用药物等引起，一般有明显诱因，且病程不长。一过性失眠不属病态，一般不需任何治疗，可通过身体自然调节而复常。

（2）生理性少寐：多见于老年人，虽少寐早醒，但无明显痛苦或不适，属生理现象。

（三）辨证论治

1. 辨证要点

（1）辨虚实：不寐首先应辨虚实。本病轻者仅有少眠或不眠，病程短，以实证为主。重者则彻夜不眠，病程长，易反复发作，多以虚证或虚实夹杂为主。实证多为邪热扰心，心神不安。如心烦易怒，不寐多梦，兼见口苦咽干、便秘溲赤，为肝火扰心；如不寐头重，痰多胸闷，为痰热扰心。虚证多为阴血不足，心失所养。虽能入睡，但睡间易醒，醒后不易再睡，兼见体质瘦弱，面色无华，神疲懒言，心悸健忘，多属心脾两虚；如心烦失眠，不易入睡，兼见心悸，五心烦热，潮热，多属心肾不交；如入睡后容易惊醒，平时善惊，多为心胆气虚。

（2）辨受病脏腑：不寐的主要病位在心，与肝、胆、脾、胃、肾等脏腑功能失调有关。若兼急躁易怒，多为肝火内扰；若有不思饮食、腹胀、便溏、面色少华，多为脾虚不运；若有腰酸、心烦、心悸、头晕、健忘，多为肾阴虚，心肾不交；若有嗳腐吞酸，多为胃气不和；若有心烦不寐，触事易惊，多属心胆气虚。

2. 治则治法　治疗当以补虚泻实，调整脏腑阴阳为原则。实证泻其有余，如疏肝泻热、清化痰热、消导和中；虚证补其不足，如益气养血、健脾、补肝、益肾。在此基础上要安神定志，如养血安神、镇惊安神、清心安神。

3. 证治分类

（1）肝火扰心

临床表现：不寐多梦，甚则彻夜不眠，急躁易怒，伴头晕头胀，目赤耳鸣，口干而苦，不思饮食，便秘溲赤，舌红苔黄，脉弦而数。

证机概要：肝郁化火，上扰心神。

治法：疏肝泻热，镇心安神。

代表方：龙胆泻肝汤加减。

常用药：龙胆草、黄芩、栀子清肝泻火；泽泻、车前子清利湿热；当归、生地黄滋阴养血；柴胡疏畅肝胆之气；甘草和中；生龙骨、生牡蛎、磁石镇心安神。

若胸闷胁胀，善叹息者，加香附、郁金、佛手；肝胆之火亢盛而彻夜不寐，头晕目眩，大便秘结，可服当归龙荟丸。

（2）痰热扰心

临床表现：心烦不寐，胸闷脘痞，泛恶嗳气，伴头重，目眩，舌偏红，苔黄腻，脉滑数。

证机概要：湿食生痰，郁痰化热，扰动心神。

治法：清化痰热，和中安神。

代表方：黄连温胆汤加减。

常用药：半夏、陈皮、茯苓、枳实健脾化痰，理气和胃；黄连、竹茹清心降火化痰；龙齿、珍珠母镇惊安神。

若心悸动，惊惕不安，加琥珀粉；胸闷嗳气，脘腹胀满，大便不爽，苔腻脉滑，重用半夏，加秫米，以和胃健脾、交通阴阳；饮食停滞，嗳腐吞酸，脘腹胀痛，加神曲、焦山楂、莱菔子，或用保和丸消导和中；痰热盛，痰火上扰心神，彻夜不寐，大便秘结者，加大黄或用礞石滚痰丸以泻火逐痰。

（3）心脾两虚

临床表现：不易入睡，多梦易醒，心悸健忘，神疲食少，伴头晕目眩，面色少华，四肢倦怠，腹胀便溏，舌淡苔薄，脉细无力。

证机概要：脾虚血亏，心神失养，神不安舍。

治法：补益心脾，养血安神。

代表方：归脾汤。

常用药：人参、白术、甘草益气健脾；当归、黄芪补气生血；远志、酸枣仁、茯神、龙眼肉补心益脾安神；木香行气舒脾。

若心血不足较甚者，加熟地黄、白芍、阿胶；不寐较重者，加柏子仁、五味子、首乌藤、合欢皮；脘闷纳呆，苔腻者，重用白术，加苍术、半夏、陈皮、茯苓、厚朴以健脾燥湿，理气化痰。

（4）心肾不交

临床表现：心烦不寐，入睡困难，心悸多梦，伴头晕耳鸣，腰膝酸软，潮热盗汗，五心烦热，咽干少津，男子遗精，女子月经不调，舌红少苔，脉细数。

证机概要：肾水亏虚，不能上济于心，心火炽盛，不能下交于肾。

治法：滋阴降火，交通心肾。

代表方：六味地黄丸合交泰丸加减。六味地黄丸以滋补肾阴为主，交泰丸以清心降火、引火归原。

常用药：熟地黄、山茱萸、山药滋补肝肾，填精益髓；泽泻、茯苓、牡丹皮健脾渗湿，清泻相火；黄连清心降火；肉桂引火归原。

心烦不寐，彻夜不眠者，加朱砂、磁石、龙骨、龙齿重镇安神。若心阴不足为主者，用天王补心丹；阴血不足，心火亢盛者，用朱砂安神丸。

（5）心胆气虚

临床表现：虚烦不寐，胆怯心悸，触事易惊，终日惕惕，伴气短自汗，倦怠乏力，舌淡，脉弦细。

证机概要：心胆虚怯，心神失养，神魂不安。

治法：益气镇惊，安神定志。

代表方：安神定志丸合酸枣仁汤加减。安神定志丸重于镇惊安神，酸枣仁汤偏于养血清热除烦。

常用药：人参、茯苓、甘草益心胆之气；茯神、远志、龙齿、石菖蒲化痰宁心，镇惊安神；酸枣仁、川芎调血养心；知母清热除烦。

若心肝血虚，惊悸汗出者，重用人参，加白芍、当归、黄芪；木不疏土，胸闷，善太息，纳呆腹胀者，加柴胡、陈皮、山药、白术；心悸甚，惊惕不安者，加生龙骨、生牡蛎、朱砂。

二、关幼波教授对不寐的辨治思路

关幼波教授临床擅治肝病，在不寐的临床诊治中擅于从肝论治，且颇具临床疗效。五脏藏五神，主五志，其中"肝藏魂"。《灵枢·本神》曰："随神往来者谓之魂。"《类经·脏象类》中提道："魂之为言，如梦寐恍惚，变幻游行之境，皆是也。"肝在功能上藏血主疏泄，所以当肝气条达、肝血充沛时，才能魂随神往，睡眠功能正常。当肝失疏泄，或者肝血不足时，魂不能随神活动，则出现多梦、夜寐不安等症状。许叔微在《普济本事方》中提道："平人肝不受邪，故卧则魂归于肝，神静而得寐。今肝有邪，魂不得归，是以卧则魂扬若离体也。"唐容川《血证论·卧寐》有云："肝病不寐者，肝藏魂，人寤则魂游于目，寐则魂返于肝。若阳浮于外，魂不入肝则不寐。"所以，一切能导致肝失疏泄或肝血不足的病证，如肝经湿热、肝气郁结、肝郁血滞、肝阳上亢、肝血不足、肝肾阴虚等，均可导致内扰魂神而病不寐，临床诊治时从肝入手，辨证论治，往往取得佳效。

三、关幼波教授不寐用药经验

（一）肝经湿热证

症见食欲不振，口苦咽干，烦躁易怒，夜卧不安，辗转反侧，舌苔黄腻，脉弦滑数。治宜清肝经湿热以助眠。关老常选用藿香、茵陈、草河车、酒龙胆草、黄柏、白茅根、薏苡仁、远志等药。

（二）肝气郁结证

此类患者较多见，多伴有精神紧张，情志抑郁或焦虑，胁肋胀痛，心烦易怒，脘闷嗳气，不思饮食等症状。治当疏肝理气，解郁安眠。关幼波教授常用柴胡、旋覆花、生代赭石、木瓜、佛手、枳壳、陈皮等疏肝理气、调畅气机，可配伍合欢花、首乌藤、茯神等安神助眠。

（三）肝郁血滞证

症见面色晦暗，胁下刺痛不移，妇女月经后错、量少色黑有血块、经行腹痛，舌质紫暗或有瘀斑，脉细涩。治宜活血化瘀。关老常选用泽兰、益母草、王不留行、延胡索、当归、香附、藕节、丹参、鸡血藤、首乌藤、合欢皮等。

（四）肝阳上亢证

症见失眠多梦，头痛眩晕，耳鸣耳聋，急躁易怒，面红目赤，口干口苦，尿黄便干，舌边尖红苔黄，脉弦数。治宜清热平肝安神。关老常选用珍珠母、生牡蛎、酒黄芩、牡丹皮、赤芍、夏枯草、野菊花、杭菊花、决明子、生代赭石、生磁石等。

（五）肝血不足证

症见入睡困难，睡眠易醒，面色无华，目眩目干，视物不清，身倦肢麻，劳累加重，妇女月经涩少或经闭，唇舌色淡，脉沉细。治宜养血柔肝安神。关老常选用炒酸枣仁、白芍、当归、地黄、川芎、香附、沙参、枸杞子、丹参、石斛、首乌藤等。

（六）肝肾阴虚证

肝肾阴虚而发不寐者临床亦非常常见，此类患者多伴有低热潮红，五心烦热，咽干盗汗，腰酸腿软，下肢无力，耳鸣耳聋，梦遗尿多，舌质红，脉细数。治宜滋补肾阴。关老常选用熟地黄、山药、女贞子、旱莲草、黄精、泽泻、金樱子、芡实、夏枯草、菊花、首乌藤、炒酸枣仁、远志、玄参、地骨皮、青蒿、鳖甲、浮小麦、牡丹皮等。

第十三节　水肿

一、水肿的中医病因病机、诊断及辨证论治

水肿是体内水液滞留，泛滥肌肤，以头面、眼睑、四肢、腹背甚至全身浮肿为主症的疾病，严重的还可能伴有胸水、腹水等。《素问·至真要大论》云："诸湿肿满，皆属于脾。"西医学中的急慢性肾炎、肾病综合征、继发性肾小球疾病等以水肿为主要表现者，可参照本节辨证论治。

（一）病因病机

病因包括风邪外犯、疮毒内陷、水湿浸渍、饮食劳倦及体虚久病。肺失通调，脾失转输，肾失开阖，三焦气化不利，水液内停，外溢肌肤，则发为水肿。

1. 病因

（1）风邪外犯：风为六淫之首，风寒、风热或风湿之邪外犯，肺失通调，风水相搏，发为水肿。此即《景岳全书·肿胀》所言："凡外感毒风，邪留肌肤，则亦能忽然浮肿。"

（2）疮毒内陷：身发疮痍，烂喉丹痧，或乳蛾红肿，火热内攻，肺、脾、肾功能受累，致津液气化失常，发为水肿。《严氏济生方·水肿门》曰："年少，血热生疮，变为肿满，烦渴，小便少，此为热肿。"

（3）水湿浸渍：久居湿地，冒雨涉水，水湿内侵，困遏脾阳，脾胃失于健运，水无所制，发为水肿。《医宗金鉴·订正仲景全书》云："皮水，外无表证，内有水湿也。"

（4）饮食劳倦：过食肥甘，嗜食辛辣，久则湿热中阻，损伤脾胃，或因劳倦内伤，饥饱失宜，脾气失养，或脾肾俱伤，以致水湿内停，发为水肿。《景岳全书·水肿》云："大人小儿，素无脾虚泄泻等证，而忽而通身浮肿，或小水不利者，多以饮食失节，或湿热所致。"

（5）体虚久病：素体脾虚、肾虚，久病脾肾亏虚，水液代谢失常，或久病血瘀，血

不利则为水，可发为水肿。

2. 病机 水肿的基本病机是肺失通调，脾失转输，肾失开阖，三焦气化不利，以致水液积聚，泛溢肌肤。病位主要在肺、脾、肾三脏，关键在肾。肺主一身之气，有主治节、通调水道、下输膀胱的作用。风邪犯肺，肺气失于宣畅，不能通调水道，风水相搏，发为水肿。脾主运化，有布散水津的功能。水湿浸渍，脾阳被困，或饮食劳倦等损及脾气，造成脾失转输，水湿内停，乃成水肿。肾主水，水液的输化有赖于肾阳的蒸化、开阖作用。体虚久病，肾脏受损，则肾失蒸化，开阖不利，水液泛溢肌肤，则为水肿。《景岳全书·肿胀》云："凡水肿等证，乃脾、肺、肾三脏相干之病。盖水为至阴，故其本在肾；水化于气，故其标在肺；水唯畏土，故其制在脾。今肺虚则气不化精而化水，脾虚则土不制水而反克，肾虚则水无所主而妄行。"

水肿的病理因素有风邪（风寒、风热及风湿）、疮毒、水湿、湿热、气滞、瘀血等。病理性质有阴水、阳水之别。阳水属实，多由外感风邪、疮毒、水湿而成，病位在肺、脾。阴水属虚或虚实夹杂，多由饮食劳倦、禀赋不足、久病体虚所致，病位在脾、肾。阳水迁延不愈，反复发作，正气渐衰，脾肾阳虚，或因失治、误治，损伤脾肾，阳水可转为阴水。反之，阴水复感外邪，或饮食不节，使肿势加剧，可兼夹阳水的证候，而成本虚标实之证。

关于水肿的病机演变，水肿久病不愈或失治误治，可导致肺、脾、肾三脏功能严重受损，后期还可影响到心、肝。若水邪壅盛或阴水日久，脾肾衰微，水气上犯，则可出现水邪凌心犯肺的心悸、喘脱重证。若湿热壅盛，阴虚肝旺，肝阳上亢，甚或引动肝风，可表现为眩晕、惊厥急症。若水肿日久，邪毒瘀滞伤肾，虚损劳衰不断加重，肾虚衰，气化不行，湿浊邪毒内生，阻滞气机升降出入，则终成关格呕逆危候。

（二）诊断与鉴别诊断

1. 诊断

（1）水肿先从眼睑或下肢开始，继及四肢全身，轻者仅眼睑或足胫浮肿，重者全身皆肿，腹大胀满，气喘不能平卧，甚则出现尿闭或尿少，恶心呕吐，口有秽味，鼻衄牙宣，头痛，抽搐，神昏谵语等危象。

（2）发病可急可缓。阳水，尤其是风水发病急，病程短，多发生于青少年；阴水多隐匿发病，病程长，常发生于久病体虚者。

（3）常因外感、乳蛾红肿、疮毒内陷等诱发，或继发于紫斑、痹证、消渴病等，病程中常因劳累或外感使病情加重。

（4）尿常规检查、24小时尿蛋白总量测定、肝肾功能检查、肾小球滤过率检查、血浆免疫球蛋白检查、抗核抗体检查及心电图、B超等检查有助于本病的诊断。

2. 鉴别诊断

臌胀 水肿是由肺失通调，脾失转输，肾失开阖，三焦气化不利所致；臌胀是由肝病日久，肝、脾、肾功能失调，气、血、水相裹，水停腹内所致。二者的鉴别要点主要为水停部位不同。水肿为水泛肌肤，四肢皮色不变，发病时头面或下肢先肿，以至全身浮肿，甚则可见腹水；臌胀为水聚腹腔，单腹胀，腹部胀大，皮色苍黄，青筋暴露，四肢瘦削，部分患者也可兼有下肢水肿。水肿发病可急可缓，可因外感、疮毒内陷等诱发，也可继发于紫斑、痹证、消渴久病等；臌胀多为黄疸、胁痛、积聚久病迁延而成。

（三）辨证论治

1. 辨证要点

（1）辨阳水阴水：阳水多由感受风邪、疮毒、水湿引起，发病较急，每成于数日之间，浮肿由面目开始，自上而下，继及全身，肿处皮肤绷急光亮，按之凹陷，身热烦渴，小便短赤，大便秘结，脉滑有力，多为实证、热证。阴水多因饮食劳倦、体虚久病，或阳水失治、误治转化所致，发病缓慢，浮肿由足踝开始，自下而上，继及全身，肿处皮肤松弛，按之凹陷不易恢复，甚则按之如泥，畏寒，不渴，小便少但不赤涩，大便溏薄，脉沉细无力，多为虚证、寒证、里证。

（2）辨标本虚实：水肿初起标实证为多，久病则多虚实夹杂，常表现为本虚标实之证。年青体壮，病程短，发病迅速，肿势急剧，咽喉肿痛或皮肤疮疡，小便短赤或不通，大便秘，多属实；年老体衰，病程长，浮肿按之如泥，畏寒肢冷，腰膝酸软，小便清长，大便稀溏，多属虚。阳水病久，失治、误治形成阴水，由实转虚；阴水复感外邪而致水肿加剧，则兼夹阳水证候，属本虚标实。

（3）辨病邪性质：水肿头面为主，恶风头痛者，多属风；水肿下肢为主，纳呆身重者，多属湿；水肿伴有咽痛、溲赤者，多属热；因疮疖、烂喉丹痧而致水肿者，多属疮毒；水肿病情反复，伴肢节疼痛，伸屈不利者，多伴风湿；水肿病势缠绵，伴腰腿酸困，大便不爽，小便黄赤者，多为湿热。

（4）辨病变脏腑：若颜面水肿突出，伴咽痛、咳嗽，或水肿较甚，咳喘胸闷者，病变部位多在肺；水肿腹满，纳食不佳，身重倦怠，苔腻者，病变部位多在脾；水肿反复，腰膝酸软者，病变部位多在肾；水肿下肢明显，心悸，胸闷气短，甚则不能平卧者，病变多累及于心。久病者可见多脏同病。

2. 治则治法

发汗、利尿、泻下逐水为治疗水肿的三条基本原则，具体应用视阴阳虚实不同而异。阳水以祛邪为主，应予发汗、利水或攻逐，临床应用时配合祛风、解毒、行气、活血等法；阴水当以扶正为主，重视温补脾肾，通阳利水。对于虚实夹杂者，当视病情标本缓急，或攻补兼施，或先攻后补。

3. 证治分类

（1）阳水

1）风水相搏

临床表现：眼睑浮肿，继则四肢及全身皆肿，来势迅速，可兼恶寒，发热，肢节酸楚，小便不利等症。偏于风热者，伴咽喉红肿疼痛，舌质红，脉浮滑数。偏于风寒者，兼恶寒，咳喘，舌苔薄白，脉浮滑或浮紧。

证机概要：风邪外犯，肺失通调，风遏水阻。

治法：疏风清热，宣肺行水。

代表方：越婢加术汤。

常用药：麻黄、杏仁、防风、浮萍疏风宣肺；白术、茯苓、车前子淡渗利水；石膏、桑白皮、黄芩清热宣肺。

若风热偏盛，加金银花、连翘、桔梗、板蓝根、鲜芦根，或用银翘散加减；风寒偏盛，去石膏，加苏叶、荆芥、防风，或用荆防败毒散加减；夹有风湿，肢体关节疼痛，伸屈不利者，加羌活、独活、穿山龙，或用羌活胜湿汤加减；一身悉肿，胸闷腹满，小便不利，加猪苓、大腹皮行气利水。

2）湿毒浸淫

临床表现：眼睑浮肿，延及全身，皮肤光亮，尿少色赤，身发疮，甚则溃烂，恶风发热，舌质红，苔薄黄，脉浮数或滑数。

证机概要：疮毒内陷，肺脾失调，水湿内停。

治法：宣肺解毒，利湿消肿。

代表方：麻黄连翘赤小豆汤合五味消毒饮加减。前方宣肺利湿；后方清热解毒。

常用药：麻黄、杏仁、桑白皮、赤小豆宣肺利水；金银花、连翘、野菊花、蒲公英、紫花地丁、紫背天葵清热解毒；丹参凉血活血。

若脓肿毒甚者，重用蒲公英、紫花地丁清热解毒；疮痍糜烂流水者，加土茯苓、萆薢、石韦、苦参利湿解毒；皮肤瘙痒者，加白鲜皮、地肤子、蝉蜕、白蒺藜祛风除湿止痒；疮疡色红肿痛或小便红赤者，加牡丹皮、赤芍、生地黄、泽兰等凉血化瘀；大便不通，加大黄、葶苈子通腑泄实。

3）水湿浸渍

临床表现：起病缓慢，病程较长，全身水肿，下肢为甚，按之没指，小便短少，身体困重，胸闷，纳呆，泛恶，苔白腻，脉沉缓。

证机概要：水湿内侵，脾阳被困，泛溢肌肤。

治法：运脾化湿，通阳利水。

代表方：五皮饮合胃苓汤加减。前方理气化湿利水；后方通阳利水，燥湿运脾。

常用药：桑白皮、陈皮、大腹皮、茯苓皮、生姜皮化湿行水；苍术、厚朴、陈皮、草果燥湿健脾；桂枝、白术、茯苓、猪苓通阳化气行水。

若外感风邪，肿甚而喘者，加麻黄、杏仁、苏叶；面肿，胸满，不得卧，加苏子、葶苈子降气行水；湿困中焦，脘腹胀满者，加椒目、大腹皮、砂仁、木香、槟榔；三焦气机不利，胸闷腹胀，小便不利，一身尽肿者，用导水茯苓汤加减；夹有郁热，口苦咽干，头晕，胸胁满闷者，合柴苓汤加减。

4）湿热壅盛

临床表现：遍体浮肿，皮肤绷急光亮，胸脘痞闷，烦热口渴，小便短赤，或大便干结，舌红，苔黄腻，脉沉数或濡数。

证机概要：湿热内盛，三焦壅滞，气滞水停。

治法：分利湿热。

代表方：疏凿饮子。

常用药：羌活、秦艽、防风、大腹皮、茯苓皮、生姜皮疏风解表，发汗消肿；猪苓、茯苓、土茯苓、石韦、半枝莲、白花蛇舌草、白木通、椒目、赤小豆清利湿热，利尿消肿；槟榔、大黄通便逐水消肿。

若腹满不减，大便不通者，合己椒苈黄丸，以助攻泻之力，使水从大便而泄；肿势严重，兼见喘促不得平卧者，加葶苈子、桑白皮泻肺利水；肢体关节肿痛，或屈伸不利者，加青风藤、独活、威灵仙等；湿热久羁，化燥伤阴，口燥咽干，腰膝酸软，五心烦热，加生地黄、知母、黄柏、白茅根、芦根；严重水肿，体质壮实者，必要时用甘遂、芫花、大戟等，注意中病即止，或边攻边补，或攻补结合。

（2）阴水

1）脾阳亏虚

临床表现：身肿日久，腰以下为甚，按之凹陷不易恢复，脘腹胀闷，纳减便溏，面色不华神疲乏力，四肢倦怠，小便短少，舌质淡或胖，苔白腻或白滑，脉沉缓或沉弱。

证机概要：脾阳亏虚，土不制水，水湿内停。

治法：健脾温阳，行气利水。

代表方：实脾散。

常用药：干姜、附子、草果、桂枝温阳利水；白术、茯苓、炙甘草、生姜、大枣健脾补气；茯苓、泽泻、车前子、木瓜利水消肿；木香、厚朴、大腹皮理气行水。

若气虚甚，症见气短声弱者，加人参、黄芪；肺脾气虚，自汗易感，乏力体倦者，用防己黄芪汤加减；小便短少，用防己茯苓汤加减；肾虚，肾气不固，腰酸腰痛，尿有余沥，舌淡胖，脉沉者，加芡实、枸杞子、菟丝子、山茱萸等，或配合五子衍宗丸、水陆二仙丹；脘腹痞满，肢体关节疼痛酸重者，加苍术、苏叶、土茯苓、石韦、穿山龙、青风藤。水肿系长期饮食失调，脾胃虚弱，精微不化所致者，不宜分利以免伤气，用参苓白术散加减。

2）肾阳衰微

临床表现：水肿反复消长不已，面浮身肿，腰以下甚，按之凹陷不起，尿量减少或反多，腰酸冷痛，四肢厥冷，怯寒神疲，面色㿠白，甚者心悸胸闷，喘促难卧，腹大胀满，舌质淡胖，苔白，脉沉细或沉迟无力。

证机概要：脾肾阳虚，温化失司，水寒内聚。

治法：温肾助阳，化气行水。

代表方：济生肾气丸合真武汤加减。前方温补肾阳；后方温阳利水。

常用药：附子、肉桂、巴戟天、淫羊藿温补肾阳；熟地黄、山茱萸、山药补肾摄精；白术、茯苓、猪苓、牛膝、车前子通利小便。

若肾气不固，夜尿频多，去车前子，加芡实、菟丝子、补骨脂；肾阳亏虚，水肿久治不愈，神疲乏力，腰膝酸冷，夜尿频多，舌淡胖，脉沉细，用右归丸加减；肾阴亏虚，水肿反复发作，精神疲惫，腰酸遗精，咽干口渴，五心烦热，舌质红，脉细弱，用左归丸加减；肾虚肝旺，头昏头痛，心慌腿软，加鳖甲、牡蛎、杜仲、桑寄生、菊花、夏枯草，或用建瓴汤加减。病程缠绵，反复不愈，复感外邪，症见发热恶寒，肿势剧增，小便短少，治当急则治标，按风水论治，但应顾及正气虚衰一面，不可过用解表药。

3）瘀水互结

临床表现：水肿延久不退，肿势轻重不一，四肢或全身浮肿，以下肢为主，皮肤瘀斑，腰部刺痛，或伴血尿，或妇女月经不调，经血色暗，有血块，肌肤甲错，舌紫暗，苔白，脉沉细涩。

证机概要：瘀血内结，脉道不利，水湿内停。

治法：活血祛瘀，化气行水。

代表方：桃红四物汤合五苓散加减。前方活血化瘀；后方温阳化气行水。

常用药：当归、赤芍、川芎、丹参养血活血；益母草、红花、凌霄花、路路通、桃仁活血通络；桂枝、附子通阳化气；茯苓、泽泻、车前子利水消肿。

若气虚血瘀，乏力体倦，肌肤甲错，加黄芪、地龙、丹参、赤芍，或方用补阳还五汤、黄芪赤风汤；宗气虚陷，心悸气短，动则加重，下肢浮肿者，用升陷汤、葶苈大枣泻肺汤；妇女颜面肢体浮肿，伴有月经不调，经血紫暗，甚至经闭，舌暗者，用当归芍药散加减。

二、关幼波教授对水肿的辨治思路

肾是人体生命的根源，为先天之本。肾藏元阴元阳。元阴即肾精、肾水，是物质基础；元阳即命门之火，是动力。命火推动肾精（肾水）转化为功能活动，即是肾气。肾气与人体的生长、发育、生殖功能以及推动和维持周身各脏腑生理功能的关系至为密切。如《素问·上古天真论》说："女子七岁，肾气盛，齿更发长；二七而天癸至，任脉通，太冲脉盛，月事以时下，故有子……""丈夫八岁，肾气实，发长齿更；二八肾气盛，天癸至，精气溢泻，阴阳和，故能有子；三八肾平均，筋骨劲强……"此外，肾主开阖以调节水量，所以说"肾主水"。肾主骨生髓通脑，其华在发，开窍于耳，通于前后二阴。肾宜藏不宜泄，所以肾病多见虚证，如肾阴虚、肾阳虚、肾不纳气、肾气不固、肾虚水泛等。另外，肾与其他脏腑的并病亦可致水肿，如肺肾阴虚、肝肾阴虚、心肾不交、脾肾阳虚等。

（一）肾为先天之本，虚证内因寻

肾为先天之本，主藏精（元阴）及命门火（元阳），以虚证为多见，诸如肾阴虚、肾阳虚，以及由于肾虚引起的功能障碍，如肾不纳气、肾气不固、肾虚水泛、阴虚阳亢等，都是因为肾不摄藏过于遗泄所致。其他如肾之热，系阴虚生内热；肾之寒，系阳虚

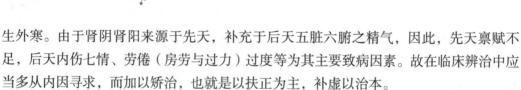

生外寒。由于肾阴肾阳来源于先天，补充于后天五脏六腑之精气，因此，先天禀赋不足，后天内伤七情、劳倦（房劳与过力）过度等为其主要致病因素。故在临床辨治中应当多从内因寻求，而加以矫治，也就是以扶正为主，补虚以治本。

（二）肾与膀胱联，虚实寒热辨

肾与膀胱相表里，肾司开阖，主水液代谢的平衡，膀胱主小便的蓄存与排泄，肾气充足则膀胱气化功能正常，共同完成水液的代谢。如果肾阳不足或肾气不固，则膀胱气化不利，膀胱虚寒而出现小便失禁或癃闭。若湿热蕴结膀胱，则出现尿频、尿急、尿痛、尿混浊或尿血。在临证辨治时应当辨别正虚（肾虚）与邪实（湿热）的程度，要辨别清楚虚实寒热的属性，否则湿热未清，纯补反而有害，正虚不固，单纯泄利更能伤正。

（三）补肾脾当健，后天济先天

肾为先天之本，脾为后天之本。脾的运化功能有赖于命门火的温煦蒸化，命门之火又有赖于后天之精气的滋养。两者相互滋助，相互依存。故在肾虚当补之际，关老往往采用脾肾双补而又以补肾为主的法则，脾运得健，气血精液充盛，则可济养先天，这样先天后天才能相互滋助而并茂，否则单纯补肾而易于呆滞，事倍而功半，或虚不受补徒劳无益，脾肾兼顾则可事半功倍。

（四）补肾与填精，整体气血充

肾为藏精之舍，精是构成人体和维持生命活动的物质基础。构成人体之精叫作"生殖之精"，维持生命之精叫作"水谷之精"。人体生命的维持，必须依赖后天水谷之精来滋养。五脏六腑的精气充盈，则归藏于肾，而五脏六腑的功能全赖气的推动和血的营养。所以，气血充沛是脏腑功能的体现。气血充沛，脏腑功能旺盛，才能藏精于肾。在人体整个生命过程中，肾精不断被消耗，也不断得到水谷之精的滋养与补充，水谷之精也是化生气血的来源。所以，关老在补肾填精时，特别强调对气血的调理，气血充沛则肾精得填，肾气得固。

三、关幼波教授治疗水肿验案

案1

魏某，女，20岁，1962年3月20日初诊。

主诉：心悸气短浮肿半个月，尿少呕恶3天。

现病史：患者于1962年3月3日因风湿性心脏病、心力衰竭住某医院治疗半个月，心力衰竭未能控制，伴发肾功能衰竭、尿毒症，遂急请关老会诊。症见：恶心上泛，温温欲吐，不进饮食，心悸气短，不能安卧，身倦乏力，声微短气，头痛，少腹两侧作痛，小便不利，大便干燥5天未解。检查：形体消瘦，精神萎靡不振，嗜睡，语声低微，面色㿠白，全身浮肿，尤以下肢和腹部为重。心界扩大，心律不齐，心尖部可闻及隆隆样舒张期杂音。两侧肾区有叩击痛。

舌象：舌苔薄白而滑。

脉象：沉细无力，三五不调。

西医诊断：风湿性心脏病；心力衰竭；尿毒症。

中医辨证：心肾两虚，阴虚血亏。

治法：调补心肾，滋阴养血。

方药：

西洋参 6g	石菖蒲 10g	莲子心 3g	生地黄 15g
杭白芍 30g	川贝母 10g	远志 10g	天冬 10g
麦冬 10g	石斛 15g	当归 10g	川芎 10g
益智仁 12g	金银花 15g	天花粉 12g	佩兰 10g

2 剂，水煎服，每日 1 剂。

治疗经过：服上药 2 剂后病情开始好转，反恶已止，能进饮食，精神转佳，尿量增多，大便已行，血非蛋白氮降至 86mg，唯心悸气短不减，浮肿不消。按上方继进 5 剂，病情大为好转，食欲增进，二便通利，浮肿渐消，心律已整。后经中西医会诊认为患者肾功能已见改善，心力衰竭得以控制，原有心脏疾患继续治疗。

按语：患者心脾两虚，由于心阳不振，脾气虚损，阳气不布，水湿内停，以致心悸气短、下肢浮肿；更因久病阳损及阴，蕴热内生，耗津灼液，损及肾阴，故见腰痛、尿少、大便燥结，以致心肾不交，阴阳不能维系之危候；又因肝肾同源，肾阴不足则肝失所养，肝阳上亢，肝胃不和，胃气上逆，则头痛反恶，病情复杂。关老根据"治病必求本"的原则，拟先振奋心肾，挽救生命之本。方中西洋参、益智仁养心气，固精益肾；当归、白芍、生地黄、川芎生心血；石菖蒲、远志、川贝母、莲子心化痰宁心，交通心肾；石斛、天冬、麦冬养阴益肾以壮肾水，使之水火相济，心肾相交；佐以佩兰、石斛和胃降逆；金银花、天花粉合用清热解毒。纵观本例治疗，以滋阴清热为主，阴中求阳，而达阴平阳秘，关键在于从治肾入手，使阴复肾足，水火相济，肝阴可涵，蕴热可清，胃气和顺，纳食增进，水道通调，二便疏利，并非一味温阳利水，经中西医密切配合，危症始得缓解。

案 2

李某，女，20 岁，1969 年 6 月 10 日初诊。

主诉：周身浮肿，尿混浊半年。

现病史：患者于 1968 年 6 月因感冒后出现浮肿，尿少，诊为急性肾炎，住某院治疗，当时查血压 110/80mmHg，尿蛋白（++），尿白细胞（0～2）个/高倍视野，血沉 38mm/h，血胆固醇（374～600）毫克%，白蛋白/球蛋白 3.1/3.1，经用强的松及氯喹、抗生素等治疗，浮肿消退，尿常规检查正常，激素逐步减量，同年 9 月上旬出院。至 12 月又复发，全身高度浮肿，尿混浊，尿蛋白（++），并见颗粒管型，在某地住院治疗，效果不显。1969 年 1 月 6 日，关老根据患者通信所述病情寄去第一个处方，其后每隔 1～2 个月通信寄方，药后浮肿渐消，病势好转，于 1969 年 6 月初来京治疗，当时仍有轻度浮肿，时感腰酸，舌苔无，脉沉细。化验检查尿蛋白（++）～（+++），白细胞（5～10）个/高倍视野，红细胞及管型少数。服药至同年 11 月底，浮肿消退，症状消失，尿检查正常，回原地工作，追访至 1975 年 12 月未再复发。概括起来，关老治疗本病例，基本上分两个阶段。

初期高度浮肿时，证属三焦气化不利、决渎失司，治以健脾补气、宣肺利水为主。方药如下。

麻黄 3g	生石膏 30g	生姜 10g	生黄芪 30g
白术 10g	茯苓 15g	山药 10g	冬瓜皮 15g
五加皮 10g	车前子 10g	防己 10g	当归 10g
白芍 15g	五味子 15g		

第二阶段，当水肿大部消退后，证属肾气不固、阴精外泄，治以健脾益肾、固涩精关为主。方药如下。

生黄芪 30g	党参 15g	菟丝子 15g	炒白术 10g
炒苍术 10g	女贞子 15g	仙茅 12g	五味子 15g
补骨脂 12g	鹿角霜 12g	淫羊藿 12g	当归 10g
白芍 15g	北沙参 15g	生龙骨 15g	生牡蛎 15g
茯苓 10g			

治疗过程中，当尿蛋白增多时，重用菟丝子 30g，鹿角霜 15g，金樱子 15g，续断 15g；尿中白细胞增多时，加连翘 15g，赤小豆 30g；血尿明显时，选加血余炭 10g，槐花炭 15g，生地黄炭 12g，旱莲草 15g，小蓟 15g，白茅根 30g。

按语： 患者为慢性肾小球肾炎肾病型，经激素治疗暂时缓解而又复发的病例。关老开始时根据其高度浮肿，按之如泥，凹而不起，乃属气虚浮肿，由于气虚而致三焦气化不行，决渎失司，水道不通，所以始终重用黄芪补气，取其补气升阳、利水消肿之功。由于浮肿的发生与肺、脾、肾三脏密切相关，"其标在肺，其制在脾，其本在肾"，所以第一阶段除补气外，采用健脾宣肺以利水。方中白术、茯苓、山药健脾利水；麻黄、生石膏、生姜是仿《金匮要略》越婢汤治疗风水之意，功能宣通肺气以化水湿；冬瓜皮、五加皮、防己、车前子利水消肿；伍以当归、白芍、五味子养血敛阴，气血两治，使宣而有敛，散而有聚，以期达到脏腑气血之平衡，不致因利水太过，伤及阴血。第二阶段当水肿大都消退后，症见腰酸腿软、倦怠乏力、脉沉细，尿蛋白仍属阳性，根据中医观点辨证属于肾气不固、阴精外泄，治以健脾益肾、固涩精关。药用黄芪，党参、白术、茯苓、仙茅、淫羊藿、五味子、菟丝子、女贞子、鹿角霜、生龙骨、生牡蛎等脾肾兼顾、温振肾阳、固摄精关之品，直至痊愈。经随访未再复发。

患者病之初属于风水范围，重点在于治脾；后期浮肿已消，证属肾气不固、阴精外泄，故用脾肾两治，阴阳兼顾，实属治本之法。

四、关幼波教授治疗水肿的常用药物

（一）肾阴虚证

生地黄、续断、枸杞子牛膝补肝肾阴；沙参、麦冬养肝胃阴；当归、白芍养血和血；菊花清肝热；泽泻泻相火；覆盆子固肾涩精缩尿。

加减化裁：伴有咳嗽者加杏仁、川贝母、瓜蒌等清热化痰；心烦失眠者，加炒酸枣仁、首乌藤、远志养血安神；视物模糊者，加石斛、谷精草、白蒺藜养阴清肝明目；急躁易怒者，酌加生代赭石、旋覆花、香附、郁金、川楝子等平肝理气；经行量少者，加泽兰、益母草、丹参、阿胶养血通经；膀胱蕴有湿热，尿少赤痛者，加萹蓄、萆薢、瞿麦、六一散利尿通淋。

（二）肾阳虚证

熟地黄、山药、山茱萸滋补肾阴；当归、白芍养血和血；附子、肉桂温肾壮阳。以上在滋阴的基础上补阳，寓有阴生阳长，阴中求阳之意。党参、白术健脾益气，而达后天先天互济。

加减化裁：男子阳事不举，女子不孕者，酌加仙茅、淫羊藿、阳起石、巴戟天、菟丝子、鹿茸等以壮肾阳；大便溏泻，加吴茱萸、补骨脂、肉豆蔻、诃子肉以温补脾肾，固肠止泻；素体阳虚者可服全鹿丸、参茸卫生丸壮肾温阳；下肢肿显者，加茯苓、生姜，仿肾着汤之意以温阳利水；全身高度浮肿者，加麻黄、生姜、生石膏宣通肺气以化水湿，加白术、茯苓、山药运中利水，加冬瓜皮、防己、车前子从下焦而利水。

第十四节　瘙痒症

一、瘙痒症的中医病因病机、诊断及辨证论治

皮肤瘙痒症是指临床上无原发皮肤损害，而以瘙痒为主的感觉神经精神障碍性皮肤病，常继发抓痕、血痂、色素沉着及苔藓样变、湿疹样变、脓皮病及淋巴管炎、淋巴结炎等。中医称本病为"风瘙痒"，历代中医文献根据皮损及发病部位有不同名称，如"痒风""阴痒"等。如《外科证治全书·痒风》记载："遍身瘙痒，并无疮疥，搔之不止。"瘙痒症分为全身性瘙痒，如胆汁淤积性瘙痒、尿毒症瘙痒、糖尿病性瘙痒等，及局限性瘙痒，如湿疹、牛皮癣、荨麻疹、神经性皮炎等。

本病皮肤阵发性瘙痒，痒无定处或局限于身体某些部位，以阴部、肛门周围、头皮、小腿较为常见，无原发皮损，反复搔抓可见抓痕、血痂、色素沉着和苔藓样变等继

发皮损，甚至继发感染引起毛囊炎、疖、淋巴结炎等，易反复发作。本病可发于秋末冬季，因寒冷干燥诱发；亦可发于夏季，因潮湿多汗诱发。

（一）病因病机

瘙痒症的发生主要由外邪内侵、禀赋因素、情志失调、饮食失节等因素引起肌肤失养，营卫不和，不得疏泄而发。

1. 病因

（1）外邪内侵：风邪、湿邪、热邪侵入机体，卫外不固，走窜肌肤而生瘙痒。《素问·调经论》曰："风雨之伤人也，先客于皮肤，传入孙脉，孙脉满则传入于络脉，络脉满则输于大经脉。"风邪从外而入，始与营卫相搏，伤及营卫。《诸病源候论》曰："风瘙痒者，是体虚受风，风入腠理，与血气相搏，而俱往来于皮肤之间，邪气微不能冲击为痛，故瘙痒也。"

（2）年老久病：久病耗伤气血，或年老体弱，气血不足，津血不足，肌腠失养而瘙痒，多见于湿疹、银屑病、药疹、神经性皮炎、过敏性皮炎、血管炎等皮肤病，以及糖尿病、甲状腺功能亢进、肝胆结石等疾病。

（3）情志失调：由情绪波动，或暴怒伤肝，或忧思伤脾，导致肝血不足，运化失司，血不养肤而引发皮肤瘙痒。

（4）外感毒邪：皮肤瘙痒，痒若虫行，夜间或遇热加重，多见于节肢动物引起的皮肤病，如疥疮、蚊叮咬、蜂蜇伤、虱病等，常因动物分泌物的刺激，出现皮肤红肿热痛和瘙痒的症状。

（5）饮食不节：过食肥甘，损伤脾胃，脾失健运，湿热内生，郁于肌肤，气血不调，营卫不和，而生瘙痒。

2. 病机　皮肤瘙痒是由风、湿、热、虫等邪客于皮肤肌表，血虚风燥，肌肤失于濡养所致。其辨证有虚实之分。实者有风胜、湿胜、热胜、虫淫；虚者以血虚为主。风、湿、热、虫、血虚可单独为患，也可相兼而发。阴血不足，血虚风燥，风湿蕴阻，肌肤失养是本病的病因病机。

（二）诊断与鉴别诊断

1. 诊断　瘙痒症根据皮肤瘙痒，无原发皮损，常见抓痕、血痂等继发皮损，结合必要的实验室检查可明确诊断；严重程度可根据瘙痒评分、继发抓痕条数等进行评分。

根据《中医外科学》，本病以瘙痒为主要表现，表现为阵发性、白天轻、夜间重，可因饮酒、情绪变化、受热、搔抓、摩擦后发作或加重。本病无原发性皮损，由于连续反复搔抓，可引起抓痕、表皮剥脱和血痂，日久皮肤可出现肥厚、苔藓样变、色素沉着以及湿疹样变。患者常因瘙痒而致失眠或夜寐不安，白天精神不振，甚至影响食欲。

2. 鉴别诊断

（1）疥疮：疥疮好发于指缝、大腿内侧、阴囊等皮肤薄嫩皱褶处，皮损有丘疱疹、小水疱、隧道等，检查可见疥虫或虫卵。

（2）虱病：虱病可有全身瘙痒，但是主要在头部及阴部，检查可找到虫卵或成虫，有传染性。

（3）神经性皮炎：神经性皮炎是一种慢性瘙痒性皮肤病，皮损以苔藓样变为特点，好发于颈项、肘部等摩擦部位，剧烈瘙痒，根据好发部位、皮损特点可鉴别。

（三）辨证论治

1. 辨证要点 本病属中医"风瘙痒"范畴。《诸病源候论》言："风瘙痒者，是体虚受风，风入腠理，与气血相搏，而俱往来于皮肤之间。邪气微不能冲击为痛，故瘙痒也。"中医认为，本病多为气滞血瘀，聚于肌肤，肌肤失养所致，当以凉血化瘀、祛风止痒为治。

2. 治则治法 调和营卫，养血润燥，祛风除湿止痒。

3. 证治分类

（1）风寒外袭证

临床表现：瘙痒多发于暴露部位，天气寒冷或气温急骤变化时可诱发或加重，或夜间解衣卧床时亦瘙痒甚，皮肤干燥，恶寒，微发热，舌质淡白，苔薄白，脉浮紧。

治法：祛风散寒，调和营卫。

代表方：桂枝麻黄各半汤加减。

（2）风热郁滞肌肤证

临床表现：瘙痒好发于夏秋季节，气温干燥时可诱发或加重，或夜间卧床时加重，身热，微恶风寒，口渴，出汗，大便干结，小便色黄，舌质红，苔薄黄或干，脉浮数。

治法：凉血清热，消风止痒。

代表方：消风散。

（3）湿毒蕴结肌肤证

临床表现：瘙痒好发于肛门周围、阴囊及女阴部位，痒时难以控制，引起过度搔抓，抓后局部可有抓痕、红肿，日久则肥厚、苔藓化，汗出，摩擦及食物刺激等可诱发或加重，妇人可伴有带下腥臭，口苦口臭，舌质红，苔黄腻，脉滑数。

治法：祛风除湿，清热止痒。

代表方：除湿胃苓汤加减。

（4）血热风盛证

临床表现：周身瘙痒剧烈，肌肤灼热，抓破出血，遇热痒剧，得凉则安，身热心烦，口燥咽干，多见于青壮年，春夏好发，舌质红苔黄干，脉数。

治法：搜风清热。

代表方：黄连解毒汤合犀角地黄丸加减。

（5）血虚风燥证

临床表现：多见于年老羸弱者，皮肤瘙痒，发无定处，夜间尤甚，难以入眠，周身皮肤干燥脱屑，抓痕累累，经久不愈，冬重夏轻，伴倦怠无力，大便艰涩，面色无华，舌质淡，苔薄，脉细无力。

治法：养血消风，润燥止痒。

代表方：八珍汤合玉屏风散加减。

（6）肝郁血虚证

临床表现：皮肤瘙痒多因情绪激动时产生，精神抑郁，面容憔悴，叹息，心烦，口苦，妇女月经失调或闭经，唇甲色淡，舌质淡或暗，苔薄，脉细涩。

治法：养肝补血，润燥止痒。

代表方：疏肝散合四物汤加减。

二、关幼波教授对瘙痒症的辨治思路

关老作为肝病大家，在临床中经常遇到患有肝病的患者合并有瘙痒症。关老指出肝主疏泄，具有解毒排瘀功能，肝脏是人体最大的腺体，是身体毒素的堆积之地，如果肝气郁结了，肝的疏泄功能失调，肝脏排毒功能减弱，毒素就无法被肝脏快速代谢掉，这就会反映到皮肤表面，进而引发皮肤瘙痒。据研究表明，肝病患者皮肤出现瘙痒，比例很大，在40%～60%。皮肤瘙痒，很多人被这件事"折磨"得几乎崩溃。中医认为皮肤瘙痒为久居湿热之地、外感邪气侵袭、过食辛辣油腻或饮酒致人体血热妄行，湿热内蕴而不得透达，外泛于肌肤而致；或由素体阴虚，久病体虚，气血不足，肌肤失于濡养或血虚生风导致。前者多见于体质壮实的年轻人，后者多见于中老年人或体质虚弱的人。皮肤瘙痒多与肝功能不足有关。

关老认为瘙痒可见于：①双眼经常发痒。中医讲肝开窍于目，肝气和眼睛是相通的，眼睛不仅仅是心灵的窗户，也是肝脏健康的显示器。眼睛其实很脆弱，它需要肝血的滋养。若肝血不畅，眼睛就容易出现干燥、发痒等症状。发痒是其一，严重的时候，有些患者还出现巩膜发黄、疲惫肿胀。故医学上说：目者，为肝之外候。若是出现这种情况，就要警惕肝脏是不是已经发生了病变。②皮肤持续发痒。肝脏是人体最大的腺体，是身体毒素的堆积之地。如果肝脏排毒功能减弱，毒素就无法被肝脏快速代谢掉，这就会反映到皮肤表面上，进而引发皮肤瘙痒，但与皮肤出现炎症或被蚊虫叮咬时出现的瘙痒有所异同，这种情况大多是暂时的，过几天就好了。但如果长期皮肤瘙痒，可能就是肝脏出现了问题。肝病导致的皮肤瘙痒最明显的症状就是会出现红色丘疹。对于肝病引起的皮肤瘙痒，止痒仅仅是治标，从根本上改善肝病病情才是关键。关老认为避免肝病的发生及时预防很重要，李时珍的《本草纲目》中曾记载蒲公英根、金银花、杭白菊、枸杞子、红枣等具有养肝护肝的作用，平时用这些泡水喝，能够帮助肝脏清理垃圾毒素，减轻肝脏压力。这也是中医中常用的小经方。

此外，瘙痒还可由其他因素引起，关老亦都有见解。比如因食物、药物、虫毒或其他物质过敏、侵袭或中毒所致出疹，如漆疮、药毒、粉花疮、食鱼蟹中毒、水毒、沙虱病、恶虫叮咬等，一般可通过病史询问而明确诊断，且多伴有瘙痒、风团、水肿等症。因年老体弱、气血亏虚者，其皮肤瘙痒，多为血虚风燥。因情绪波动而引发皮肤瘙痒，多为肝郁血虚。

三、关幼波教授治疗瘙痒症的常用药物

关老治疗瘙痒症的基本方如下：苦参 10g，荆芥 10g，蝉蜕 6g，赤芍 10g，牡丹皮 10g，地肤子 10g，白鲜皮 10g，防风 10g。

方中以苦参为君，此药味苦性寒，有清热燥湿杀虫的作用，对于湿热蕴结而致的湿疹、风疹、皮肤湿疮等效果明显。荆芥合防风为散风之专药。荆芥长于透疹止痒，有理血作用，能清血分伏热，祛血中风邪，为风病、血病、疮病的常用药。防风以治风邪为擅长，与荆芥相伍，祛风止痒作用更强。蝉蜕性味咸寒，有散热透疹之功，可防毒热内陷。赤芍、牡丹皮凉血活血，凉血可清血分之毒热，活血有助于散风。中医有"治风先治血，血行风自灭"之说，故在治疗风邪所致的皮肤病时常加用活血药。其中赤芍对于热邪壅滞而引起的痛肿、疮毒，有散瘀消肿止痛之效。地肤子、白鲜皮为治疗皮肤病要药。其中地肤子苦寒降泄，清热化湿，既能通淋利小便，又可解毒除湿，对湿热皮疹、周身瘙痒之证效果显著。白鲜皮清热解毒，祛风化湿，为治热毒疥癣之品。

若皮疹流水、有渗出液，加茯苓皮 15g，生姜皮 6g，苍术 10g，黄柏 10g，生薏苡仁 15g。皮疹以痒为主不流水，加忍冬藤 30g，薄荷 6g，红花 10g。患处红肿，加生地黄 10g，蒲公英 30g，金银花 15g，草河车 10g。舌质红，患处皮温热者，加炒栀子 10g，黄芩 10g。皮肤干裂者，加生地黄 15g，玄参 10g，麦冬 10g，去防风。以上肢为重者，加桑枝 20g。下肢重者，加川牛膝 10g，汉防己 10g。面部重者，加白芷 10g。兼有发烧者，加生石膏 30g，炒知母 10g，炒柏仁 10g。大便干燥者，加酒大黄 6g，甚则加元明粉 6g。尿黄少者，加茵陈 15g，滑石 10g，车前子 10g（包煎）。舌苔厚腻者，加藿香 10g，佩兰 10g。兼有呕恶者，加砂仁 6g，法半夏 10g。皮疹溃烂者，加蛇蜕 10g，败酱草 30g。

四、关幼波教授治疗瘙痒症验案

案

罗某，女，32 岁，2002 年 5 月初诊。

主诉：全身皮肤瘙痒伴局部皮损，出现红斑 3 个月。

现病史：患者 3 个月前无明显诱因出现皮肤瘙痒，始于手部，后见在胸背、颈和下肢等处，痒处经搔抓后出现散在表皮脱落，皮肤颜色变得暗红，大者如铜钱，小者呈点状，每吃鱼、虾、牛肉、酒等食物则症状加重，曾多次服用抗过敏止痒西药和外涂肤轻松、皮康霜等治疗，仍不见症状好转。患者非常痛苦，伴有咽干、大便硬等症，纳食尚可。

舌象：舌质较红，苔薄黄。

脉象：脉弦数。

西医诊断：多形性红斑。

中医诊断：雁疮；风热郁表。

治法：疏风清热，凉血止痒。

方药：

防风 10g	蝉蜕 10g	蛇床子 12g	白蒺藜 9g
升麻 10g	赤芍 10g	栀子 10g	菊花 10g
牡丹皮 10g	蒲公英 10g	生大黄 12g（后下）	

2 剂，水煎服，每日 1 剂。

明矾 15g	芒硝 15g	炉甘石 15g	生大黄 20g
蛇床子 15g	苦参 15g	厚朴 10g	金银花 10g
蝉蜕 10g			

2 剂，水煎，外洗。将上述药物加清水 500mL 浸泡 15 分钟，然后再加清水 500mL，放置铁锅中煮约 40 分钟，取药液待凉后，用纱布蘸药液洗于患处每日 4 ～ 6 次。

患者服药 2 天，症状明显好转，瘙痒迅速减轻，皮损面积明显缩小，新皮开始长出；经过药液外洗后，患者顿觉全身清新凉爽，非常舒张，咽干消除，大便通畅。继按上方各 3 剂内外兼治。患者服药到第 5 天时，瘙痒已止，皮损基本消退，新皮已较多长出。为巩固疗效，内服药中去生大黄，余药继用 14 剂，并坚持外洗治疗 5 剂。用后诸症消除，皮肤完好如初。

随访 2 年，未复发，即使有时不慎吃了鱼虾等食物也无特殊表现。

按语： 关老根据风性善行数变的特点，内服常用防风、蝉蜕、蛇床子、白蒺藜、升麻等，使其轻宣疏散而达到透表止痒之功。有热者配以苦参、赤芍、菊花、栀子、苦楝皮等以清热解毒；有湿者配以清利淡渗如茯苓、泽泻等使湿浊之邪得除；血虚者配以四物汤养血行血，血得养则肌肤润泽而燥除。外洗 9 味药结合起来具有清热解毒、祛风杀虫、疗疮止痒之功效。前 3 味矿物质药还具有敛附之性，可使药效保持较持久。

第十五节　干眼症

一、干眼症的中医病因病机、诊断及辨证论治

干眼症属中医"白涩""神水将枯""神水枯瘁""燥症"等范畴。主要症状有目珠干燥失却莹润光泽，白睛微红，黑睛生翳，眵黏稠，眼干涩，磨痛，畏光，可伴有口鼻干燥。目前认为本病病因与视频终端综合征、环境污染、佩戴角膜接触镜、女性内分泌异常、年龄等因素有关。

（一）病因病机

1. 病因

（1）暴风客热或天行赤眼治疗不彻，余热未清，隐伏肺之络。

（2）肺阴不足，白睛之津液输布失司，目失濡润。

（3）饮食不节，或嗜烟酒，及偏好灸煿辛燥，致使脾胃蕴积湿热，清气不升，目窍失养。

（4）肝肾亏损，阴血不足，目失濡养。

2. 病机　眼表为标（轮），脏腑为本。干眼症发病的根本原因在于机体内部，即肺、肝、肾三脏的阴精亏损及功能失调。肝开窍于目，肝脉上连目系，泪乃肝之液。肝气条达，则泪液疏泄有度，目珠润养有源，不致变生疾患。肝藏精血，肝失调和，肝之阴血不足，泪液分泌不足，则目珠失于濡润，可致目珠干燥而发病。肾主藏精，涵养瞳神，肾既藏先天之精，亦藏后天之精，目珠的润泽离不开肾精的滋润。若肾精亏虚，肾精不足，目珠润泽之水化生乏源，日久则致目珠干燥。干眼症发病部位通常在白睛和黑睛。白睛在五轮学说中属肺脏所主。肺气充和条达，肺阴充足，则白睛润泽。若肺气亏虚，肺阴不足，则白睛之津液输布失司，可致目珠干燥。总之，干眼症发病不外乎肺、肝、肾之功能失调，肺、肝、肾津伤液耗，润泽目珠之津精化生不足，目珠失于润泽所致。精血阴液亏虚是其发病的根本原因。

（二）诊断与鉴别诊断

1. 诊断　目珠干燥失去莹润光泽，白睛微红，黑睛生翳；眼干涩，磨痛，畏光，可伴有口鼻干燥；泪液分泌量测定，多次希尔默试验（schirmer）少于每分钟10mm，角膜荧光素染色试验阳性，泪膜破裂时间小于10秒。

2. 鉴别诊断

（1）结膜炎：结膜炎是由于细菌病毒感染所引起，出现眼干涩伴眼内异物感、分泌物增加、眼睛红肿等；而干眼症眼干涩不会有分泌物增加。

（2）视疲劳：视疲劳可能产生眼干、眼痒，伴有屈光不正，但不会有泪液分泌过少；而干眼症伴泪液分泌过少，但屈光正常。

（三）辨证论治

1. 辨证要点　干眼症是燥邪损伤气血津液，使阴精耗损，气血亏虚不能上荣于目，目失濡养而出现的一系列症状。《太平圣惠方·眼内障论》曰："眼通五脏，气贯五轮。"《诸病源候论》曰："夫五脏六腑皆有津液，通于目者为泪。""目，肝之候也，脏腑之精华，宗脉之所聚。上液之道，其液竭者，则目涩。"因此，阴虚津亏、目眦瘀滞是主症，病变主要发生于肝肾之经络，阴虚为发病之本，津亏为发病之源，而血瘀等为局部病理变化。本病以虚为本，属本虚标实之证。

2. 治则治法　干眼症病位在目睛，津不上承是病因，阴虚、内燥、虚火浮越、气不布津是病机，因此治疗上以滋阴润燥通络为原则，结合病症特点以滋补肝肾、调理脾胃、清泻肺热为基本。

3. 证治分类

（1）邪热留恋

临床表现：常见于暴风客热或天行赤眼治之不彻，白睛赤丝，迟迟不退，红赤眼眵，畏光流泪，干涩不爽。

证机概要：热邪伤阴，余邪未尽，肺脾伏热。

治法：清热利肺。

代表方：桑白皮汤加减。

常用药：苏子、桑白皮、黄芩、黄连、栀子、菊花、旋覆花、桔梗、地骨皮、浙贝母、半夏。

（2）肺阴不足

临床表现：干涩不爽，泪少，视久疲劳，视物不清，稍有赤脉，细点星翳，干咳少痰，咽干便秘，偶有烦热，苔薄白少，脉细无力。

证机概要：肺阴虚则干涩泪少，不耐久视，干咳少痰，咽干便秘。

治法：滋阴润肺。

代表方：养阴清肺汤加减。

常用药：生地黄、麦冬、玄参、贝母、牡丹皮、薄荷、白芍、甘草。

（3）脾胃湿热

临床表现：干涩隐痛，白睛淡赤，粟样小泡，眼睑重坠，持久难愈，口黏口臭，便秘溲赤，舌苔黄腻，脉濡数。

证机概要：湿邪阻遏，清气不升，目失润养。

治法：清利湿热，宣畅气机。

代表方：三仁汤加减。

常用药：杏仁、白豆蔻、薏苡仁、厚朴、法半夏、通草、滑石粉、淡竹叶。

（4）肝肾亏损，阴血不足

临床表现：干涩畏光，双目频眨，视物欠清，白睛淡红，久视加重，口干少津，腰膝酸软，头晕耳鸣，夜寐多梦，舌红苔薄，脉细。

证机概要：肝肾亏损，阴血不足，目失濡养。

治法：补益肝肾，滋阴养血。

代表方：杞菊地黄丸加减。

常用药：枸杞子、菊花、熟地黄、山茱萸、山药、泽泻、茯苓、牡丹皮。

二、关幼波教授对干眼症的辨治思路

关老认为眼睛是人体的视觉器官，居五官之首，精明无疵，不容纤毫之邪，其所以能视万物，辨五色，审长短，神光充沛者，皆由于五脏六腑之精气通过。肝开窍于目，《素问·宣明五气》曰："五脏化液……肝为泪。"故泪液濡润肝窍及目。肝肾阴虚，肝之阴液不足，是本病发生的主要原因。《证治准绳·七窍门》曰："视珠外神水干涩而不莹润。"以上充分论述了干眼症与五脏六腑的关系。所以当五脏失调，其正常功能受"燥"所伤，必会导致肺、肝、肾津伤液耗，不能发挥其生理功能，而发生本病，引起干眼症。此类患者常主诉眼部干涩、异物感、畏光、视物模糊等不适，严重者可导致视力明显下降而影响正常工作。

三、关幼波教授治疗干眼症的常用药物

根据不同辨证思路，关幼波教授治疗本病常用药如下。

1. 从气血论治 六淫、七情所伤皆可令气血运行失常，气不行则滞，血不行则瘀。病邪内侵，眼球之脉络瘀阻不通则见白睛络脉怒张，紫赤。治疗当用黄芩、黄连、黄柏、栀子等苦寒药直泻其热。

2. 从脏腑论治 在五脏六腑中，肝与两眼关系最为密切，兼有肝肾同源的说法，故凡见两眼昏花、视物模糊、头晕目眩者，均应从肝肾论治，用药如石斛、枸杞子、女贞子等。

3. 从虚实寒热论治 干眼症若由外感风热时邪，则瘙痒涩痛，法当疏风清热，用荆芥、薄荷、蝉蜕、金银花、菊花等。

4. 从标本论治 关老认为目为视器，贵在清澈明亮，最忌障翳形成，治疗眼病应审证求因、重在治本，根据脏腑气血虚实加以调治，以达到整体平衡，同时重视眼睛局部特点，如菊花、白蒺藜、木贼关老较常用。

四、关幼波教授治疗干眼症验案

案1

郑某，女，52岁，2002年7月3日初诊。

主诉：双眼干涩不适、酸胀、痒、反复羞明流泪半年余。

现病史：患者双眼干涩不适、酸胀、痒、反复羞明流泪半年余，多次眼科就诊，分别诊断为角膜炎、结膜炎、干眼症，用抗生素眼液、表皮生长因子眼液、人工泪液等眼液治疗达半年，双眼干涩不适之症未见好转而反复并逐渐加重，伴大便秘结，腰膝酸软，月经已停一年。

舌象：舌淡红，苔薄白。

脉象：脉细。

眼科检查：矫正视力双眼 1.0。眼压：右眼 13mmHg，左眼 15mmHg。泪液分泌试验：右眼 1mm/5min，左眼 3mm/5min。双眼睑结膜充血，睑板腺口有堵塞，鼻下方角膜可见秤星状荧光素着色，约占角膜面积 30%。泪膜破裂时间：右眼 2 秒，左眼 3 秒。

西医诊断：干眼症。

中医辨证：肝肾阴虚，阴血不足。

治法：补益肝肾，滋阴养血，养阴明目。

方药：

枸杞子 15g	菊花 10g	熟地黄 18g	山药 15g
茯苓 12g	牡丹皮 10g	泽泻 10g	山茱萸 15g
女贞子 15g	旱莲草 15g	谷精草 10g	

14 剂，水煎服，每日 1 剂。

嘱患者平日多眨眼，多食富含维生素 A 的食物，经常轻轻按摩眼球。

2002 年 7 月 17 日二诊：患者诉双眼干涩不适、酸胀感症状较前减轻，眼分泌物减少，但仍感右眼碜涩、痒不适，视物模糊，轻度畏光流泪，二便调，舌红，苔薄黄、脉细。续服中药。前方加北沙参 12g，麦冬 15g，茺蔚子 10g，覆盆子 10g，以增强补肾填精滋阴之功效。30 剂，水煎服。

2002 年 8 月 20 日三诊：服药 1 个月后，患者诉眼部刺激症状较前消除，视力提高，无碜涩不适，无眼部分泌物，无畏光流泪，精神可，纳眠可，二便调，舌淡红，苔薄白，脉细。查泪液分泌试验：右眼 6mm/5min，左眼 8mm/5min。角膜荧光素钠染色阴性。泪膜破裂时间：右眼 5 秒，左眼 6 秒。前方中药去谷精草，继服 14 剂。

1 个月后随访，眼干症状消失。3 个月后随访，双眼无异常。

按语： 本案患者为绝经期女性，肝肾津亏液耗为主，眼部阴津不足，故出现干涩羞明等不适。在诊治过程中，首要注意养阴扶正、培正固本，方用地黄丸滋补肝肾之阴；二要注意阴阳相成的机理，阴液的化生和输布需要阳气的推动，如果单一补阴而忽略了阳气的充和条达，不仅不能药到起效，还可能变生他症，故方中加用谷精草、茺蔚子、覆盆子调和阴阳，引经达药；三要注意辨证施治，虽然干眼症是精血阴液亏虚为本，但常有肺、肝、肾的不同，临床中要坚持辨证施治的理念，随因随症灵活加减方药，辨病辨证结合，局部和整体并重。关老从机体本身功能失调入手，认为阴液亏虚是致病的根本，临床治疗以滋阴补液为主，促进眼表损害的修复、改善泪液的分泌排泄及泪液的质和量，不仅调节了患者免疫功能，而且还可能调节了激素分泌、神经系统的协调性等，从整体上改善了患者的泪液分泌，抑制泪液的蒸发。

案 2

马某，女，38 岁，2002 年 8 月 11 日初诊。

主诉：双眼干涩伴酸胀不适 4 个月。

现病史：患者 4 个月前与家人争吵后，出现双眼干涩，酸胀不适，于当地医院诊断为干眼症，予氧氟沙星滴眼液、玻璃酸钠滴眼液滴眼治疗，疗效欠佳。症见：双眼干涩，酸胀不适，睁眼困难，全身乏力，平素喜叹息，经前期双侧乳房胀痛，纳食一般，夜寐差，小便正常，大便时溏。

舌象：舌体胖大有齿痕，苔薄白。

脉象：脉弦数。

眼科检查：视力：双眼 1.0。眼压：右眼 12mmHg，左眼 10mmHg。泪液分泌试验：右眼 2mm/5min，左眼 3mm/5min。双眼上睑轻度肿胀，睑结膜充血，下方角膜可见少量荧光素点状着色。泪膜破裂时间：双眼 2 秒。

西医诊断：干眼症。

中医辨证：肝郁脾虚。

治法：疏肝解郁，益气健脾，养血明目。

方药：逍遥散加减。

柴胡 15g	当归 10g	白芍 10g	白术 15g
茯神 20g	党参 10g	黄芪 10g	薄荷 9g
三七花 15g	炙远志 12g	炒酸枣仁 30g	煨姜 6g
甘草 10g			

14 剂，水煎服，每日 1 剂。

考虑少量黑睛星翳为炎症引起，给予左氧氟沙星滴眼液、玻璃酸钠滴眼液点眼。嘱患者调畅情志，合理用眼，少食辛辣煎炒及肥甘厚味之物。

2002 年 8 月 24 日二诊：服药 2 周后，患者诉双眼上睑肿胀消失，睁眼有力，睡眠好转，但仍有眼干涩，伴口渴，舌体胖大，舌尖稍红，苔薄黄，脉弦数。守上方去煨姜；加石斛 10g，麦冬 10g，生地黄 10g。14 剂，煎服方法同上。

2002 年 9 月 20 日三诊：患者服药 1 个月后，诉双眼干涩症状好转。查泪液分泌功能：右眼 7mm/5min，左眼 9mm/5min。双眼睑结膜轻度充血，角膜荧光素钠染色阴性。泪膜破裂时间：双眼 6 秒。守二诊方继服 15 剂，巩固治疗。

1 个月后随诊，干眼症状消失。

按语： 本例干眼患者与他人争吵后出现双目干涩，缘大怒伤肝，肝失条达，横逆乘土，脾失健运，气血津液生化无源，神水匮乏，而致目珠干涩。证属肝郁脾虚，故方以逍遥散加减。加党参、黄芪以补脾胃之气，使气血津液生化有源；茯神、远志、酸枣仁以养心安神，改善睡眠；三七花以平肝、清热、生津，并能活血通络，且其性轻清上扬，引诸药上行于目。二诊在原方基础上去煨姜，加石斛、麦冬、生地黄以清热养阴，润燥生津，使肝郁得舒，脾虚得健，阴津得滋，诸病得除。

附录

附录一 病案实验室检查简介

1. 血清麝香草酚浊度试验，简称麝浊（TTT），是测定血浆蛋白的水平和分析其成分的试验。正常值：0～6单位。

2. 麝香草酚絮状试验，简称麝絮（TFF），其原理和意义和麝香草酚浊度试验相同，结果以絮状物产生的量来判定。正常值：（-）～（±）。（+）以上具有临床意义。

3. 脑磷脂胆固醇絮状试验，简称脑絮，主要反映血清蛋白质的变化，了解肝脏的功能。异常结果可发生絮状的沉淀物，结果为（+）。

4. 黄疸指数是1919年Meulengracht提出根据血清黄色深浅程度来判断血清胆红素水平的一种方法（即血清胆红素浓度）。关老早期医案中黄疸指数正常值参考了上海第一医学院内科学院1953年出版的《内科临床手册》为4～6单位。

5. 非蛋白氮（NPN）是血液中除蛋白质外其他含氮化合物中的氮总称，包括尿素（45%～55%）、氨基酸（20%）、尿酸（20%），以及其他含氮物质，如肌酐、肌酸和氨等（5%）。正常人血清NPN为（20～25）mg/100mL。

6. 酚四溴酞钠（BSP）清除试验可判断肝脏的排泄功能。BSP是一种无毒性、在血液内不变化的染料，注入血液后，大部分与白蛋白及α1-球蛋白结合。在健康人体内约80%由肝细胞摄取，15%～20%由骨骼肌摄取，仅2%由肾脏排出。BSP在肝细胞内与谷胱甘肽等结合的形式排入胆管。试验时，由静脉注入BSP每公斤体重5mg，正常注射后1小时，血内已不能查出这种染料，或有微量。如果注射后30分钟，血内还滞留有注入量的10%～40%，表示有轻度肝功能减退；滞留50%～80%，表示中等度肝功能减退；滞留90%以上，表示有严重的肝功能不全。

7. 凡登白试验根据结合胆红素可以很快与重氮试剂（凡登白试剂）作用产生紫红色的偶氮化合物，而非结合胆红素由于存在分子内氢键，因此需要先加入酒精或尿素破坏氢键后才能发生凡登白反应。直接反应为（-），间接反应为（±）或（-）表示胆红素无异常。直接及间接反应均为（+），见于肝细胞性黄疸；直接反应（+）见于阻塞性黄疸；间接反应（+）见于溶血性黄疸。

8. 高田反应，因疾病导致血清中白蛋白与球蛋白的比例失调，试剂中的氯化汞与相对或绝对增加的γ-球蛋白结合，生成絮状沉淀物。观察结果：（-）管内呈现透明或半透明；（±）管内轻度混浊；（+）管内中等度混浊；（++）管内明显混浊；（+++）管内立即出现胶冻样的凝聚物。实质性肝脏疾病，多为阳性反应。

9.康氏反应被称为类脂质抗原沉淀反应，是使用酒精浸泡牛心粉，提取磷脂部分作为抗原，加入胆固醇以增加灵敏度，与待测血清中抗体（反应素），在电解质作用下，抗原抗体形成可见的沉淀反应。异常结果：梅毒为阳性反应，另外回归热、麻风病、钩端螺旋体病、结核、发热等也可呈阳性反应。

10.肝吸虫皮试选用高稀释度抗原做皮试，检测血吸虫存在情况。

附录二 肝脏病的常用中成药及常用方剂

常用中成药

一、清热利湿类

药品名称	主要成分	功用
复方苦参注射液	苦参、白土苓等	清热利湿，凉血解毒，散结止痛。 可用于治疗慢性乙型肝炎、肝癌，改善肝功能、减轻肝纤维化
八宝丹胶囊	牛黄、蛇胆、羚羊角等	清利湿热，活血解毒，去毒止痛。 治疗慢性乙型肝炎、急性胆囊炎，黄疸
参芪肝康胶囊	当归、党参、水飞蓟等	祛湿清热，调和肝脾。 用于湿热内蕴、肝脾不和所致的急性、慢性肝炎
藏茵陈片	藏茵陈	清热解毒，舒肝利胆。 用于急性肝炎、慢性肝炎、慢性胆囊炎属肝胆湿热证者
壳脂胶囊	甲壳、制何首乌、茵陈等	消化湿浊，活血散结、补益肝肾。 用于治疗非酒精性脂肪肝湿浊内蕴，气滞血瘀或兼有肝肾不足郁热证，症见肝区闷胀不适或闷痛、腰膝酸软、口苦口黏等
当飞利肝宁胶囊	水飞蓟、当药	清利湿热，益肝退黄。 用于湿热郁蒸所致的黄疸，症见面黄或目黄、口苦尿黄、纳少乏力
茵栀黄口服液	茵陈提取物、栀子提取物、黄芩提取物	清热解毒，利湿退黄。 用于肝胆湿热所致的黄疸，症见面目悉黄、胸胁胀痛、恶心呕吐、小便黄
叶下珠胶囊	叶下珠	清热解毒，祛湿利胆。 用于肝胆湿热所致的胁痛、腹胀、纳差、恶心、便溏，慢性肝炎见上述证候者

二、疏肝健脾类

药品名称	主要成分	功用
利肝康片	青叶胆总苷等	舒肝健脾。 用于急、慢性肝炎属肝郁脾虚证
肝脾康胶囊	柴胡、黄芪、青皮等	舒肝健脾，活血清热。 用于肝郁脾虚，余热未清证，症见胁肋胀痛、胸脘痞闷、食少纳呆、神疲乏力、面色晦暗、胁下积块，以及慢性肝炎、早期肝硬化见于上述症状者
强肝丸	当归、白芍、丹参	补脾养血，益气解郁，利湿清热。 用于气血不足的肝郁脾虚、肾虚型慢性肝炎
朝阳丸	黄芪、鹿茸、硫黄	温肾健脾，疏肝散郁，化湿解毒。 适用于慢性肝炎证属脾肾不足，肝郁血滞，痰湿内阻者，症见面色晦暗、神疲乏力、纳呆腹胀、胁肋隐痛或胁下痞块、大便溏或不爽、腰酸腿软、脉弦等
五酯软胶囊	五味子甲素等	五味具备，敛补相兼，可降低血清谷丙转氨酶，可用于慢性肝炎谷丙转氨酶升高者，具有显著的肝细胞损伤拮抗作用，改善机体对糖的利用，提高机体能量供应，有利于肝细胞功能的恢复

三、活血化瘀类

药品名称	主要成分	功用
金龙胶囊	鲜守宫、鲜金钱白花蛇、鲜蕲蛇	破瘀散结，解郁通络。 用于原发性肝癌血瘀郁结证，症见右胁下积块、胸胁疼痛、神疲乏力、腹胀纳差等
复方鳖甲软肝片	鳖甲（制）、莪术、赤芍等	软坚散结，化瘀解毒，益气养血。 用于慢性乙型肝炎、肝纤维化，以及早期肝硬化属瘀血阻络、气血亏虚兼热毒未尽证。症见：胁肋隐痛或胁下痞块，面色晦暗，脘腹胀满，纳差便溏，神疲乏力，口干且苦，赤缕红丝等
安络化纤丸	地黄、三七、水蛭等	健脾养肝，凉血活血，软坚散结。 用于慢性乙型肝炎，乙肝后早、中期肝硬化，表现为肝脾两虚、瘀热互结证候者。症见：胁肋疼痛，脘腹胀满，神疲乏力，口干咽燥，纳食减少，便溏不爽，小便黄等

续表

药品名称	主要成分	功用
九味肝泰胶囊	三七、郁金、全蝎蚣等	化瘀通络，疏肝健脾。 用于气滞血瘀兼肝郁脾虚所致的胁肋痛或刺痛，抑郁烦闷，食欲不振，食后腹胀脘痞，大便不调，或胁下痞块等
肝复乐片	党参、鳖甲、重楼等	健脾理气，化瘀软坚，清热解毒。 适用于以肝瘀脾虚为主症的原发性肝癌。症见：上腹肿块，胁肋疼痛，神疲乏力，食少纳呆，脘腹胀满等
扶正化瘀胶囊	丹参、发酵虫草菌粉等	活血祛瘀，益精养肝。 用于乙型肝炎、肝纤维化属瘀血阻络、肝肾不足证者。症见：胁下痞块，胁肋疼痛，面色晦暗，腰膝酸软，头晕目涩
云芝菌胶囊	云芝菌培养物	活血理气，调整免疫功能。 用于慢性病毒性肝炎，也可用于早期肝硬化
益血生胶囊	阿胶、龟甲胶、鹿角胶、鹿血、牛髓、紫河车等	健脾补肾，益血填精。 用于慢性肝病后期，病情迁延日久所致脾肾两虚、精血不足见面色无华、眩晕气短、体倦乏力、腰膝酸软等症的患者
回生口服液	益母草、鳖甲、水蛭（制）	消癥化瘀。 用于原发性肝癌、肺癌

常用方剂

一、清热利湿类

1. 茵陈蒿汤（出自《伤寒论》）

组成：茵陈、大黄、栀子。

功用：清热，利湿，退黄。

主治：湿热黄疸。

症见：一身面目俱黄，黄色鲜明如橘皮，无汗或但头汗出，口干口苦，恶心呕吐，小便短赤，大便不爽，舌红苔黄腻，脉沉数或滑数有力。

应用：治疗瘀热在里的湿热黄疸，用于慢性肝病急性发作期所导致的黄疸。

2. 茵陈五苓散（出自《金匮要略》）

组成：茵陈、白术、泽泻、猪苓、茯苓、桂枝。

功用：清热利湿，化气行水。

主治：湿重于热之黄疸，小便不利。

症见：身目俱黄，脘腹胀满，口渴少饮，恶心欲呕，纳食不下，小便黄赤，大便黏腻不爽，舌红，苔黄腻，脉濡数。

应用：治疗病位偏于中、下二焦的湿重于热、蕴结膀胱证，取其畅中通利，所谓"治黄不利水，非其治也"，使湿热从大小二便泄利。

3. 龙胆泻肝汤（出自《医方集解》）

组成：龙胆草、黄芩、栀子、木通、泽泻、车前子、柴胡、当归、生地黄、甘草。

功用：清泻肝胆实火，清利肝经湿热。

主治：肝胆实火上炎证；肝经湿热下注证。

症见：肝胆实火上炎证可见头痛烦热，胁痛，口苦，耳聋，舌红苔黄，脉弦数有力。肝经湿热下注证可见阴肿，阴痒，筋痿，阴汗，妇女带下黄臭，舌红，苔黄腻，脉弦数有力。

应用：用于治疗慢性肝病肝胆湿热证。

二、和解少阳类

1. 小柴胡汤（出自《伤寒论》）

组成：柴胡、黄芩、人参、炙甘草、半夏、生姜、大枣。

功用：和解少阳。

主治：伤寒少阳证。

症见：往来寒热，胸胁苦满，默默不欲饮食，心烦喜呕，口苦，咽干，目眩，舌苔薄白，脉弦；或妇人中风，热入血室；又或疟疾，黄疸病而又见少阳证者。

应用：用于慢性病毒性乙型肝炎活动期患者抗病毒，抗纤维化治疗。

2. 大柴胡汤（出自《金匮要略》）

组成：柴胡、黄芩、芍药、半夏、枳实、大黄、大枣、生姜。

功用：和解少阳，内泻热结。

主治：少阳阳明合病。

症见：往来寒热，胸胁苦满，呕不止，郁郁微烦，心下痞硬，或心下急痛，大便不解或协热下利，舌苔黄，脉弦数有力。

应用：用于治疗胆囊炎。

三、疏肝行气类

1. 柴胡疏肝散（出自《医学统旨》）

组成：柴胡、陈皮、川芎、香附、枳壳、芍药、甘草。

功用：疏肝行气，活血止痛。

主治：肝郁气滞证。

症见：胸胁疼痛，胸闷，善太息，急躁易怒或情志抑郁，脘腹胀满，或嗳气，脉弦。

应用：治疗慢性肝炎常见症状之胁痛。

2. 逍遥散（出自《太平惠民和剂局方》）

组成：柴胡、当归、茯苓、白芍、白术、炙甘草。

功用：疏肝解郁，健脾养血。

主治：肝郁血虚，脾气虚弱。

症见：两胁作痛，往来寒热，头痛目眩，口燥咽干，大便干涩，精神倦怠，饮食减少，月经不调，乳房胀痛，脉弦而虚。

应用：用于慢性肝病气血虚弱证者。

3. 加味逍遥散（出自《内科摘要》）

组成：当归、芍药、茯苓、白术、柴胡、牡丹皮、山栀子、炙甘草。

功用：养血健脾，疏肝清热。

主治：肝郁血虚内热证。

症见：烦躁易怒，或自汗盗汗，或头痛目涩，或颊赤口干，或月经不调，或少腹胀痛，或经期吐衄，舌红苔薄黄，脉弦虚数。

应用：用于慢性肝病肝郁血虚内热者。

四、活血化瘀类

1. 失笑散（出自《太平惠民和剂局方》）

组成：蒲黄、五灵脂。

功用：活血祛瘀，散结止痛。

主治：瘀血疼痛证。

症见：心胸刺痛，脘腹疼痛，或产后恶露不行，或月经不调，少腹急痛。

应用：与金铃子散合用治疗肝郁脾虚型肝硬化腹水患者。

2. 血府逐瘀汤（出自《医林改错》）

组成：当归、生地黄、桃仁、红花、枳壳、甘草、赤芍、川芎、柴胡、牛膝、桔梗。

功用：活血化瘀，行气止痛。

主治：胸中血瘀证。

症见：急躁易怒，头痛，胸痛，日久不愈，痛如针刺而有定处，或内热瞀闷，或呃逆不止，入暮潮热，唇暗或双目暗黑，舌暗或有瘀斑瘀点，脉弦涩。

应用：用于治疗多种慢性肝病血瘀证者，可促进血液循环，增加肝脏血流量，改善肝功能。

3. 大黄䗪虫丸（出自《金匮要略》）

组成：大黄、黄芩、甘草、桃仁、杏仁、芍药、干地黄、干漆、虻虫、水蛭、蛴螬、䗪虫。

功用：活血消癥，祛瘀生新。

主治：五劳虚极。

症见：形体羸弱，腹满不能饮食，肌肤甲错，两目暗黑。

应用：用于治疗肝癌、肝硬化等瘀血阻滞证者。

五、扶正祛邪类

1. 生脉散（出自《医学启源》）

组成：人参、麦冬、五味子。

功用：益气生津，敛阴止汗。

主治：气阴两伤证。

症见：咽干口燥，气短懒言，口渴，形体倦怠，脉虚细或虚数。

应用：可用于热病引起的气阴亏虚证；用于治疗自身免疫性肝炎。另西医学证实生脉散能改善慢性肝炎患者微循环，增加肝细胞功能，促进受损肝细胞恢复。

2. 一贯煎（出自《续名医类案》）

组成：生地黄、北沙参、当归、枸杞子、麦冬、川楝子。

功用：滋阴疏肝。

主治：肝肾阴虚，肝郁气滞证。

症见：胸脘胁痛，吞酸吐苦，咽干口燥，舌红少津，脉细弱或虚弦。

应用：用于治疗慢性肝炎、肝癌肝肾阴虚证者。

3. 四物汤（出自《仙授理伤续断秘方》）

组成：当归、川芎、白芍、熟地黄。

功用：补血调血。

主治：营血虚滞证。

症见：头晕目眩，心悸失眠，面色无华，妇人月经量少，经闭不行，崩中漏下，胎动不安，血下不止，脐腹作痛，舌淡，口唇爪甲色淡，脉细涩或细弦。

应用：肝病日久脏腑功能衰退，气血功能不足，不能充养全身，肝失条达，气血生化无源。四物汤合秦艽鳖甲散加减可起到补益气血、养阴透邪之功。

4. 六味地黄丸（出自《小儿药证直诀》）

组成：熟地黄、山茱萸、干山药、泽泻、牡丹皮、茯苓。

功用：填精滋阴补肾。

主治：肾精不足证。

症见：腰膝酸软，头晕目眩，视物昏花，耳鸣，耳聋，盗汗，遗精，消渴，骨蒸潮热，手足心热，足跟作痛，舌红少苔，脉沉细数。

应用：用于治疗慢性肝病日久肝肾阴虚证者。

5. 加味肾气丸（出自《济生方》）

组成：附子、白茯苓、泽泻、山茱萸、山药、车前子、牡丹皮、官桂、川牛膝、熟地黄。

功用：温肾助阳，利水消肿。

主治：肾阳虚水肿。

症见：腰重水肿，小便不利。

应用：常与附子理中丸合用治疗肝硬化腹水阳虚水泛证者。

6. 附子理中丸（出自《太平惠民和剂局方》）

组成：附子、人参、干姜、炙甘草、白术。

功用：温阳祛寒，补气健脾。

主治：脾肾阳虚证。

症见：脘腹疼痛，恶心呕吐，下利清谷，畏寒肢冷或霍乱吐痢利转筋等。

应用：常与加味肾气丸合用治疗肝硬化腹水阳虚水泛证者。

7. 乌鸡白凤丸（出自《中华人民共和国药典》）

组成：乌鸡、人参、白芍、丹参、醋香附、当归、煅牡蛎、鹿角、桑螵蛸、甘草、青蒿、天冬、熟地黄、生地黄、川芎、黄芪、银柴胡、炒芡实、山药。

功用：补气养血，调经止带。

主治：气血两虚，肝肾不足。

症见：月经不调，经行腹痛，少腹冷痛，体弱乏力，腰酸腿软，舌淡苔白，脉细弱。

应用：本方是传统的妇科良药，主要治疗肝肾不足、气血亏虚之证，也可用于慢性肝病气血亏虚、肝肾不足者。

8. 龟鹿二仙胶（出自《医便》）

组成：龟甲、鹿角、人参、枸杞子。

功用：滋阴添精，益气壮阳。

主治：真元虚损，精血不足。

症见：全身瘦削，精神疲乏，两目昏花，腰膝酸软，阳痿遗精，久不孕育。

应用：用于肝硬化腹水者，亦可补肾、壮阳、抗衰老及提高免疫。

9. 五子衍宗丸（出自《摄生众妙方》）

组成：枸杞子、菟丝子、车前子、覆盆子、五味子。

功用：补肾填精，疏利肾气。

主治：肾精不足证。

症见：阳痿、遗精等男科疾病或女子不孕、崩漏等。

应用：用于慢性肝炎肾精不足者。

附录三 关幼波常用方药解析

单味药

一、清热药

药名	临床应用	关幼波教授应用心得
黄芩	用于治疗湿热黄疸；肺热咳嗽；痈疮肿毒；血热吐衄；胎动不安等	1. 常与茵陈、龙胆草、蒲公英、金银花等药物同用治疗湿热黄疸。 2. 预防黄疸发生，亦可用于肝胆湿热未见黄疸时以清除邪热。 3. 清泻大肠湿热。 4. 常用量 10g，多酒制，防止苦寒伤胃
栀子	用于治疗湿热黄疸；热病烦闷；血热出血；火毒疮疡等	1. 治疗湿热黄疸，同黄芩。 2. 各类肝胆疾病证属血分有热者。 3. 常用量 15g
苦参	用于治疗痢疾、黄疸、带下；湿疹湿疮、皮肤瘙痒、疥癣麻风；小便涩痛等	可用于各类肝胆疾病以清热燥湿解毒
蒲公英	用于治疗湿热黄疸；热淋涩痛；疔疮肿毒等	1. 黄疸属"阳黄"者，关老自创复肝 2 号方用之。 2. 常用量 30g
山豆根	用于治疗咽喉肿痛；齿龈肿痛等	可用于各类肝胆疾病以清热解毒
败酱草	用于治疗各类痈毒，尤善治疗肠痈、肺痈；产后瘀阻腹痛等	1. 用于血分蕴毒者。 2. 清泻大肠湿热
白花蛇舌草	用于治疗痈疮肿毒，咽喉肿痛，毒蛇咬伤；热淋等	1. 可用于各类肝胆疾病以清热解毒。 2. 常用量 20～30g
牡丹皮	用于治疗热入营血；阴虚发热；瘀血阻滞等	常与赤芍、白茅根、小蓟、生地黄等同用治疗各类肝胆疾病证属血热或瘀血者

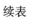

续表

药名	临床应用	关幼波教授应用心得
赤芍	用于治疗血热发斑吐血衄血；痛经经闭，癥瘕腹痛等	1. 用于各类肝胆疾病证属血热或瘀血证者。 2. 凉血活血兼养血柔肝，常与白芍配伍
决明子	用于治疗目赤肿痛；头痛眩晕；肠燥便秘等	1. 润肠通便。 2. 肝火上炎之目赤肿痛

二、祛湿热药

药名	临床应用	关幼波教授应用心得
茵陈	用于治疗黄疸；湿疹湿疮等	1. 湿热黄疸或肝胆湿热未见黄疸者，此乃关老治黄疸首选要药。 2. 宜后下，煎煮 10min，有效成分久煎易挥发
垂盆草	用于治疗湿热黄疸；痈疮肿毒等	治疗各类肝胆疾病证属湿热者
苍术	用于治疗湿阻中焦；风湿痹证；外感风寒表证等	黄疸证属阴黄者
厚朴	用于治疗湿阻中焦；腹胀便秘；痰饮咳喘等	肝硬化腹水，既可与利水药配伍增强利水之功效，又可防止养血补阴的药品滋腻碍胃
藿香	用于治疗湿阻中焦；呕吐；暑湿、湿温证等	各类肝胆疾病证属湿阻中焦证者
砂仁	用于治疗湿阻中焦；呕吐泄泻；妊娠恶阻，胎动不安等	各类肝胆疾病证属湿阻中焦证者
茯苓	用于治疗脾虚证；下肢水肿；心悸失眠等	1. 肝硬化腹水。 2. 各类肝胆疾病证属脾虚湿盛证者
猪苓	用于治疗小便不利；水肿；泄泻；淋证；带下等	常与茯苓、白术、薏苡仁同用治疗肝硬化腹水
薏苡仁	用于治疗水肿小便不利；脾虚泄泻；肠痈，肺痈；湿痹拘挛等	1. 各类肝胆疾病证属脾虚湿盛者。 2. 关老经验方健脾疏肝丸用之
车前子	用于治疗热淋证；暑湿泄泻；目赤肿痛；痰热咳嗽等	1. 治疗小便不利伴尿道灼痛以清热利尿通淋。 2. 利小便以退黄疸。 3. 肝硬化腹水。 4. 常用量 15g

续表

药名	临床应用	关幼波教授应用心得
金钱草	用于治疗湿热黄疸；石淋，热淋；痈疮肿毒；毒蛇咬伤等	清热利湿排石
虎杖	用于治疗湿热黄疸；淋证；带下；痈疮肿毒；瘀血经闭；癥瘕；跌打损伤等	治疗湿热黄疸
防己	用于治疗风湿痹证；水肿等	1. 肝硬化腹水。 2. 风水侵袭

三、理气药

药名	临床应用	关幼波教授应用心得
枳实	用于治疗痰浊阻滞；食积气滞等	各类肝胆疾病症见腹胀者
枳壳	用于治疗气滞胀满；痰饮内停等	常与厚朴配伍治疗肝硬化腹水
香附	用于治疗肝郁气滞诸痛证；月经病等	1. 治疗肝硬化腹水以疏肝行气利水。 2. 常与当归、白芍等合用治疗肝郁兼有肝阴不足者
大腹皮	用于治疗胃肠气滞；水肿脚气等	1. 治疗肝硬化腹水以行气消胀利水。 2. 常用量15g

四、理血药

药名	临床应用	关幼波教授应用心得
仙鹤草	用于治疗各种出血证；痢疾等	1. 各类肝胆疾病和杂病症见出血者。 2. 肝火犯肺之咯血者
三七	用于治疗体内外各种出血证；跌扑损伤等	1. 各类肝胆疾病和杂病症见出血者。 2. 常用量3g
茜草	用于治疗各种瘀血阻滞之出血证；瘀血经闭；关节痹痛；跌扑损伤；外伤出血等	1. 关老认为肝硬化腹水多由痰瘀交阻而致三焦水道不通，故治水必治血，常与泽兰、芍药等配伍。 2. 妇科血瘀证。 3. 常用量15g
川芎	用于治疗头痛；气滞血瘀诸证；风湿痹痛等	1. 肝郁血滞者。 2. 顽固性偏头痛。 3. 关老认为目为肝之外窍，眼病与肝、肾的关系密切，常用川芎行气活血来调理肝肾，常用量5g

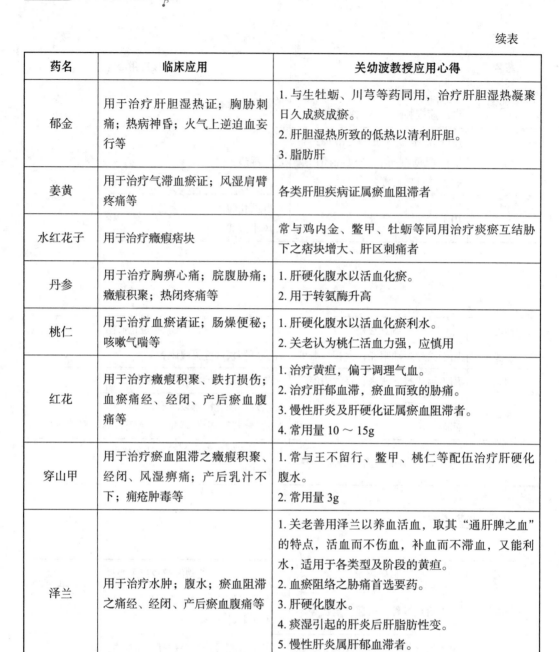

药名	临床应用	关幼波教授应用心得
郁金	用于治疗肝胆湿热证；胸胁刺痛；热病神昏；火气上逆迫血妄行等	1. 与生牡蛎、川芎等药同用，治疗肝胆湿热凝聚日久成痰成瘀。 2. 肝胆湿热所致的低热以清利肝胆。 3. 脂肪肝
姜黄	用于治疗气滞血瘀证；风湿肩臂疼痛等	各类肝胆疾病证属瘀血阻滞者
水红花子	用于治疗癥瘕痞块	常与鸡内金、鳖甲、牡蛎等同用治疗痰瘀互结胁下之痞块增大、肝区刺痛者
丹参	用于治疗胸痹心痛；脘腹胁痛；癥瘕积聚；热闭疼痛等	1. 肝硬化腹水以活血化瘀。 2. 用于转氨酶升高
桃仁	用于治疗血瘀诸证；肠燥便秘；咳嗽气喘等	1. 肝硬化腹水以活血化瘀利水。 2. 关老认为桃仁活血力强，应慎用
红花	用于治疗癥瘕积聚、跌打损伤；血瘀痛经、经闭、产后瘀血腹痛等	1. 治疗黄疸，偏于调理气血。 2. 治疗肝郁血滞，瘀血而致的胁痛。 3. 慢性肝炎及肝硬化证属瘀血阻滞者。 4. 常用量 10～15g
穿山甲	用于治疗瘀血阻滞之癥瘕积聚、经闭、风湿痹痛；产后乳汁不下；痈疮肿毒等	1. 常与王不留行、鳖甲、桃仁等配伍治疗肝硬化腹水。 2. 常用量 3g
泽兰	用于治疗水肿；腹水；瘀血阻滞之痛经、经闭、产后瘀血腹痛等	1. 关老善用泽兰以养血活血，取其"通肝脾之血"的特点，活血而不伤血，补血而不滞血，又能利水，适用于各类型及阶段的黄疸。 2. 血瘀阻络之胁痛首选要药。 3. 肝硬化腹水。 4. 痰湿引起的肝炎后肝脂肪性变。 5. 慢性肝炎属肝郁血滞者。 6. 常用量 10～15g
王不留行	用于血瘀痛经、经闭；产后乳汁不下；乳痈肿痛；淋证等	1. 肝郁血滞、瘀血阻滞之胁痛。 2. 肝病胁下痞块，治疗以养血柔肝、活血化瘀为原则。 3. 肝硬化腹水。 4. 常用量 10～12g

五、化痰药

药名	临床应用	关幼波教授应用心得
半夏	用于治疗湿痰、寒痰；胃气上逆之呕吐；胸痹、结胸、梅核气等	1. 黄疸，取其燥湿化痰之功，痰滞得通则瘀热易清。 2. 急性肝昏迷。 3. 急慢性肝炎证属肝胃不和者，常用半夏曲。 4. 治疗慢性肝炎证属脾湿者。 5. 湿痰引起的咳喘。 6. 常用量 10g
瓜蒌	用于治疗痰热咳喘；胸痹、结胸；痈疮肿毒等	1. 关老常用瓜蒌皮、瓜蒌仁消积导滞治疗湿热结于肠胃而致腹胀便秘。 2. 清热涤痰以治疗黄疸。 3. 关老认为消除痰浊为治疗咳喘的关键。瓜蒌质润，常用于因燥痰阻于气道而引起的咳喘。 4. 常用剂量 12g

六、疏肝药

药名	临床应用	关幼波教授应用心得
醋柴胡	用于治疗肝郁气滞，胸胁疼痛，月经不调；少阳证，外感发热；气虚下陷等	1. 胁痛证属肝气郁结、气滞阻络者。 2. 慢性肝炎证属肝胆湿热、肝郁气滞者。 3. 常用量 10g

七、消食药

药名	临床应用	关幼波教授应用心得
莱菔子	用于治疗食积气滞；咳喘痰多等	1. 以上腹部胀痛，食后腹胀加重为特点。 2. 降气化痰以治疗黄疸。 3. 常用量 10g
焦三仙（焦山楂、焦神曲、焦麦芽）	用于饮食积滞等	1. 下腹部胀痛，矢气恶臭，便后胀减者。 2. 慢性肝炎证属脾胃失和者。 3. 常用量 30g（各 10g）

八、泻下药

药名	临床应用	关幼波教授应用心得
大黄	用于治疗黄疸；淋证；瘀血诸证；血热妄行之出血；大便秘结；热毒疮疡等	1. 黄疸证属阳黄者，用大黄凉血解毒，为泻热退黄之要药。 2. 急下存阴，炒炭加强止血之功，用于治疗血证。 3. 熟大黄治疗积滞腹胀。 4. 常用量 6～10g

九、补益药

药名	临床应用	关幼波教授应用心得
生地黄	用于治疗热入营血证；吐血衄血，便血崩漏；热毒斑疹；热病口渴，内伤消渴等	1. 治疗黄疸属阳黄者，"治黄必治血，血行黄易却"，凉血活血法是关老常用的治血法之一。 2. 治疗无黄疸型急性病毒性肝炎。关老认为，无黄疸只不过是邪毒偏重于气分而已，并非完全不入血，仍要稍佐治血药物，常用生地黄以凉血解毒。 3. 治疗感冒及外感咳喘。 4. 治疗血分有热而致出血，常用生地黄及生地黄炭以凉血止血。 5. 常用量 10～15g
黄芪	用于治疗脾胃气虚及中气下陷证；肺气虚及表虚自汗、气虚外感证；气虚水湿失运的水肿、小便不利；气虚血亏证；气虚血滞不行的关节痹痛、肢体麻木或半身不遂等	1. 在治疗肝硬化腹水时，关老使用大量生黄芪，补气扶正以帅血行，血行则水化，更能祛皮肤之湿而消肿，用量为30～150g。 2. 治疗黄疸，若处在正虚邪实阶段时，以祛邪为主，辅以少量生黄芪以健脾补气扶正，待其邪祛大半，则加大生黄芪用量，力促机体正气复原，不致留有余邪。 3. 治疗慢性肝炎。关老认为慢性肝炎多为正气虚，故在治疗时常加入生黄芪以益气扶正。 4. 关老治疗自汗者常用生黄芪，加重用量至30～45g。 5. 用于治疗气虚所引起的血证。 6. 生黄芪微火浓煎内服补气功能较强，与党参、当归、白芍相配更具补气养血之功。 7. 常用量 15g

续表

药名	临床应用	关幼波教授应用心得
甘草	用于治疗心气不足的心动悸、脉结代；痰多咳嗽；脘腹及四肢挛急作痛；热毒疮疡、咽喉肿痛及药物、食物中毒；缓和药物烈性以及减轻药物毒副作用等	1. 治疗急性肝炎，关老常用生甘草，目的在于防止祛邪之品过于苦寒而伤正气。 2. 治疗肝病合并消渴证属肝肾阴虚者，常与乌梅、白芍相配。关老认为这三味药酸甘化阴，偏于养肝，临床体会似有降血糖之效。 3. 治疗肝硬化腹水。关老在临床中将甘草与甘遂相配，组成分水丹，为治疗肝硬化腹水的逐水峻剂。 4. 常用量 6～10g
附子	用于治疗阳虚证；寒痹；亡阳证等	1. 常用附子温通血脉、化散寒湿以治疗黄疸属阴黄者。 2. 肝硬化腹水。 3. 慢性肝炎证属脾寒者。 4. 常用量 10～15g
干姜	用于治疗脾胃虚寒证；寒饮伏肺证；亡阳证等	1. 散寒退黄治疗黄疸属阴黄者。 2. 温振脾阳，治疗持续腹胀。 3. 慢性肝炎属脾寒者。 4. 常用量 3～6g
肉桂	用于治疗肾阳虚证；寒凝血滞之脘腹冷痛、寒湿痹痛等	1. 黄疸属阴黄症见腹部冷痛者。 2. 慢性肝炎肾虚寒者。 3. 治疗邪气嚣张，正虚已极，加入肉桂，引火归原，摄纳浮阳。 4. 常用量 1～3g
人参	用于治疗气虚欲脱、脉微欲绝的危重证候；肺气虚弱的短气喘促、懒言声微、脉虚自汗；脾气不足的倦怠乏力、食少便溏；热病气津两伤之身热口渴及消渴证；气血亏虚的心悸、失眠健忘等	1. 人参是关老治疗病情危重者常用的急救药。当阴血虚绝、阳气失附、脉微欲绝、已见正气欲脱之危象时，应以扶正固脱为主，佐以祛邪。若正气犹存尚可后图祛邪。在正气欲脱时先用人参汤频频少量灌服以护其正气，再配合大队中药治疗。 2. 常用量 10～15g
党参	用于治疗中气不足的食少便溏、四肢倦怠；肺气亏虚的气短咳喘、言语无力、声音低弱；气血两亏的面色萎黄、头晕心悸；热伤气津，气短口渴等	1. 治疗肝硬化腹水，常用党参以健脾，配泽兰、王不留行以利水。 2. 治疗慢性肝炎属脾虚者以及肝病腹胀属脾虚作胀者。 3. 治疗血证，常用党参以补中气、健脾气，使之统摄有权，血行归经。 4. 常用量 10～15g

续表

药名	临床应用	关幼波教授应用心得
白术	用于治疗脾胃气虚、运化无力的食少便溏、脘腹胀满、肢软神疲；脾虚失运、水湿内停之痰饮、小便不利；脾虚气弱、肌表不固之自汗、胎动不安等	1. 治疗肝硬化腹水，常配党参、生黄芪、当归、炒白芍等。 2. 在急性肝炎治疗中要防伤正，需在方中少佐扶正之品，关老常用焦白术，并与大枣、甘草等相配，以保中州不为苦寒之品所伤。 3. 治疗慢性肝炎属脾虚者。 4. 常用量 10～15g
当归	用于治疗血虚诸证；血虚或血虚而兼有瘀滞的月经不调、痛经、经闭；血虚、血滞或寒凝，以及跌打损伤、风湿痹阻的疼痛证；血虚肠燥便秘；痈疽疮疡等	1. 当归头能补血而上行，当归身能养血而中守，当归尾能破血而下行，全当归能补血活血运行周身，故为肝病常用之要药。 2. 治疗肝硬化，常与白芍相配。 3. 常用量 10g
冬虫夏草	用于肾虚腰痛、阳痿遗精；肺虚或肺肾两虚之久咳虚喘、咯血等	1. 治疗慢性肝炎属脾肾两虚者。 2. 常用量 10g
何首乌	用于治疗血虚而见头昏目眩、心悸失眠、萎黄乏力；因肝肾精血亏虚致眩晕耳鸣、腰膝酸软、遗精崩带、须发早白；体虚久疟等	1. 关老常用何首乌，取其入肝肾、养血益肝、固精益肾之功，用于治疗肝阴不足、血虚而致胁痛。 2. 治疗急性肝炎病后腰酸腿软、头晕失眠、倦怠乏力，以及慢性肝炎属肝肾阴虚者。 3. 常用量 10～5g
白芍	用于治疗肝阴不足、肝气不疏或肝阳偏亢的头痛、眩晕、胁肋疼痛、脘腹四肢拘急作痛；血虚或阴虚有热的月经不调、崩漏；阴虚盗汗及营卫不和的表虚自汗证等	1. 白芍具有养血活血之功而偏于养血，故关老多用白芍治疗阳黄。 2. 治疗早期肝硬化，常与当归、生黄芪相配，以达补气、养血、柔肝之功。 3. 治疗气血阴津大伤、正气已衰之危重症，关老常重用白芍，可用至24g。 4. 治疗肝阴不足、血虚而致胁痛，慢性肝炎属肝血虚者以及血证。 5. 常用量 10g
北沙参	用于治疗肺阴虚之肺热燥咳、干咳少痰，或劳嗽久咳、咽干音哑；胃阴虚或热伤胃阴，津液不足的口渴咽干、舌质红绛，或胃脘隐痛、嘈杂、干呕等	1. 治疗慢性肝炎属肝肾阴虚者，常用北沙参，取其疏通而不燥、润泽而不滞之特点，用量可达30g。 2. 治疗肝病合并消渴，口渴多饮、胃热较盛者以及心慌、自汗明显者。 3. 治疗咳喘。关老认为肺脏蕴热，久则必伤肺阴，且阴愈虚邪火愈炽，二者可互为因果，因此临床治疗往往清热、养阴兼顾，常用北沙参。 4. 常用量 15g

续表

药名	临床应用	关幼波教授应用心得
麦冬	用于治疗肺阴不足而有燥热的干咳痰黏、劳嗽咯血；胃阴虚或热伤胃阴、口渴咽干、大便燥结；心阴虚及温病热邪扰及心营、心烦不眠、舌绛而干等	1. 治疗黄疸，常用麦冬以清热养阴化痰。 2. 治疗肝病合并消渴，心慌、自汗明显者。 3. 治疗正气衰微之危重症，重用麦冬以护阴，可用至30g。 4. 治疗咳喘。 5. 常用剂量为15g
百合	用于治疗肺阴虚的燥热咳嗽及劳嗽久咳、痰中带血；热病余热未清之虚烦惊悸、失眠多梦等	1. 治疗女性更年期情绪不稳定证属阴虚有热者，关老常用百合，取其甘寒养阴且通利二便之功，以治疗虚热，常与生地黄相配。 2. 常用量10g
枸杞子	用于治疗肝肾不足的腰酸遗精及头晕目眩、视力减退、内障目昏、消渴；阴虚劳嗽等	1. 治疗慢性肝炎属肝肾阴虚者，常用枸杞子以滋补肝肾、养血益精。 2. 用于治疗慢性肝炎属脾肾两虚以及肝肾阴虚、肝阴不足而致胁痛者。 3. 常用量10g
女贞子	用于治疗肝肾阴虚的目暗不明、视力减退、须发早白、腰酸耳鸣及阴虚发热等	1. 治疗慢性肝炎属脾肾两虚者，常用女贞子以滋补肝肾、养阴益精。 2. 用于治疗肝阴虚、血虚血瘀而致胁痛伴有热象者。 3. 常用量10～15g
鳖甲	用于治疗癥瘕积聚、疟母；阴虚发热、阴虚阳亢、阴虚风动证等	1. 治疗肝硬化症见肝脾肿大、食管静脉曲张时，关老认为应在一般活血化瘀的基础上，配合软坚散结的药物，常用炙鳖甲以养阴软坚，并与枳壳、厚朴等宽中理气药相配，借其行气之力，以助散瘀消癥之功。 2. 治疗肝硬化腹水。关老认为若过用利水之剂则下后伤阴，若过用滋阴则湿恋水蓄。故关老十分重视滋阴养血与利水并用，常用鳖甲以滋阴，配冬瓜皮以利水。 3. 用于治疗肝病合并低热，证属阴虚血热，且阴分虚亏明显而湿热尚轻者，以及因气血两虚以致低热者。 4. 常用量10g
五味子	用于治疗慢性肝炎转氨酶升高；久咳虚喘；津伤口渴、消渴；自汗、盗汗；遗精、滑精；久泻不止；心悸、失眠、多梦等	1. 黄疸后期，正气耗伤，病邪易于散漫不羁，在清热祛湿或温化湿滞的基础上，佐用一些酸敛解毒的药物，有时黄疸更容易消退。关老常用五味子以泻肝解毒。 2. 治疗正气欲脱之危候。五味子具有敛肺滋肾、生津敛汗之功以收耗散之气，多与西洋参、麦冬相配，以益气阴、生脉固脱。 3. 治疗咳喘。关老常用五味子以敛肺气，配合麻黄一升一降，一开一合，使肺气既能宣又能降，则喘可渐平。 4. 治疗阴虚盗汗者。 5. 常用量10g

十、平肝潜阳药

药名	临床应用	关幼波教授应用心得
牡蛎	用于治疗肝阳上亢、头晕目眩；痰核、瘰疬、癥瘕积聚；胃痛反酸；滑脱诸证等	1. 在痞块的治疗中应以补肝肾之阴、养血柔肝为主，配合软坚散结的药物，关老常用生牡蛎。 2. 治疗噎膈病。对于湿痰死血互相凝结聚而成块者，关老常用生牡蛎以化瘀软坚。 3. 治疗自汗及阴虚盗汗，关老常用生牡蛎，取其收敛之功。 4. 常用量 30g
生代赭石	用于治疗肝阳上亢、头晕目眩；呕吐、呃逆、嗳气；气逆喘息；血热吐衄、崩漏等	1. 治疗急性肝炎及慢性肝炎证属肝胃不和者，关老常用生代赭石与旋覆花相配以平肝和胃，降逆止呕。 2. 关老常用生代赭石治疗脂肪代谢障碍。他认为其机制为各脏腑代谢之废物未能及时排出而留于体内者谓之痰，故高血脂相当于中医所谓之痰，常配旋覆花以清顽痰。 3. 常用生代赭石与旋覆花相配以平肝潜镇，治疗头痛属肝阳上亢者。 4. 治疗噎膈病。关老善用代赭石、旋覆花治疗，他认为二药相伍具有平肝镇逆、止呕、引药下行之功，且有镇痛的作用。凡属上中焦之病均可选用，气凝痰血客于膈上而致病者用之更妙。 5. 治疗黄疸大便不通。生代赭石亦具有通腑泻热之功。 6. 常用量 10g

经典药对

一、当归与白芍

当归，言血之当归经络也，使血之有余者，不致泛溢于外，为生血活血之主药，又能宣通气分。白芍不唯治血虚，亦能行气。当归、白芍均入肝、脾二经，为补血之要药。归芍同用，气血同调，补肝体而助肝用，使血和则肝和，血充则肝柔。

《金匮要略·脏腑经络先后病脉证》云："见肝之病，知肝传脾，当先实脾。"此论述说明肝病易于传变于脾，而肝脾不和是临床中肝系病常见证型之一，症见胸胁胀痛、腹胀纳呆、肠鸣泄泻或便溏不爽、苔白、脉弦或弱。这是由于肝失疏泄，气机郁滞，横乘脾土，脾失健运，水湿内阻所致。关老认为疾病发生的病机及其发展转归以气血为枢机，血病必及气，气病必伤血，因此，治疗此类患者多用归、芍二药，肝脏体阴而用阳，非柔润而不可调，必赖于阴血之滋养方可发挥其正常的生理功能。归、芍均可入肝、脾二经，行气补血，使脾脏气血生化有源，肝血充足，肝阴得养，以制约肝阳，肝气冲和而条达，为体用同调、养血柔肝之法。

二、旋覆花与代赭石

旋覆花以宣为主，代赭石以降为要，二药合用，宣降合法，化痰消痞。此配伍原出自《伤寒论》，用于治疗伤寒汗吐下后，中气已伤，痰涎内生，胃气上逆。方以旋覆花为君，下气消痰；代赭石为臣，镇冲逆。二药合用，共奏降逆化痰、平肝潜降之功。

关老认为旋覆花、代赭石均有理气化痰之功，适用于一切气机不畅，病于中上二焦之证。慢性肝炎的患者病位在肝，常见肝气不舒，横逆犯胃，引起胃气上逆等症，如呃逆、嗳气、恶心、呕吐、胁痛、胃脘闷堵，关老常用此药对治疗。夹肝气夹痰为病者，例如梅核气、气滞胸痹等，用之疗效更佳。关老于临床应用此药对时较注意药量，因代赭石质沉重，味苦寒，脾胃虚弱、痰阻中焦、嗳气频作者在剂量上应多加注意，用量过猛易直趋下焦，而于中焦之痞无功，反易耗伤脾胃运化功能。

三、杏仁与橘红

杏仁苦温，能散能降；橘红辛温散结，为利气要药。脾为生痰之源，肺为贮痰之器。治痰需理气，气行则痰消。杏仁、橘红合用，不仅宣化肺中之痰力专，又可强健脾气，阻断痰湿化生之源；同时，二药均入肺经，可相互促进，有宣肺气而通大便之功。

黄疸的病机多为湿热郁闭于内，熏蒸肝胆，胆汁外溢于肌肤，症见身黄、目黄、小便黄。湿热郁结则易生痰，痰阻血络，黄疸则愈发胶固难化。关老认为百病皆责之于痰，故常用化痰散结、健脾益气之法治疗黄疸，于方药中加入杏仁、橘红，去除胶固凝结之湿热，使痰滞得通，且二药合用，宣肺气，滑肠通便，可使邪热痰湿消散，黄疸则更易于消退。肺为华盖，主一身之气，肺气虚损，布散津液无力，气逆不降，湿浊凝聚，浊气在上，则生腹胀，可见腹大如鼓。关老亦常用杏仁、橘红宣发肺气，开水之上源，益气宣肺，健脾利水，即提壶揭盖法。

四、白术与黄芩

白术与黄芩均可升可降。然白术味厚气薄，阳中之阴也，能在血补血，在气补气。黄芩，大寒，味薄气厚，阴也，阴中微阳。此配伍应用，最早见于《金匮要略》之当归散，二者相合，清热安胎，健脾胃，清湿热。

慢性肝炎病程长，传变复杂，湿热之邪不易彻底清除，余邪残留，蕴积脾胃肝胆，可出现恶心厌油、口苦口干、胸脘痞满、不思饮食等。鉴于此病机，关老常用益气健脾、清热化湿之法，其中最具代表的药对为白术、黄芩。白术古有"补气健脾第一要药"之说；黄芩清热泻火之力强，尤善清中、上二焦之湿热。二药相伍，既可健脾，又可利湿清热。白术得黄芩，可清泄余邪，防助热生湿；黄芩得白术，白术之温可防黄芩过于苦寒，耗伤脾阳。

五、柴胡与黄芩

醋制柴胡味酸入肝经，黄芩酒制，二者共用可解表退热、疏肝理气、开郁泻火解毒，常用剂量为 10～15g。此配伍应用最早出自《伤寒论》之小柴胡汤，为寒热并用、攻补兼施、升降协调之剂。

肝病无论何种类型，多以邪郁肝胆、失于疏泄为病机，关幼波教授在肝病的治疗中进一步发挥此药对，以醋柴胡、酒黄芩二者升清降浊，调和表里，和解少阳，清少阳三焦之邪热甚妙，泻肝胆之热益彰，能调转阴阳升降之枢机，凡肝、胆、胰、脾之疾皆可用，正所谓"少阳百病此为宗"。目前大量文献证明，柴胡与黄芩配伍具有抗纤维化的作用。

六、丹参与泽兰

丹参味苦，微寒，归心、肝经，主要功效有活血祛瘀、通经止痛、清心除烦、凉血消痈。泽兰味苦、辛，归肝脾经，主要功效有活血调经、祛瘀消痈、利水消肿。二者配伍活血养血，常用剂量为 10～30g。

关幼波教授认为，丹参养血活血，泽兰能通肝脾之血，两药伍用，活血而不伤血，养血而不破血，畅通肝脾血络，化瘀通络，多用于瘀血型肝病，特别是肝硬化瘀血阻络证。治疗肝硬化腹水，他重用泽兰通肝脾之血，而不是单纯利尿消除腹水，是以活血利尿、扶正化瘀为法，使瘀血祛，经络通，小便利。现代研究表明：丹参可保护肝细胞，促进肝细胞再生，有抗肝纤维化作用；泽兰水提醇沉液具有利胆保肝的作用，其不同极性部位具有清除自由基的作用。

七、鳖甲与牡蛎

牡蛎味咸、寒、涩，入肝、肾经，贝壳质重，煅后入药，可以软坚散结、制酸止痛、平肝潜阳、收敛固涩、重镇安神。鳖甲味咸、平，入肝、脾、肾经，能滋肝肾之阴而潜浮阳，养阴清热，散结消痞，清骨间邪热。二者常用剂量为 15～30g。

臌胀病病因复杂，基本病理为肝、脾、肾三脏受损，气滞、血瘀、水停于腹中，肝主疏泄，为藏血之官，肝病则疏泄失职，气滞血瘀，进而横逆犯脾。病理性质无外乎本虚标实。若阳伤及阴，或湿热内蕴，热伤阴津，则肝肾之阴亏虚，肾阴既虚，阳无以化，则水津失布，阴虚水停，故后期以虚为主。鳖甲与牡蛎两药伍用，性寒质重，可以软肝散结、活血化瘀，且有养护阴精的作用，常用于肝病日久、深入血分、瘀血阻络的中晚期证属肝肾阴虚的患者。

八、黄芪与党参

黄芪味甘，微温，归脾、肺二经，主要功效包括补气升阳、益卫固表、利水消肿、生津养血、行滞通痹。党参味甘、平，归肺、脾二经，主要功效包括补肺益脾、养血生津。党参补气之力较为平和，专于补脾肺之气；黄芪长于补气升阳，益卫固表。党参常用剂量 10 ～ 30g，生黄芪常用剂量 15 ～ 120g。

关老认为，生黄芪能补一身之气，兼有升阳、固表止汗、利水消肿作用，对于贫血、浮肿、体虚多汗、身体困倦无力、气短等均有显著疗效。党参补气兼能养血，可用于气血两虚所致气短心悸、疲倦乏力、面色苍白之症。二者配伍应用，可健脾益气、调补肝肾。他常用大剂量生黄芪补气利水，配伍党参健脾益气，元气充足，方可抵御病邪，体现了关幼波教授注重补益元气的学术观点。

关幼波教授常用方剂

一、逍遥散

【组成】柴胡、当归、茯苓、白芍、白术、炙甘草。

【功用】疏肝解郁，健脾养血。

【主治】肝郁血虚，脾气虚弱。症见：两胁作痛，往来寒热，头痛目眩，口燥咽干，大便干涩，精神疲倦，饮食减少，月经不调，乳房胀痛，脉弦而虚。

【应用经验】关老认为"治病必治本，气血要遵循"，要抓住"气血"这个关键点，才能正盛邪去，阴平阳秘而致平和，所以任何疾病的发展转归都离不开气血。气血在生理上相互依存，气为血之帅，血为气之母，故气病必及血，血病必及气。关老曾治一患者腹胀、肝区隐痛 1 周余。症见肝区疼痛，纳差，腰痛，腹胀，尿黄，大便干稀不调，经期后错，舌苔薄白，脉弦，查肝功能异常。证属肝郁脾虚，湿热内蕴。方药：党参 12g、续断 10g、炒白术 10g、茯苓 15g、香附 10g、柴胡 10g、草豆蔻 6g、当归 10g、赤芍 12g、白芍 12g、藿香 10g、酒黄芩 10g、女贞子 12g。上方 10 剂后，症状好转，肝功能下降。患者舌苔薄白，可见湿热不重，重点不应在祛邪；其肝气瘀滞、脾气虚弱，重点应在于调理气血，健脾疏肝，养血柔肝。故方以逍遥散加减，以柴胡、香附疏肝，赤芍、白芍、当归养血活血，炒白术、茯苓、党参健脾扶正，稍佐藿香、酒黄芩、草豆蔻芳化清热利湿，兼以续断、女贞子调补肝肾治其经期紊乱、腰痛之症。原方去薄荷，换为香附增理气疏肝之功。因患者湿热内蕴，去煨姜以防温燥助湿，湿热更胜。由此可见关老在调理气血的同时亦注重祛邪与扶正的关系。

二、四物汤

【组成】当归、川芎、白芍、熟地黄。

【功用】补血调血。

【主治】营血虚滞证。症见：头晕目眩，心悸失眠，面色无华，妇人月经量少，经闭不行，崩中漏下，胎动不安，血下不止，脐腹作痛，或癥瘕痞块，舌淡，口唇、爪甲色淡，脉细弦或细涩。

【应用经验】急性肝炎主要表现为邪气盛，慢性阶段多表现为正气虚，若外邪缠绵不去，羁留于体内则更易伤正。脏腑功能的盛衰与气血的盛衰密切相关。脾为后天之本，脾虚失于健运，日久则化源不足而气血两虚。气虚不能行血，血行瘀滞日久凝聚成痞块，瘀血不去，新血不生，气血日益虚衰。肝病日久脏腑功能衰退，气血不足，而五脏六腑、四肢百骸无不由气血充养、濡润和调节。肝胆系统疾病合并低热者颇为多见，常以女性为多，低热通常较顽固。关老体会，肝病低热病程长，病势缓，无表证可言，通常为内伤发热，其根本在于湿热内灼，耗伤阴血，脾湿中阻，肝失条达，气血生化无源，常表现为阴虚血热、气血两虚而发热。气血两虚以致低热者，症见发热多于午前，过劳明显加重，休息后可缓解，多伴有乏力，畏寒怕风，气弱懒言，饮食无味等。关老常用四物汤合秦艽鳖甲散加减，补益气血，养阴透邪。

三、茵陈五苓散

【组成】茵陈、白术、泽泻、猪苓、茯苓、桂枝。

【功用】清热利湿，化气行水。

【主治】湿重于热之黄疸，小便不利。症见：身目俱黄，腹部胀满，口渴饮少，食少纳呆，恶心欲呕，肢体困重或水肿，小便不利，色黄赤，大便黏腻不爽或大便秘结，舌红，苔黄腻，脉濡数。

【应用经验】湿热之邪是相互对立又相互影响的两种致病因素，湿郁则生热，热郁则生湿，热炽湿深，日益胶固。由于湿与热的轻重不同，所以临床上将阳黄分为湿重于热、热重于湿及湿热并重三种类型。关老在治疗阳黄病时强调应首辨湿热孰重孰轻，再分辨其病位，以确定施治要点与退黄途径，常将茵陈五苓散用于治疗病位偏于中、下二焦的湿重于热、蕴结膀胱证，取其畅中通利，使湿热从大便或小便泄利，所谓"治黄不利水，非其治也"。关老亦常用此方加用益气扶正之法治疗肝硬化腹水。此类病证多由于湿热未清，耗伤阴血，以至于气滞血瘀，脾失健运。脾主运化水液，水湿不能泄利而水湿内阻，应健脾与利水并用，脾旺则运化有权，水道通利则腹水消退。关老以茵陈五苓散加大量生黄芪、赤芍、泽兰治之。生黄芪能补气扶正，祛皮肤之湿而消肿。因"血不利则为水"，故加泽兰、赤芍活血化瘀以利水，于扶正中攻邪，使邪去正盛。关老坚决反对单纯用攻法，攻法一时起效，远期效果不良，攻邪伤正，更不利于疾病的转归。

四、柴胡疏肝散

【组成】柴胡、陈皮、川芎、香附、枳壳、芍药、甘草。

【功用】疏肝行气，活血止痛。

【主治】肝郁气滞证。症见：胸胁疼痛，胸闷喜太息，情志抑郁易怒，或嗳气，脘腹胀满，脉弦。

【应用经验】胁痛是肝病常见症状之一。慢性肝炎的治疗常常应用疏肝解郁法，其中最有代表性的方剂即柴胡疏肝散。关老应用柴胡疏肝散加减治疗慢性肝炎肝郁气滞明显者，通常选用醋制后的柴胡。因柴胡性升散，古语有"柴胡劫肝阴"之说，故血虚、阴虚阳亢、肝风内动者久服之更易动劫肝阴。关老取其醋制是因酸能入肝，又具有酸敛、固涩的作用，所以醋柴胡较之生柴胡，可以缓和生品的升散之性，可增其疏肝止痛之功，有直达病所之意；同时与方中芍药、甘草合用，取其养血疏肝和肝之功，亦可防止香附过于香窜伤气，对于肝郁气滞之胁肋疼痛有极佳的疗效。

五、生脉散

【组成】人参、麦冬、五味子。

【功用】益气生津，敛阴止汗。

【主治】①肺之气阴两伤证。症见：咽干口燥，气短懒言，口渴，形体倦怠，脉虚细。②热病耗伤元气，阴液亏虚证。症见：汗多神疲，倦怠乏力，气短懒言，喘急欲脱，咽干口渴，舌干红少苔，脉虚数。

【应用经验】关老常用此方结合四物汤治疗冠心病，以生脉散益气养血生脉，四物汤养血和血为基础，二者合用，充分发挥疗效。临床中，关老常将人参易为西洋参。西洋参补气之力虽较人参弱，但兼能补阴，更适用于由热病所引起的气阴亏虚证。西医学经过大量的药理实验研究证实生脉散能增加心肌收缩力，提高心肌对缺氧的耐受性，延长心肌存活时间，能提高氧分压、血氧饱和度，从而起到改善心肺低氧血症的作用；同时，也证实了生脉散能增加肝脏内核糖核酸和糖原的含量，可改善慢性肝炎患者微循环，提高肝细胞功能，促进受损肝细胞恢复。自身免疫性肝炎是一种慢性、进展性、女性易患的肝脏疾病，临床多表现为倦怠乏力、口鼻眼干燥等，关老用生脉散加减育阴清热，将性温之人参换为性甘苦微寒之北沙参，增加养阴清肺的功效，能有效改善口鼻干燥的症状。

六、茵陈蒿汤

【组成】茵陈、大黄、栀子。

【功用】清热，利湿，退黄。

【主治】湿热黄疸。症见：一身面目俱黄，黄色鲜明，发热，无汗或但头汗出，口渴欲饮，恶心呕吐，腹微满，小便短赤，大便不爽或秘结，舌红苔黄腻，脉沉数或滑数有力。

【应用经验】本方出自《伤寒论》，用于治疗瘀热在里的黄疸。关老应用此方加减治疗黄疸邪实而正气尚支的阶段，集中药力以祛邪为主，佐以扶正。实邪不去，正气难复。若徒用扶正之法恐闭门留寇，佐以扶正是为了加强抗邪能力，更好地祛邪。黄疸的发生通常为湿热瘀毒互结，热毒入血，先滞后瘀，除了用清热解毒之法外，关老亦常配合活血解毒之法清除血分瘀毒，促进毒热的解除以提高疗效，常用药物有赤芍、牡丹皮、丹参、泽兰等。正所谓"治黄必活血，血行黄易除；治黄需解毒，毒解黄易除"。而退黄后，应注意调护脾胃，固护正气，以防他变。

七、五子衍宗丸

【组成】枸杞子、菟丝子、车前子、覆盆子、五味子。

【功用】补肾填精，疏利肾气。

【主治】肾精不足证。治疗阳痿、遗精等男科疾病或女子不孕、崩漏等。

【应用经验】此方为著名的补益类方剂，有补肾填精、疏利肾气、种嗣衍宗之功，现代常应用此方治疗男科、妇科中以肾精不足为其致病根源的疾病。慢性肝炎一般病程较长，其病位在肝，日久及肾，肝肾均以精血为其物质基础，又同济相火，故称"乙癸同源"。肝肾同病常表现为头晕目眩，耳鸣健忘，胁部隐痛，腰膝酸软，足跟痛，失眠多梦，口燥咽干，五心烦热，或伴有低热，男子遗精，女子月经量少，舌红少苔，脉细数。关老认为慢性肝炎的致病因素主要为湿热，湿热稽留主要损伤肝、脾、肾，湿热灼耗肝阴、肾阴日久，必然肾阳不足。肾藏精，精可化气，气可化血藏于肝。肾精不足，日久则无以化气血。故治疗要点应当扶正祛邪，从整体观念出发，滋补肝肾，填精养髓，重视肝肾，从而达到邪去正安的效果。

八、乌鸡白凤丸

【组成】乌鸡、人参、白芍、丹参、醋香附、当归、煅牡蛎、鹿角、桑螵蛸、甘草、青蒿、天冬、熟地黄、生地黄、川芎、黄芪、银柴胡、炒芡实、山药。

【功用】补气养血，调经止带。

【主治】气血两虚，肝肾不足。症见：月经不调，行经腹痛，少腹冷痛，体弱乏力，腰酸腿软，舌淡苔白，脉细弱。

【应用经验】本方主要治疗肝肾不足、气血亏虚之证，是传统的妇科良药。腰膝酸软为肝肾不足的最关键、最明显的症状之一。酸痛常为肾虚、气血不足之象，因气血运行不畅、脏腑组织失养所致；腰为肾之府，肾中精气阴阳不足，温煦失职，气化无权，失于濡养，均可导致腰膝酸软无力。对于此类患者，关老经常于中药汤剂的基础之上，嘱其午服1丸乌鸡白凤丸，以此来增强滋补肝肾的疗效。全方以乌鸡为主药，鸡本属木，黑色入肾，得水木之精气，益肝肾之阴，除阴虚之热，正所谓"肾虚，无男女之分，有阴阳之别"。故关老使用本方的关键在于是否气血亏虚，肝肾不足，而不在男女。

九、龟鹿二仙胶

【组成】龟甲、鹿角、人参、枸杞子。

【功用】滋阴添精，益气壮阳。

【主治】真元虚损，精血不足。症见：全身瘦削，精神疲乏，两目昏花，腰膝酸软，阳痿遗精，久不孕育。

【应用经验】现代研究认为龟鹿二仙胶有明显的补肾、壮阳、抗衰老及提高免疫的作用。关老认为肝硬化腹水既有痰血瘀阻、腹水等邪实之象，又有肝脾肾虚损、气血大亏之象，正虚为本，邪实为标。故关老常将此方应用于肝硬化腹水后期白蛋白、球蛋白倒置患者。白蛋白在肝内合成，能够反映肝脏合成功能，维持血浆胶体渗透压，当肝脏合成功能出现障碍，则可出现腹水、水肿、营养状态差等表现。于此情况之中，关老常会加用血肉有情之品，不但能改善白球比值，亦有恢复肝功能之效。

十、健脾疏肝丸

【组成】党参、山药、薏苡仁、陈皮、草豆蔻、当归、白芍、柴胡、郁金。

【功用】疏肝理气，健脾开胃。

【主治】肝病后，胸胁胀满，纳食不香，身倦乏力者。临床多用于肝炎恢复期，肝功能已恢复正常，消化功能未完全恢复者。

【应用经验】方中党参、山药、炒薏苡仁健脾利湿，培土荣木；陈皮、草豆蔻行气开胃；当归、白芍养血柔肝，合党参益气血；柴胡、郁金疏肝理气，合陈皮行气和胃。综观是方，重在调和肝脾，使湿热之邪无法残存，也不至于内生。肝属木，脾属土，肝气旺盛，首乘脾土，所以《金匮要略》云"见肝之病，知肝传脾，当先实脾"。关老在大量的临床实践中逐步体会到，肝炎病邪最易伤脾，以致肝郁脾虚之症，故立调和肝脾之法，创制本方，验之临床，多获效验。

十一、温肝汤

【组成】黄芪、附子、白术、香附、杏仁、橘红、党参、紫河车、白芍、当归、茵陈。

【功用】温补肝肾，健脾益气，养血柔肝。

【主治】肝肾阴虚，湿热留恋。症见：面色萎黄，神疲乏力，口不渴，小便清白，大便稀溏，腹胀阴肿，腰酸背寒，胁下痞块，手脚发凉。

【应用经验】方中附子、紫河车温补肾气；黄芪、党参、白术甘温益气，健脾燥湿；香附、茵陈清疏肝胆；白芍、当归养血柔肝；杏仁、橘红开肺气，化痰水，通三焦。诸药合用，温而不燥，补而不腻，使肾气旺，脾气健，肝气舒，邪毒解，则肝炎可消，硬化可软。古谓"肝无虚证"，阳虚更为少见，故临床治疗肝病，多宗泻法，少用补益，温补阳气更为罕见。古有云："有是证用是药。"但医者在肝病过程中见到阳虚之病，也不敢贸然运用附子之属。关老积数十年临床经验，有是证即用是药，往往收效颇著，值得玩味深究。本方配伍讲究、严谨。如附子与紫河车、归、芍相伍，温阳之效不减，辛燥伤阴之弊则无；黄芪、党参与香附、橘红相伍，甘温益气而无滞中之弊，疏肝化痰解郁而无耗气伤中之害；茵陈与白芍相伍，清利肝胆湿热而不伤阴血，养血柔肝而不碍湿除。关老组方之精，用药之巧，配伍之妙，由此可见一斑。

十二、荣肝汤

【组成】党参、炒白术、苍术、木香、茵陈、当归、白芍、香附、佛手、山楂、泽兰、生牡蛎、王不留行。

【功用】健脾疏肝，活血化瘀，清热利湿。

【主治】肝郁脾虚，气滞血瘀，湿热未清。慢性肝炎，早期肝硬化患者。

【应用经验】党参、白术健脾益气，培土荣木；苍术、木香醒脾化湿；茵陈清热解毒，利湿退黄；香附、佛手疏肝理气；当归、白芍养血柔肝；山楂、泽兰、王不留行活血化瘀；牡蛎软坚散结。诸药合用，脾土得健，湿浊得化，热毒得清，瘀血得解，而收本固标去、正复邪除之效。病毒性肝炎尤其是乙型肝炎，病机复杂，易于反复，难于根除，其根源即在于既有肝损伤之正虚的一面，又有乙肝病毒潜伏之邪实的一面，并贯彻整个病程之中，治疗时，又因祛邪解毒、祛湿、活血易伤正气，扶正又易敛邪，故临床治疗颇为棘手。由此关老认为治疗本病应两手抓：既要祛邪务尽，又要处处顾护正气，祛邪扶正并拖，方能达到预期目的，荣肝汤即为扶正祛邪的代表方剂，若能坚持治疗，注意调养，多能根治。

十三、滋补肝肾汤

【组成】北沙参、麦冬、当归、五味子、何首乌、熟地黄、女贞子、续断、陈皮、旱莲草、浮小麦。

【功用】养血柔肝，滋阴补肾。

【主治】肝病后，腰酸腿软，头晕失眠，倦怠纳呆者。临床多用于肝炎恢复期，肝功能已恢复正常，见有体虚、消瘦，神经衰弱者。

【应用经验】方中女贞子、旱莲草、沙参、麦冬、续断滋补肝肾；当归、何首乌、熟地黄补肾养血安神；五味子、浮小麦补五脏，敛心气；陈皮和胃理脾。诸药合用，重在滋补阴血、强壮肝肾，扶正固本，使余邪无法残留。乙癸同源，肝肾相关。肝木得肾水之涵养则荣，失之则萎。病理上，子病及母，肝病累肾，则肝肾同病，阴血耗伤。所以，肝病日久，不能一味治肝，还应补肾，肝肾同治，水旺木荣，方有利于肝病的恢复，防止迁延性、慢性肝炎的发生。"治病必求其本"，此之谓也。

十四、养血平肝汤

【组成】旋覆花、生代赭石、生石膏、当归、川芎、杭白芍、生地黄、木瓜、香附、甘草。

【功用】养血平肝，祛风止痛。

【主治】血管神经性头痛，及各种顽固性头痛。

【应用经验】顽固性头痛的病因病机多为血虚肝旺，兼受风邪，据此立养、清、镇、通基本治则。"养"，久病必虚，虚则补之乃治本之正法。方中取四物为主，养其阴血，使阴血得养肝气得和。方中加用木瓜，此药能调和肝胃，缓急而止痛，和肝而不伤正，调胃而不伤脾，与芍药、甘草合用，可酸甘化阴以止痛。"清"，除虚寒者外，都可配合清热药使用，如舌苔色白或黄则是使用生石膏的一个重要依据。"镇"，方中旋覆花、生代赭石可平冲降气，同时也可配珍珠母、生石决明潜镇之，或佐以川牛膝以下引之。"通"，"不通则痛"，脉络瘀阻、气血壅滞是引起疼痛症的主要原因之一。方中当归、川芎辛温走窜，养中有通；旋覆花、菊花等宣散外邪，清中有散。旋覆花又能化经络中的顽痰。如血瘀刺痛者加藕节、红花以通脉消瘀。方中还用香附，配四物汤取其芳香走窜以调气和血。本方不温不燥，药性平和，有调和气血、补虚降浊的功效，可治疗各种顽固性头痛，除证属虚寒型以外，均可适用。

十五、青碧散

【组成】青黛、明矾、决明子、生山楂、醋柴胡、郁金、丹参、泽兰、六一散。

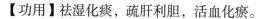

【功用】祛湿化痰，疏肝利胆，活血化瘀。

【主治】肝炎后肝脂肪性变。肝炎恢复期由于过度强调营养所致短期内体重迅速增加，食欲亢进，仍极度疲乏，不耐劳作，大便不调等。

【应用经验】方中青黛、明矾除湿，清肝，退黄。青黛配六一散专治暑热痰湿。明矾配郁金即白金丸，擅祛风痰。又明矾味酸入肝，燥湿祛痰，早在汉代仲景就创硝石矾石散治黑疸，取其消瘀痰除湿浊的作用。青黛入肝，清热凉血，配合郁金、柴胡疏肝，更能加强利胆之功。决明子清肝热。山楂消积化脂。丹参与泽兰相配调肝脾，化瘀血，寓养血于活血之中。诸药合用，共收化痰活血、清利肝胆之效。

若见有肝热，头晕目眩（血压常波动或一直偏高者），属于实证者加苦丁茶、生槐米；血压显著升高并伴有头痛者，加生石膏；若属大肠湿热，大便黏滞不畅者，加酒大黄、瓜蒌、白头翁、秦皮、焦山楂、焦神曲、焦麦芽、焦槟榔；若见明显乏力，动则气短汗出，面肢浮肿，证属脾虚气弱者，加葛根、党参、苍术、玉米须、泽泻；若见失眠，腰膝酸软，劳累后肝区疼痛加重，证属阴虚血亏者，加何首乌、黄精、枸杞子等。

肝炎后肝脂肪性变，系肝炎后脂肪代谢紊乱，中性脂肪在肝细胞内堆积而成，检查可见肝脏增大，血清胆固醇多数偏高，谷丙转氨酶和麝浊均呈轻度或中度增高。关老在中医所谓"肥人多湿""体胖多痰"的启发下，结合患者苔白腻，舌质暗，脉弦滑等痰湿阻络之征，认为本病证属湿热凝痰、痰阻血络，从"痰湿"论治，立论新颖，用药准确，故收效满意。

附录四　中西医病名对照

中医病名	西医病名
郁证	神经衰弱、癔症、抑郁症、焦虑症
眩晕、头眩、风头眩、眩晕	眩晕
头痛、头风、脑风、首风	头痛、偏头痛
不寐、不得卧、不得眠	睡前障碍
胃痛、心下痛、吞酸、吐酸、嘈杂、痞满、反胃、呕吐	胃及十二指肠溃疡、胃炎
哕、呃逆	呃逆（打呃）
吐血、呕血、便血	上消化道出血
黄疸、瘟黄、胁痛、积聚、虚劳、肝着、肝胀	急、慢性病毒性肝炎
黄疸、胁痛	药物性肝损伤
胁痛、肝着、黄疸、臌胀、癥瘕	酒精性肝病
胁痛、积证、聚证	肝纤维化
臌胀、胁痛、积聚、肝积、肝水、酒疸、气肿、水肿、蜘蛛臌、水臌、单腹胀、单腹水	肝硬化
臌胀	肝硬化腹水
黄疸、蕴黄、肝厥	肝衰竭
肝痈	肝脓肿
肝痨	肝结核
肝癖、肝痞	脂肪肝
肝厥	肝昏迷
肝癌	原发性肝癌、继发性肝癌
肝瘤	肝内囊肿、肝血管瘤
胁痛、水肿、虚劳	肝肾综合征
肝蛊虫	肝血吸虫病

中医病名	西医病名
胆疸	胆汁淤积性黄疸
血疸	溶血性黄疸
胆瘅	急性胆囊炎
胆胀	慢性胆囊炎
胆石	胆囊结石、肝胆管结石、胆总管结石
蛔厥	胆道蛔虫病
少阳之厥，息积，胆胀，胆足少阳之脉是动病、所生病，癥瘕积聚	胆囊及肝外胆管恶性肿瘤
水肿、水胀	水肿
瘙痒、诸痒	皮肤瘙痒及有关病症

参考文献

［1］李经纬，林昭庚.中国医学通史（古代卷）［M］.北京：人民卫生出版社，2000.

［2］梁晓峰，陈园生，王晓军，等.中国3岁以上人群乙型肝炎血清流行病学研究［J］.中华流行病学杂志，2005（9）：35-38.

［3］中华中医药学会肝胆病专业委员会，中国民族医药学会肝病专业委员会.慢性乙型肝炎中医诊疗指南（2018年版）［J］.中西医结合肝病杂志，2019，29（1）：97-102.

［4］王贵强，王福生，庄辉，等.慢性乙型肝炎防治指南（2019年版）［J］.中国病毒病杂志，2020，10（1）：1-25.

［5］李军祥，孟捷，陈润花.中医肝胆病学［M］.北京：科学出版社，2017.

［6］毛顺卿.中医肝胆病辨治精要［M］.郑州：郑州大学出版社，2013.

［7］吕乃达，焦志刚，刘淑琰.中西医对肝脏解剖学的比较及认识［J］.内蒙古中医药，2001（S1）：86-87.

［8］李宝卿.中西医心肝脾肺肾的解剖学比较与初探［J］.云南中医学院学报，1985（4）：11-13.

［9］陈业强，凌江红.从脑肠肽进行肝郁证与功能性消化不良病证结合研究的思路［J］.中医杂志，2006（10）：784-785.

［10］童瑶，陈慧娟，张挺，等.肝的中西医比较研究［J］.山东中医杂志，2000（9）：515-518.

［11］刘渡舟，程昭寰.肝病证治概要［M］.北京：人民卫生出版社，2013.

［12］杨世忠.中医肝胆病学［M］.北京：中国中医药出版社，2016.

［13］徐春军.关幼波医论医案医方辑［M］.北京：北京科学技术出版社，2016.

［14］朱世增.关幼波论肝病［M］.上海：上海中医药大学出版社，2008.

［15］静思之.肝病防治一本通［M］.北京：中国中医药出版社，2010.

［16］陈一江，竹剑平，洪朝金.肝病中医保健［M］.北京：人民卫生出版社，2006.

［17］膳书堂文化.肝病疗法与有效食疗［M］.上海：上海科学技术文献出版社，2017.

［18］赵伯智.关幼波肝病杂病论［M］.北京：中国医药科技出版社，2013.

［19］赵伯智.关幼波诊治肝病210问［M］.北京：中国医药科技出版社，2012.

［20］杨悦娅.养肝病自除［M］.上海：上海科学技术出版社，2014.

［21］柴瑞震.肝脏疾病吃什么？禁什么？［M］.哈尔滨：黑龙江科学技术出版社，2014.

［22］卢秉久，郑佳连.养肝就是养气血［M］.北京：中国中医药出版社，2017.

［23］姜文学.关幼波肝炎医患指南［M］.合肥：中国科学技术大学出版社，2002.

［24］徐春军.关幼波医学文集［M］.北京：华夏出版社，2013.

［25］赵伯智.关幼波肝病医案解读［M］.北京：人民军医出版社，2006.

［26］章健.肝病中西医治疗与调养［M］.北京：中国人口出版社，2011.

［27］北京中医医院.关幼波临床经验选［M］.北京：人民卫生出版社，1979.

［28］中华医学会感染病学分会，中华医学会肝病学分会.慢性乙型肝炎防治指南（2019年版）［J］.肝脏，2019，24（12）：1335-1356.

［29］中华中医药学会肝胆病分会.病毒性肝炎中医辨证标准［J］.临床肝胆病杂志，2017，33（10）：1839-1846.

［30］中华医学会感染病学分会肝衰竭与人工肝学组，中华医学会肝病学分会重型肝病与人工肝学组.肝衰竭诊治指南（2018年版）［J］.中华传染病杂志，2019，37（1）：1-9.

［31］中国中西医结合学会.慢加急性肝衰竭中西医结合诊疗专家共识［J］.临床肝胆病杂志，2021，37（9）：2045-2053.

［32］关幼波.治疗黄疸的几点体会［J］.中华肝脏病杂志，1976（1）：52-54.

［33］中华医学会肝病学分会药物性肝病学组.药物性肝损伤诊治指南［J］.临床肝胆病杂志，2015，31（11）：1752-1769.

［34］中华中医药学会肝胆病分会，中华中医药学会中成药分会.中草药相关肝损伤临床诊疗指南［J］.临床肝胆病杂志，2016，32（5）：835-843.

［35］中华医学会肝病学分会脂肪肝和酒精性肝病学组.酒精性肝病诊疗指南［J］.中华肝脏病杂志，2006，14（3）：164-166.

［36］王吉耀，葛均波，邹和建.实用内科学［M］.第16版.北京：人民卫生出版社，2022.

［37］姚光弼.临床肝脏病学［M］.第二版.上海：上海科学技术出版社，2011.

［38］徐小元，丁惠国，李文刚，等.肝硬化肝性脑病诊疗指南（2018年，北京）［J］.中华胃肠内镜电子杂志，2018，5（3）：97-113.

［39］刘汶，龚然.中医内科临床诊疗指南·肝肾综合征（修订版）［J］.中国中西医结合消化杂志，2022，30（7）：461-468

［40］国家卫生健康委办公厅.原发性肝癌诊疗指南（2022年版）［J］.临床肝胆病杂志，2022，38（2）：288-303.

［41］中华医学会急诊医学分会.细菌性肝脓肿诊治急诊专家共识［J］.中华急诊医学杂志.2022，31（3）：273-280.

［42］王伯祥.中医肝胆病学［M］.北京：中国医药科技出版社，1993.

［43］李杰，徐春军.关幼波治疗肝病常用对药应用辨析［J］.北京中医药，2016，35（4）：318-319.

［44］邓中甲.方剂学［M］.第二版.北京：中国中医药出版社，2013.